Kinderkrankheiten

Die 150 wichtigsten Kinderkrankheiten erkennen und behandeln

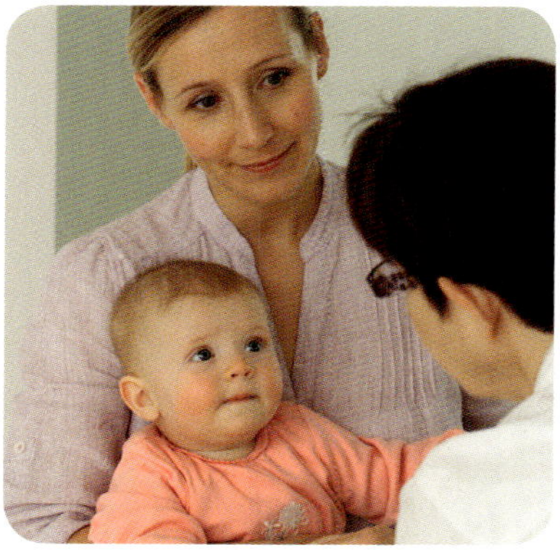

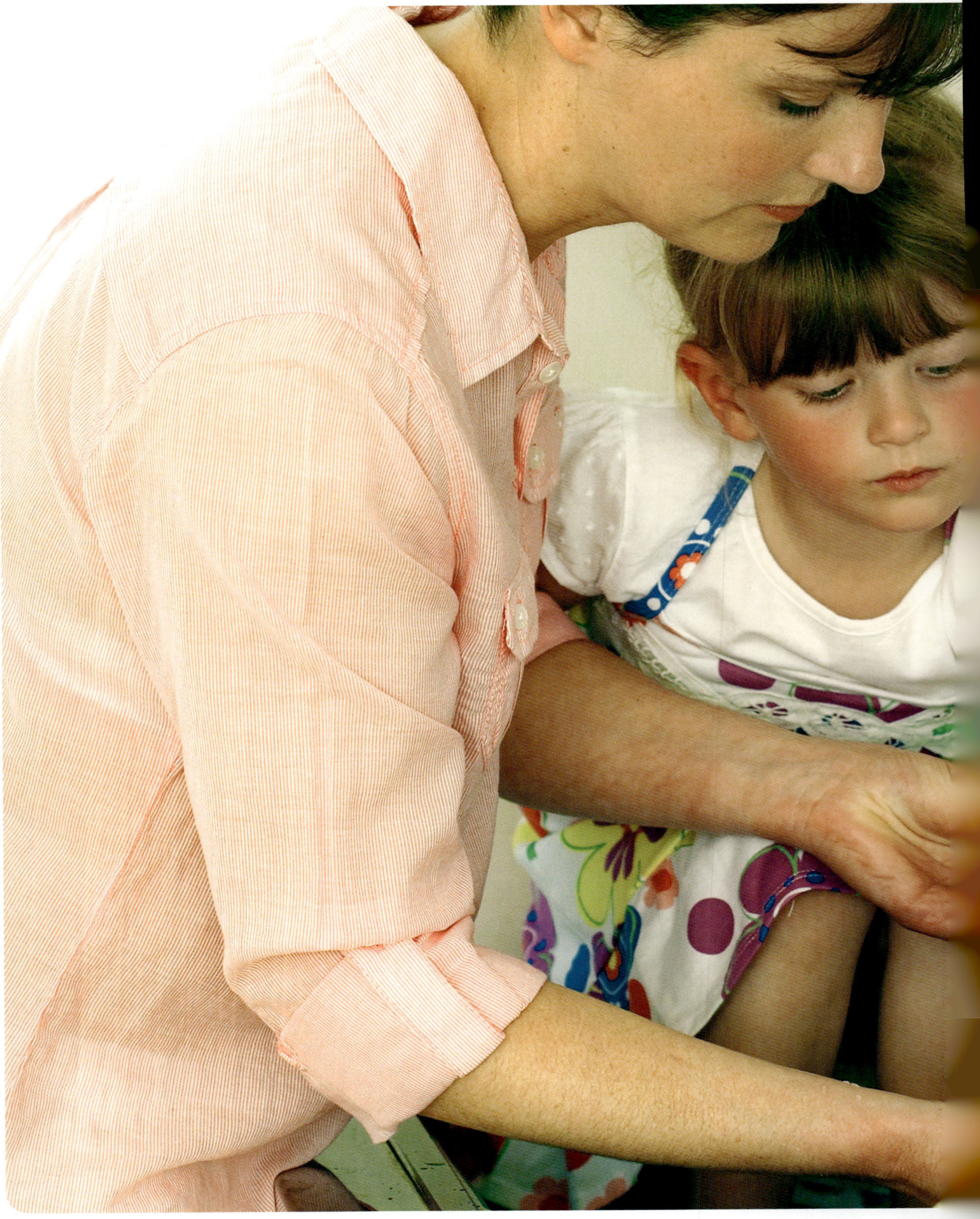

Kinderkrankheiten

Die 150 wichtigsten Kinderkrankheiten erkennen und behandeln

Dr. Philippa Kaye

DK

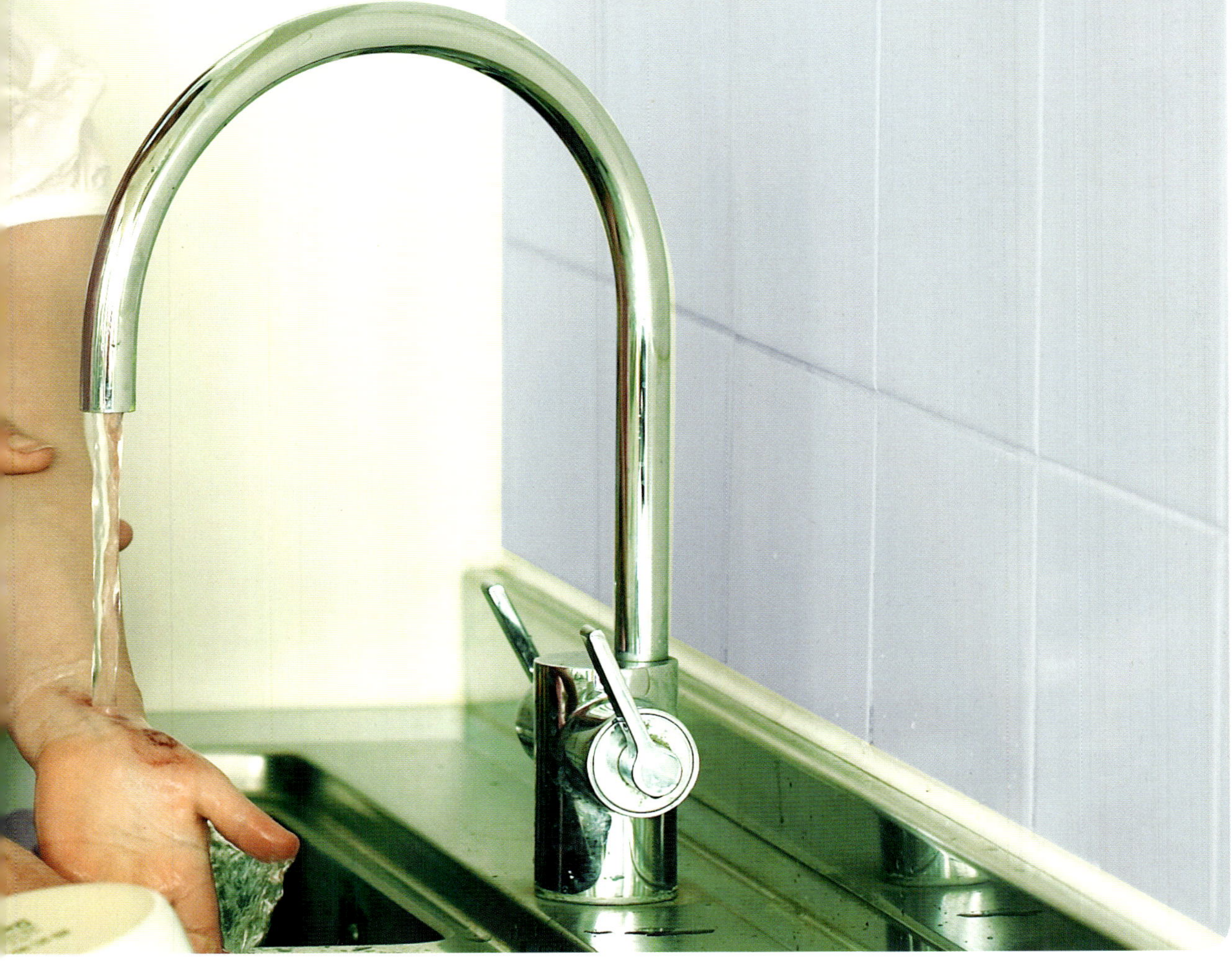

London, New York, Melbourne, München und Delhi

Projektbetreuung Claire Cross
Gestaltung Hannah Moore
Lektorat Mandy Lebentz
Bildredaktion Sara Kimmins
Cheflektorat Penny Warren
Chefbildredaktion Glenda Fisher
Herstellung Maria Elia, Alice Sykes
Art Director Lisa Lanzarini
Programmleitung Peggy Vance
Beratung Karen Sullivan
Fotografie Ruth Jenkinson
Fotoredaktion Peggy Sadler

Für die deutsche Ausgabe:
Programmleitung Monika Schlitzer
Projektbetreuung Florian Bucher
Herstellungsleitung Dorothee Whittaker
Herstellung und Covergestaltung Anna Ponton

Bibliografische Information Der Deutschen Bibliothek
Die Deutsche Bibliothek verzeichnet diese Publikation in der Deutschen Nationalbibliografie; detaillierte bibliografische Daten sind im Internet über http://dnb.ddb.de abrufbar.

Titel der englischen Originalausgabe:
Baby & child health: everything you need to know

Übersetzung Dr. Martina Häusler
Lektorat Dr. Nikola Schmidt
Beratung Redaktion ELTERN

ISBN 978-3-8310-1789-8

Colour reproduction by Colourscan, Singapore
Printed and bound in Singapore by Tien Wah Press

Besuchen Sie uns im Internet
www.dorlingkindersley.de
www.eltern.de

Hinweis
Die Informationen und Ratschläge in diesem Buch sind von den Autoren und vom Verlag sorgfältig erwogen und geprüft, dennoch kann eine Garantie nicht übernommen werden.
Eine Haftung der Autoren bzw. des Verlags und seiner Beauftragten für Personen-, Sach- und Vermögensschäden ist ausgeschlossen.

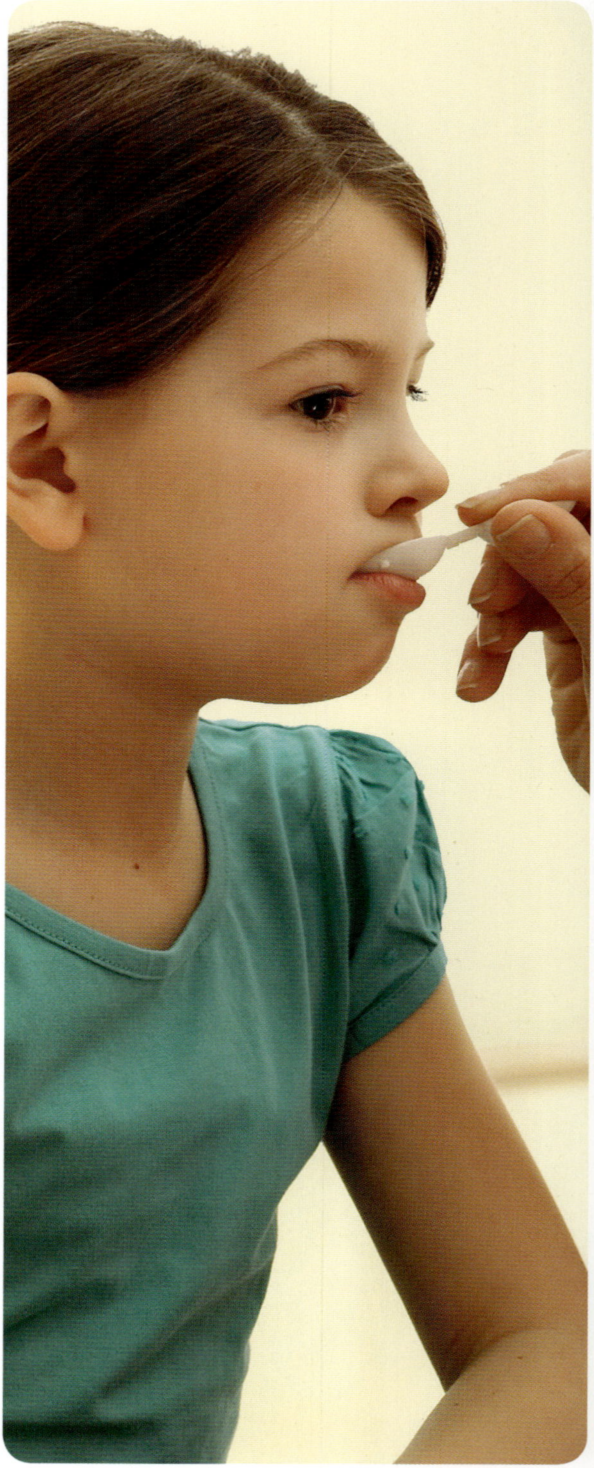

Inhalt

Erste Hilfe

Über die Autorin
Dr. Philippa Kaye ist Allgemeinärztin in London, Autorin und selbst junge Mutter. Sie schreibt zu den Themen Gesundheit von Kindern, Frauen, Sexualität und Elternschaft, unter anderem auch im *Junior Magazin*. Zudem veröffentlicht sie regelmäßig in der Teenagerzeitschrift *Sugar* und wirkte an dem Ratgeber **Alles über meine Schwangerschaft Tag für Tag** mit. Weitere Informationen unter **www.drphilippakaye.com**.

Vorwort

Als Mutter verstehe ich die Ängste und Sorgen, die Sie haben, wenn Ihr Kind krank ist oder seine Entwicklung nicht altersentsprechend verläuft. Vielleicht können Sie auch nicht einschätzen, ob Ihm wirklich etwas fehlt? Ich kann das gut nachvollziehen.

Dieses Buch soll einige Ihrer Ängste zerstreuen. Sie erfahren, auf welche Symptome Sie achten und wann Sie Ihren Arzt um Rat fragen sollten. Maßnahmen zur Selbsthilfe bei vielen Beschwerden werden ausführlich beschrieben und dargestellt. Ihr Kind kann schneller genesen, wenn Sie wissen, was bei Fieber und anderen Symptomen (sei es Durchfall oder auch nur eine Beule oder ein Kratzer nach einem Unfall) zu tun ist. Zudem erspart es Ihnen so manche Sorge.

Natürlich kann das Buch den persönlichen Kontakt mit Ihrem Kinderarzt nicht ersetzen. Wenn Sie sich über den Zustand Ihres Kindes Sorgen machen, sollten Sie immer einen Arzt konsultieren. Er wird nach den Symptomen fragen, Ihr Kind untersuchen und dann eine geeignete Behandlung vorschlagen.

Das Buch gibt Ihnen Informationen zur Entwicklung des Kindes, zur gesunden Ernährung, zu Sport, Impfungen und Sicherheit. Diagnosetafeln sollen Ihnen helfen, herauszufinden, was die Beschwerden Ihres Kindes verursacht. Sie verweisen Sie dann auf das entsprechende Kapitel, wo Sie genauere Details nachlesen können.

Ergänzt wird das Buch durch ein Kapitel über Erste Hilfe. Ich empfehle Ihnen, dieses Kapitel genau durchzulesen, bevor es zu einem Unfall kommt. So wissen Sie im Notfall, was zu tun ist. Hinzu kommt ein Glossar mit weiteren Krankheiten. Es befindet sich ziemlich am Ende des Buches, weil sie sehr selten vorkommen.

Eltern kennen Ihre Kinder am besten. Daher wird Ihnen am ehesten auffallen, wenn es Ihrem Kind nicht gut geht, und Sie können es am besten pflegen und trösten. Ich hoffe, dieses Buch gibt Ihnen dafür die nötige praktische Hilfe und Bestätigung.

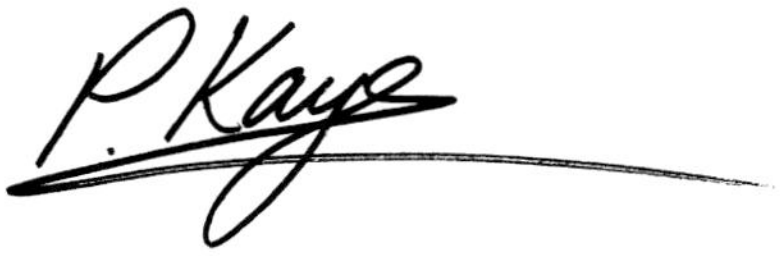

Dr. Philippa Kaye

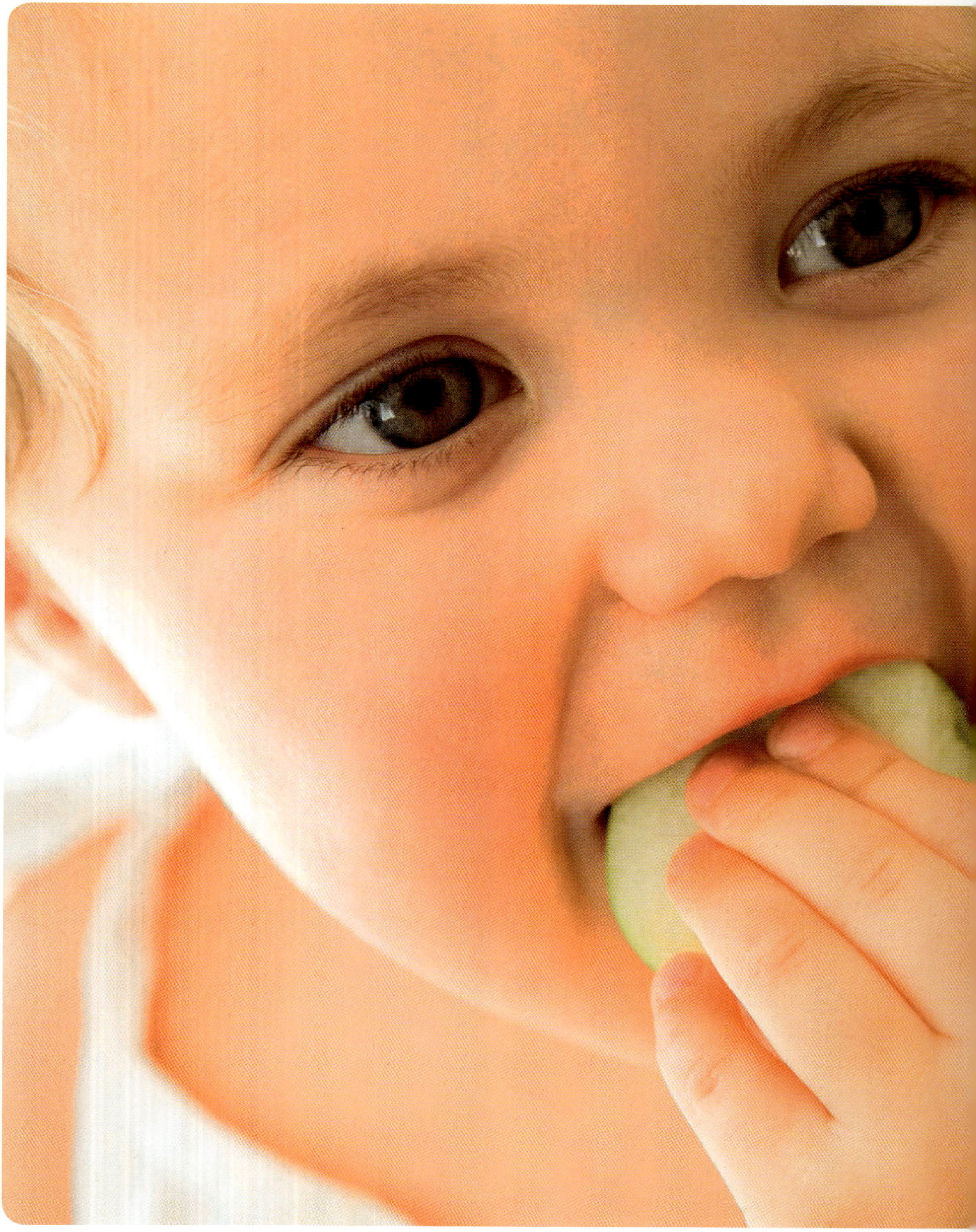

Gesund aufwachsen

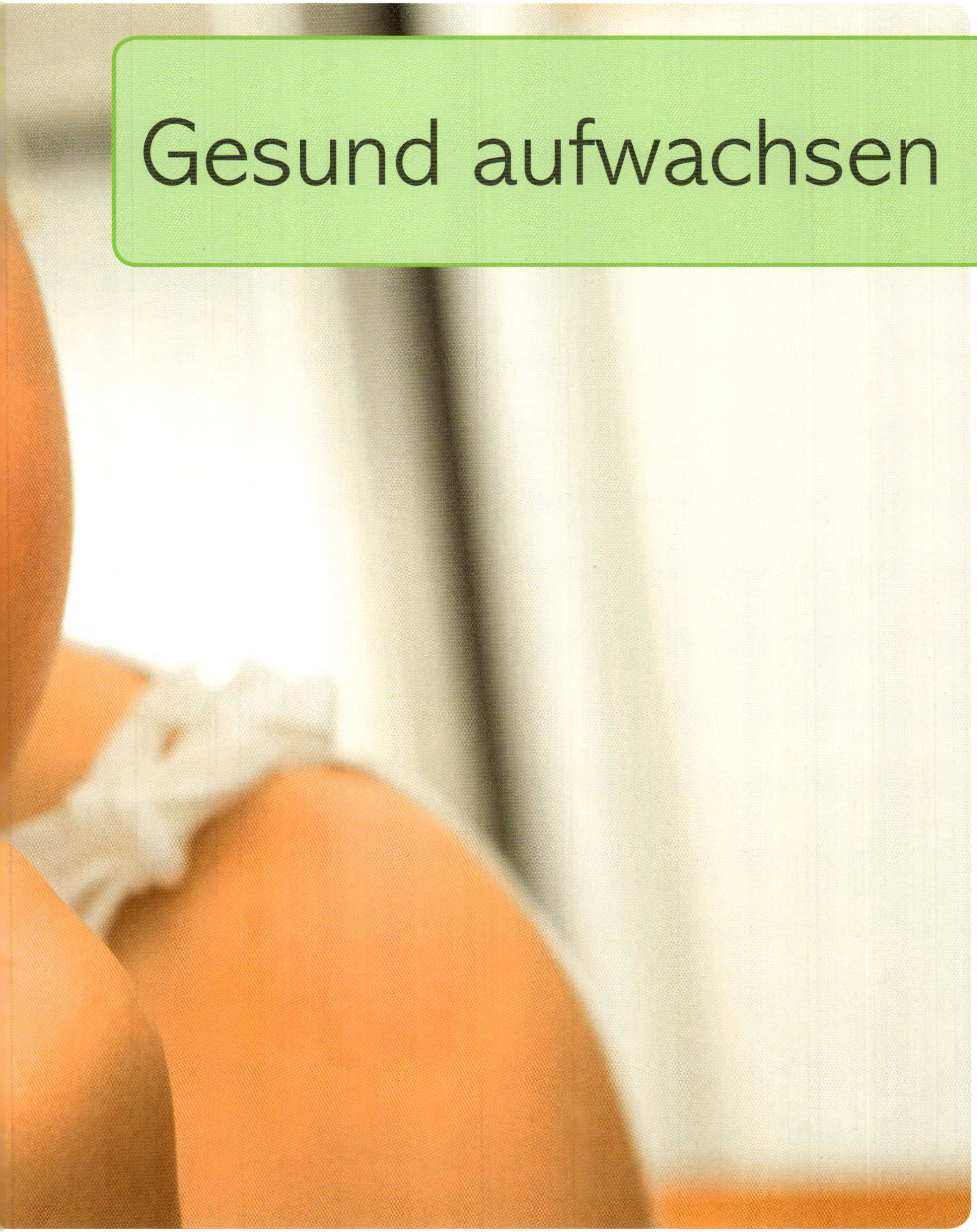

GESUNDHEIT UND WOHLERGEHEN

Von Anfang an sucht Ihr Baby Schutz und Fürsorge bei Ihnen, Sie sind der Mittelpunkt seiner Welt. Es ist Ihre Aufgabe, Ihr Baby durch die ersten Jahre zu führen und sich um all seine Bedürfnisse zu kümmern.

Alle Neugeborenen werden irgendwann groß. Bis dahin ist es allerdings ein langer Weg. Ihr Kind gewinnt nicht nur an Körpergröße, sondern erwirbt auch neue Fähigkeiten. Zu Beginn kann es gerade sein Köpfchen heben, doch bald fängt es an, zu laufen und zu brabbeln.

VORSORGEUNTERSUCHUNGEN

Große körperliche und geistige Veränderungen prägen das erste Lebensjahr: Ein Baby wächst in dieser Zeit durchschnittlich 25 cm. Die Entwicklung wird in verschiedene Bereiche unterteilt: grob- und feinmotorische Fähigkeiten, Sprache und soziale Fähigkeiten. Von Geburt an durchläuft Ihr Baby zahlreiche Vorsorgeuntersuchungen. Neugeborene werden von Arzt oder Hebamme untersucht. Wenige Tage nach der Geburt wird im Neugeborenenscreening ein Tropfen Blut auf folgende Erkrankungen untersucht: Schilddrüsenunterfunktion (führt ohne Behandlung zu geistiger Behinderung und Wachstumsstörungen), Sichelzellanämie (betrifft die roten Blutkörperchen), Phenylketonurie (führt zu Hirnschäden), Mukoviszidose (betrifft besonders Lunge und Bauchspeicheldrüse) und MCAD-Mangel (der Körper kann Fett nicht in Energie umwandeln).

Bei Neugeborenen wird auch ein freiwilliger Hörtest durchgeführt. Je früher Hörprobleme diagnostiziert werden, desto eher kann eine Behandlung erfolgen. Im Alter von 4–6 Wochen findet eine weitere Vorsorgeuntersuchung statt. Das Baby wird wieder gewogen und körperlich untersucht. Seh- und Hörsinn werden überprüft und eventuelle Probleme besprochen. Zudem werden Sie über die Grundimmunisierung aufgeklärt. Mit etwa 2 Monaten kann Ihr Baby die ersten Impfungen erhalten (s. S. 21). Bei Entwicklungsverzögerung erfolgen weitere Tests, z. B. ein Hörtest bei verzögerter Sprachentwicklung. Ein Kind, das mit 18 Monaten noch nicht läuft, sollte ärztlich untersucht werden.

Wenn Sie sich Sorgen um die Entwicklung oder Gesundheit Ihres Kindes machen, sollten Sie immer einen Arzt fragen.

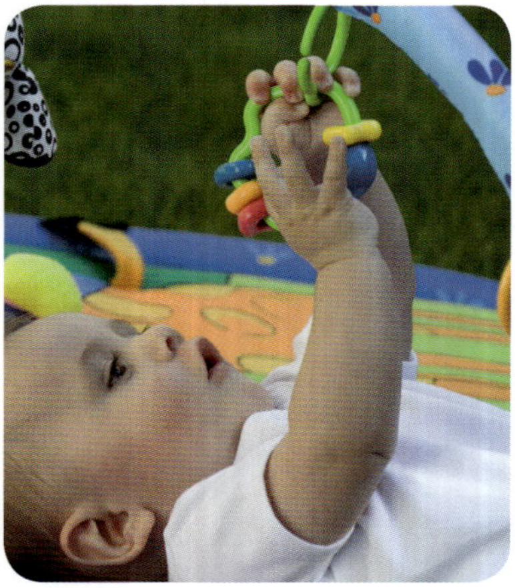

Fähigkeiten entwickeln Spielsachen fördern die Entwicklung Ihres Babys. Mit Rasseln über der Krabbeldecke lässt sich z. B. die Hand-Augen-Koordination trainieren.

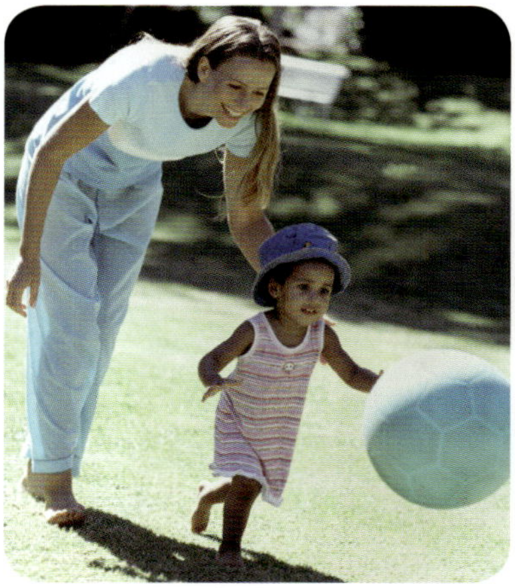

Frische Luft und Bewegung Sobald Ihr Kind laufen kann, ist es nicht mehr zu halten. Bewegung tut ihm gut, also unterstützen Sie diese, so gut es geht!

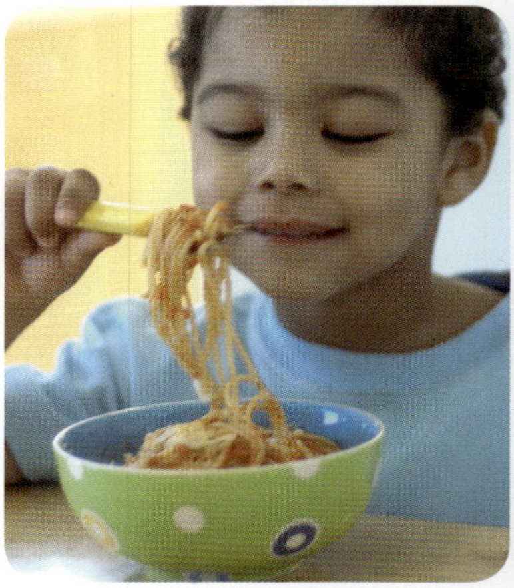

Gesunde Ernährung Die Ernährung Ihres Kindes sollte ausgewogen sein, und alle Nährstoffe enthalten, die es zum Wachstum braucht.

GESUND VON ANFANG AN

Sie sind für das körperliche Wohlergehen Ihres Kindes zuständig und können damit das Fundament für eine lebenslange gute Gesundheit legen. Sorgen Sie für eine gesunde Ernährung (s. S. 18–19) und für genug Bewegung (s. S. 20). Ihr Kind braucht viel Schlaf, denn währenddessen werden Wachstumshormone freigesetzt. Kinder, die viel schlafen, können sich besser konzentrieren, Aufgaben lösen und mit Frustrationen umgehen.

EMOTIONALE GESUNDHEIT

Es liegt zum größten Teil in Ihrer Verantwortung, die körperlichen und emotionalen Bedürfnisse Ihres Kindes zufriedenzustellen. Ihr Baby braucht viel körperliche Nähe, um sich geliebt und sicher zu fühlen. Sie sind sein wichtigstes Vorbild. Mit zunehmender Unabhängigkeit benötigt es Ihren emotionalen Beistand, aber auch feste Grenzen. Lob stärkt sein Selbstwertgefühl, Gespräche und Aufmerksamkeit geben ihm Halt. Sie werden sehr viel zurückbekommen, wenn Sie Ihr Kind auf seinem Weg zum Erwachsenwerden liebevoll begleiten.

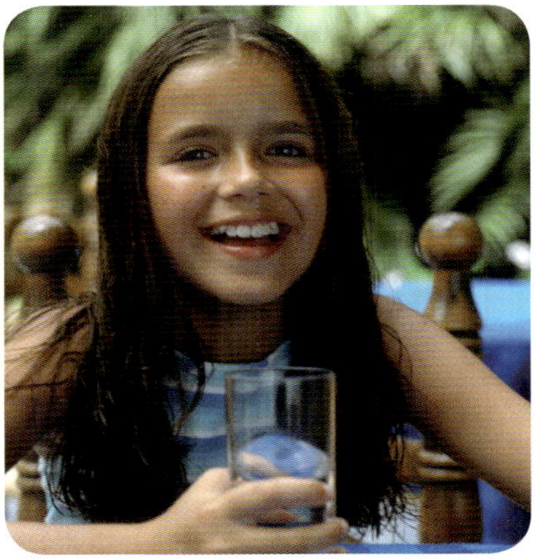

Trinkwasser Sorgen Sie dafür, dass Ihr Kind Wasser oder Tee trinkt und keine Limonade oder puren Fruchtsaft. Seine Zähne werden es Ihnen später danken.

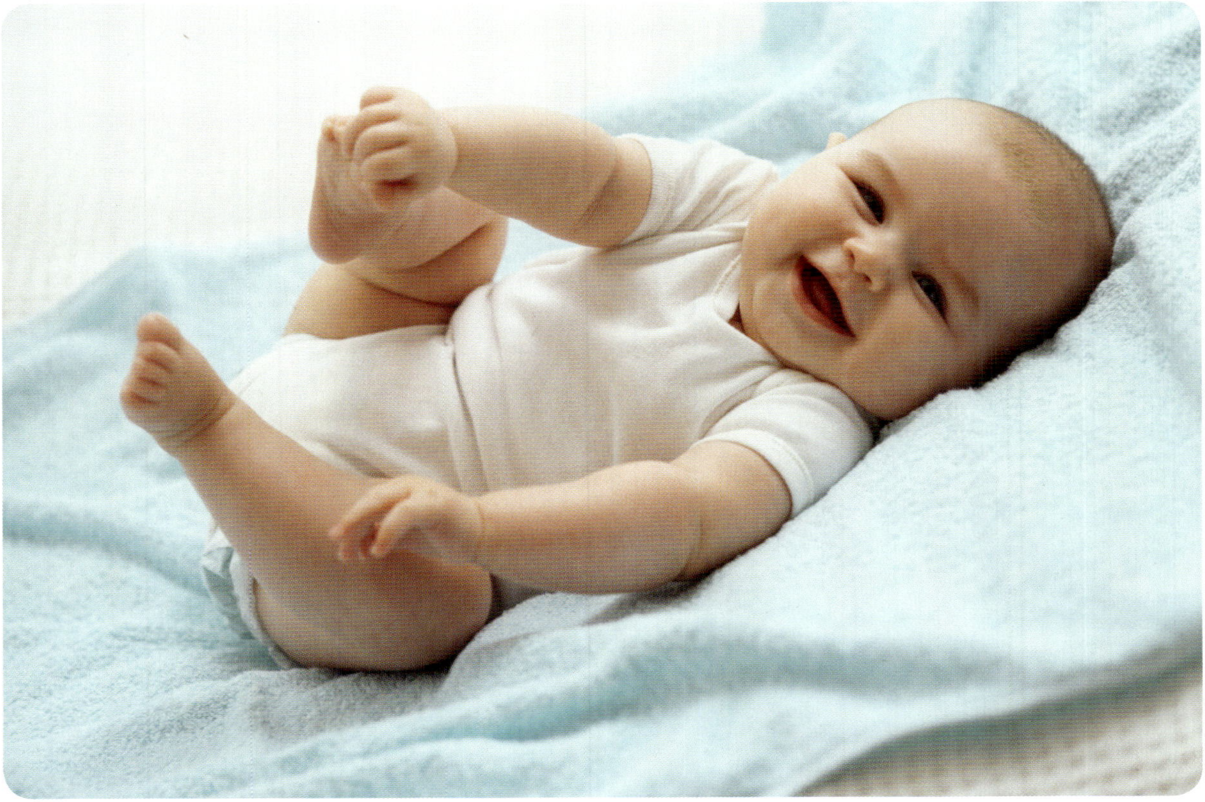

Das Leben ist ein Spiel Die ersten Monate und Jahre verläuft die Entwicklung Ihres Babys spielerisch. Es lernt im Spiel, wo seine Hände und Füße sind, oder folgt Ihnen mit den Augen, wenn Sie einen bunten Ball werfen. Mit 6 Monaten reagiert es bereits kichernd auf Ihre Aufforderung zum Spiel.

Ihr Baby wächst

Das erste Lebensjahr bringt viele Veränderungen. Nach der Geburt kann ein Baby sehen und hören und besitzt einfache Reflexe. Mit einem Jahr hat es das Geburtsgewicht verdreifacht und lernt laufen und sprechen.

Meilensteine der Entwicklung

Babys entwickeln sich unterschiedlich schnell. Die Reihenfolge der einzelnen Schritte bleibt jedoch gleich und verläuft parallel zur Entwicklung des Nervensystems.

★ **Nach der Geburt** Ein Baby sieht bis zu 20–25 cm entfernte Objekte und wird von lauten Geräuschen erschreckt.

★ **2–8 Wochen** Es lächelt und wendet sich Ihrer Stimme zu. Es kann Ihren Finger greifen, gurrt und jauchzt.

★ **3–4 Monate** Es hält sein Köpfchen, beginnt sich zu drehen. Es schaut seine Händchen an, die es auch öffnen kann. Das Baby kann auf dem Bauch liegend den Kopf bis auf 45° heben.

★ **4–6 Monate** Das Baby kann gestützt sitzen und ein Spielzeug auf den Beinen halten. Es greift und hält Gegenstände (Handgreifreflex). Es lächelt vertraute Personen an.

★ **6–8 Monate** Das Baby kann ohne Stütze sitzen und ein Objekt von einer Hand in die andere übergeben. Es spielt mit seinen Füßchen und mag Guck-Guck-Spielchen.

★ **8–10 Monate** Es beginnt zu krabbeln, kann Objekte mit Daumen und Finger aufheben (Pinzettengriff) und kann mit den Fingern essen.

★ **10–12 Monate** Das Baby kann ohne Stütze stehen und sich an Möbeln hochziehen und entlangtasten. Es gibt Laute von sich (»mamamama, dadadada, babababa«), zunächst ohne Bedeutung.

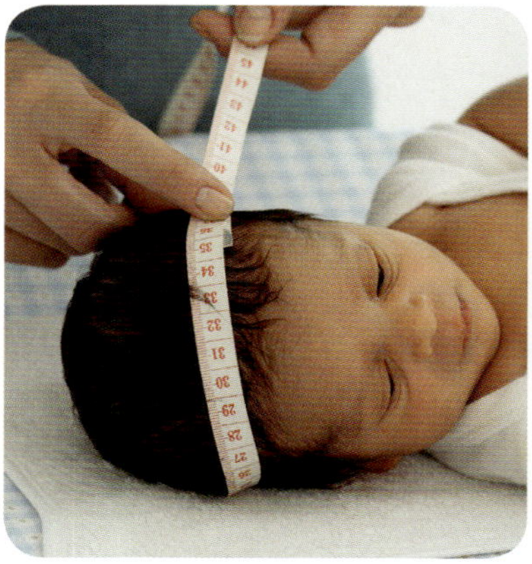

Kopfumfang Nach der Geburt wird Ihr Baby in regelmäßigen Abständen untersucht. Zur Überprüfung des Hirnwachstums wird der Kopfumfang gemessen.

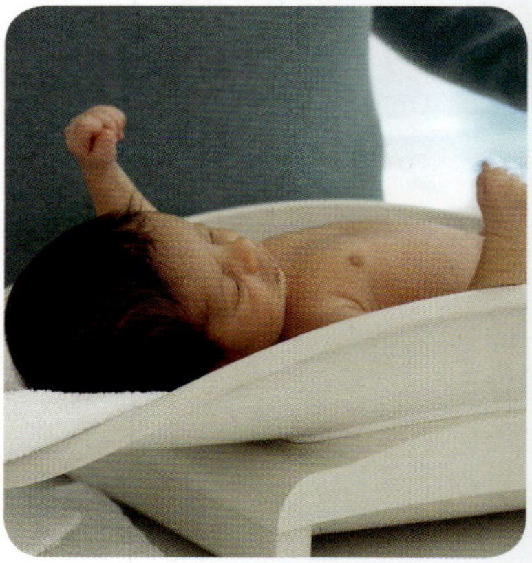

Entwicklung überwachen Babys werden im ersten Jahr regelmäßig gemessen und gewogen. Die Werte werden im gelben Vorsorgeheft dokumentiert.

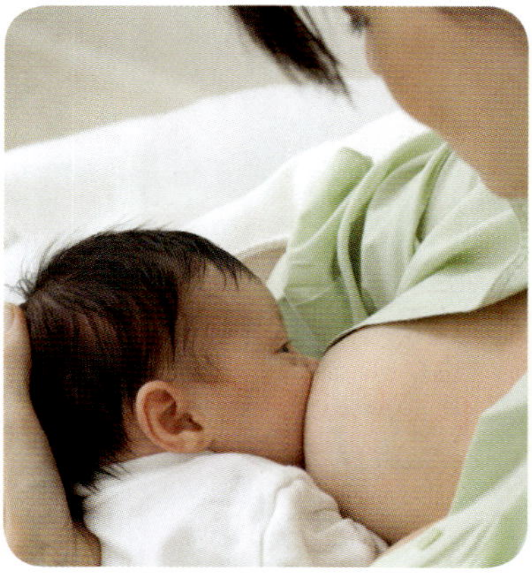

Stillen Muttermilch ist ideal für Ihr Baby. Immer verfügbar und richtig temperiert schützt sie es vor Infektionen und passt sich seinen Bedürfnissen an.

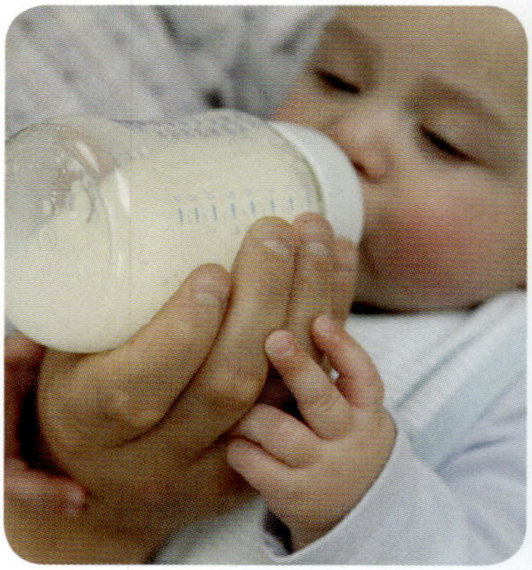

Flaschennahrung Für nicht gestillte Babys gibt es Milchnahrung, die alle wichtigen Nährstoffe enthält. Flaschen und Sauger werden sterilisiert, damit keine Bakterien wachsen.

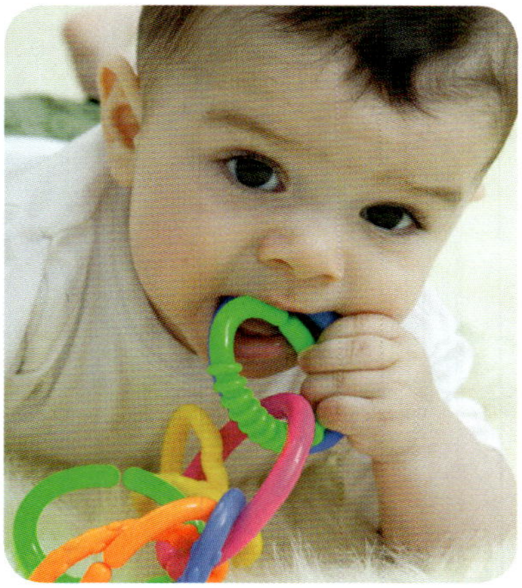

Zahnen Babys bekommen meist mit 6 Monaten die ersten Zähne und zahnen das ganze zweite Lebensjahr. Ein Beißring kann helfen, das wunde, geschwollene Zahnfleisch zu beruhigen.

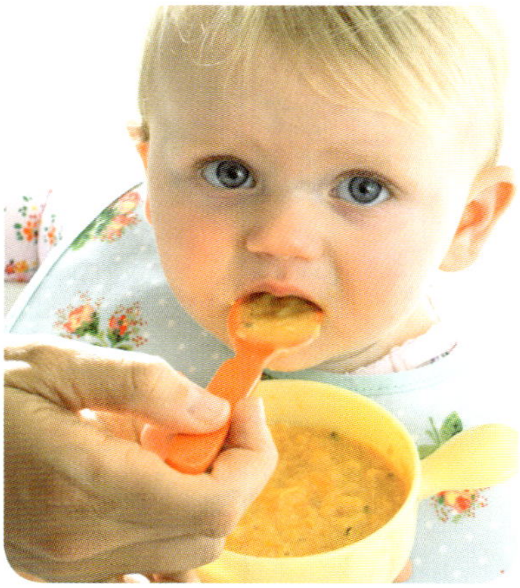

Abstillen Ab dem vierten Monat dürfen Babys Beikost bekommen. Das gilt auch für allergiegefährdete Kinder. Die meisten Babys bekommen zunächst Brei, bevor sie feste Nahrung essen.

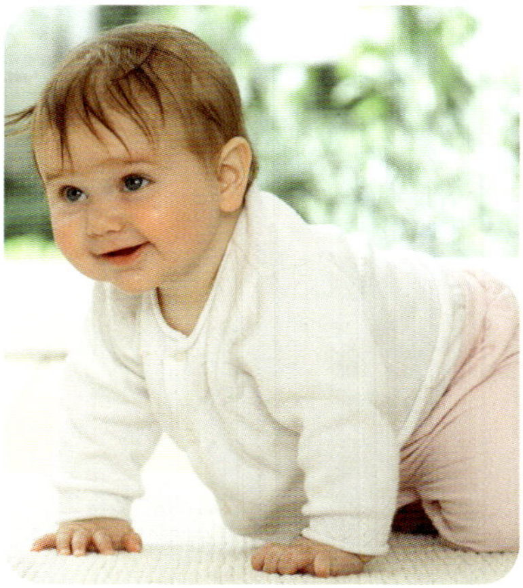

Mobil werden Mit zunehmendem Wachstum von Knochen und Muskeln beginnt Ihr Baby zu krabbeln und seine Welt zu entdecken. Spätestens jetzt sollten Sie für eine sichere Umgebung sorgen.

Plötzlicher Kindstod

Die Ursache des plötzlichen Kindstods ist unbekannt. Meist sind Babys unter vier Monaten betroffen. Die richtige Schlafposition reduziert das Risiko.

Auf den Rücken legen Legen sie Ihr Baby nicht auf den Bauch, sondern auf den Rücken. Es sollte in seinem eigenen Bettchen liegen. Dabei kann es in den ersten sechs Monaten mit Ihnen im Zimmer schlafen, damit Sie merken, wenn ihm etwas fehlt.

Die Raumtemperatur sollte nachts nicht zu hoch, sondern bei etwa 18 °C liegen. Heizen Sie das Schlafzimmer also nachts nicht. Ihr Baby darf nicht überhitzen. Es sollte nachts keine Mütze tragen. Fühlen sich Nacken oder Bauch heiß an oder schwitzt es, entfernen Sie eine Lage. Lassen Sie es nicht auf einem Kissen oder unter einem Federbett schlafen. Am besten eignet sich ein Babyschlafsack.

Kein Zigarettenrauch Rauchen Sie nicht in der Schwangerschaft und sorgen Sie für eine rauchfreie Umgebung. Stillen Sie möglichst. Stillkinder sind weniger gefährdet als Flaschenkinder.

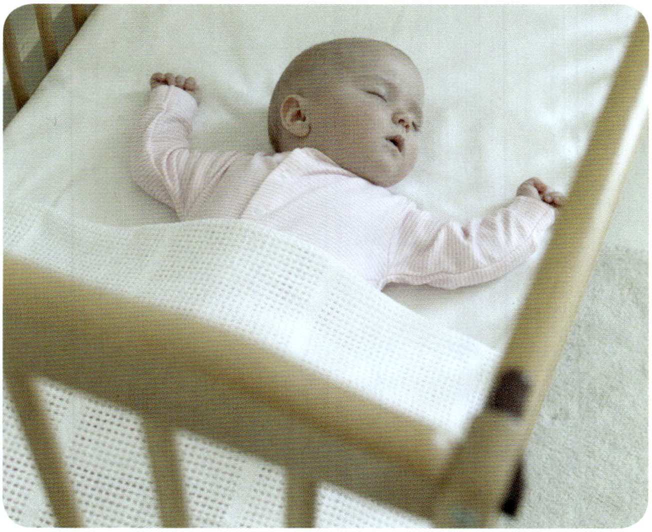

Im eigenen Bett schlafen Das Baby immer auf den Rücken legen. Bevorzugen Sie einen Babyschlafsack! Falls Sie doch eine Bettdecke verwenden, ziehen Sie diese nicht zu weit hoch und stecken Sie sie seitlich ein.

Ihr Kleinkind wächst

Für alle Eltern sind die ersten Schritte ihres Babys etwas ganz Besonderes. Jetzt ist es ein Kleinkind. Es erwirbt neue Fähigkeiten und wird in den nächsten Jahren zunehmend unabhängig.

Meilensteine der Entwicklung

Aus einem Baby wird schnell ein Kleinkind. Jedes Kind lernt dabei in eigenem Tempo und eigener Reihenfolge. Hier einige grobe Richtlinien:

★ 12–18 Monate Das Kind kann sich aus dem Stand hinsetzen. Es beginnt, ohne Hilfe zu laufen, kann einen Turm aus zwei Klötzchen bauen, mit den Fingern essen und einen Löffel halten. Das Essen fällt noch oft herunter, bevor es den Mund erreicht. Zu den Eltern sagt es »Mama« und »Papa«.

★ 18 Monate–2 Jahre Das Kind steigt ohne Hilfe Treppen, es kann rennen, einen Ball treten und aus vier Klötzchen einen Turm bauen. Es kann sich ausziehen und mit dem Löffel, manchmal auch mit der Gabel essen. Das Kind hält einen Stift in der Faust und kritzelt. Der Wortschatz besteht aus 10–20 erkennbaren Wörtern, die es sinnvoll einsetzt.

★ 2–3 Jahre Das Kind kann springen. Es beginnt, aufs Töpfchen zu gehen, und ist tagsüber vielleicht schon trocken (von gelegentlichen Unfällen abgesehen). Sein Wortschatz besteht aus 50 erkennbaren Wörtern und es fängt an, Zwei-Wort-Sätze zu bilden. Man versteht etwa zur Hälfte, was es sagt. Es hält den Stift immer noch mit der Faust, kann jedoch gerade Linien ziehen. Es mag Rollenspiele, z. B. kochen oder sich verkleiden, und schließt Freundschaften. Es beginnt, zwischen Recht und Unrecht zu unterscheiden.

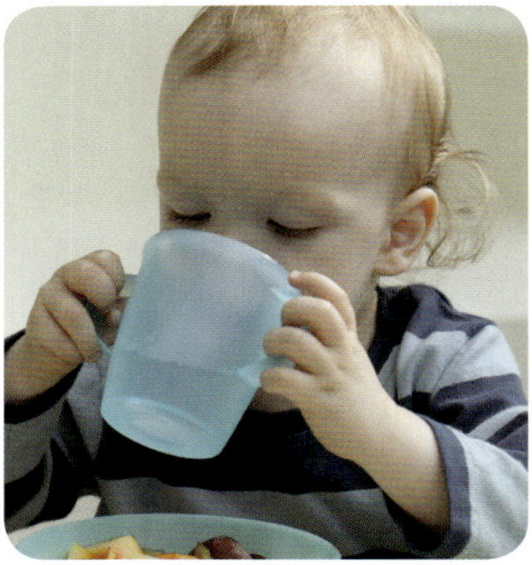

Aus dem Becher trinken Sobald Ihr Baby feste Nahrung isst, sollte es dazu seinen eigenen Becher zum Trinken bekommen. Geben Sie lieber Wasser oder Tee als Saft.

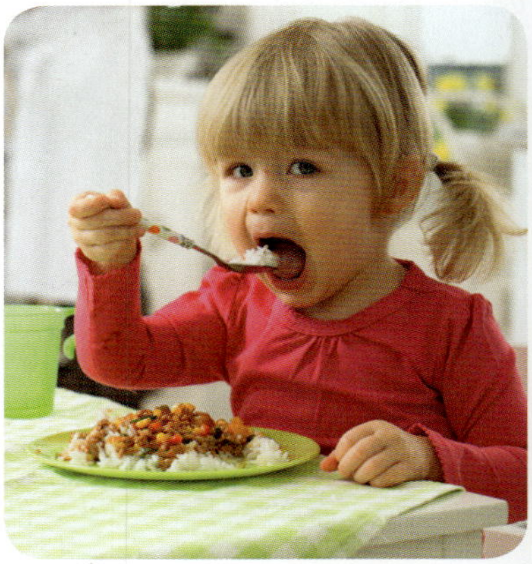

Selber essen Mit etwa 2 Jahren kann Ihr Kind alleine mit dem Löffel essen. Es wird die gemeinsamen Mahlzeiten mit der Familie genießen.

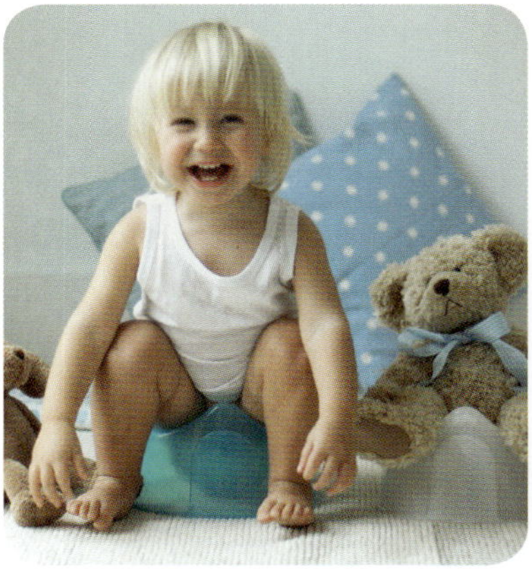

Aufs Töpfchen gehen Sobald Ihr Kind Interesse am Töpfchen zeigt, kann es gerne darauf sitzen. Drängen Sie es jedoch nicht. Es versteht bald von selbst, worum es geht.

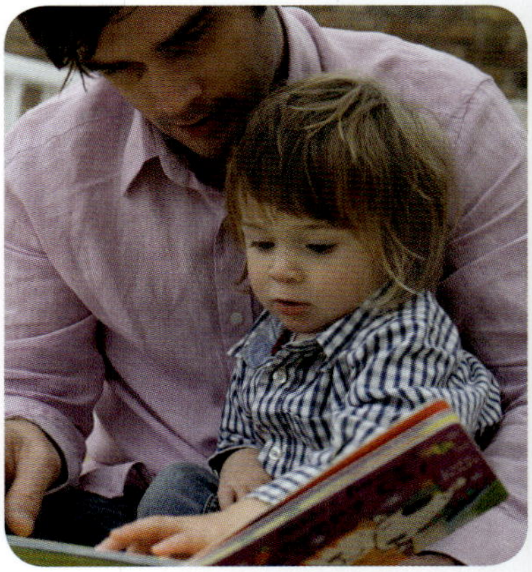

Vorlesen Man kann gar nicht früh genug beginnen, Bücher anzuschauen. Das Vorlesen vergrößert Wortschatz und Kommunikationsfähigkeiten und es macht Spaß.

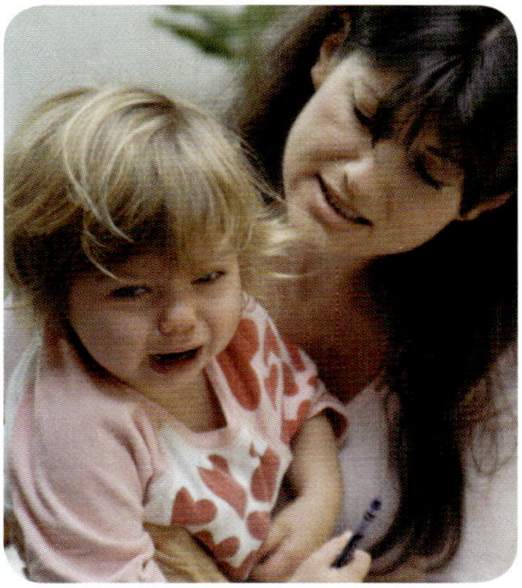

Ein Kleinkind trösten Nehmen Sie die kindlichen Ängste immer ernst. In diesem Alter erforscht und lernt ein Kind unentwegt. Dafür braucht es die Rückendeckung der Eltern, falls etwas schiefgeht.

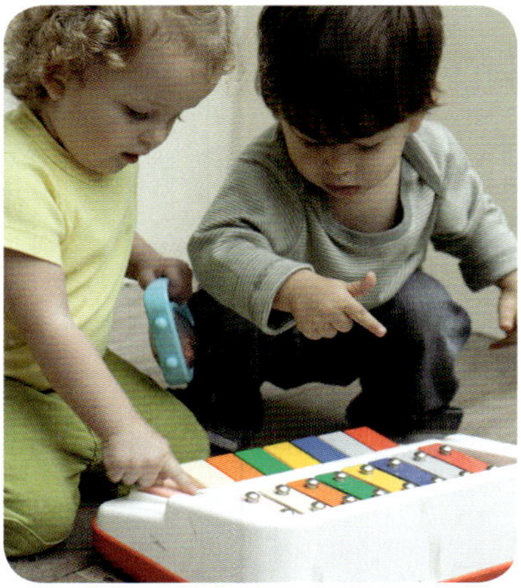

Teilen lernen Kleinkinder lieben andere Kinder. Anfangs spielen sie noch nicht mit-, sondern nebeneinander. Allmählich lernen sie, ein Spielzeug zu teilen. Das ist ein wichtiger Schritt in der sozialen Entwicklung.

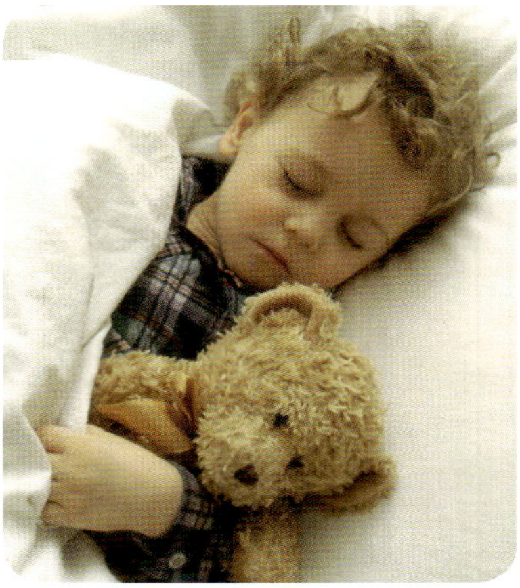

Ausreichend schlafen Kleinkinder brauchen mindestens 10–12 Stunden Schlaf in 24 Stunden, da sie hauptsächlich im Schlaf wachsen (etwa 6 cm pro Jahr). Feste Schlafenszeiten sind daher sehr wichtig.

Vom Gehen zum Laufen

Ein Kind macht zwischen 9 und 18 Monaten seine ersten Schritte. In diesem Alter sind Knochen und Muskeln ausreichend entwickelt.

Anfängliche Probleme Zu Beginn laufen die Kinder oft o-beinig. Bis zum Alter von drei Jahren hat sich das meist gelegt. Danach wird der Gang häufig x-beinig. Auch das verschwindet allmählich wieder. Wenn sich nur ein Bein anders bewegt, gehen Sie zum Arzt. Bei manchen Kindern stehen die Füße beim Gehen nach innen oder außen. Auch das wächst sich aus. Sprechen Sie mit dem Arzt, wenn nur ein Fuß betroffen ist.

Das richtige Schuhwerk Ein Kind, das läuft, braucht Schuhe. Lassen Sie sich beim Kauf vom Fachpersonal beraten. Nur in gut sitzenden Schuhen entwickelt sich der Fuß optimal. Plattfüße sind bis zum Alter von 2–3 Jahren harmlos.

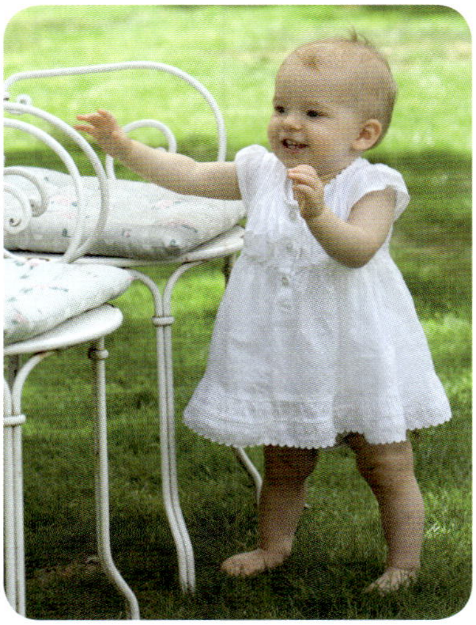

Frei laufen Ein Kind geht anfangs anders als ein Erwachsener. Es spreizt die Beine und streckt die Arme aus, um das Gleichgewicht zu halten. Dabei macht es nur kleine Schritte und fällt noch oft hin.

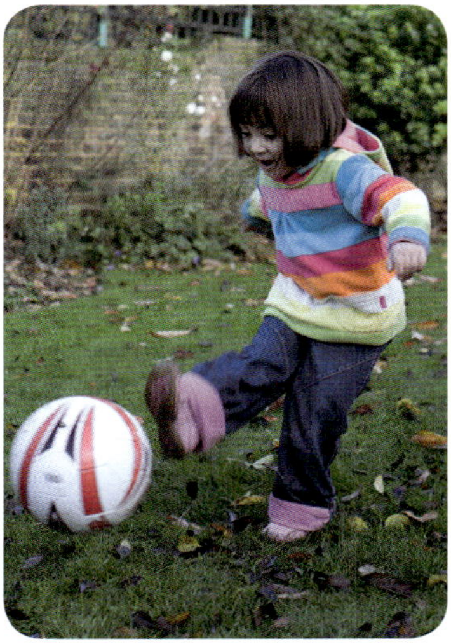

Neue Fähigkeiten Nur wenige Monate später flitzt Ihr Kind umher, kann auf einem Bein stehen und einen Ball schießen. Vielleicht versucht es sogar zu springen, was anfangs noch sehr schwer ist.

Ihr Kind wächst

Die nächsten Lebensjahre sind von großen Herausforderungen geprägt. Ihr Kind wächst heran und lernt seine Umgebung kennen. Eine gesunde Ernährung, viel Bewegung, emotionaler Halt und ausreichend Schlaf sind sehr wichtig.

Meilensteine der Entwicklung

Mit Eintritt in den Kindergarten beginnt der Prozess des Loslassens und der Weg in die Unabhängigkeit.

★ 3–4 Jahre Das Kind kann Dreirad oder schon Fahrrad fahren. Es kann sich ohne Hilfe anziehen und spricht in ganzen Sätzen. Es malt einen Kreis ab, spielt mit anderen Kindern und kann warten, bis es an der Reihe ist. Es beginnt, Zahlen und Buchstaben zu verstehen.

★ 4–5 Jahre Die Koordination nimmt weiter zu. Das Kind kann auf einem Bein hüpfen und balancieren. Vielleicht ist es nachts schon trocken (von gelegentlichen Unfällen abgesehen). Es kann ein Quadrat abmalen.

★ 6–7 Jahre Das Kind kann jetzt sicher Fahrrad fahren. Es hält einen Stift richtig und malt einen einfach strukturierten Menschen. Es kann Zahlen und Buchstaben schreiben und mit der Schere umgehen. Sein geistiger Entwicklungszustand ermöglicht es ihm, komplexe Spiele zu spielen.

★ 7 und älter Die Handschrift wird lesbarer. Ihr Kind lernt, flüssig zu lesen. Es versteht das Prinzip »Zeit« und kann lernen, eine Uhr zu lesen. Es arbeitet in der Gruppe und mag Wettbewerbe und geistig anspruchsvolle Spiele.

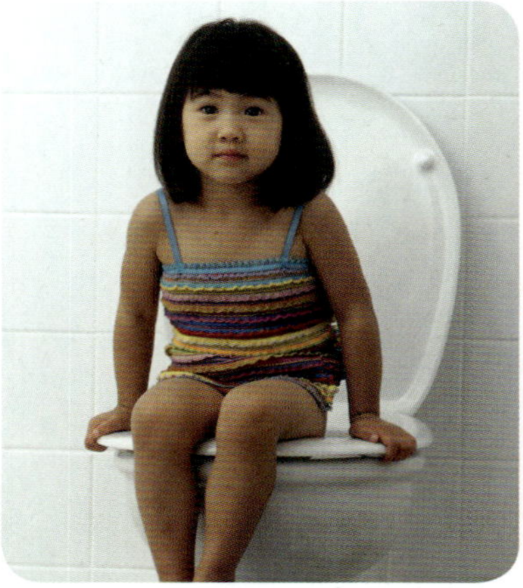

Toilettengang Ein älteres Kind möchte wie seine Eltern die Toilette benutzen. Bleiben Sie zunächst dabei und zeigen Sie ihm, wie es sich danach säubern soll.

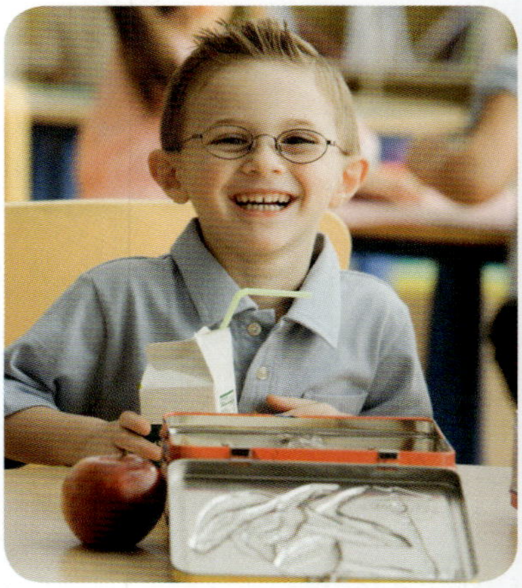

Schulbeginn Die meisten Kinder freuen sich auf die Schule und sind sehr gespannt. Erzählen Sie Ihrem Kind, was es dort erleben wird, und betonen Sie die positiven Aspekte.

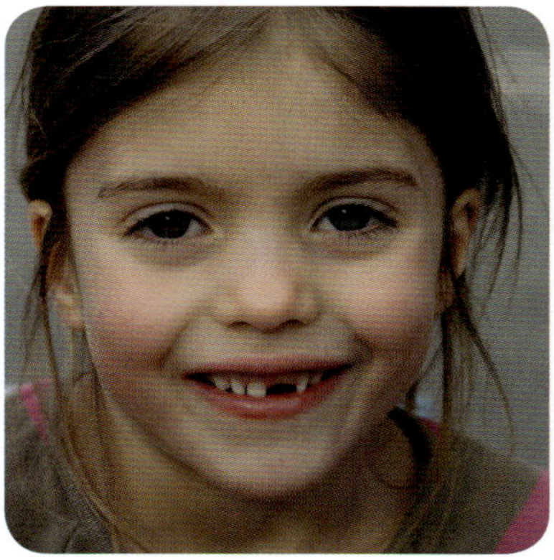

Zahnloses Lächeln Mit 3 Jahren hat ein Kind alle 20 Milchzähne. Mit 6 Jahren fallen die Zähne nach und nach aus, um Platz für die bleibenden Zähne zu machen.

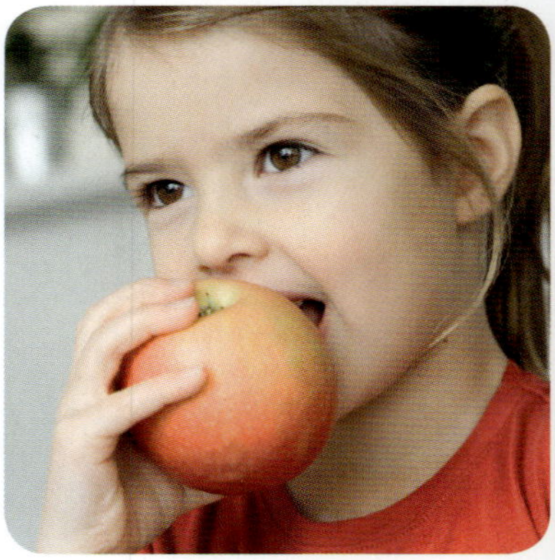

Gesunde Zwischenmahlzeit Bieten Sie Ihrem Kind gesunde Zwischenmahlzeiten an, z. B. frisches Obst. Empfohlen werden fünf Portionen Obst und Gemüse pro Tag.

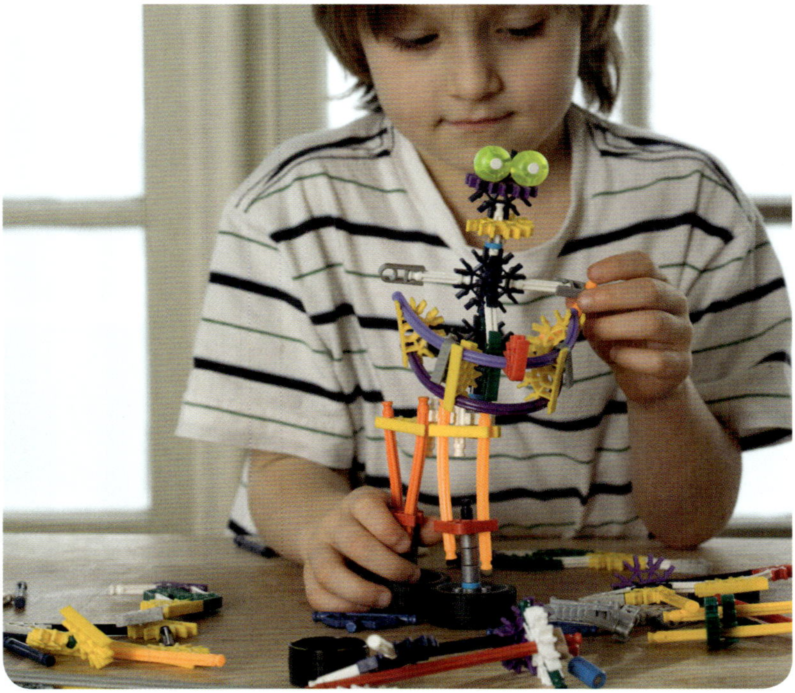

Gehirntraining Mit zunehmender Entwicklung von Verstand und logischem Denken interessieren sich Kinder für komplizierte Konstruktionsspiele, für Nähen oder das Auffädeln von Perlen. All das dient der Hand-Augen-Koordination und fördert Geduld und Genauigkeit.

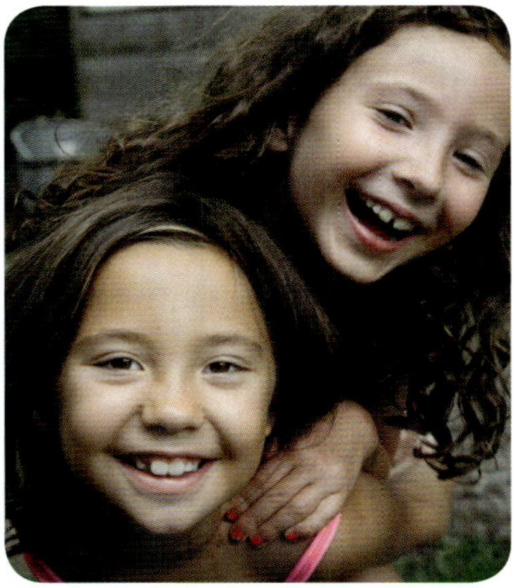

Freundschaften Freunde werden immer wichtiger. Die Hochs und Tiefs sozialer Kontakte bleiben dabei nicht aus. Leider gibt es manchmal auch Mobbing.

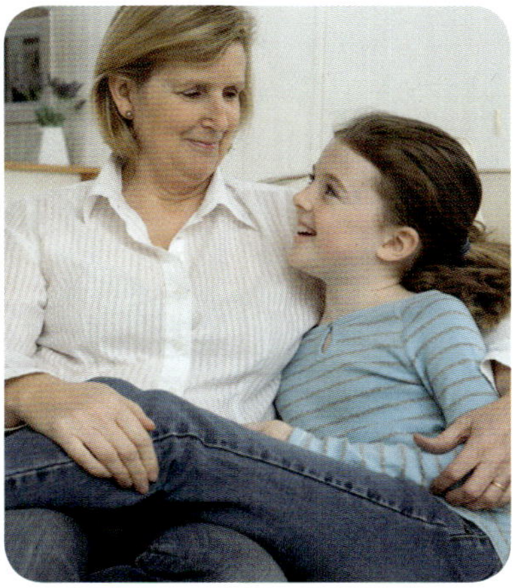

Gespräche Haben Sie immer ein offenes Ohr für Ihr Kind, sodass es mit allen Problemen zu Ihnen kommen kann. Es braucht Ihre Aufmerksamkeit und Wertschätzung.

Wachstumsrate

Kinder wachsen zirka 6 cm pro Jahr. Einige wachsen gleichmäßig über das ganze Jahr, während andere plötzlich einen »Schuss« machen.

Ein Kind gewinnt an Größe, indem seine Knochen wachsen. Viele, besonders die langen, enthalten knorpelige Bereiche, sogenannte Wachstumsfugen. Von ihnen geht das Wachstum aus. Im Alter von etwa 20 Jahren verknöchern die Fugen, die Knochen wachsen nicht mehr. In der Pubertät (bei Mädchen zwischen 8 und 13, bei Jungen zwischen 10 und 15) kommt es zu einem enormen Wachstumsschub. Er nimmt dann wieder ab, bis das Wachstum aufhört. Wie groß ein Kind wird, ist genetisch bedingt.

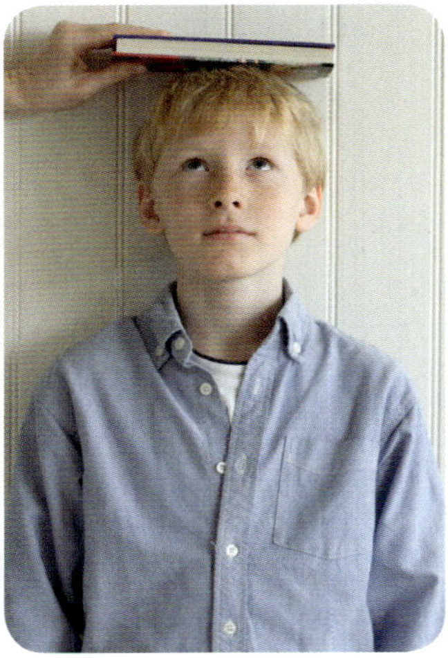

Wachstum dokumentieren Ein Kind sieht gerne, wie schnell es wächst. Stellen Sie es zum Messen an eine Wand. Das Datum aufschreiben. Nach einigen Monaten wieder messen.

Gesunde Ernährung

Gesundes Essen stärkt das Wohlbefinden der ganzen Familie. Sowohl Wachstum und Entwicklung Ihres Kindes als auch spätere Essgewohnheiten profitieren von einer ausgewogenen Ernährung von Anfang an.

Übergewicht bei Kindern

Übergewicht bei Kindern und entsprechende gesundheitliche Risiken nehmen zu. Sie bestehen oft bis ins Erwachsenenalter.

Folgen des Übergewichts Übergewicht führt zu gesundheitlichen Problemen: z. B. Kurzatmigkeit und andere Atembeschwerden, Bluthochdruck sowie Belastung von Hüfte und Kniegelenken. Manche übergewichtige Kinder erkranken an Typ-2-Diabetes. Übergewicht birgt für Kinder zudem emotionale und soziale Probleme. In der Schule werden sie oft gehänselt oder von Gleichaltrigen ignoriert und sie fühlen sich ausgeschlossen.

Aktiv werden Wenn Ihr Kind übergewichtig ist, sollten Sie zum Arzt gehen. Anhand von Größe und Gewicht errechnet er den Body-Mass-Index (BMI) und überweist Sie zur Überprüfung der Ernährungsgewohnheiten an einen Ernährungsberater. Vorbeugen ist die beste Medizin! Ernähren Sie Ihr Kind von Anfang an gesund und ausgewogen. Geben Sie die richtigen Anteile der verschiedenen Nahrungsmittelgruppen (siehe Kasten rechts) und sorgen Sie für tägliche Bewegung.

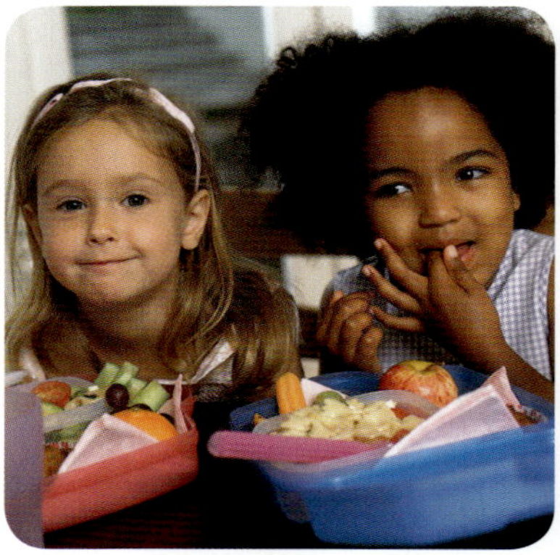

Pausenbrot Bereiten Sie täglich ein frisches und gesundes Pausenbrot. So sind Sie sicher, dass Ihr Kind in der Schule etwas Gutes isst und Energie zum Lernen hat.

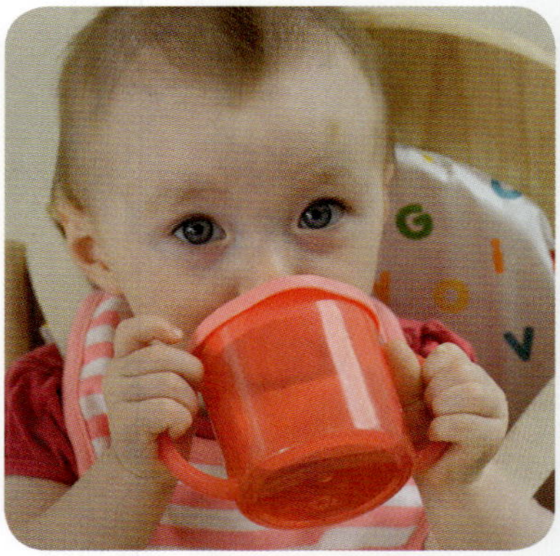

Wasser trinken Geben Sie Ihrem Kind Wasser zu den Mahlzeiten. Gelegentlich darf es auch verdünnter Fruchtsaft sein, zuckerhaltige Getränke sollten Sie meiden.

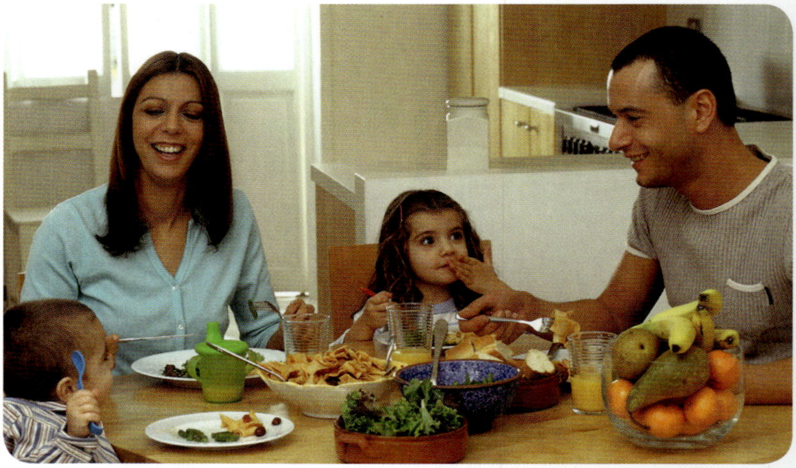

Gemeinsame Mahlzeiten Essen Sie regelmäßig mit der ganzen Familie. Wenn Sie selbst gesund essen, wird auch Ihr Kind dazu angeregt. Selbst wählerische Esser greifen dann mal bei etwas Neuem zu. Gemeinsame Mahlzeiten stärken die Familienbande.

Was gehört zu einer ausgewogenen Ernährung?

Kinder brauchen eine abwechslungsreiche Ernährung, die sich aus allen Nahrungsmittelgruppen zusammensetzt. Sie müssen nicht täglich »mischen«. Kinder essen nicht jeden Tag gleich viel von allem. Hauptsache, sie ernähren sich über die ganze Woche insgesamt ausgewogen. Lassen Sie Ihr Kind das Essen selbst auswählen und zubereiten. Das macht Spaß und es lernt dazu.

★ **Beikost** Nach dem vierten Monat darf Beikost eingeführt werden. Manche Eltern beginnen mit Gemüsepüree, ergänzen es dann durch Fleisch und Kartoffeln, führen danach den Milch-Getreide-Obst-Brei ein und schließlich den Getreide-Obst-Fett-Brei. Gewöhnen Sie Ihr Kind an die verschiedenen Konsistenten von Nahrung. Einige Eltern beginnen auch gleich mit Fingerfood.

★ **Richtige Portionsgröße** Die Ernährung Ihres Kindes sollte abwechslungsreich sein und alle fünf Nahrungsmittelgruppen enthalten. Kohlenhydrate sind zur Energiegewinnung besonders wichtig (siehe unten). Eine Portion besteht z. B. aus einer Scheibe Brot oder einem gehäuften Esslöffel Reis, 20 g Käse oder 50–70 g magerem Fleisch oder Fisch.

★ **Fünf am Tag** Obst und Gemüse sind für alle wichtig. Empfohlen werden mindestens fünf Portionen am Tag. Eine Erwachsenen-Portion ist z. B. ein Apfel, zwei Mandarinen, ein gehäufter Esslöffel Trockenfrüchte, ein mittlerer Salat oder fünf Esslöffel Erbsen. Kinder benötigen kleinere Portionen. Gemüse- oder Obstsaft zählt als eine Portion, unabhängig von der Menge. Kartoffeln zählen nicht.

★ **Auch Fette sind wichtig** Kinder benötigen Fett in der Nahrung. Es dient dem Hormonaufbau, zur Aufnahme einiger Vitamine und ist für die Nervenentwicklung wichtig. Der Fettbedarf sollte nicht durch Gebratenes gedeckt werden, sondern mit gesunden Fetten aus Nüssen und Pflanzenölen. Milch, Käse und Joghurt enthalten das für den Knochenaufbau wichtige Kalzium. Kinder unter zwei Jahren sollten Vollmilchprodukte bekommen, danach können auch fettarme Milchprodukte gegeben werden.

★ **Gesundes Eiweiß** Geben Sie Ihrem Kind mageres Fleisch und mindestens zweimal pro Woche Fisch, wenn möglich fetthaltigen, wie Lachs, da er zudem reich an Omega-3-Fettsäure ist. Auch Bohnen und Hülsenfrüchte enthalten wertvolles Eiweiß.

★ **Vielfalt** Probieren Sie verschiedene Nahrungsmittel aus. Würzen Sie ruhig. Viele Kinder mögen das. Drängen Sie Ihr Kind nicht. Mahlzeiten sollten entspannt und ohne Kampf eingenommen werden. Vermeiden Sie sehr süßes oder salziges Essen. Kinder unter eins sollten keinen Honig (Ausnahme: in Gläschennahrung) und wenig Salz bekommen.

★ **Getränke** Viel trinken ist wichtig, vorzugsweise Wasser und kein zuckerhaltiges Getränk. Bei Hitze, vor und nach dem Sport sollte Ihr Kind mehr trinken.

★ **Zwischenmahlzeiten** Kleinkinder haben einen kleinen Magen und müssen häufig kleine Portionen essen. Geben Sie gesunde Zwischenmahlzeiten, z. B. selbst gebackene Müsliriegel, ein Schälchen Obst oder getrocknete Aprikosen.

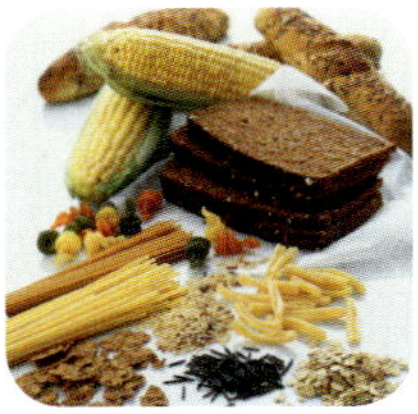

Kohlenhydrate Vollkornnudeln, Müsli und Brot liefern Energie. Kleinkinder benötigen vier kleine Portionen pro Tag, ältere Kinder die doppelte Menge pro Portion.

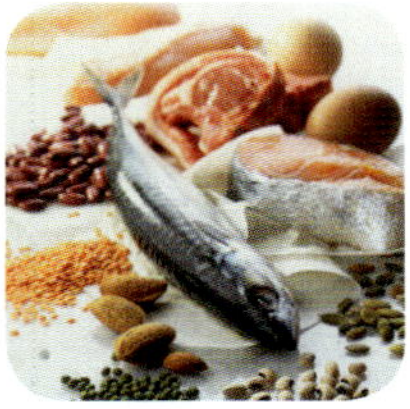

Proteine Fisch, Fleisch, Geflügel, Eier, Bohnen, Hülsenfrüchte und Nüsse enthalten für das Wachstum notwendige Proteine. Kinder benötigen 2–3 Portionen am Tag.

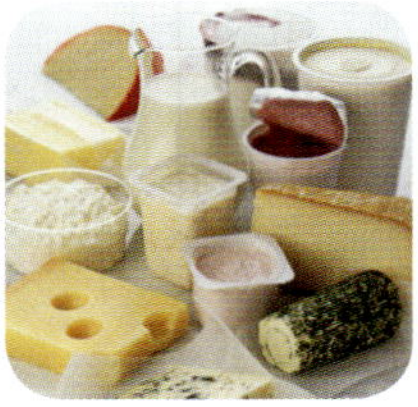

Milchprodukte Hierzu gehören Käse, Joghurt und Milch. Sie liefern Proteine, Vitamine und Mineralien, insbesondere Kalzium. Kinder benötigen mindestens zwei Portionen am Tag.

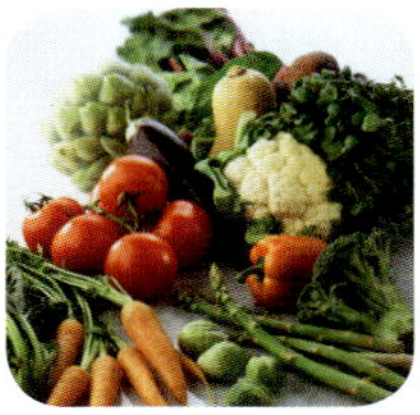

Gemüse Voller Vitamine, Mineralien und Ballaststoffe kann es in Soßen gemischt oder auf selbst gemachte Pizza gelegt werden. Pro Tag mindestens 2–3 Portionen geben.

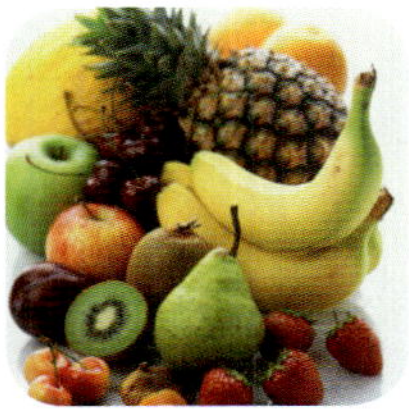

Obst Frisch, gefroren, getrocknet, püriert, als Saft oder Smoothies erhältlich. Obst enthält Vitamine, Mineralien und Ballaststoffe. Geben Sie 2–3 Portionen am Tag.

Bewegung

Viel Bewegung ist wichtig für den Aufbau von Knochen und Muskeln. Aktive Kinder schlafen besser und sind selbstsicherer, neigen weniger zu Übergewicht und den damit verbundenen gesundheitlichen Risiken.

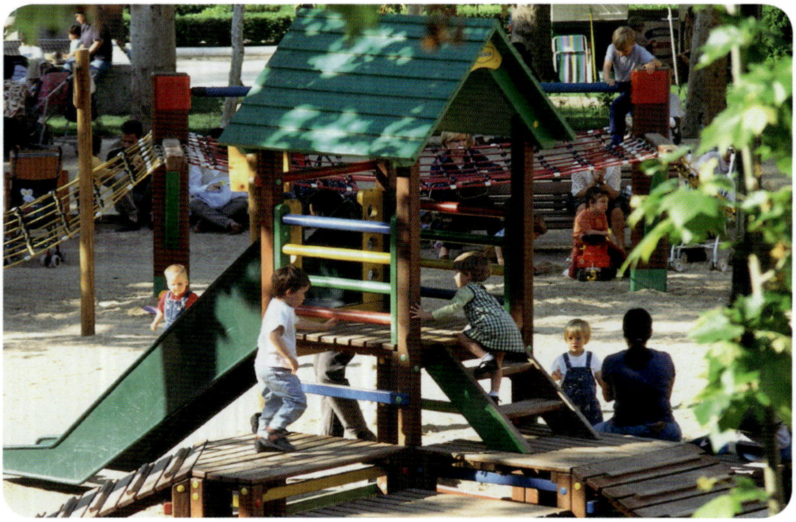

EXTRATIPP

Kinder über zwei Jahre sollten sich mindestens eine Stunde am Tag bewegen, z. B. viermal 15 Minuten. Je mehr, desto besser.

Geselligkeit Der Spielplatz ist ein beliebter Treffpunkt für Kinder und Eltern. Klettern und Herumrennen macht großen und kleinen Kindern und oft auch den Eltern Spaß. Nehmen Sie Wasser zum Trinken und einen gesunden Snack mit.

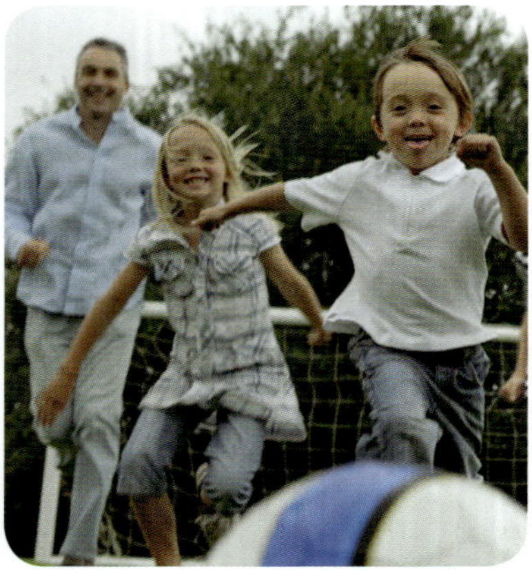

Familienausflug Gemeinsam Sport treiben gehört zum gesunden Lebensstil. Machen Sie eine Radtour, spielen Sie Fußball, gehen Sie ins Schwimmbad oder im Park spazieren.

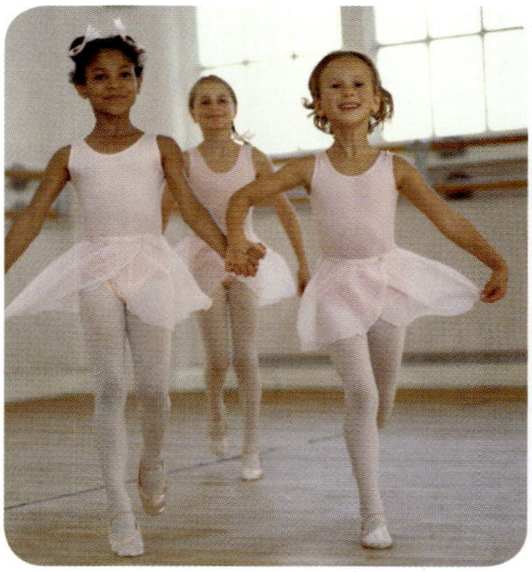

Tanzen Sportarten wie Ballett oder Kampfsport steigern Beweglichkeit, Kraft und Körperbeherrschung und unterstützen den Aufbau von Muskeln und Knochen.

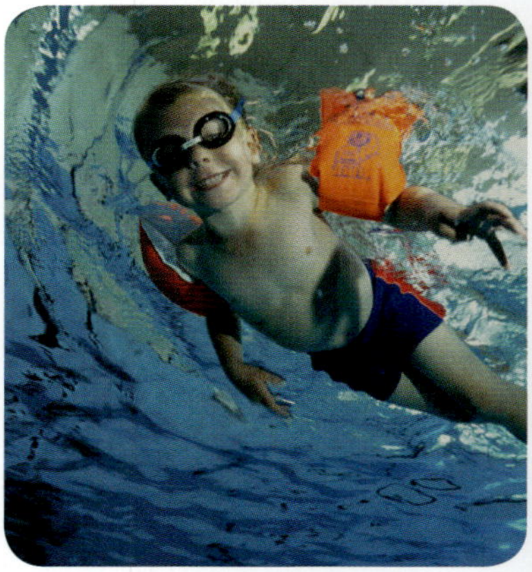

Schwimmen Ein Kind, das viel schwimmt, erhöht die Sauerstoffaufnahme seines Körpers. Wenn Ihr Kind noch Schwimmflügel braucht, darf es nur ins Nichtschwimmerbecken.

Impfungen

Impfungen für Kinder sind in Deutschland, Österreich und der Schweiz nicht verpflichtend, jedoch von Kinderärzten empfohlen. Sie schützen Ihr Kind vor teils gefährlichen Infektionskrankheiten. Wenn Ihr Kind Fieber hat oder wegen einer anderen Krankheit medizinisch behandelt werden muss, wird der Arzt die Impfung verschieben.

WICHTIG
Jeder Impfstoff für Kinder oder Erwachsene wird vor seiner Zulassung in mehreren Durchläufen strengstens auf seine Sicherheit überprüft.

Impfkalender

Unten sehen Sie eine Liste der angebotenen Impfungen mit empfohlenem Impfalter und die Krankheiten bzw. Keime, vor denen sie schützen. Impfungen haben selten Nebenwirkungen. Meist ist lediglich die Einstichstelle gerötet oder es kommt zu leichtem Fieber.

ALTER	KRANKHEITEN BZW. KEIME, VOR DENEN SIE SCHÜTZEN
2 Monate (2 Spritzen)	★ Diphtherie/Tetanus/Keuchhusten/Polio/Hib/Hepatitis B (6 in 1) ★ Pneumokokken
3 Monate (2 Spritzen)	★ Diphtherie/Tetanus/Keuchhusten/Polio/Hib/Hepatitis B (6 in 1) ★ Pneumokokken
4 Monate (2 Spritzen)	★ Diphtherie/Tetanus/Keuchhusten/Polio/Hib/Hepatitis B (6 in 1) ★ Pneumokokken
Um 12 Monate (3 Spritzen)	★ Diphtherie/Tetanus/Keuchhusten/Polio/Hib/Hepatitis B (6 in 1) ★ Pneumokokken ★ Meningokokken
Um 13 Monate (2 Spritzen bzw. 1 Spritze)	★ Masern, Mumps, Röteln (MMR) ★ Varizellen (auch in Kombination mit MMR möglich)
15–23 Monate (2 Spritzen bzw. 1 Spritze)	★ Masern, Mumps, Röteln (MMR) ★ Varizellen (auch in Kombination mit MMR möglich)
5–6 Jahre, 9–11 Jahre, 12–17 Jahre	★ Tetanus/Diphtherie/Keuchhusten/Polio (Auffrischung bzw. Überprüfung) ★ Ungeimpfte Jugendliche: evtl. Grundimmunisierung gegen Hepatitis B
Mädchen von 12–17 Jahren (3 Spritzen in 6 Monaten)	★ Humane Papillomaviren (können Gebärmutterhalskrebs verursachen)

Sicherheit für Ihr Kind

Kinder haben viel Energie, sind neugierig und gehen dabei oft Risiken ein. Ihr Kind soll lernen dürfen. Treffen Sie jedoch Vorsichtsmaßnahmen, um schlimmere Unfälle zu vermeiden.

Sicherheits-Checkliste

★ **Flure und Treppen** Bringen Sie Treppenschutzgitter an. Legen Sie rutschfeste Unterlagen unter die Teppiche. Überprüfen Sie die Geländer auf Sicherheit.

★ **Schränke** mit zerbrechlichem, gefährlichem Inhalt brauchen Sicherheitsriegel.

★ **Arzneimittel und Haushaltsreiniger** Räumen Sie diese in einen verschließbaren Schrank außer Reichweite Ihres Kindes. Auch alkoholische Getränke sollten kindersicher aufbewahrt werden.

★ **Sichere Küche** Herdgitter verwenden und Pfannenstiele aus greifbarer Nähe drehen! Warnen Sie Ihr Kind vor dem heißen Ofen. Kabel des Wasserkochers nicht herunterhängen lassen. Messer außer Reichweite. Keine Tischdecken! Einen geprüften Kinderhochstuhl verwenden.

★ **Sicherer Garten** Suchen Sie nach giftigen Pflanzen und entfernen Sie diese. Lassen Sie keine Gartengeräte herumliegen und verschließen Sie den Schuppen. Teiche und Swimmingpools unbedingt einzäunen und Regentonnen abdecken.

★ **Autositze** Kinder unter 12 müssen laut Gesetz im Auto in einem Kindersitz angeschnallt werden. Babys bis 13 kg werden in eine Babyschale entgegen der Fahrtrichtung gelegt. Auf dem Vordersitz muss dazu der Airbag deaktiviert werden. Kinder von 9–18 kg sollten in einem Kindersitz hinten sitzen. Ab 15–25 kg dürfen Kinder auf einer Sitzerhöhung sitzen.

★ **Radfahren** Ihr Kind sollte einen Helm und reflektierende Kleidung tragen. um sichtbar zu sein. Kinder unter 8 müssen auf dem Gehweg fahren.

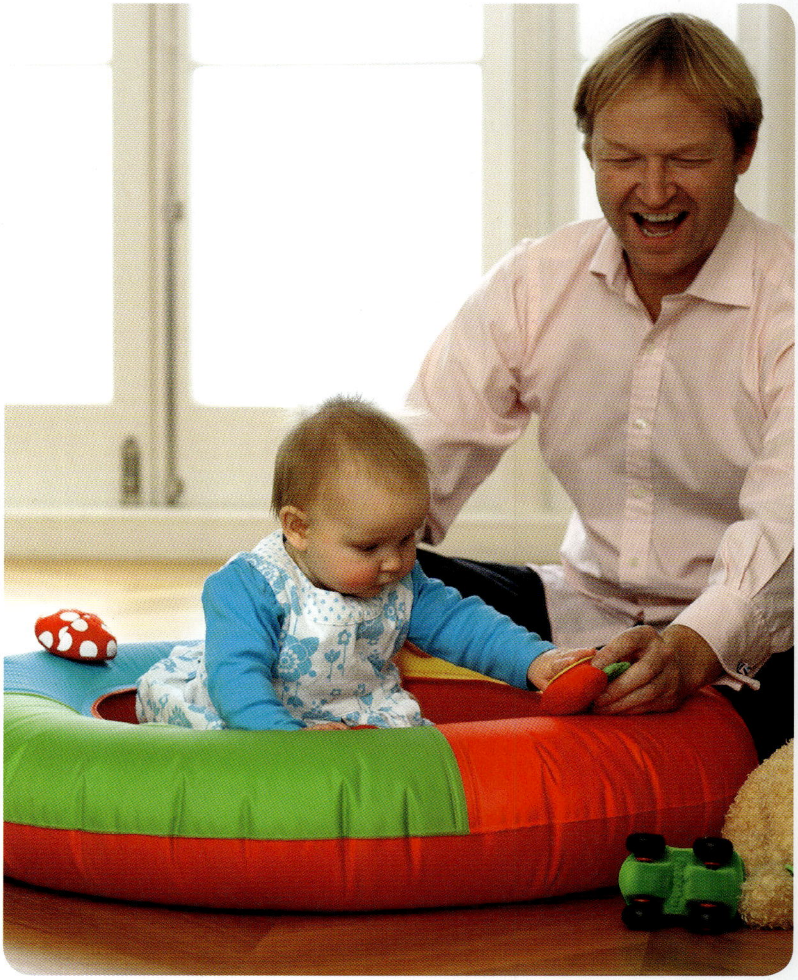

Sicheres Spielen Ihr Baby spielt gerne in einem gepolsterten Spielring oder auf einer weichen Babydecke. So kann es sich bewegen, drehen, sitzen und tut sich dabei nicht weh. Spielsachen sollten altersgerecht und nicht zu klein sein. Überprüfen Sie das Etikett. Die Spielsachen älterer Geschwister sowie Murmeln, Kugeln etc. gehören außer Reichweite.

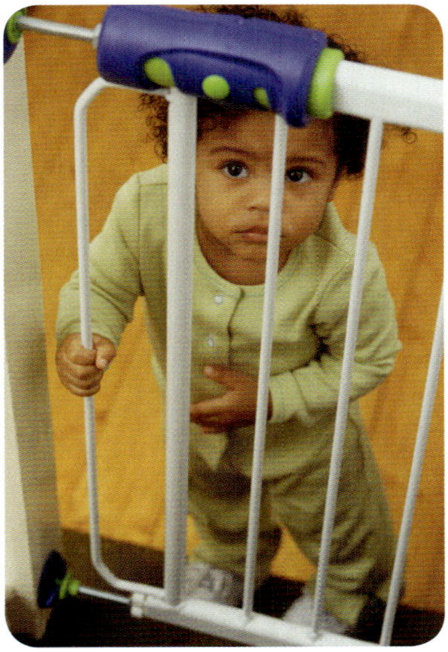

Treppenschutz Bringen Sie an der Treppe Schutzgitter an und halten Sie diese verschlossen. Klettern Sie nicht darüber, sonst macht es Ihr Kind Ihnen nach. Zeigen Sie ihm, wie es sicher die Treppe rauf- und runtergeht. Anfangs krabbelt es lieber rückwärts, später lernt es, die Stufen zu gehen.

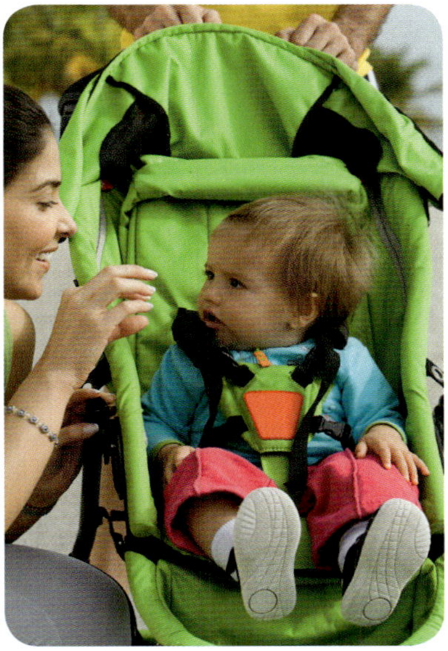

Unterwegs Kontrollieren Sie, ob die Bremsen eingerastet sind, bevor Sie Ihr Baby in den Buggy setzen. Schnallen Sie es stets an, auch wenn es noch sehr klein ist. Einkäufe verstauen Sie am besten im Korb unter dem Buggy, nicht im Netz am Haltegriff, da der Buggy durch das Gewicht umstürzen könnte.

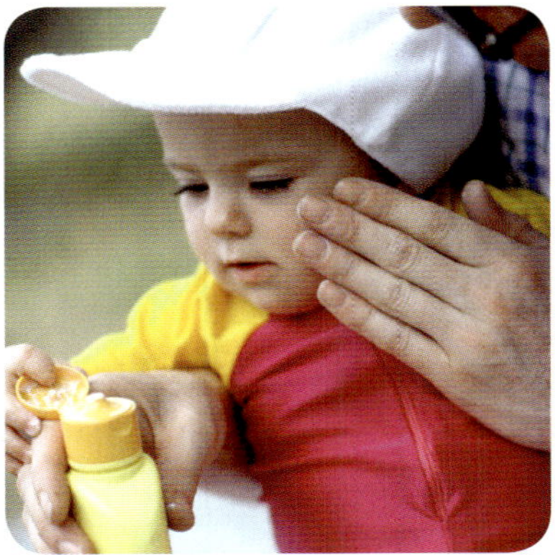

Sonnenschutz Mit dem Kind im Schatten bleiben. Lässt sich direktes Sonnenlicht nicht vermeiden, Sonnencreme mit hohem Lichtschutzfaktor (mindestens LSF 30) verwenden und mehrmals täglich nachcremen. Schützen Sie Kopf und Gesicht mit einer breitkrempigen Kappe, die Augen mit einer Sonnenbrille.

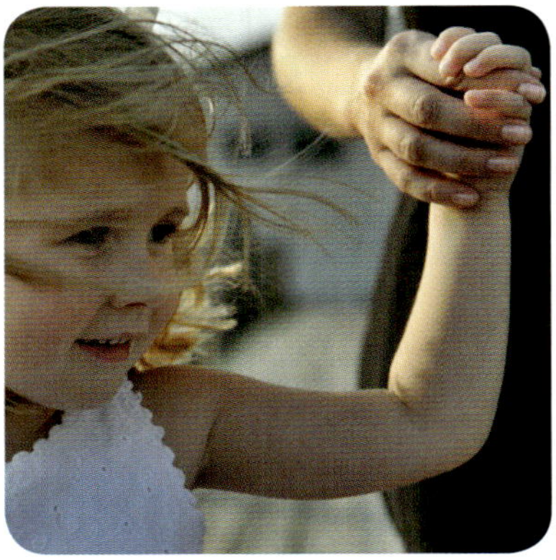

Sicherheit auf der Straße Weisen Sie Ihr Kind in die Gefahren des Straßenverkehrs ein und zeigen Sie ihm, wie man sicher über die Straße geht. Es sollte von der Bordsteinkante entfernt stehen. Überqueren Sie die Straße an einem Zebrastreifen und nehmen Sie Ihr Kind an der Hand.

Reisen ins Ausland

Im Ausland gelten die gleichen Sicherheitsregeln wie zu Hause. Ihre Unterkunft ist wahrscheinlich nicht kindersicher. Überprüfen Sie das nach der Ankunft. Mögliche Gefahrenquellen entfernen.

Medikamente Ist der Impfschutz Ihres Kindes vollständig (s. S. 21)? Eventuell sind für Ihr Reiseziel weitere Impfungen nötig. Denken Sie an alle Medikamente. Verwenden Sie für Kinder geeignete Insektenschutzmittel.

Sonnenschutz Ziehen Sie Ihrem Kind lockere Baumwollkleidung an. Es soll viel trinken. So verhindern Sie eine Austrocknung und beugen der Hitzeerschöpfung vor (s. S. 217). Besorgen Sie ihm eine Sonnenbrille, die dem Europäischen Standard entspricht und vor UV-Strahlen schützt. Bleiben Sie, so oft es geht, im Schatten, gerade von 12–15 Uhr, um Sonnenbrand zu vermeiden (s. S. 130). Tragen Sie Sonnencreme auf.

Sicherheit im Auto Autokindersitze sind in jedem Land unverzichtbar. Mieten Sie den Kindersitz mit dem Leihwagen mit. Im Zweifel nehmen Sie Ihren eigenen mit.

Essen und Trinken Kalkulieren Sie Verspätungen bei der Reise ein und nehmen Sie genug Babymilch und Snacks mit. Kochen Sie im Ausland das Wasser zum Anrühren von Babynahrung ab. Verwenden Sie nur Wasser aus gekauften Flaschen. Bestellen Sie Getränke immer ohne Eiswürfel und schälen Sie Obst und Gemüse vor dem Verzehr.

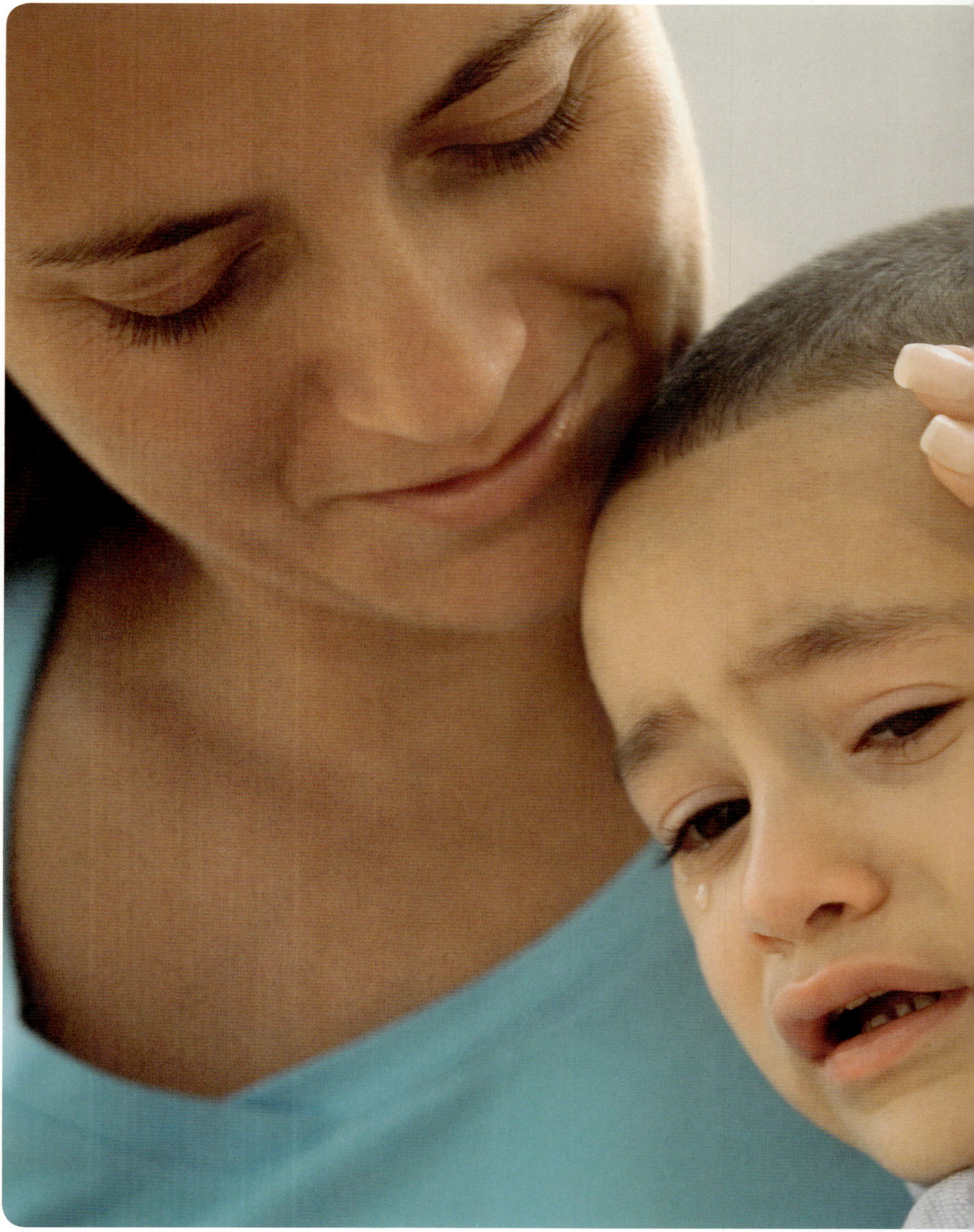

Ein krankes Kind versorgen

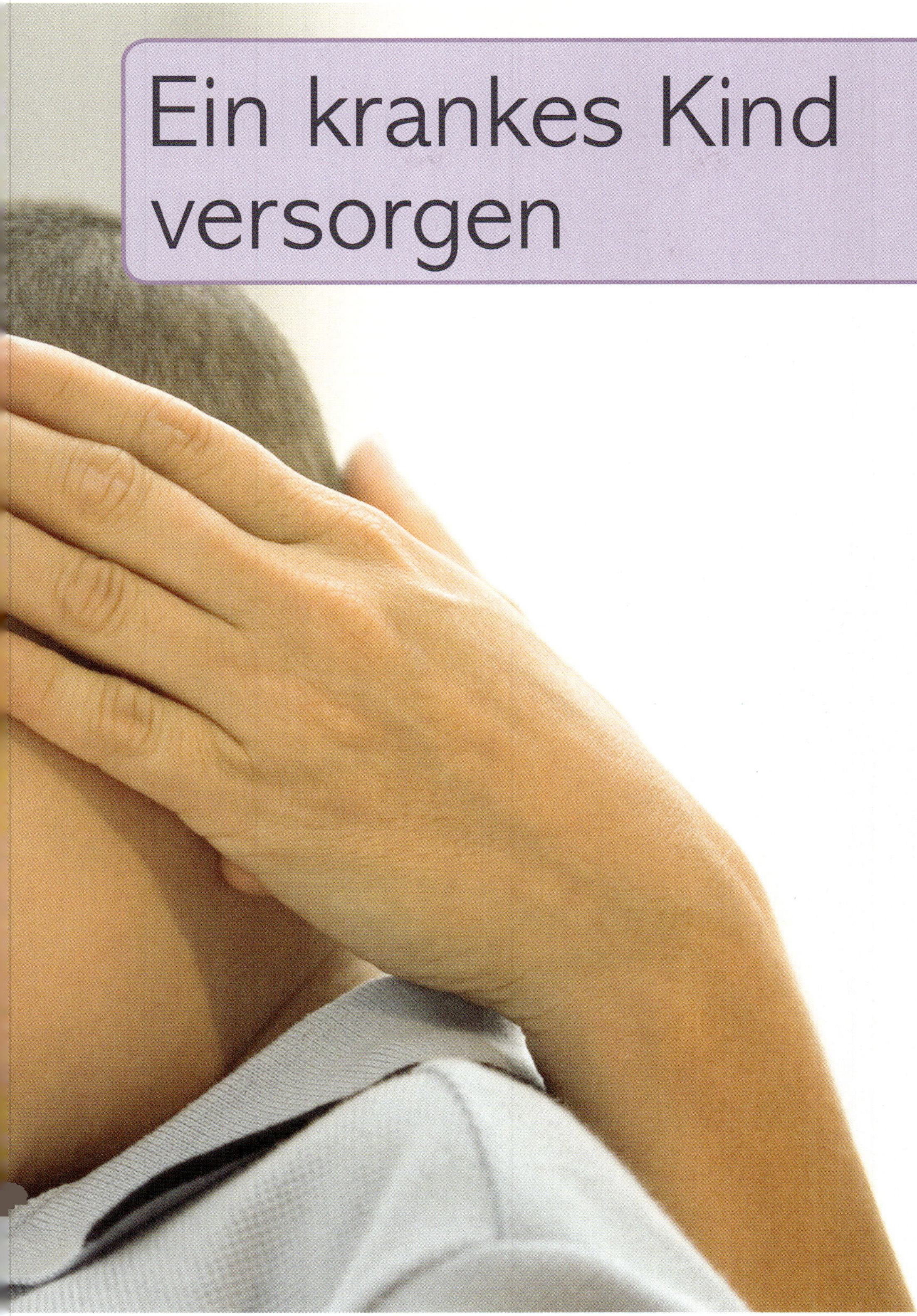

PFLEGE EINES KRANKEN KINDES

Kinder werden häufig krank. Meist handelt es sich um eine einfache Erkältung, die innerhalb weniger Tage ohne Behandlung abklingt. Sie sollten trotzdem wissen, welche Symptome auf eine ernste Erkrankung hinweisen.

SYMPTOME EINSCHÄTZEN

Einem kranken Kind fehlt die gewohnte Energie. Für Eltern und Betreuer ist das meist der erste Grund zur Sorge. Die Krankheit selbst lässt sich anfangs oft schwer erkennen. Das gilt besonders für Babys und Kleinkinder, da sie nicht sagen können, was ihnen fehlt, und die Symptome oft sehr unspezifisch sind: Sie haben z. B. keinen Appetit, sind besonders quengelig oder schlecht gelaunt.

DIE DIAGNOSETAFELN NUTZEN

Die Diagnosetafeln in diesem Kapitel helfen Ihnen, herauszufinden, was Ihrem Kind fehlt und wie ernst es ist. Beantworten Sie die Fragen zu den Symptomen. So gelangen Sie zu einem Endpunkt, der die möglichen Ursachen der Beschwerden nennt. Auf S. 86ff. finden Sie dann weitere Details zu den verschiedenen Krankheiten. Sie erfahren auch, ob Sie sofort Ihren Arzt kontaktieren oder in einem medizinischen Notfall direkt den Notarzt rufen sollten. Ob ärztliche Hilfe angeraten, aber nicht dringend ist, erfahren Sie ebenfalls im Kapitel zur entsprechenden Krankheit oder bereits in den Diagnosetafeln.

VORBEREITET SEIN

Viele Kinderkrankheiten lassen sich zu Hause behandeln. Ihre Hausapotheke sollte daher stets einige wichtige Medikamente bereithalten. Dazu gehören z. B. Fieberzäpfchen oder ein Thermometer. Dafür sollten Sie wissen, wie Sie Ihrem Kind die Medizin verabreichen (s. S. 30). Fieber ist Anzeichen einer Erkrankung. Messen Sie daher Fieber, wenn Ihr Kind krank wirkt (s. S. 28). Wenn das Fieber nicht nachlässt, Ihr Kind nicht trinkt und kein Wasser lässt, die Krankheit länger anhält und Sie sich Sorgen machen, sollten Sie zum Arzt gehen.

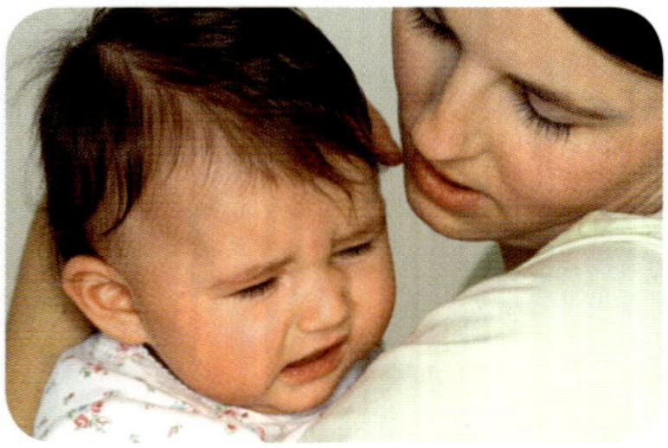

Krankes Kind Ein krankes Baby oder Kleinkind kann noch nicht sagen, was ihm fehlt. Oft mag es nichts essen und wirkt sehr quengelig. Manchmal ist es auch sehr müde. Wenn Sie sich Sorgen machen, sollten Sie mit ihm zum Arzt gehen.

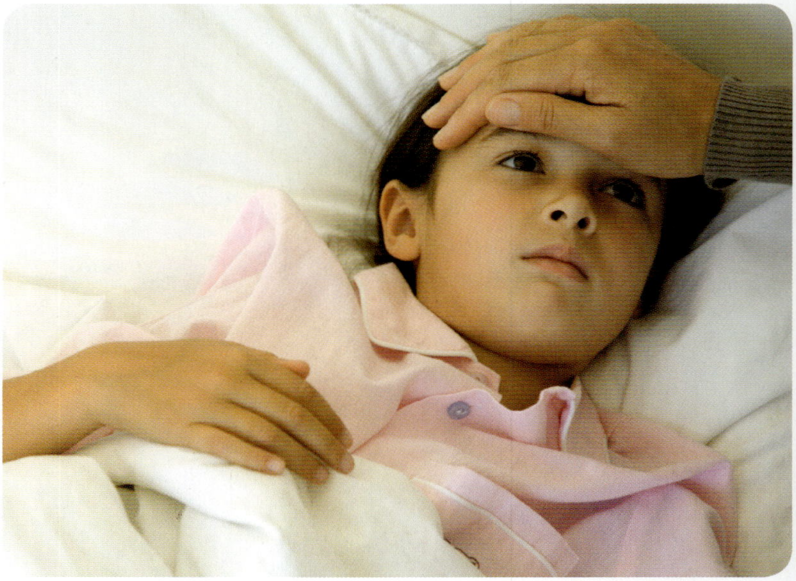

Bettruhe Ein krankes Kind fühlt sich meist schlapp und müde und ist am besten im Bett aufgehoben. Geben Sie ihm viel zu trinken, insbesondere wenn es Fieber hat.

Ärztlichen Rat einholen

Ihr Kind erscheint krank und Sie sind sich nicht sicher, ob Sie zum Arzt gehen sollen? Die folgenden Abschnitte helfen Ihnen, zu entscheiden, ob medizinische Hilfe angebracht und wie dringend sie ist. Je nach vorliegenden Symptomen gibt es drei verschiedene Dringlichkeitsstufen.

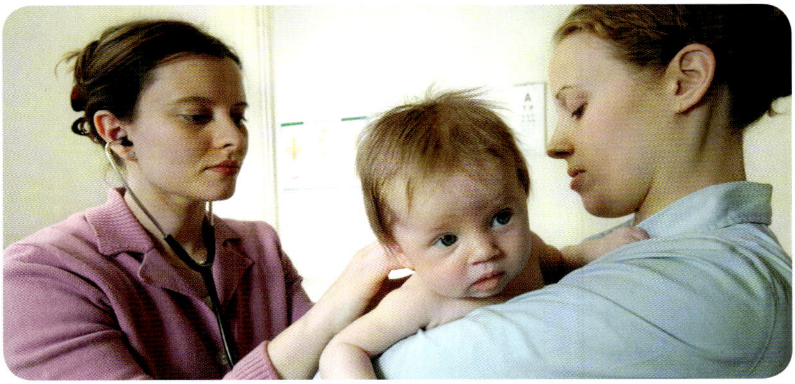

Gehen Sie zum Arzt In diesem Buch erhalten Sie diese Anweisung, wenn ärztlicher Rat nicht dringend ist, Sie aber einen möglichst baldigen Termin beim Kinderarzt vereinbaren sollten. Dies kann z. B. der Fall sein, wenn Ihr Kind länger als drei Tage Hals- oder Ohrenschmerzen hat oder wenn die Symptome wiederkehren.

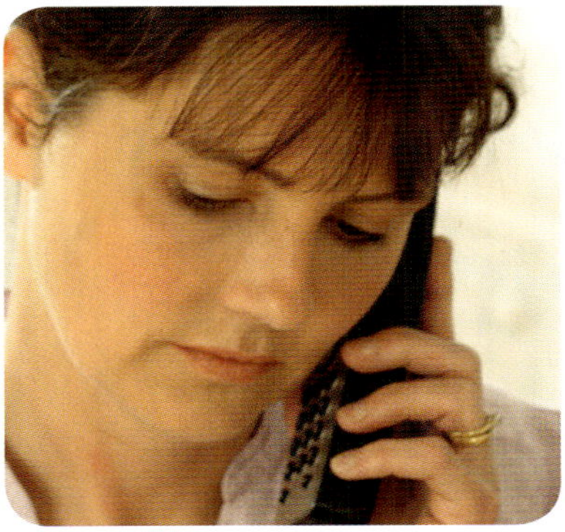

Gehen Sie sofort zum Arzt Bei dieser Anweisung sollten Sie sofort Ihren Kinderarzt anrufen und ihn aufsuchen oder Ihr Kind in die Klinik bringen. Dies trifft z. B. zu, wenn Ihr Baby unter drei Monate alt ist und plötzlich hohes Fieber bekommt.

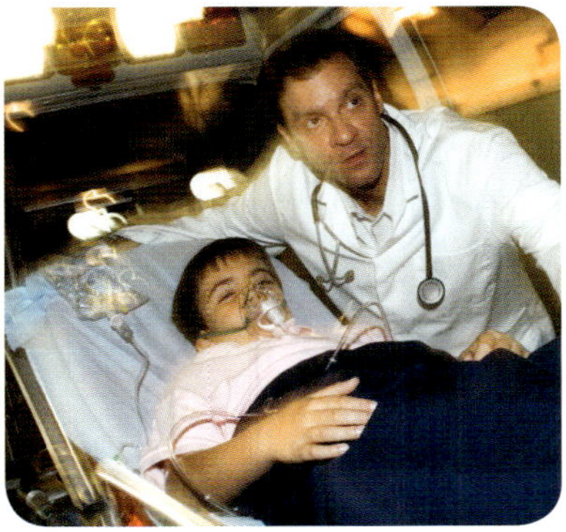

Rufen Sie den Notarzt Sprechen die Symptome Ihres Kindes für ein ernsthaftes, potenziell lebensbedrohliches Problem, sollten Sie sofort den Notarzt (Telefon 112) rufen. Bisweilen geht es schneller, wenn Sie Ihr Kind selbst ins Krankenhaus bringen.

Wenn Ihr Kind einen Unfall hat

Nach einem Unfall gibt es, je nach Schweregrad der Verletzung, verschiedene Möglichkeiten der Erstversorgung.

Leichte Verletzungen Bei leichten Verletzungen (z. B. Verstauchung, Knochenbruch, leichte Verbrennung, leichte Kopfverletzung, Insektenstich, Tierbiss, leichte Augenverletzung und leichte Verletzung von Rücken und Schultern) fahren Sie mit Ihrem Kind in die Krankenhausambulanz, zum niedergelassenen Chirurgen oder zum Kinderarzt.

Vergiftung Rufen Sie den Giftnotruf an: Deutschland: 192 40 (in den meisten Städten).
Österreich: (01) 406 43 43.
Schweiz: 145.

Notarzt Wählen Sie 112 (in Österreich 144, Schweiz 112 oder 144), wenn Ihr Kind schwer oder lebensgefährlich verletzt ist, z. B. bei hohem Blutverlust oder schwerer Verbrennung.

Ärztlicher Bereitschaftsdienst Dieser steht an Wochenenden in den meisten Orten zur Verfügung. Die Telefonnummer entnehmen Sie Ihrer Tageszeitung oder dem Internet.

Fieber messen beim Kind

Wenn Ihr Kind rote Wangen hat, sich heiß anfühlt oder es ihm nicht gut geht, messen Sie Fieber. Messen Sie alle 2–3 Stunden, bis es wieder abgesunken ist.

WICHTIG
Die normale Körpertemperatur liegt zwischen 36,5 und 37,5 °C und kann tageszeitlich schwanken. Ab 38 °C spricht man von Fieber.

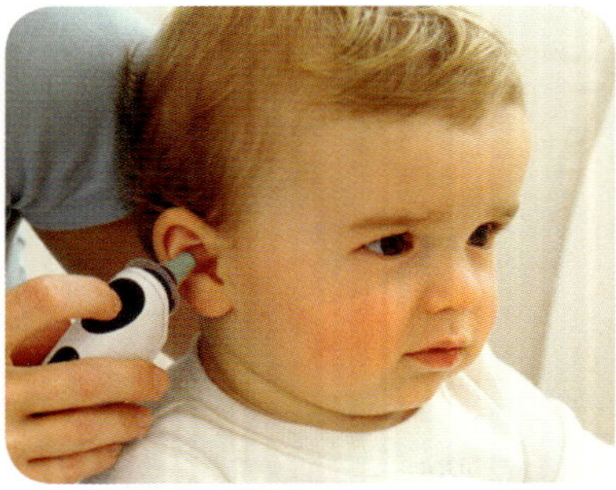

Ohrthermometer Dieses wird oft in der Klinik verwendet. Sollten Sie so ein Thermometer zu Hause haben, setzen Sie einen neuen Deckel auf und führen Sie es ins Ohr ein. Das Ohr dabei leicht nach oben ziehen. Gerät stillhalten und Temperatur ablesen.

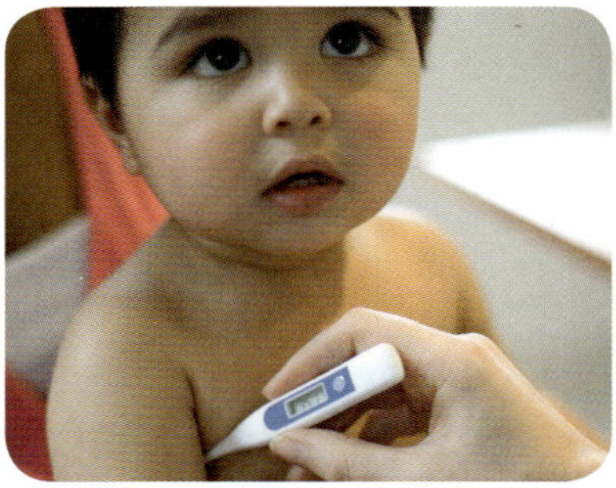

Digitales Fieberthermometer: unter dem Arm Stecken Sie das Thermometer unter die Achsel Ihres Kindes und pressen Sie den Arm an den Körper. Dort halten, bis Sie den Signalton hören. Der Messwert ist etwa 0,5 °C niedriger als in Mund oder Ohr.

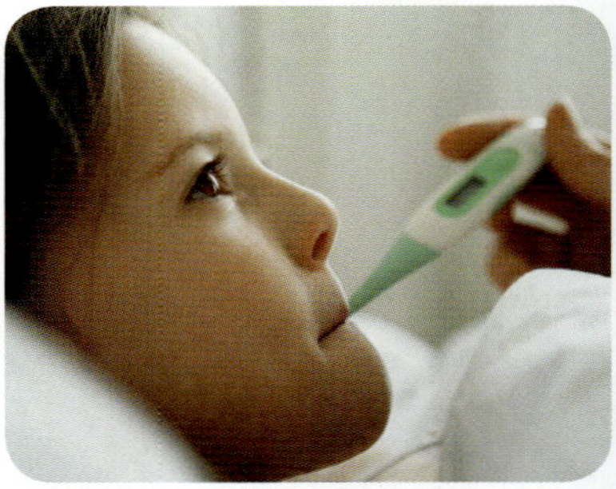

Digitales Fieberthermometer: im Mund Legen Sie das Thermometer in den Mund unter die Zunge. Belassen Sie es dort, bis Sie den Signalton hören. Wenn Ihr Kind etwas Heißes gegessen oder getrunken hat, sollten Sie vor dem Messen etwas warten.

Richtig messen

Je nach Art des Thermometers können Sie die Temperatur im Ohr, unter dem Arm oder im Po messen. Bei älteren Kindern und Erwachsenen kann man die Messung auch im Mund durchführen. Die Messung im Po (rektal) ist besonders genau und wird von Kinderärzten empfohlen.

Ohrthermometer Es ist sehr praktisch in der Handhabung. Das Messen geht schnell, was gerade bei zappeligen Babys und Kindern von Vorteil ist. Merken Sie sich, in welchem Ohr Sie zuletzt gemessen haben und verwenden Sie immer wieder das gleiche Ohr. Die Temperatur kann sich nämlich von Ohr zu Ohr geringfügig unterscheiden. Auch zuviel Ohrenschmalz kann die Messung verfälschen.

Digitales Fieberthermometer Es ist in jeder Apotheke erhältlich, sehr preiswert und kann im Mund, unter dem Arm oder rektal verwendet werden. Eine Messung unter der Achsel oder im Mund ist Kindern oft unangenehm, unter dem Arm zudem sehr ungenau. Messen Sie also am besten rektal. Schieben Sie das Thermometer dazu 1–2 cm in den Po und warten Sie, bis der Signalton ertönt. Verwenden Sie ein Thermometer, mit dem Sie rektal gemessen haben, auch für folgende Messungen nur rektal.
Sie sollten stets ein Thermometer in der Hausapotheke griffbereit haben.

Fieber senken

Fieber beim Kind muss nicht immer behandelt werden. Wenn es Ihrem Kind jedoch schlecht geht, sollten Sie unbedingt versuchen, das Fieber zu senken. Ein Baby unter drei Monaten muss vom Arzt untersucht werden, wenn es Fieber hat.

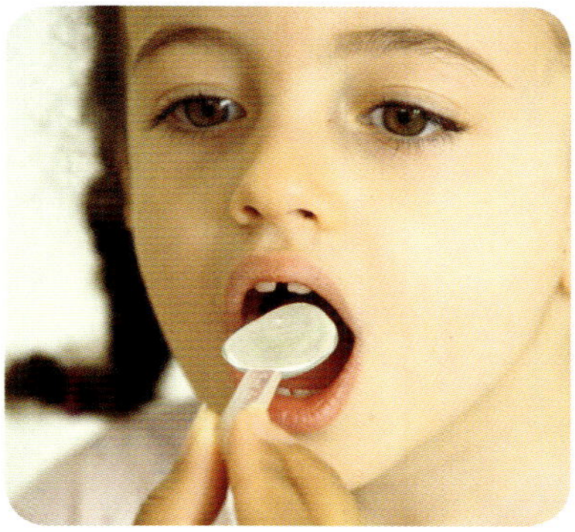

Medizin gegen Fieber Paracetamol wird Babys und Kleinkindern als Zäpfchen, Ibuprofen Kindern als Saft gegeben. Ein Kind mit Asthma darf kein Ibuprofen erhalten. Auf die richtige Dosierung achten. Kinder unter 16 dürfen kein Aspirin nehmen.

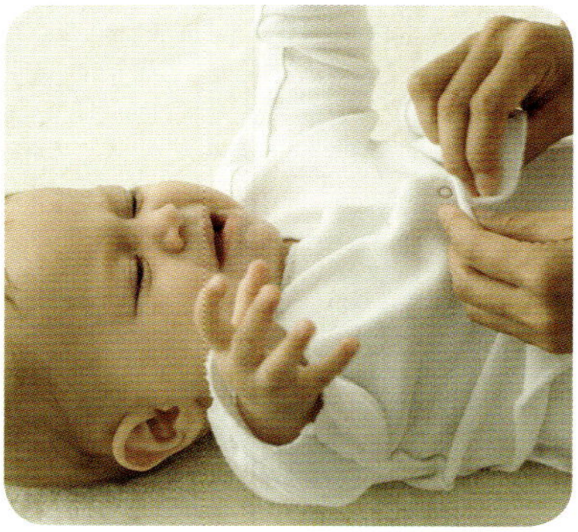

Leichte Kleidung Bei normaler Zimmertemperatur können Sie bei einem Kind mit Fieber einige Lagen Kleidung entfernen. Ziehen Sie z. B. Ihr Baby bis auf den Body oder gar auf die Windel aus und decken Sie es mit einer dünnen Decke zu.

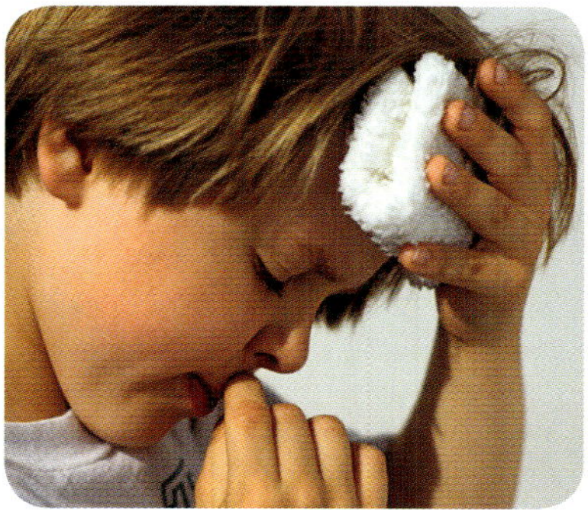

Kühler Waschlappen Bei einem älteren Kind bringt ein feuchter, lauwarmer Waschlappen auf der Stirn Kühlung. Auch Wadenwickel mit feuchten, lauwarmen Tüchern können das Fieber senken. Mit einem trockenen Handtuch umwickeln.

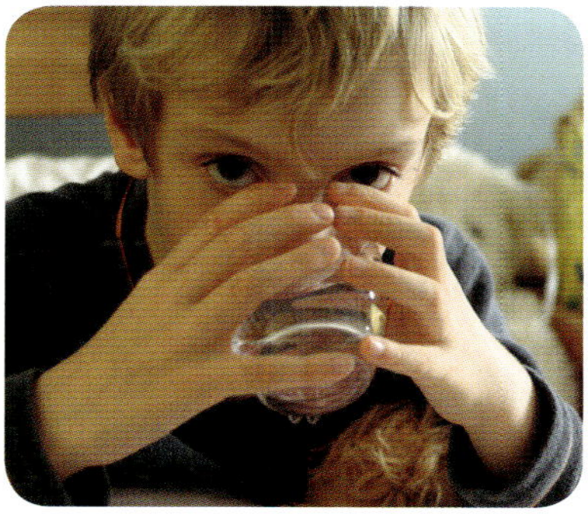

Viel Flüssigkeit Achten Sie darauf, dass Ihr Kind viel trinkt, um ein Austrocknen zu vermeiden. Mag Ihr Kind nicht trinken, geben Sie Ihm zunächst Medizin gegen das Fieber. Wenn das nachgelassen hat, will Ihr Kind wahrscheinlich auch wieder trinken.

Ihr Kind beobachten

Fieber wird meist durch eine einfache Erkältung ausgelöst. Sie sollten trotzdem auf Anzeichen einer schweren Erkrankung (z. B. Hirnhautentzündung) achten. Rufen Sie den Notarzt, wenn Ihr Kind eines der folgenden Symptome zeigt:

★ Roter, fleckiger Ausschlag, der auf Druck nicht verblasst (s. S. 102).

★ Steifer Nacken.

★ Lichtunverträglichkeit.

★ Blaue Lippen oder Fingernägel.

★ Starke Schläfrigkeit oder Mattigkeit.

★ Atembeschwerden.

Gehen Sie sofort zum Arzt, wenn Ihr Kind eines der folgenden Symptome zeigt:

★ Fieber länger als drei Tage.

★ Fieberkrampf: ein Krampfanfall bei hohem Fieber (s. S. 187). Tritt er zum ersten Mal auf oder dauert er länger als fünf Minuten, rufen Sie den Notarzt.

EXTRATIPP

Wenn Sie instinktiv spüren, dass mit Ihrem Kind etwas nicht stimmt, sein Zustand sich verschlechtert oder Sie sich Sorgen machen, rufen Sie unbedingt den Arzt an.

Medikamente für Baby und Kind

Ein Kind kann Saft leichter schlucken als Tabletten. Die Flasche vor Gebrauch schütteln. Die Dosis genau abmessen. Zur Aufbewahrung die Packungshinweise befolgen. Noch besser eignen sich Zäpfchen.

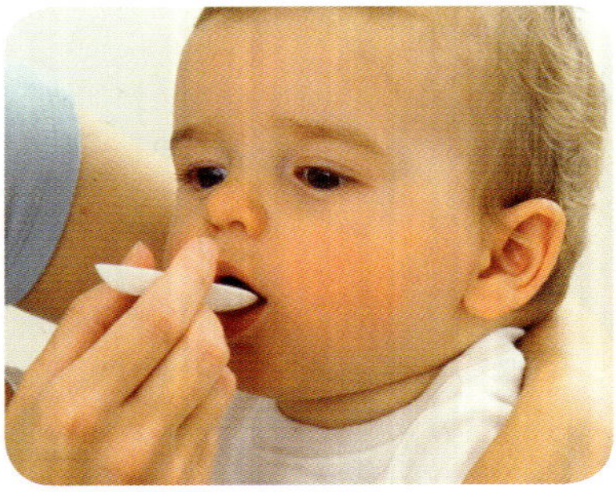

Saft für ein Baby Setzen Sie Ihr Baby auf den Schoß. Geben Sie die Medizin mit dem Löffel oder flößen Sie den Saft mit einer Spritze (ohne Nadel) in den Mund ein. Bevorzugen Sie Medizin in Zäpfchenform.

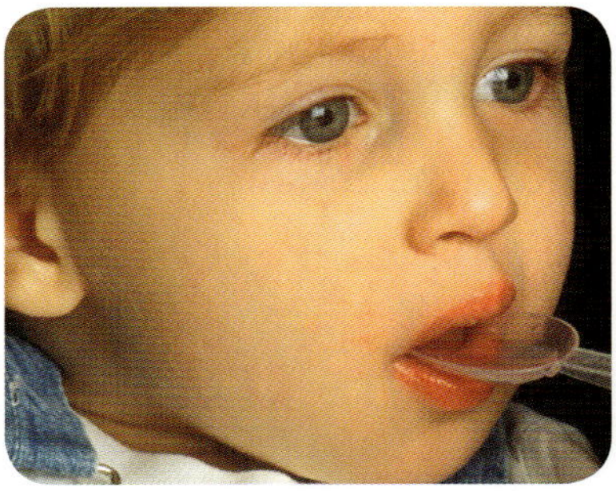

Saft für ein Kleinkind Geben Sie den Saft mit einem Löffel. Wenn Ihr Kind sich weigert, können Sie eine Belohnung versprechen, z. B. einen Sticker. Auch für Kleinkinder gibt es viele Medikamente als Zäpfchen.

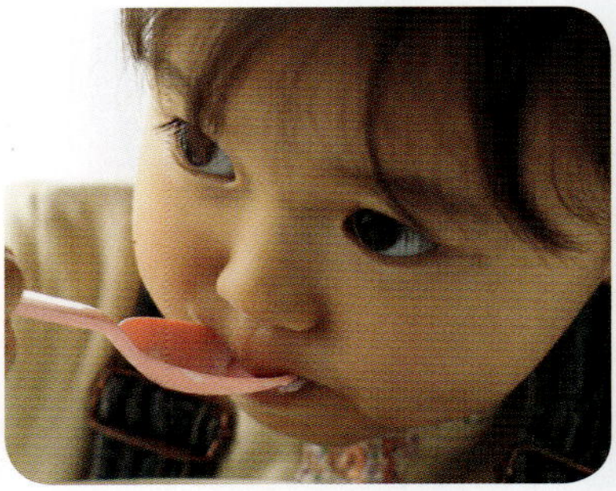

Medizin mit Essen mischen Sie können den Saft im Essen »verstecken«. Mischen Sie ihn z. B. in Früchtebrei. Fragen Sie vorher Apotheker oder Arzt, ob die Medizin mit dem Essen gegeben werden darf.

Ihre Hausapotheke

Ihre Hausapotheke sollte die unten aufgelisteten Medikamente und Hilfsmittel enthalten. Bewahren Sie diese gut verschlossen und außer Reichweite Ihres Kindes auf. Überprüfen Sie den Inhalt regelmäßig auf Haltbarkeit und geben Sie abgelaufene Medizin in der Apotheke ab.

Thermometer Es gibt verschiedene Arten (s. S. 28).

Paracetamolzäpfchen, Ibuprofensaft Wird bei Fieber und Schmerzen gegeben. Kinder mit Asthma dürfen kein Ibuprofen nehmen, Kinder unter 16 kein Aspirin.

Pflanzlicher Hustensaft Der Wirkstoff der Efeupflanze löst schleimigen Husten.

Antihistamine, falls Ihr Kind Allergiker ist: für den Fall einer allergischen Reaktion.

Orale Rehydrationslösung Diese können Sie bei starkem Durchfall oder Erbrechen geben, um den Flüssigkeitsverlust auszugleichen. Sie schmeckt meist fruchtig.

Zahnungsgel, falls Sie ein Baby haben: Es hilft gegen Schmerzen beim Zahnen.

Sonnenschutz Siehe dazu S. 130.

Notfallzäpfchen Pseudokrupp Wenn Ihr Kind häufiger darunter leidet, sollten Sie das Zäpfchen immer bereithaben.

Verbandskasten Pflaster, Mullbinden, sterile Kompressen, Pinzette, Klebeband, Verbandsschere, Dreiecktuch, destilliertes Wasser zum Auswaschen von Wunden.

Diagnosetafeln

Mithilfe der folgenden Tafeln finden Sie die Ursache verschiedener Beschwerden heraus. Wählen Sie in der rechten Spalte die Tafel aus, die das Hauptsymptom Ihres Kindes umschreibt. Durchlaufen Sie dann den Entscheidungsbaum auf der entsprechenden Seite. Beantworten Sie dabei jede Frage mit »Ja« oder »Nein«, bis Sie zum Endpunkt kommen. Dieser zeigt die mögliche(n) Ursache(n) der Symptome an. Meist werden Sie auch auf die entsprechende Seite in diesem Buch verwiesen, wo die Krankheit dann detailliert beschrieben wird. Die Endpunkte sagen Ihnen zudem, ob Sie ärztliche Hilfe brauchen (s. S. 27).

Manche Symptome haben bei Babys unter 12 Monaten stärkere Auswirkungen und eine andere Therapie als bei älteren Kindern. Darum gibt es für diese Beschwerden zwei Diagnosetafeln. Tafeln ohne Altersangabe eignen sich für jedes Alter.

Fieber (1. Lebensjahr)

Eine Körpertemperatur von über 38 °C wird als Fieber bezeichnet. Ursache ist meist eine Infektion. Messen Sie Fieber, wenn Ihr Baby sich heiß anfühlt, apathisch oder sehr quengelig ist.

Warnzeichen

Bei einem der folgenden Symptome den Notarzt rufen:

- ★ Ungewöhnlich schnelles Atmen.
- ★ Lautes bzw. schweres Atmen.
- ★ Auffallende Schläfrigkeit oder Gereiztheit.
- ★ Gefleckte oder blaue Haut und Lippen.

Bei einem der folgenden Symptome zum Arzt oder in die Klinik gehen:

- ★ Trinkverweigerung.
- ★ Anhaltendes Erbrechen.
- ★ Fieber über 39 °C.

STARTPUNKT

Ist Ihr Baby unter 6 Monate alt?

JA → **MÖGLICHE URSACHEN** Fieber ist bei Babys unter 6 Monaten selten. Eine schwere Erkrankung ist möglich. **DRINGEND Sofort zum Arzt gehen.** S. auch *Fieber senken*, S. 29.

NEIN

Hat Ihr Baby einen Ausschlag?

JA → S. Diagnosetafel AUSSCHLAG MIT FIEBER, S. 50.

NEIN

Weint Ihr Baby, zieht es an einem Ohr, oder wacht es schreiend auf?

JA → **MÖGLICHE URSACHE** *Mittelohrentzündung* (s. S. 139).

NEIN

Atmet Ihr Baby ungewöhnlich schnell (s. *Atemfrequenz*, S. 70)?

JA → **MÖGLICHE URSACHEN** *Bronchiolitis* (s. S. 158) oder *Lungenentzündung* (s. S. 157). **DRINGEND Sofort zum Arzt gehen.**

NEIN

Hat Ihr Baby Husten oder einen Schnupfen?

JA → **MÖGLICHE URSACHEN** *Erkältung* (s. S. 152), eventuell auch *Grippe* (s. S. 154), selten *Masern* (s. S. 106).

NEIN ↓

Hat Ihr Baby eines der folgenden Symptome: Erbrechen ohne Durchfall, auffallende Schläfrigkeit, ungewöhnliche Reizbarkeit?

JA → **MÖGLICHE URSACHE** *Hirnhautentzündung* (s. S. 102)
DRINGEND Sofort zum Arzt gehen.

NEIN ↓

Verweigert Ihr Baby feste Nahrung?

JA → **MÖGLICHE URSACHE** *Halsentzündung* (s. S. 147).

NEIN ↓

Leidet Ihr Baby an Erbrechen mit Durchfall?

JA → **MÖGLICHE URSACHE** *Magen-Darm-Infekt* (s. S. 168).
DRINGEND Sofort zum Arzt gehen.

NEIN ↓

Ist Ihr Baby warm angezogen oder ist das Zimmer sehr warm?

JA → **MÖGLICHE URSACHE** Überhitzung.
SELBSTHILFE Babys müssen eigentlich nicht wärmer als Erwachsene angezogen werden. Wenn Sie glauben, dass Ihr Baby überhitzt ist, ziehen Sie ihm einige Kleidungsstücke aus und senken Sie die Zimmertemperatur ab. Hat sich die Temperatur nach einer Stunde noch nicht normalisiert oder tritt eines der Warnzeichen (siehe links) auf, gehen Sie sofort zum Arzt.

NEIN ↓

Können Sie auf diesen zwei Seiten nicht feststellen, was Ihr Baby hat, oder sind Sie weiter besorgt, gehen Sie zum Arzt.

Fieber (2.–10. Lebensjahr)

Fieber (Körpertemperatur über 38 °C) ist Anzeichen einer bakteriellen oder viralen Infektion. Wenn Ihr Kind krank aussieht, messen Sie Fieber.

Warnzeichen

Bei einem der folgenden Symptome den Notarzt rufen:

- ★ Atembeschwerden.
- ★ Auffallende Schläfrigkeit.
- ★ Gefleckte oder blaue Haut und Lippen.

STARTPUNKT

Hat Ihr Kind einen Ausschlag?

JA → S. Diagnosetafel AUSSCHLAG MIT FIEBER, S. 50.

NEIN ↓

Wirkt Ihr Kind krank mit einem der folgenden Symptome: steifer Nacken, Kopfschmerzen, Schläfrigkeit, Reizbarkeit, Schmerzen in Armen oder Beinen, kalte Hände oder Füße?

JA → **MÖGLICHE URSACHE** *Hirnhautentzündung* (s. S. 102). **NOTFALL Den Notarzt rufen.**

NEIN ↓

Hat Ihr Kind Halsschmerzen oder Schluckbeschwerden?

JA → **MÖGLICHE URSACHE** *Halsentzündung* (s. S. 147).

NEIN ↓

Hat Ihr Kind Husten oder Schnupfen?

JA →

NEIN ↓

Ist der Hals Ihres Kindes seitlich beidseits geschwollen?

JA → **MÖGLICHE URSACHEN** *Mumps* (s. S. 108) oder *Zahnabszess* (s. S. 161).

NEIN ↓

Ist die Atmung Ihres Kindes auffallend laut?

JA → **MÖGLICHE URSACHEN** *Pseudokrupp* (s. S. 155) oder *Bronchitis* (s. S. 156). **DRINGEND Sofort zum Arzt gehen.**

NEIN ↓

Ist die Atmung Ihres Kindes auffallend schnell?

JA → **MÖGLICHE URSACHE** *Lungenentzündung* (s. S. 157). **DRINGEND Sofort zum Arzt gehen.**

NEIN → **MÖGLICHE URSACHEN** *Erkältung* (s. S. 152) oder *Grippe* (s. S. 154).

Muss Ihr Kind auffallend oft Wasser lassen, klagt es über Schmerzen oder Brennen beim Wasserlassen?

JA → **MÖGLICHE URSACHE** *Harnwegsinfekt* (s. S. 178).

NEIN ↓

Leidet Ihr Kind an Erbrechen mit oder ohne Durchfall?

JA → **MÖGLICHE URSACHE** *Magen-Darm-Infekt* (s. S. 168).

NEIN ↓

Hat Ihr Kind Ohrenschmerzen, zieht es an einem Ohr oder wacht es nachts schreiend auf?

JA → **MÖGLICHE URSACHE** *Mittelohrentzündung* (s. S. 139).

NEIN ↓

War Ihr Kind mehrere Stunden in der Sonne oder in einem warmen Raum?

JA → **MÖGLICHE URSACHE** Überhitzung. **SELBSTHILFE** Befolgen Sie die Selbsthilfemaßnahmen zum *Fieber senken* (s. S. 29). Hat sich die Temperatur nach einer Stunde nicht normalisiert oder tritt eines der Warnzeichen (siehe links) auf, gehen Sie sofort zum Arzt.

NEIN → Können Sie auf diesen zwei Seiten nicht feststellen, was Ihr Kind hat, oder sind Sie weiter besorgt, gehen Sie zum Arzt.

Durchfall

(1. Lebensjahr)

Bei Durchfall hat Ihr Baby mehrmals täglich wässrigen, übelriechenden Stuhlgang. Der breiige Stuhl bei Stillkindern ist kein Durchfall. Ein Baby mit Durchfall benötigt viel Flüssigkeit, damit es nicht austrocknet.

Warnzeichen

Bei folgenden Symptomen den Notarzt rufen:

★ Auffallende Benommenheit oder Gereiztheit.

Bei einem der folgenden Symptome zum Arzt oder in die Klinik gehen:

★ Trinkverweigerung.

★ Anhaltendes Erbrechen.

★ Eingefallene Augen.

★ Produktion von wenig oder keinem Urin.

STARTPUNKT

Hat Ihr Baby Fieber?

JA → **MÖGLICHE URSACHE** *Magen-Darm-Infekt* (s. S. 168).

NEIN ↓

Besteht der Durchfall schon länger als zwei Wochen?

JA → **MÖGLICHE URSACHEN** *Nahrungsmittelintoleranz* (s. S. 163): Sie gilt als wahrscheinlichste Ursache von anhaltendem Durchfall bei Babys. Weitere mögliche, seltene Ursachen: *Giardiasis* (s. S. 170), *Mukoviszidose* (s. S. 206), *Nahrungsmittelallergie* (s. S. 164) und *Zöliakie* (s. S. 166).

NEIN ↓

Hatte Ihr Baby in den letzten Tagen eines der folgenden Symptome: Erbrechen, Appetitmangel, Lethargie?

JA → **MÖGLICHE URSACHE** *Magen-Darm-Infekt* (s. S. 168).

NEIN ↓

Haben Sie Ihrem Baby ein verschriebenes Medikament gegen eine andere Erkrankung gegeben?

JA → **MÖGLICHE URSACHE** Nebenwirkung eines Medikaments. **Zum Arzt gehen.** Informieren Sie sich, ob das Medikament für die Symptome Ihres Babys verantwortlich sein könnte. Fragen Sie, ob Sie es absetzen sollen.

NEIN

Haben Sie Ihrem Baby sehr viel Fruchtsaft zu trinken gegeben?

JA

MÖGLICHE URSACHE Durchfall durch den im Fruchtsaft enthaltenen Zucker.
SELBSTHILFE Verdünnen Sie Fruchtsaft immer mit viel lauwarmem Wasser. Einem Baby geben Sie am besten nur Muttermilch, Säuglingsnahrung, Wasser oder Tee.

NEIN

Haben Sie Ihrem Baby in den letzten 24 Stunden ein anderes, bisher unbekanntes Nahrungsmittel zugefüttert?

JA

MÖGLICHE URSACHE Durchfall durch neue bzw. unbekannte Nahrungsmittel.
Sofort zum Arzt gehen, wenn der Durchfall anhält oder mit bestimmten Nahrungsmitteln zusammenzuhängen scheint.
SELBSTHILFE Lassen Sie das unverträgliche Nahrungsmittel weg, bis Sie mit dem Arzt gesprochen haben.

NEIN

MÖGLICHE URSACHEN *Magen-Darm-Infekt* (s. S. 168), *Nahrungsmittelintoleranz* (s. S. 163), *Nahrungsmittelallergie* (s. S. 164).

Austrocknung verhindern

Eine Austrocknung des Körpers durch Durchfall oder anhaltendes Erbrechen kann für ein Baby schwere Folgen haben. Symptome einer starken Austrocknung sind: eingefallene Fontanelle, tiefliegende Augen; eine angehobene Hautfalte (z. B. an der Hand) glättet sich nach dem Loslassen nicht.

★ Am besten lässt sich die verlorene Flüssigkeit durch eine in der Apotheke erhältliche Rehydrationslösung ersetzen. Geben Sie Ihrem Baby alle 2–3 Stunden kleine Mengen dieser Elektrolytlösung, bis die Beschwerden abklingen.

★ Sie können die Elektrolytlösung auch selbst herstellen: zwei Teelöffel Traubenzucker und eine Prise Salz in 200 ml Wasser einrühren.

★ Wenn Sie stillen, legen Sie Ihr Baby weiterhin viel und oft zum Trinken an.

★ Erbricht Ihr Baby auch, geben Sie Ihm häufig kleine Mengen Flüssigkeit, z. B. 5 ml alle fünf Minuten. Wenn das klappt, steigern Sie allmählich Menge und Zeit, z. B. auf 10 ml alle zehn Minuten.

★ Senken Sie, wenn nötig, das Fieber.

Durchfall

(2.–10. Lebensjahr)

Häufige, wässrige Stühle werden meist durch eine Infektion verursacht und bestehen gewöhnlich nur für ein paar Tage. Achten Sie darauf, dass Ihr Kind viel trinkt, bis der Durchfall abgeklungen ist. Bei wiederholtem oder länger anhaltendem Durchfall sollten Sie den Arzt befragen.

Warnzeichen

Den Notarzt rufen, wenn Ihr Kind:

★ auffallend schläfrig wirkt.

Bei einem der folgenden Symptome zum Arzt oder in die Klinik gehen:

★ Starke Bauchschmerzen.

★ Anhaltendes Erbrechen, kann keine Flüssigkeit bei sich behalten.

★ Trinkt nicht seit sechs Stunden.

★ Eingefallene Augen.

★ Tagsüber kein Wasserlassen seit über sechs Stunden.

STARTPUNKT

Hat der Durchfall während der letzten drei Tage begonnen?

JA

Hat Ihr Kind eines der folgenden Symptome: Bauchschmerzen, Erbrechen, Fieber?

JA

NEIN

NEIN

Hat Ihr Kind neben dem Durchfall gleichzeitig Verstopfung?

JA

MÖGLICHE URSACHE Durchfall als Folge chronischer *Verstopfung* (s. S. 174).

NEIN

Haben Sie Ihrem Kind Medikamente gegeben?

JA

MÖGLICHE URSACHE Nebenwirkung eines Medikaments. **Zum Arzt gehen.** Informieren Sie sich, ob das Medikament für die Symptome Ihres Kindes verantwortlich sein könnte. Fragen Sie, ob Sie es absetzen oder durch ein anderes ersetzen sollen.

NEIN

MÖGLICHE URSACHE *Magen-Darm-Infekt* (s. S. 168).

Hat der Durchfall unmittelbar vor einer aufregenden oder stressigen Situation begonnen?

JA

MÖGLICHE URSACHE Aufregung oder Stress. Der Durchfall wird schnell wieder abklingen.
Zum Arzt gehen, wenn der Durchfall fortbesteht oder Ihrem Kind unangenehm ist.

NEIN

MÖGLICHE URSACHE *Magen-Darm-Infekt* (s. S. 168).

Sind im Stuhl Ihres Kindes kleine Nahrungsstückchen zu erkennen?

JA

Ist Ihr Kind jünger als 3 Jahre?

JA

MÖGLICHE URSACHE *Chronisch unspezifische Durchfälle* (s. S. 176).

NEIN

NEIN

MÖGLICHE URSACHEN *Giardiasis* (s. S. 170), *Nahrungsmittelallergie* (s. S. 164) oder *Nahrungsmittelintoleranz* (s. S. 163) sind die häufigsten Ursachen. Weitere seltene Ursachen: *Mukoviszidose* (s. S. 206) und *Zöliakie* (s. S. 166).

Erbrechen

(1. Lebensjahr)

Bei kleinen Babys unterscheidet man zwischen dem Erbrechen als Anzeichen einer ernste Erkrankung und dem Spucken. Beim Spucken werden nach dem Stillen oder Flaschetrinken kleine Mengen Milch hochgewürgt. Ein einmaliges Erbrechen kommt bei Babys häufig vor und hat meist keine ernste Ursache.

Warnzeichen

Den Notarzt rufen, wenn Ihr Baby:

★ sehr schläfrig oder quengelig ist.

Bei einem der folgenden Symptome zum Arzt oder in die Klinik gehen:

★ Anhaltendes Erbrechen.

★ Eingesunkene Fontanelle oder Augen.

★ Nur kleine Mengen von dunklem, stark konzentriertem Urin.

★ Schlaffe Haut.

★ Grünliches Erbrechen.

STARTPUNKT

Macht Ihr Baby einen gesunden Eindruck und trinkt normal?

JA → Spuckt es die Milch ohne Mühe aus?

- **JA** →
- **NEIN** → Hat Ihr Baby Fieber?

NEIN ↓

Hat Ihr Baby Fieber?

JA →

NEIN ↓

Hat Ihr Baby Husten?

JA → **MÖGLICHE URSACHEN** *Bronchiolitis* (s. S. 158) oder *Keuchhusten* (s. S. 112).

NEIN ↓

Hat Ihr Baby Durchfall?

JA → **MÖGLICHE URSACHE** *Magen-Darm-Infekt* (s. S. 168).

NEIN →

MÖGLICHE URSACHEN Spucken aufgrund von *Blähungen* (s. S. 97) oder *Reflux* (s. S. 96).

Ist Ihr Baby auffallend schläfrig, oder verweigert es die Nahrungsaufnahme?

JA → **MÖGLICHE URSACHEN** *Dreitagefieber* (s. S. 110), *Hirnhautentzündung* (s. S. 102) oder *Harnwegsinfekt* (s. S. 178). **DRINGEND Sofort zum Arzt gehen.**

NEIN ↓

Hat Ihr Baby zwei oder mehr der folgenden Symptome: Fieber, Schmerzen beim Wasserlassen, Bauchschmerzen, Produktion großer Urinmengen?

JA → **MÖGLICHE URSACHE** *Harnwegsinfekt* (s. S. 178).

NEIN ↓

Leidet Ihr Baby unter Durchfall?

JA → **MÖGLICHE URSACHE** *Magen-Darm-Infekt* (s. S. 168). **DRINGEND Zum Arzt gehen.**

NEIN ↓

Hat Ihr Baby Husten?

JA → **MÖGLICHE URSACHEN** *Bronchiolitis* (s. S. 158) oder *Keuchhusten* (s. S. 112).

NEIN → S. Diagnosetafel FIEBER (1. LEBENSJAHR), S. 32.

Ist das Erbrochene Ihres Babys grünlich?

JA → **MÖGLICHE URSACHE** *Darmverschluss* (s. S. 203). **NOTFALL Den Notarzt rufen.** Geben Sie Ihrem Baby nichts zu essen oder zu trinken, während Sie warten.

NEIN → Wenn Ihr Baby nur einmal erbrochen hat und es ihm sonst gut geht, hat es wahrscheinlich keine ernste Erkrankung. Wenn es jedoch wiederholt erbricht oder weitere Symptome auftreten, sollten Sie zum Arzt gehen.

Erbrechen

(2.–10. Lebensjahr)

Kinder, die sich einmal übergeben und keine weiteren Symptome aufweisen, haben meist keine ernste Erkrankung. Wiederholtes Erbrechen kann durch einen Magen-Darm-Infekt oder eine andere Krankheit verursacht werden.

Warnzeichen

Bei einem der folgenden Symptome den Notarzt rufen:

- ★ Grünliches Erbrechen.
- ★ Bauchschmerzen seit über 6 Stunden.
- ★ Flache rosa oder violette Flecken, die auf Druck nicht verschwinden.
- ★ Auffallende Schläfrigkeit.

Bei einem der folgenden Symptome sofort zum Arzt gehen:

- ★ Erbrechen seit 12 Stunden.
- ★ Trinkverweigerung seit 6 Stunden.
- ★ Eingesunkene Augen.
- ★ Trockene Zunge.
- ★ Kein Wasserlassen seit über 6 Stunden.

STARTPUNKT

Hat Ihr Kind seit 6 Stunden ständig Schmerzen?

JA → **MÖGLICHE URSACHE** *Blinddarmentzündung* (s. S. 172). **NOTFALL Den Notarzt rufen.** Geben Sie Ihrem Kind nichts zu essen und zu trinken, während Sie warten.

NEIN

Ist das Erbrochene grünlich-gelb?

JA → **MÖGLICHE URSACHE** *Darmverschluss* (s. S. 203). **NOTFALL Den Notarzt rufen.** Geben Sie Ihrem Kind nichts zu essen und zu trinken, während Sie warten.

NEIN

Ist Ihr Kind auffallend schläfrig?

JA → Hat Ihr Kind in den letzten Tagen einen Schlag auf den Kopf bekommen?

JA

NEIN

NEIN

Ist der Stuhlgang Ihres Kindes hell und der Urin auffallend dunkel?

JA → **MÖGLICHE URSACHE** *Hepatitis* (s. S. 168).

NEIN

MÖGLICHE URSACHE *Kopfverletzung* (s. S. 186).
NOTFALL Den Notarzt rufen. Geben Sie Ihrem Kind nichts zu essen und zu trinken, während Sie warten.

Hat Ihr Kind eines der folgenden Symptome: Kopfschmerzen, steifer Nacken, flache, rosa oder violette Flecken, die auf Druck nicht verschwinden?

JA → **MÖGLICHE URSACHE** *Hirnhautentzündung* (s. S. 102).
NOTFALL Den Notarzt rufen.

Hat Ihr Kind eines der folgenden Symptome: Fieber, Schmerzen beim Wasserlassen, Bauchschmerzen und/oder Bettnässen?

JA → **MÖGLICHE URSACHE** *Harnwegsinfekt* (s. S. 178).

NEIN ↓

Muss sich Ihr Kind nach Hustenattacken übergeben?

JA → **MÖGLICHE URSACHE** *Keuchhusten* (s. S. 112).

NEIN ↓

War Ihr Kind sehr aufgeregt, bevor es sich übergeben hat?

JA → **MÖGLICHE URSACHE** Einige Kinder müssen sich vor aufregenden oder stressigen Situationen übergeben.
Zum Arzt gehen, wenn das Erbrechen anhält.

NEIN ↓

Ist das Erbrechen während oder kurz nach einer Reise aufgetreten?

JA → **MÖGLICHE URSACHE** *Reisekrankheit* (s. S. 167).

NEIN ↓

Können Sie auf diesen zwei Seiten nicht feststellen, was Ihr Kind hat, oder sind Sie weiter besorgt, gehen Sie zum Arzt.

Hautreizung (1. Lebensjahr)

Babyhaut ist sehr empfindlich. Ein Ausschlag in der Windelregion kommt häufig vor und ist für das Baby sehr unangenehm. Bei anhaltender Hautreizung oder wenn weitere Symptome hinzukommen, sollten Sie mit Ihrem Baby zum Arzt gehen.

STARTPUNKT

Ist Ihr Baby älter als 3 Monate?

JA

Hat Ihr Baby einen schuppigen, juckenden Ausschlag im Gesicht, in den Armbeugen oder Kniekehlen?

JA

MÖGLICHE URSACHE
Neurodermitis (s. S. 114).

NEIN

NEIN

Hat Ihr Baby gelbe, krustige Flecken auf der Kopfhaut?

JA

MÖGLICHE URSACHE
Kopfgneis (s. S. 91).

NEIN

Hat Ihr Baby einen entzündeten, krustigen Ausschlag?

JA

Befindet sich der Ausschlag an zwei oder mehr dieser Stellen: Hals, hinter den Ohren, Gesicht, Leiste, Achseln?

JA

MÖGLICHE URSACHE
Milchschorf (s. *Kopfgneis,* S. 91).

NEIN

NEIN

Hat Ihr Baby entzündete Pickelchen im Windelbereich?

JA → **MÖGLICHE URSACHE** *Windeldermatitis* (s. S. 93).

NEIN ↓

Hat Ihr Baby Pickel oder Flecken über den ganzen Körper verteilt?

JA → Geht es Ihrem Baby gut und trinkt es normal?

JA → Leichte Hautreizung. **Sofort zum Arzt gehen,** wenn der Ausschlag über einen Tag dauert oder es Ihrem Baby schlecht geht.

NEIN ↓

Hat Ihr Baby erhöhte Temperatur oder Fieber?

JA → S. Diagnosetafel Ausschlag mit Fieber, S. 50.

NEIN → S. Diagnosetafel Pickel und Ausschlag, S. 46.

NEIN ↓

Können Sie auf diesen Seiten nicht feststellen, was Ihr Baby hat, oder sind Sie weiter besorgt, gehen Sie zum Arzt.

Juckreiz lindern

Ein Baby mit juckender Haut sollte möglichst nicht kratzen, damit sich die Haut nicht entzündet. Versuchen Sie, das Kratzen zu vermeiden: Schneiden Sie seine Nägel kurz und ziehen Sie ihm notfalls Handschuhe an. Bei trockener, juckender Haut helfen die folgenden Maßnahmen:

★ Verwenden Sie keine Seife. Sie trocknet die Haut aus und verursacht Juckreiz. Reinigen Sie die Haut Ihres Babys lieber mit seifenfreier milder Waschlotion oder am besten nur mit Wasser.

★ Nicht in Schaum- oder Ölbädern baden, sie trocknen aus. Verwenden Sie natürliche Baby-Badezusätze, z. B. mit Kamille. Noch besser ist reines Wasser mit einem Schuss medizinischem Badeöl. Danach eincremen.

★ Hat Ihr Baby trockene Haut, ist der Juckreiz meist besonders stark. Cremen Sie es regelmäßig ein. Eine spezielle Babycreme mit Calendula eignet sich dafür sehr gut.

Pickel und Ausschlag

Pickel und Ausschläge werden meist durch eine Infektion oder Allergie verursacht. Solange es Ihrem Kind gut geht, sind sie nicht weiter schlimm. Bei sehr starkem Juckreiz oder großem Unwohlsein sollten Sie zum Arzt gehen.

Warnzeichen

Bei einem der folgenden Symptome den Notarzt rufen:

- ★ Gesicht oder Mund geschwollen.
- ★ Schweres oder geräuschvolles Atmen.
- ★ Schluckbeschwerden.
- ★ Auffallende Schläfrigkeit.
- ★ Flache rosa oder violette Flecken, die auf Druck nicht verschwinden.

STARTPUNKT

Hat Ihr Kind Fieber?

JA → S. Diagnosetafel Ausschlag mit Fieber, S. 50.

NEIN

Besteht Juckreiz?

JA → Fortsetzung auf S. 48.

NEIN

Hat Ihr Kind auf der Haut gruppierte Beulen, die in der Mitte eingedellt sind?

JA → **MÖGLICHE URSACHE** *Dellwarzen* (s. S. 119).

NEIN

Hat Ihr Kind eitergefüllte Blasen oder goldene Krusten, gehäuft im Gesicht?

JA → **MÖGLICHE URSACHE** *Grindflechte* (s. S. 118).

NEIN

Hat Ihr Kind eine oder mehrere feste, raue Knötchen auf der Haut?

JA → **MÖGLICHE URSACHE** *Warzen* (s. S. 120).

NEIN ↓

Hat Ihr Kind eine schmerzhafte rote Schwellung, auch mit gelbem Kopf?

JA → **MÖGLICHE URSACHE** *Furunkel* (s. S. 117).

NEIN ↓

Hat Ihr Kind rote, juckende Pickelchen oder mit Flüssigkeit gefüllte Bläschen?

JA → **MÖGLICHE URSACHE** Hitzepickel.
SELBSTHILFE Bringen Sie Ihr Kind an einen kühlen Ort und/oder ziehen Sie ihm einige Kleidungsstücke aus.

NEIN ↓

Bekommt Ihr Kind Medikamente?

JA → **MÖGLICHE URSACHE** Nebenwirkung eines Medikaments.
DRINGEND Sofort zum Arzt gehen. Informieren Sie sich, ob das Medikament für den Ausschlag verantwortlich sein könnte. Fragen Sie, ob Sie es absetzen sollen.

NEIN ↓

Können Sie auf diesen zwei Seiten nicht feststellen, was Ihr Kind hat, oder sind Sie weiter besorgt, gehen Sie zum Arzt.

Fortsetzung von S. 46.

Hat Ihr Kind rote, entzündete, nässende Haut oder Bläschen, meist im Gesicht oder um die Gelenke?

JA → **MÖGLICHE URSACHE** *Neurodermitis* (s. S. 114).

NEIN

Hat Ihr Kind rote, entzündete Haut mit scharf begrenztem, schuppigem Rand?

JA → **MÖGLICHE URSACHEN** *Hautpilz* (s. S. 121) oder *Schuppenflechte* (s. S. 116).

NEIN

Hat Ihr Kind kleine, entzündete Pickel, konzentriert an einer Stelle?

JA → **MÖGLICHE URSACHE** Insektenstich oder Biss (s. *Insektenstich,* S. 126), eventuell Mückenstich oder Flohbiss.

NEIN

Hat Ihr Kind leicht erhabene, hellrote Flecken?

JA

NEIN

Allergische Reaktionen

Bei einer allergischen Reaktion reagiert das Immunsystem auf eine eigentlich harmlose Substanz. Dies führt zu unterschiedlichen Symptomen, z. B. einem Ausschlag. Die erste allergische Reaktion auf den Auslöser ist meist mild, bei wiederholtem Kontakt fällt sie zunehmend heftig aus.

★ Substanzen, die bei anfälligen Personen eine allergische Reaktion hervorrufen können (Allergene), sind z. B. bestimmte Nahrungsmittel, wie Erdnüsse, Pollen oder Gifte aus Insektenstichen (selten) und einige Medikamente.

★ Die Symptome einer allergischen Reaktion sind sehr unterschiedlich. Es kann zu einem Ausschlag, Übelkeit, Erbrechen, Durchfall, Blähungen, einer laufenden Nase sowie zu juckenden, tränenden Augen kommen.

★ In seltenen Fällen reagiert der Körper sehr stark mit einem lebensbedrohendem anaphylaktischen Schock, mit Schwellung von Mund, Lippen, Zunge und Rachen, gesteigerter Herzfrequenz, Atemschwierigkeiten oder Kurzatmigkeit mit Giemen sowie mit Angstzuständen. Rufen Sie bei diesen Symptomen sofort den Notarzt.

★ Ein Kind, das bereits eine schwere allergische Reaktion hatte, sollte für Notfälle immer einen Adrenalin-Injektor mit sich führen (s. S. 218).

Sind Gesicht oder Mund geschwollen?

JA → **MÖGLICHE URSACHE** Allergische Reaktion, z. B. auf einen Insektenstich, Erdnüsse oder andere Auslöser. Es besteht die Gefahr eines *anaphylaktischen Schocks* (s. S. 218). **NOTFALL Den Notarzt rufen.**

NEIN → **MÖGLICHE URSACHE** *Nesselsucht* (s. S. 127).

Bekommt Ihr Kind Medikamente?

JA → **MÖGLICHE URSACHE** Nebenwirkung eines Medikaments. **DRINGEND Sofort zum Arzt gehen.** Informieren Sie sich, ob das Medikament für den Ausschlag verantwortlich sein könnte. Fragen Sie, ob Sie es absetzen sollen.

NEIN → Können Sie auf diesen zwei Seiten nicht feststellen, was Ihr Kind hat, oder sind Sie weiter besorgt, gehen Sie zum Arzt.

Ausschlag mit Fieber

Ein Ausschlag mit Fieber wird gewöhnlich durch eine Infektionskrankheit verursacht. Die meisten Erkrankungen klingen ohne Behandlung rasch ab. Gehen Sie trotzdem sicherheitshalber zum Arzt.

Warnzeichen

Bei einem der folgenden Symptome den Notarzt rufen:

★ Flache rosa oder violette Flecken, die auf Druck nicht verschwinden.

★ Auffallende Schläfrigkeit oder Reizbarkeit.

★ Krampfanfälle.

★ Schnelles, lautes oder schweres Atmen.

★ Fleckige oder blaue Haut.

Bei einem der folgenden Symptome sofort zum Arzt gehen:

★ Fieber über 40 °C.

★ Starke Kopfschmerzen.

★ Trinkverweigerung über sechs Stunden.

STARTPUNKT

Besteht der Ausschlag aus flachen Punkten, die auf Druck nicht verschwinden?

JA → **MÖGLICHE URSACHE** Blutvergiftung (Sepsis) infolge einer *Hirnhautentzündung* (s. S. 102).
NOTFALL Den Notarzt rufen.

NEIN ↓

Ist es ein roter, feinkörniger oder erhabener, fleckiger Ausschlag, der auf Druck verschwindet?

JA →

NEIN ↓

Gibt es gruppierte juckende Pickel, die zu Bläschen werden und verschorfen?

JA → **MÖGLICHE URSACHE** *Windpocken* (s. S. 104).

NEIN ↓

Hat Ihr Kind flache, hellrote Punkte, ausgehend von Gesicht oder Hals?

JA →

NEIN ↓

Hatte Ihr Kind vor Auftreten des Ausschlags eines der folgenden Symptome: laufende Nase, Husten, rote Augen?

JA → **MÖGLICHE URSACHEN** *Masern* (s. S. 106) oder selten *Kawasaki-Syndrom* (s. S. 205).

NEIN ↓

Leidet Ihr Kind unter Halsschmerzen und/oder Erbrechen?

JA → **MÖGLICHE URSACHE** *Scharlach* (s. S. 103).

NEIN ↓

Hat Ihr Kind in der letzten Woche Medikamente genommen?

JA → **MÖGLICHE URSACHE** Nebenwirkung eines Medikaments. **DRINGEND Sofort zum Arzt gehen.** Informieren Sie sich, ob das Medikament für den Ausschlag verantwortlich sein könnte. Fragen Sie, ob Sie es absetzen sollen.

NEIN → Können Sie auf diesen zwei Seiten nicht feststellen, was Ihr Kind hat, oder sind Sie weiter besorgt, gehen Sie zum Arzt.

Hatte Ihr Kind 3–4 Tage vor Auftreten des Ausschlags eine Temperatur von über 38 °C?

JA → **MÖGLICHE URSACHE** *Dreitagefieber* (s. S. 110).

NEIN → **MÖGLICHE URSACHE** *Röteln* (s. S. 107).

Ist der Ausschlag Ihres Kindes hellrot und auf die Wangen begrenzt?

JA → **MÖGLICHE URSACHE** *Ringelröteln* (s. S. 110).

NEIN → Können Sie auf diesen zwei Seiten nicht feststellen, was Ihr Kind hat, oder sind Sie weiter besorgt, gehen Sie zum Arzt.

Juckreiz

Juckreiz kann am ganzen Körper oder auch nur an einer Stelle auftreten. Es gibt viele Ursachen, angefangen von einer allergischen Reaktion bis hin zu Parasitenbefall. Starker Juckreiz ist extrem belastend und durch das Kratzen kann sich die Haut entzünden. Die auslösende Krankheit sollte daher umgehend behandelt werden.

STARTPUNKT

Hat Ihr Kind einen juckenden Ausschlag oder entzündete Haut?

JA → S. Diagnosetafel PICKEL UND AUSSCHLAG, S. 46.

NEIN

Besteht der Juckreiz zwischen den Zehen oder auf den Fußsohlen?

JA → **MÖGLICHE URSACHE** *Fußpilz* (s. S. 122).

NEIN

Ist der Juckreiz auf den After beschränkt?

JA → **MÖGLICHE URSACHE** *Madenwürmer* (s. S. 170).

NEIN

Ist der Juckreiz auf die Kopfhaut beschränkt?

JA → Bessert sich der Juckreiz kurzzeitig nach dem Haarewaschen?

- **JA** → **MÖGLICHE URSACHE** Schuppen. **SELBSTHILFE** Waschen Sie Ihrem Kind die Haare mit Anti-Schuppen-Shampoo. Zum Arzt gehen, wenn nach zwei Wochen keine Besserung eintritt..
- **NEIN** → **MÖGLICHE URSACHE** *Kopfläuse* (s. S. 124).

NEIN ↓

Ist der Juckreiz auf die Genitalregion beschränkt (bei Mädchen)?

JA → Hat Ihre Tochter Ausfluss aus der Scheide?

- **JA** → **MÖGLICHE URSACHE** Infektion der Scheide (s. *Entzündung der Scheide*, S. 182).
- **NEIN** → **MÖGLICHE URSACHEN** Infektion der Scheide (s. *Entzündung der Scheide*, S. 182) oder *Madenwürmer* (s. S. 170).

NEIN ↓

Besteht der Juckreiz fast am ganzen Körper?

JA → Hat Ihr Kind Wolle oder Kleidung aus Synthetik auf der Haut getragen?

- **JA** → **MÖGLICHE URSACHE** Empfindliche Haut. **SELBSTHILFE** Verwenden Sie Waschpulver für empfindliche Haut. Ihr Kind sollte Wäsche aus Baumwolle tragen.
- **NEIN** → Können Sie auf diesen zwei Seiten nicht feststellen, was Ihr Kind hat, oder sind Sie weiter besorgt, gehen Sie zum Arzt.

NEIN ↓

Kann man feine Linien zwischen den Fingern, am Handgelenk, Handflächen oder Fußsohlen sehen?

JA → **MÖGLICHE URSACHE** *Krätze* (s. S. 124).

Beule und Schwellung

Eine Beule oder Schwellung sitzt auf oder direkt unter der Hautoberfläche. Manchmal handelt es sich um Lymphknoten, die anschwellen, wenn Infektionen abgewehrt werden. Auch Verletzungen und Stiche können anschwellen. Eine andauernde Schwellung sollte vom Arzt untersucht werden.

STARTPUNKT

Hat Ihr Kind eine schmerzhafte rote Beule auf der Haut?

JA → **MÖGLICHE URSACHEN** *Furunkel* (s. S. 117) oder *Insektenstich* (s. S. 138).

NEIN ↓

Hat Ihr Kind eine weiche Beule in der Leiste oder am Nabel?

JA → **MÖGLICHE URSACHEN** *Leistenbruch* (s. S. 100) oder *Nabelbruch* (s. S. 100).

NEIN ↓

Befindet sich die schmerzhafte Schwellung neben einer infizierten Wunde?

JA → **MÖGLICHE URSACHE** Bei der Schwellung handelt es sich wahrscheinlich um einen benachbarten Lymphknoten, der angeschwollen ist, um die Infektion zu bekämpfen.
Zum Arzt gehen, wenn die Schwellung oder die Schmerzen länger als eine Woche andauern.

NEIN ↓

Hat Ihr Kind eine schmerzhafte Beule am Kopf?

JA → Hatte Ihr Kind kürzlich einen Unfall oder eine Verletzung, bei der es am Kopf gestoßen wurde?

JA → **MÖGLICHE URSACHE** *Kopfverletzung* (s. S. 186).

NEIN ↓

Können Sie auf diesen zwei Seiten nicht feststellen, was Ihr Kind hat, oder sind Sie weiter besorgt, gehen Sie zum Arzt.

Befindet sich die Schwellung seitlich am Hals?

JA → Hat Ihr Kind Halsschmerzen und möchte nichts essen oder trinken?

JA → **MÖGLICHE URSACHE** *Halsentzündung* (s. S. 147).

NEIN → Hat Ihr Kind Ohrenschmerzen?

JA → **MÖGLICHE URSACHE** *Mittelohrentzündung* (s. S. 139).

NEIN → Können Sie auf diesen zwei Seiten nicht feststellen, was Ihr Kind hat, oder sind Sie weiter besorgt, gehen Sie zum Arzt.

NEIN → Liegt die Schwellung zwischen Ohr und Kiefer?

JA → **MÖGLICHE URSACHE** *Mumps* (s. S. 108).

NEIN → Liegt die Schwellung am Hals, unter den Achseln oder an den Leisten?

JA → **MÖGLICHE URSACHE** Infektion in der Umgebung des Lymphknotens. Zum Arzt gehen, wenn die Schwellung länger als eine Woche besteht.

NEIN → Hat Ihr Kind ein geschwollenes Fußgelenk?

JA → **MÖGLICHE URSACHE** *Zerrung, Verstauchung* (s. S. 218).

NEIN → Befindet sich die Schwellung an Hoden oder Penis?

JA → **MÖGLICHE URSACHEN** *Wasserbruch* (s. S. 182), im Hoden: *Leistenbruch* (s. S. 100), am Penis: *Eichelentzündung* (s. S. 179).

NEIN → Können Sie auf diesen zwei Seiten nicht feststellen, was Ihr Kind hat, oder sind Sie weiter besorgt, gehen Sie zum Arzt.

Allgemeines Unwohlsein

Wenn Ihr Kind sich nicht wohlfühlt, sollten Sie Fieber messen. Vielleicht hat es einen Ausschlag? Symptome, wie Müdigkeit, lassen sich durch Selbsthilfemaßnahmen beheben, können aber auch eine Krankheit ankündigen.

Warnzeichen

Bei einem der folgenden Symptome den Notarzt rufen:

- Starke Schläfrigkeit, Reizbarkeit.
- Flache rosa oder violette Punkte, die auf Druck nicht verschwinden.
- Schnelles, geräuschvolles Atmen.

Bei einem der folgenden Symptome sofort zum Arzt gehen:

- Fieber über 39 °C.
- Anhaltendes Erbrechen.
- Trinkverweigerung seit über sechs Stunden.

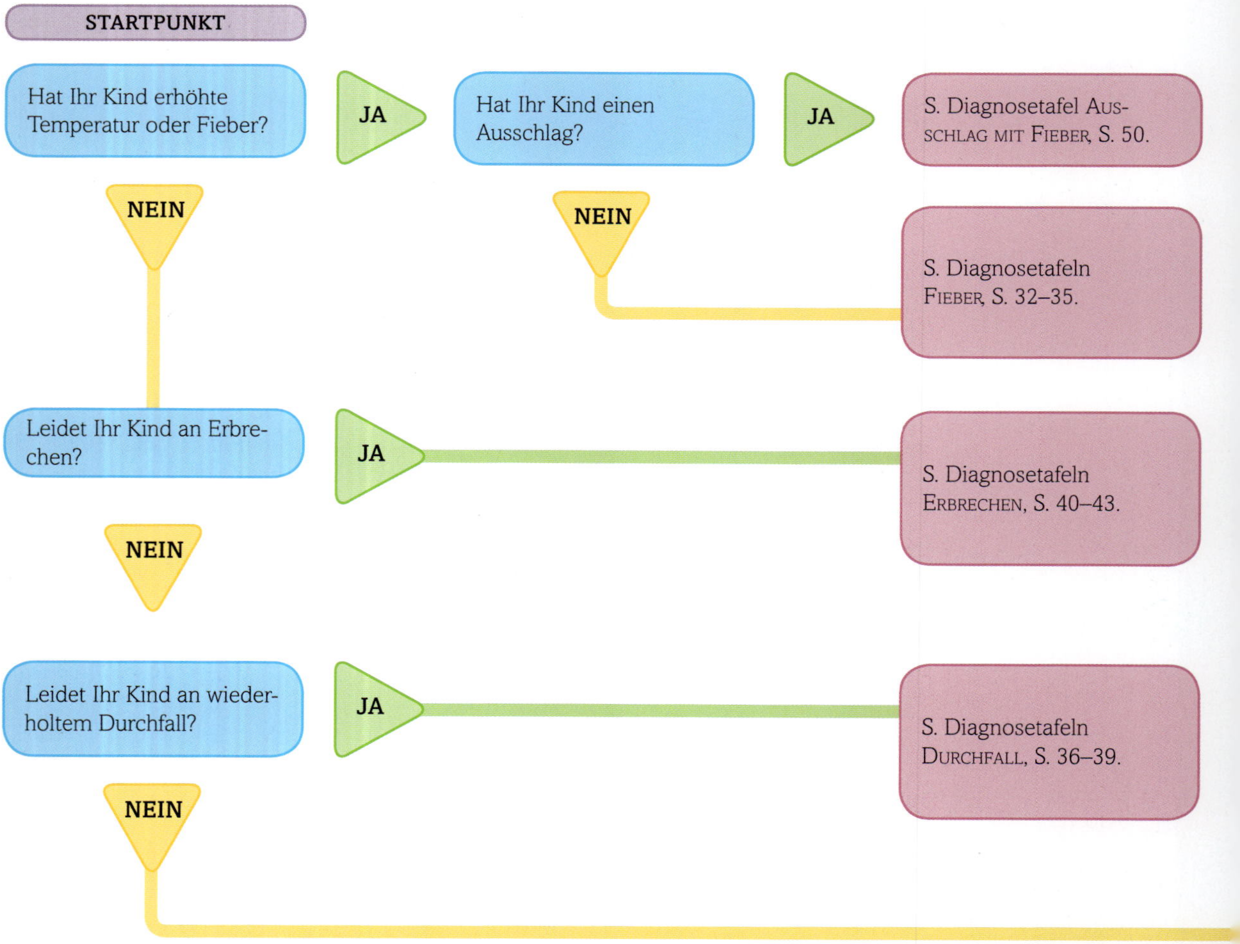

Leidet Ihr Kind unter Bauchschmerzen?

JA → S. Diagnosetafel BAUCHSCHMERZEN, S. 76.

NEIN ↓

Isst und/oder trinkt Ihr Kind weniger als sonst?

JA → **MÖGLICHE URSACHE** Ihr Kind könnte eine ansteckende Krankheit ausbrüten, insbesondere bei weiteren Krankheitszeichen, wie Quengeligkeit oder Lustlosigkeit.
Zum Arzt gehen, wenn Ihr Kind sich nach 24 Stunden nicht besser fühlt oder weitere Symptome hinzukommen.

NEIN ↓

Hatte Ihr Kind in den letzten drei Wochen Kontakt zu einer Person mit einer ansteckenden Krankheit?

JA → **MÖGLICHE URSACHE** Ihr Kind könnte sich angesteckt haben und einen Infekt ausbrüten.
Zum Arzt gehen, wenn Ihr Kind sich nach 24 Stunden nicht besser fühlt oder weitere Symptome hinzukommen.

NEIN ↓

Hat Ihr Kind möglicherweise Ängste oder Sorgen?

JA → **MÖGLICHE URSACHE** Ängste oder Schulprobleme können zu Unwohlsein führen (s. *Ängste*, S. 195).

NEIN ↓

Können Sie auf diesen zwei Seiten nicht feststellen, was Ihr Kind hat, oder sind Sie weiter besorgt, gehen Sie zum Arzt.

Schläfrigkeit und Verwirrtheitszustände

Eine starke Schläfrigkeit ist meist nur Folge von Schlafmangel oder eines leichten Unwohlseins, manchmal jedoch auch Symptom einer ernsten Erkrankung, z. B. einer Hirnhautentzündung. Wenn Ihr Kind verwirrt erscheint oder Unsinn redet, sollten Sie umgehend zum Arzt gehen.

STARTPUNKT

Hat sich Ihr Kind kürzlich bei einem Unfall am Kopf gestoßen?

JA → **MÖGLICHE URSACHE** *Kopfverletzung* (s. S. 186).
NOTFALL Den Notarzt rufen. Geben Sie Ihrem Kind nichts zu essen oder zu trinken, während Sie warten.

NEIN

Hat Ihr Kind eventuell giftige Pflanzen, Pilze, Haushaltsreiniger, Alkohol oder andere schädliche Substanzen verschluckt?

JA → **NOTFALL Den Notarzt rufen.**
S. auch S. 217 zu *Erster Hilfe bei Vergiftung.*

NEIN

Hat Ihr Kind Fieber?

JA → **MÖGLICHE URSACHE** Eine Infektion mit hohem Fieber über 39 °C kann bei Kindern Verwirrtheit und auffallende Schläfrigkeit verursachen.
NOTFALL Den Notarzt rufen.
S. auch *Fieber senken,* S. 29.

NEIN

Leidet Ihr Kind an Durchfall mit oder ohne Erbrechen?

JA → **MÖGLICHE URSACHE** Ihr Kind könnte wegen eines *Magen-Darm-Infekts* (s. S. 168) an Austrocknung leiden. **NOTFALL Den Notarzt rufen.**

NEIN ↓

Hat Ihr Kind eines der folgenden Symptome: Kopfschmerzen, Erbrechen, steifer Nacken, flache rosa oder violette Flecken, die auf Druck nicht verschwinden?

JA → **MÖGLICHE URSACHE** *Hirnhautentzündung* (s. S. 102). **NOTFALL Den Notarzt rufen.**

NEIN ↓

Hat Ihr Kind in den letzten Wochen abgenommen oder wirkt es sehr erschöpft?

JA → **MÖGLICHE URSACHE** *Diabetes mellitus* (s. S. 188). **NOTFALL Den Notarzt rufen.**

NEIN ↓

Scheint Ihr Kind unter sehr starkem Durst zu leiden?

NEIN ↓ **NOTFALL Den Notarzt rufen,** wenn Sie auf diesen Seiten nicht feststellen können, was Ihr Kind hat.

JA → Hat Ihr Kind die letzte Zeit häufig Wasser gelassen?

JA → **MÖGLICHE URSACHE** *Diabetes mellitus* (s. S. 188). **NOTFALL Den Notarzt rufen.**

NEIN ↓

Nimmt Ihr Kind verschriebene oder von Ihnen ohne Rezept besorgte Medikamente ein?

JA → **MÖGLICHE URSACHE** Bestimmte Medikamente, z. B. Antihistamine gegen Allergien, führen bei manchen Kindern zu Verwirrtheit oder Benommenheit. **Sofort zum Arzt gehen.** Informieren Sie sich, ob das Medikament für die Symptome Ihres Kindes verantwortlich sein könnte. Fragen Sie, ob Sie es absetzen sollen.

Schwindel, Ohnmacht und Krampfanfälle

Warnzeichen

Den Notarzt rufen, wenn Ihr Kind das Bewusstsein verliert (keine Reaktion auf äußere Reize, z. B. Schulterklopfen) und bei folgenden Symptomen:

- ★ Verlangsamte, unregelmäßige oder geräuschvolle Atmung.
- ★ Zuckungen (Gesicht, Gliedmaßen) mit Urinabgang, Zungebeißen.

Schwindel ist ein schwankendes, drehendes Gefühl mit Schwäche und Benommenheit. Bei Ohnmacht handelt es sich um eine kurze Bewusstlosigkeit aufgrund eines Blutdruckabfalls. Ein Krampfanfall kann von einer Ohmnacht begleitet sein und wird durch eine abnorme elektrische Hirnaktivität verursacht.

STARTPUNKT

Ist Ihr Kind bewusstlos zu Boden gefallen?

JA

Haben sich während der Ohnmacht folgende Symptome gezeigt:
★ Zuckungen von Gesicht oder Gliedmaßen?
★ Urinabgang?
★ Selbstverletzung, z. B. Zungebeißen?

JA

NEIN

MÖGLICHE URSACHEN
Die Ohnmacht Ihres Kindes wurde wahrscheinlich durch Stress, Angst, Hunger oder eine stickige Umgebung ausgelöst. **Zum Arzt gehen** bei wiederkehrender Ohnmacht. Siehe auch gegenüberliegende Seite *Hilfe bei Schwäche und Ohnmacht.*

NEIN

Wirkt es so, als hätte Ihr Kind seine Umgebung für einige Minuten nicht wahrgenommen?

JA

MÖGLICHE URSACHE
Absenzen (s. *Epilepsie,* S. 204).

NEIN

Hat Ihr Kind das Gefühl, dass sich alles um es dreht?

JA

MÖGLICHE URSACHE
Schwindel, verursacht z. B. durch *Ohrenschmalzpfropf* (s. S. 140).

NEIN

Hat Ihr Kind Diabetes mellitus?

JA → **MÖGLICHE URSACHE** Ein extrem niedriger Blutzuckerspiegel bei *Diabetes mellitus* (s. S. 188) kann zu Bewusstlosigkeit, in manchem Fällen auch zu Krampfanfällen führen. **NOTFALL Den Notarzt rufen.** Geben Sie Ihrem Kind bis zum Eintreffen des Notarztes eine Glukagonspritze.

NEIN ↓

Ist Ihr Kind unter 5?

JA → Hat Ihr Kind erhöhte Temperatur oder Fieber?

JA → **MÖGLICHE URSACHE** *Fieberkrampf* (s. S. 187). **NOTFALL Den Notarzt rufen.**

NEIN → **MÖGLICHE URSACHE** Epileptischer Anfall (s. *Epilepsie*, S. 204). **NOTFALL Den Notarzt rufen.**

NEIN (Ist Ihr Kind unter 5?) → **MÖGLICHE URSACHE** Epileptischer Anfall (s. *Epilepsie*, S. 204). **NOTFALL Den Notarzt rufen.**

Ist Ihr Kind schwach und wackelig auf den Beinen?

JA → Hat Ihr Kind Diabetes mellitus?

JA → **MÖGLICHE URSACHE** Niedriger Blutzuckerspiegel bei *Diabetes mellitus* (s. S. 188).

NEIN → **MÖGLICHE URSACHEN** Hunger, Angst oder eine stickige Umgebung können zu Schwächegefühl führen. **DRINGEND Sofort zum Arzt gehen,** wenn Ihr Kind sich nach 30 Minuten nicht erholt hat. Siehe auch Kasten *Hilfe bei Schwäche und Ohnmacht* (links).

NEIN ↓

Können Sie auf diesen zwei Seiten nicht feststellen, was Ihr Kind hat, oder sind Sie weiter besorgt, gehen Sie zum Arzt.

Hilfe bei Schwäche und Ohnmacht

Ein Sauerstoffmangel im Gehirn kann zur Ohnmacht führen. Folgende Maßnahmen helfen, wenn sich Ihr Kind einer Ohnmacht nahe fühlt.

- ★ Legen Sie es auf den Boden und lagern Sie die Beine höher, damit mehr Blut ins Gehirn fließen kann.
- ★ Lockern Sie enge Kleidung und sorgen Sie für frische Luft.
- ★ Beruhigen Sie Ihr Kind.
- ★ Ein niedriger Blutzuckerspiegel kann Grund des Schwächeanfalls sein. Geben Sie Ihrem Kind etwas Süßes zu trinken oder zu essen, falls es bei vollem Bewusstsein ist.
- ★ Wenn Ihr Kind ohnmächtig wird, befolgen Sie die Erste-Hilfe-Ratschläge, s. S. 210–213.
- ★ Bei häufiger Ohnmacht ohne erkennbare Ursache sollten Sie zum Arzt gehen.

Sehstörung und Fehlsichtigkeit

Eine Sehstörung sollte immer sofort untersucht werden. Eine Fehlsichtigkeit wird meist bei der Routineuntersuchung festgestellt oder Sie oder ein Lehrer werden darauf aufmerksam.

STARTPUNKT

Klagt Ihr Kind über verschwommenes oder doppeltes Sehen?

JA

Hat sich Ihr Kind kürzlich bei einem Unfall am Kopf gestoßen?

JA

NEIN

NEIN

Hat Ihr Kind das Sehvermögen plötzlich ganz oder teilweise verloren?

JA

MÖGLICHE URSACHE Verletzung des Auges oder einer Gehirnregion.
NOTFALL Den Notarzt rufen.

NEIN

Kann Ihr Kind ein Objekt in der Nähe oder Ferne schlecht erkennen?

JA

MÖGLICHE URSACHE *Fehlsichtigkeit* (s. S. 133): Kurzsichtigkeit, Weitsichtigkeit oder Stabsichtigkeit.

NEIN

Hat ihr Kind Probleme, beide Augen zugleich in eine Richtung auszurichten?

JA

MÖGLICHE URSACHE *Schielen* (s. S. 132).

NEIN

MÖGLICHE URSACHE *Kopfverletzung* (s. S. 186).
NOTFALL Den Notarzt rufen oder Ihr Kind in die Klinik bringen.

Hat Ihr Kind Sehstörungen in Verbindung mit Kopfschmerzen?

JA

MÖGLICHE URSACHE *Migräne* (s. S. 185).

NEIN

Erhält Ihr Kind Medikamente?

JA

MÖGLICHE URSACHE Manche Medikamente führen zu verschwommenem Sehen.
Sofort zum Arzt gehen. Fragen Sie, ob das Medikament verantwortlich sein könnte und ob Sie es absetzen sollen.

NEIN

Hat Ihr Kind eigenhändig Medikamente eingenommen?

JA

MÖGLICHE URSACHE Einige Medikamente (z. B. manche Antidepressiva) führen zu verschwommenem Sehen.
NOTFALL Den Notarzt rufen. S. auch S. 217 zu *Erster Hilfe bei Vergiftungen*.

NEIN

MÖGLICHE URSACHEN *Fehlsichtigkeit* (s. S. 133, Kurzsichtigkeit, Weitsichtigkeit, Stabsichtigkeit) oder *Schielen* (s. S. 132).

Sieht Ihr Kind wiederkehrende Blitzlichter oder wandernde Flecken und hat es anschließend starke Kopfschmerzen?

JA

MÖGLICHE URSACHE *Migräne* (s. S. 185).

NEIN

Können Sie auf diesen zwei Seiten nicht feststellen, was Ihr Kind hat, oder sind Sie weiter besorgt, gehen Sie zum Arzt.

Schmerzen oder Juckreiz im Ohr

Ohrenschmerzen werden meist durch eine Infektion verursacht. Kleine Kinder sind besonders anfällig für eine Mittelohrentzündung. Juckreiz und Sekretabsonderung treten besonders im äußeren Gehörgang auf.

STARTPUNKT

Hat Ihr Kind starke Ohrenschmerzen?

JA

NEIN

Steckt eventuell etwas im Ohr Ihres Kindes?

JA

MÖGLICHE URSACHE Fremdkörper im Ohr (s. *Fremdkörper*, S. 137).

NEIN

Tritt aus dem Ohr Ihres Kindes Sekret aus? Schmerzt und bzw. oder juckt das Ohr?

JA

NEIN

Haben die Schmerzen während oder kurz nach einer Flugreise begonnen?

JA

MÖGLICHE URSACHE *Barotrauma* (s. S. 142).

NEIN

MÖGLICHE URSACHE *Mittelohrentzündung* (s. S. 139).

Hat Ihr Kind Schnupfen oder Halsschmerzen oder fühlt es sich krank?

JA → **MÖGLICHE URSACHE** *Mittelohrentzündung* (s. S. 139).

NEIN ↓

Hat Ihr Kind eine beulenartige, rote Schwellung im äußeren Ohr?

JA → **MÖGLICHE URSACHE** *Furunkel* (s. S. 117) im äußeren Ohr.

NEIN → **MÖGLICHE URSACHE** *Gehörgangsentzündung* (s. S. 138).

Nehmen die Schmerzen zu, wenn Sie vorsichtig am Ohrläppchen zupfen?

JA → **MÖGLICHE URSACHEN** Nicht entdeckter Fremdkörper, der eine Infektion verursacht hat (s. *Fremdkörper*, S. 137), *Gehörgangsentzündung* (s. S. 138), *Mittelohrentzündung* (s. S. 139) oder *Neurodermitis* (s. S. 114).

NEIN → **MÖGLICHE URSACHE** *Mittelohrentzündung* (s. S. 139).

Hörstörung

Ein gestörtes Hören wird meistens als Erstes von den Eltern entdeckt. Reagiert ein Baby nicht auf Geräusche, besteht der Verdacht auf Taubheit. Hörstörungen bei älteren Kindern beeinträchtigen die Schulleistungen. Jeder Hörverlust sollte unbedingt von einem Arzt untersucht werden.

STARTPUNKT

Besteht die Hörstörung Ihres Kindes erst seit Kurzem?

JA

NEIN

Hatte Ihr Kind Ohrenschmerzen, bevor es zum Hörverlust kam?

JA → **MÖGLICHE URSACHE** *Paukenerguss* (s. S. 140).

NEIN

Besteht die Hörstörung Ihres Kindes schon seit der Geburt?

JA → **MÖGLICHE URSACHE** Bei Neugeborenen werden freiwillige Hörtests durchgeführt. So werden die meisten angeborenen Defekte frühzeitig entdeckt. Bei Verdacht auf Hörschwäche sollte dringend ein Hörtest gemacht werden. **Zum Arzt gehen.** Er überweist Sie an den HNO-Arzt.

NEIN → Können Sie auf diesen zwei Seiten nicht feststellen, was Ihr Kind hat, oder sind Sie weiter besorgt, gehen Sie zum Arzt.

Hat Ihr Kind gerade oder hatte es vor einiger Zeit Ohrenschmerzen?

JA → Hat die Hörstörung während oder kurz nach einer Flugreise begonnen?

JA → **MÖGLICHE URSACHE**
Barotrauma (s. S. 142).

NEIN → **MÖGLICHE URSACHE**
Mittelohrentzündung (s. S. 139).

NEIN → Hatte Ihr Kind vor kurzem eine Erkältung oder musste es niesen?

JA → **MÖGLICHE URSACHEN**
Eine *allergische Rhinitis* (s. S. 144) oder eine *Erkältung* (s. S. 152) könnten die Eustachische Röhre blockiert haben, die Nase und Ohr miteinander verbindet.

NEIN → Hatte Ihr Kind kürzlich eine dieser Infektionskrankheiten: Masern, Mumps oder Hirnhautentzündung?

JA → **MÖGLICHE URSACHEN**
Sehr selten schädigen bestimmte Infektionskrankheiten, wie *Masern* (s. S. 106), *Mumps* (s. S. 108) oder *Hirnhautentzündung* (s. S. 102), den Hörnerv. Dies kann zu dauerhaftem Hörverlust führen.
Zum Arzt gehen, wenn Ihr Kind nach einer dieser Krankheiten schlechter hört.

NEIN → **MÖGLICHE URSACHE**
Ohrenschmalzpfropf (s. S. 140).

Husten

Husten ist bei kleinen Babys selten und deutet auf eine ernste Lungenerkrankung hin. Bei älteren Kindern ist meist ein Atemwegsinfekt (z. B. Erkältung) ursächlich. Plötzlicher Husten bei einem gesunden Kind tritt bei einer Blockade der Luftwege auf.

Warnzeichen

Bei einem der folgenden Symptome den Notarzt rufen:

- ★ Blau gefärbte Lippen oder Zunge.
- ★ Auffallende Schläfrigkeit.
- ★ Unfähigkeit, zu sprechen oder Laute zu erzeugen.
- ★ Atembeschwerden: zusammengezogene Rippenmuskeln, aufgeblähte Nasenflügel bei jedem Atemzug.

STARTPUNKT

Ist Ihr Kind unter 1 Jahr alt?

JA

MÖGLICHE URSACHEN
Erkältung (s. S. 152), *Bronchiolitis* (s. S. 158), *Bronchitis* (s. S. 156), *Lungenentzündung* (s. S. 157).

NEIN

Atmet Ihr Kind auffallend schnell oder laut (s. Kasten *Atemfrequenz*, S. 70)?

JA

S. Diagnosetafel ATEMBESCHWERDEN, S. 72.

NEIN

Hat Ihr Kind erhöhte Temperatur oder Fieber?

JA

Tritt der Husten anfallsartig auf und endet in einem Keuchen oder besteht gleichzeitiges Erbrechen?

JA

MÖGLICHE URSACHE
Keuchhusten (s. S. 112).

NEIN

NEIN

Hat Ihr Kind einen Ausschlag oder hatte es kürzlich die Masern?

JA → **MÖGLICHE URSACHE** *Masern* (s. S. 106).

NEIN → **MÖGLICHE URSACHE** *Erkältung* (s. S. 152).

Hustet Ihr Kind hauptsächlich nachts und weniger tagsüber?

JA → **MÖGLICHE URSACHE** *Asthma* (s. S. 150).

NEIN ↓

Tritt der Husten anfallsartig auf und endet in einem Keuchen oder besteht gleichzeitiges Erbrechen?

JA → **MÖGLICHE URSACHE** *Keuchhusten* (s. S. 112).

NEIN ↓

Hustet Ihr Kind schon länger als 24 Stunden?

JA → Fortsetzung auf S. 70.

NEIN ↓

Hat Ihr Kind eine verstopfte oder laufende Nase?

JA → **MÖGLICHE URSACHEN** *Erkältung* (s. S. 152) oder *Grippe* (s. S. 154).

NEIN → **MÖGLICHE URSACHE** Ihr Kind könnte etwas in den Mund gesteckt und eingeatmet haben.
NOTFALL Den Notarzt rufen.
S. S. 214–215 zu *Erster Hilfe bei Ersticken.*

Fortsetzung von S. 69.

Hat Ihr Kind ständig eine laufende Nase?

JA → **MÖGLICHE URSACHEN** *Vergrößerte Polypen* (s. S. 146), chronische *Erkältung* (s. S. 152), *allergische Rhinitis* (s. S. 144).

NEIN

Hatte Ihr Kind in den letzten Monaten Keuchhusten?

JA → **MÖGLICHE URSACHE** Bleibender Husten nach *Keuchhusten* (s. S. 112).

NEIN

Leidet Ihr Kind an Asthma?

JA → **MÖGLICHE URSACHE** *Asthma* (s. S. 150).

NEIN

Leben in Ihrem Haushalt Raucher oder hat Ihr Kind geraucht?

JA → **MÖGLICHE URSACHE** Hals und Lunge durch Zigarettenrauch gereizt. **SELBSTHILFE** Sorgen Sie dafür, dass niemand in Gegenwart Ihres Kindes raucht.

NEIN → Können Sie auf diesen zwei Seiten nicht feststellen, was Ihr Kind hat, oder sind Sie weiter besorgt, gehen Sie zum Arzt.

Atemfrequenz

Atmet Ihr Kind auffallend schnell, sollten Sie mit ihm zum Arzt gehen. Sie können die Atemfrequenz selbst überprüfen. Zählen Sie eine Minute lang, wie oft Ihr Kind im Liegen einatmet. Normale Werte sind:

- Bis 1 Jahr: 30–60 Atemzüge pro Minute.
- 1–3 Jahre: 24–40 Atemzüge pro Minute.
- 3–6 Jahre: 22–34 Atemzüge pro Minute.
- 6–12 Jahre: 18–30 Atemzüge pro Minute.

Halsschmerzen

Halsschmerzen bei Kindern werden meist durch einen harmlosen Virusinfekt verursacht, der ohne Behandlung wieder abklingt. Bisweilen deuten sie jedoch auf eine ernste Erkrankung, wie Scharlach, hin. Wenn kleine Kinder nicht essen oder trinken wollen, könnten Halsschmerzen der Grund sein.

STARTPUNKT

Hat Ihr Kind Fieber und sieht krank aus?

JA → Hat sich Ihr Kind übergeben, hat es einen Ausschlag und sind Zunge und Rachen hellrot?

- **JA** → **MÖGLICHE URSACHE** *Scharlach* (s. S. 103).
- **NEIN** → Hat Ihr Kind Schmerzen beim Schlucken und verweigert feste Nahrung?
  - **JA** → **MÖGLICHE URSACHE** *Halsentzündung* (s. S. 147).
  - **NEIN** → **MÖGLICHE URSACHEN** Halsschmerzen bei harmloser *Halsentzündung* (s. S. 147) oder Halsreizung. **Zum Arzt gehen,** wenn Ihr Kind nach 48 Stunden noch Halsschmerzen hat.

NEIN → Hustet Ihr Kind, hat es eine laufende Nase oder niest es?

- **JA** → **MÖGLICHE URSACHEN** *Erkältung* (s. S. 152) oder *allergische Rhinitis* (s. S. 144).
- **NEIN** → **MÖGLICHE URSACHE** Halsschmerzen bei harmloser *Halsentzündung* (s. S. 147) oder Halsreizung. **Zum Arzt gehen,** wenn Ihr Kind nach 48 Stunden noch Halsschmerzen hat.

Atembeschwerden

Wenn Ihr Kind geräuschvoll, schnell oder schwer atmet, hat es Atembeschwerden. Ein leichter Infekt der Atemwege führt bei Babys und Kleinkindern schnell zum Giemen. Atemprobleme können aber auch eine ernste Erkrankung als Ursache haben.

Warnzeichen

Bei einem der folgenden Symptome den Notarzt rufen:

★ Blau gefärbte Lippen oder Zunge.

★ Auffallende Schläfrigkeit.

★ Unfähigkeit, zu sprechen oder Laute zu erzeugen.

★ Atembeschwerden: zusammengezogene Rippenmuskeln, aufgeblähte Nasenflügel bei jedem Atemzug.

STARTPUNKT

Haben die Atembeschwerden plötzlich und gerade erst eingesetzt?

JA

Hat Ihr Kind etwas Kleines in den Mund gesteckt?

JA

MÖGLICHE URSACHE
Ihr Kind könnte etwas in den Mund gesteckt und eingeatmet haben.
NOTFALL Den Notarzt rufen.
S. S. 214–215 zu *Erster Hilfe bei Ersticken.*

NEIN

Sind Warnzeichen vorhanden (siehe oben)?

JA

Hatte Ihr Kind kürzlich einen Asthmaanfall oder ist es wegen Asthma in Behandlung?

JA

MÖGLICHE URSACHE
Schwerer *Asthma*anfall (s. S. 150).
NOTFALL Den Notarzt rufen.

NEIN

MÖGLICHE URSACHEN
Lungenentzündung (s. S. 157), *Bronchiolitis* (s. S. 158), *Bronchitis* (s. S. 156), schwerer *Pseudokrupp* (s. S. 155).
NOTFALL Den Notarzt rufen.

NEIN

Ist Ihr Kind unter 18 Monate alt?

JA

NEIN

Atmet Ihr Kind schon von Geburt an geräuschvoll, ist aber sonst gesund?

JA

MÖGLICHE URSACHE
Der Kehlkopf Ihres Kindes ist zu weich und erzeugt beim Einatmen Geräusche (angeborene Laryngomalazie). Meist ist keine Behandlung erforderlich, da die Krankheit im Alter von 18 Monaten bis 2 Jahren von selbst verschwindet. Wenn Sie sich jedoch wegen der Atmung Sorgen machen, sollten Sie mit Ihrem Baby zum Arzt gehen.

NEIN

Leidet Ihr Kind wiederholt an einem der folgenden Symptome:
★ Giemen?
★ Kurzatmigkeit?
★ Nächtliches Husten?

JA

MÖGLICHE URSACHE
Asthma (s. S. 150).

NEIN

Hat Ihr Kind Fieber und Husten und atmet schnell?

JA

MÖGLICHE URSACHEN
Lungenentzündung (s. S. 157), *Bronchiolitis* (s. S. 158), *Bronchitis* (s. S. 156), *Pseudokrupp* (s. S. 155).
DRINGEND Sofort zum Arzt gehen.

NEIN

Hat Ihr Kind eine raue Stimme, bellenden Husten und deutliche Atemgeräusche?

JA

MÖGLICHE URSACHE
Pseudokrupp (s. S. 155).

NEIN

MÖGLICHE URSACHEN
Asthma (s. S. 150) oder *Bronchitis* (s. S. 156).

Probleme im Mundraum

Probleme an Lippen, Zunge, Zahnfleisch und im Mundinneren sind meist harmlos, bringen aber oft starke Schmerzen beim Essen und Trinken mit sich. Auch das Zahnen kann zu Schmerzen im Mundraum führen. Hier hilft Ihrem Baby ein harter, kalter Gegenstand, auf dem es kauen kann.

STARTPUNKT

Hat Ihr Kind wunde Stellen auf oder um die Lippen?

JA

NEIN

Ist ausschließlich die Zunge Ihres Kindes betroffen?

JA

MÖGLICHE URSACHE
Aphthen (s. S. 162).

NEIN

Hat Ihr Kind schmerzhaftes rotes oder geschwollenes Zahnfleisch?

JA

Könnte es sein, dass Ihr Kind zahnt?

JA

MÖGLICHE URSACHE
Zahnen (s. S. 98).

NEIN

MÖGLICHE URSACHE
Zahnfleischentzündung (s. S. 161).

NEIN

Hat Ihr Kind schmerzhafte verfärbte Stellen im Mundraum und auf der Zunge?

JA

Handelt es sich um Aphthen (s. S. 162) mit einer gräulichen Mitte?

JA

NEIN

NEIN

Befinden sich auf oder um die Lippe kleine Bläschen oder Aphthen?

JA → **MÖGLICHE URSACHE** *Herpes* (s. S. 119).

NEIN

Ist die Haut um den Mund gerötet oder sind die Mundwinkel eingerissen?

JA → **MÖGLICHE URSACHE** Lippen-Leck-Ekzem, eine Hautreizung um den Mund, verursacht durch Sabbern und ständiges Lecken an der Haut oder durch Daumenlutschen. **SELBSTHILFE** Cremen Sie die betroffene Stelle mehrmals täglich mit Vaseline ein. Eine Lippensalbe befeuchtet und schützt die Lippen. Die meisten Kinder hören bis zum Schuleintritt von selbst mit dem Daumenlutschen oder dem Lippenlecken auf und das Ekzem verschwindet.

NEIN

Befinden sich honigfarbene Krusten um die Lippen?

JA → **MÖGLICHE URSACHE** *Grindflechte* (s. S. 118).

NEIN → Können Sie auf diesen zwei Seiten nicht feststellen, was Ihr Kind hat, oder sind Sie weiter besorgt, gehen Sie zum Arzt.

Hat Ihr Kind Pickel auf Händen und Füßen?

JA → **MÖGLICHE URSACHE** *Hand-Fuß-Mund-Krankheit* (s. S. 109).

NEIN → **MÖGLICHE URSACHE** *Aphthen* (s. S. 162).

Ist der Belag weißlich und lässt sich leicht abkratzen?

JA → **MÖGLICHE URSACHE** *Mundsoor* (s. S. 99).

NEIN → Können Sie auf diesen zwei Seiten nicht feststellen, was Ihr Kind hat, oder sind Sie weiter besorgt, gehen Sie zum Arzt.

Bauchschmerzen

Jedes Kind hat einmal Bauchschmerzen, manche Kinder auch regelmäßig. Meist verschwinden die Schmerzen ohne Behandlung rasch. Nur selten liegt eine ernste Ursache vor, die ärztliche Behandlung erfordert.

Warnzeichen

Bei einem der folgenden Symptome den Notarzt rufen.

★ Bauchschmerzen seit 6 Stunden.

★ Schwellung oder Schmerzen in Leiste oder Hoden.

★ Grünlich-gelbes Erbrechen.

★ Blut im Stuhl.

STARTPUNKT

Hat Ihr Kind eine schmerzhafte Schwellung in Leiste oder Hoden?

JA → **MÖGLICHE URSACHEN** Eingeklemmter *Leistenbruch* (s. S. 100) oder *Hodentorsion* (s. S. 204). **NOTFALL Den Notarzt rufen.** Geben Sie Ihrem Kind nichts zu essen oder zu trinken, während Sie warten.

NEIN ↓

Hat Ihr Kind seit sechs Stunden ständig Schmerzen?

JA → **MÖGLICHE URSACHEN** *Blinddarmentzündung* (s. S. 172) oder *Lymphadenitis mesenterialis* (s. S. 172). **NOTFALL Den Notarzt rufen.** Geben Sie Ihrem Kind nichts zu essen oder zu trinken, während Sie warten.

NEIN ↓

Werden die Schmerzen durch sanften Druck auf den Unterleib verstärkt?

JA → **MÖGLICHE URSACHE** *Blinddarmentzündung* (s. S. 172). **DRINGEND Sofort zum Arzt gehen.**

NEIN ↓

Leidet Ihr Kind an Erbrechen?

JA → Hat Ihr Kind seit drei Stunden ständig Schmerzen?

- **JA** → **MÖGLICHE URSACHE** *Blinddarmentzündung* (s. S. 172). **DRINGEND Sofort zum Arzt gehen.**
- **NEIN** → Ist das Erbrochene Ihres Kindes grünlich-gelb?
  - **JA** → **MÖGLICHE URSACHE** *Darmverschluss* (s. S. 203). **NOTFALL Den Notarzt rufen.** Geben Sie Ihrem Kind nichts zu essen oder zu trinken, während Sie warten.
  - **NEIN** → **MÖGLICHE URSACHE** *Magen-Darm-Infekt* (s. S. 168).

NEIN → Hat Ihr Kind eines der folgenden Symptome:
★ Durchfall mit oder ohne Erbrechen?
★ Schmerzen, die nach dem Erbrechen oder Stuhlgang nachlassen?

- **JA** → **MÖGLICHE URSACHE** *Magen-Darm-Infekt* (s. S. 168).
- **NEIN** → Hat Ihr Kind rötliche Ablagerungen (Blut) im Stuhl?
  - **JA** → **MÖGLICHE URSACHEN** Einstülpung des Darms (s. *Darmverschluss*, S. 203). **NOTFALL Den Notarzt rufen.** Geben Sie Ihrem Kind nichts zu essen oder zu trinken, während Sie warten.
  - **NEIN** → Fortsetzung auf S. 78.

Fortsetzung von S. 77.

Hat Ihr Kind eines der folgenden Symptome:
★ Halsschmerzen?
★ Husten?
★ Verstopfte oder laufende Nase?

JA

MÖGLICHE URSACHEN *Erkältung* (s. S. 152), *Grippe* (s. S. 154), *Halsentzündung* (s. S. 147) oder *Lymphadenitis mesenterialis* (s. S. 172).

NEIN

Hat Ihr Kind zwei oder mehr der folgenden Symptome:
★ Fieber?
★ Schmerzen beim Wasserlassen?
★ Bettnässen?
★ Häufiges Wasserlassen?

JA

MÖGLICHE URSACHE *Harnwegsinfekt* (s. S. 178).

NEIN

Hat Ihr Kind häufig Bauchschmerzattacken und scheint ansonsten gesund zu sein?

JA

MÖGLICHE URSACHEN Angst (s. *Ängste,* S. 195) oder *Nahrungsmittelintoleranz* (s. S. 163) könnten die Beschwerden verursachen, oft lässt sich jedoch keine Ursache finden (s. *Wiederholter Bauchschmerz,* S. 174).

NEIN

Können Sie auf diesen zwei Seiten nicht feststellen, was Ihr Kind hat, oder sind Sie weiter besorgt, gehen Sie zum Arzt.

Abnormer Stuhlgang

Farbe, Geruch, Konsistenz und Inhalt des Stuhlgangs von Säuglingen können stark variieren. Gehen Sie zum Arzt, wenn weitere Symptome hinzukommen oder der Stuhl weiß, rot (mit Blutbeimischung) oder schwarz ist.

STARTPUNKT

Ist Ihr Kind unter 1 Jahr alt?

JA

Ist der Stuhl rot und geleeartig?

JA

MÖGLICHE URSACHE
Einstülpung des Darms (s. *Darmverschluss*, S. 203). **NOTFALL Den Notarzt rufen.** Geben Sie Ihrem Kind nichts zu essen oder zu trinken, während Sie warten.

NEIN

Fortsetzung auf S. 80.

NEIN

Ist der Stuhl Ihres Kindes grün oder gelb und flüssig?

JA

Erhält Ihr Kind Flaschennahrung?

JA

MÖGLICHE URSACHE
Milchpulver verfärbt bisweilen den Stuhl. Wenn der Stuhl zudem flüssig ist, leidet Ihr Baby eventuell an einem *Magen-Darm-Infekt* (s. S. 168).

NEIN

MÖGLICHE URSACHEN
Grüne oder gelbe flüssige Stühle sind bei Stillkindern normal und kein Grund zur Sorge.

Fortsetzung von S. 79.

Bekommt Ihr Kind Medikamente?

JA

MÖGLICHE URSACHE Medikamente wirken sich häufig auf das Aussehen des Stuhls aus.
Zum Arzt gehen. Informieren Sie sich, ob das Medikament für die Symptome Ihres Kindes verantwortlich sein könnte. Fragen Sie, ob Sie es absetzen sollen.

NEIN

Ist der Stuhl Ihres Kindes sehr hell, aber ansonsten normal?

JA

NEIN

Ist der Stuhl Ihres Kindes hell und übel riechend, schwimmt er in der Toilette und lässt sich schlecht wegspülen?

JA

MÖGLICHE URSACHEN Der Darm kann z. B. bei einer *Nahrungsmittelintoleranz* (s. S. 163), einer *Nahrungsmittelallergie* (s. S. 164) oder *Mukoviszidose* (s. S. 206) keine Nährstoffe aus der Nahrung aufnehmen.

NEIN

Ist dem Stuhl Ihres Kindes Blut aufgelagert?

JA

MÖGLICHE URSACHEN *Magen-Darm-Infekt* (s. S. 168), Analfissur (s. *Verstopfung*, S. 174) oder entzündliche Darmerkrankung, z. B. Morbus Crohn und Colitis ulcerosa, die beide Entzündungen im Darm verusachen.
DRINGEND Sofort zum Arzt gehen.

NEIN

Ist der Stuhl Ihres Kindes flüssig?

JA

S. Diagnosetafel DURCHFALL, S. 38.

NEIN

Babys Stuhlgang : Was ist normal, was nicht?

Der Säuglingsstuhl kann täglich anders aussehen oder riechen und trotzdem normal sein. Sie sollten jedoch wissen, welche Veränderungen problematisch sein könnten. Wenn Sie sich Sorgen machen, sprechen Sie mit Ihrer Hebamme oder dem Arzt.

Folgende Stühle sind normal:

★ Bei Stillkindern ist der Stuhl bräunlich-grün, grünlich-gelb oder hellgelb sowie locker und von körniger Struktur.

★ Bei Flaschenkindern ist der Stuhl brauner und fester, mitunter riecht er strenger.

Folgende Stühle sind nicht normal. Gehen Sie in diesen Fällen möglichst bald zum Arzt:

★ Weißer oder puderfarbener Stuhl deutet auf eine Erkrankung der Leber hin.

★ Eine Blutbeimischung im Stuhl kann Anzeichen einer Infektion sein oder als Begleiterscheinung von Verstopfung auftreten.

★ Schwarzer Stuhlgang kann auf eine Blutung im oberen Teil des Verdauungstrakts hinweisen.

Hat Ihr Kind gerade eine Erkrankung mit Durchfall und Erbrechen durchgemacht?

JA → **MÖGLICHE URSACHE** Nach einem *Magen-Darm-Infekt* (s. S. 168) fällt der Stuhl vereinzelt noch kurze Zeit heller aus.

NEIN ↓

Hat Ihr Kind eines der folgenden Symptome:

★ Gelbliche Haut?

★ Gelbliches Augenweiß?

★ Dunkler Urin?

JA → **MÖGLICHE URSACHEN** *Hepatitis* (s. S. 168) oder *Neugeborenengelbsucht* (s. S. 88).

NEIN ↓

Können Sie auf diesen zwei Seiten nicht feststellen, was Ihr Kind hat, oder sind Sie weiter besorgt, gehen Sie zum Arzt.

Harnwegsprobleme

Wenn Ihr Kind sehr häufig oder sehr selten Wasser lässt oder Schmerzen beim Wasserlassen hat, sollten Sie zum Arzt gehen. Es könnte sich um eine Erkrankung der Harnwege handeln.

STARTPUNKT

Muss Ihr Kind häufiger als sonst auf die Toilette zum Wasserlassen?

JA

Sondert Ihr Kind in letzter Zeit mehr Urin als sonst ab?

JA

Tritt bei Ihrem Kind eines der folgenden Symptome auf:
★ Zunehmender oder sehr starker Durst?
★ Gewichtsverlust?
★ Auffallende Müdigkeit?

NEIN

NEIN

Macht Ihr Kind einen kranken Eindruck oder hat es Fieber?

JA

MÖGLICHE URSACHE
Harnwegsinfekt (s. S. 178).

NEIN

NEIN

Hat ihr Kind Schmerzen beim Wasserlassen?

JA

MÖGLICHE URSACHE
Harnwegsinfekt (s. S. 178).

NEIN

Ist der Urin Ihres Kindes rosa, rot oder trübe?

JA

MÖGLICHE URSACHEN
Glomerulonephritis (s. S. 204) oder *Harnwegsinfekt* (s. S. 178).

NEIN

JA → **MÖGLICHE URSACHE**
Diabetes mellitus (s. S. 188).

Hat Ihr Kind in letzter Zeit Medikamente eingenommen?

JA → **MÖGLICHE URSACHE**
Manche Medikamente verursachen häufiges Wasserlassen.
Zum Arzt gehen. Informieren Sie sich, ob das Medikament die Symptome hervorruft und ob Sie es absetzen sollen.

Ist der Urin Ihres Kindes dunkelbraun und klar?

JA → Ist der Stuhl Ihres Kindes heller als üblich?

JA → **MÖGLICHE URSACHEN**
Hepatitis (s. S. 168) *oder Neugeborenengelbsucht* (s. S. 88).

NEIN → **MÖGLICHE URSACHEN**
Der Urin wird dunkler, wenn er stärker konzentriert ist. Dies kann bei geringer Flüssigkeitszufuhr oder bei Flüssigkeitsverlust während eines *Magen-Darm-Infekts* (s. S. 168) der Fall sein.
SELBSTHILFE Sorgen Sie dafür, dass Ihr Kind viel trinkt. Der Urin nimmt dann bald wieder die gewohnte Farbe an.

NEIN ↓

Ist der Urin Ihres Kindes dunkelgelb oder orange?

JA → (siehe **MÖGLICHE URSACHEN** oben: Der Urin wird dunkler …)

NEIN ↓

Ist Urin Ihres Kindes grün oder blau?

JA → **MÖGLICHE URSACHE**
Ursachen einer derartigen Verfärbung sind fast immer künstliche Farbstoffe in Essen, Getränk oder Medikamenten.
Zum Arzt gehen, falls der Urin Tage später immer noch verfärbt ist.

NEIN → Können Sie auf diesen zwei Seiten nicht feststellen, was Ihr Kind hat, oder sind Sie weiter besorgt, gehen Sie zum Arzt.

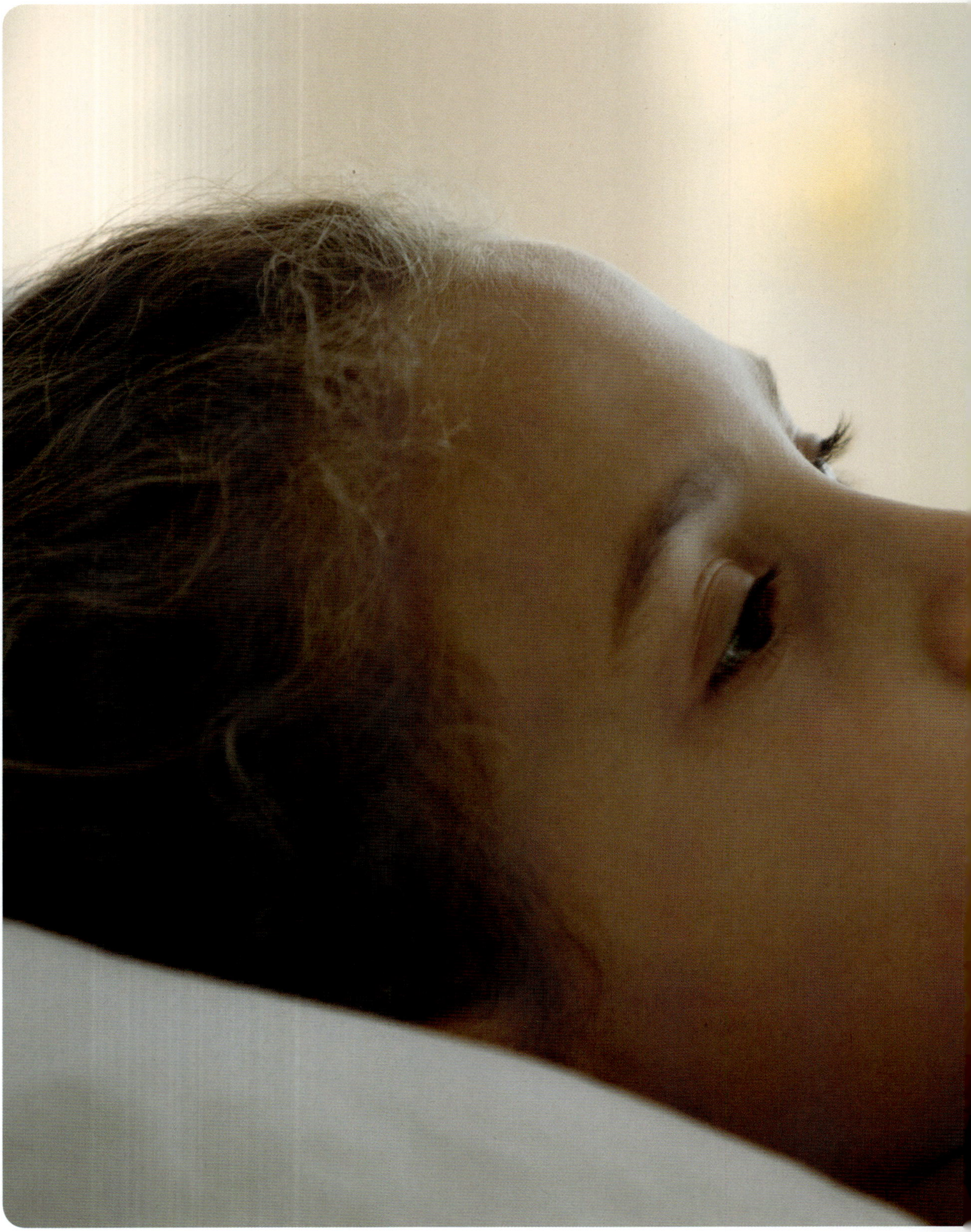

Kinderkrankheiten

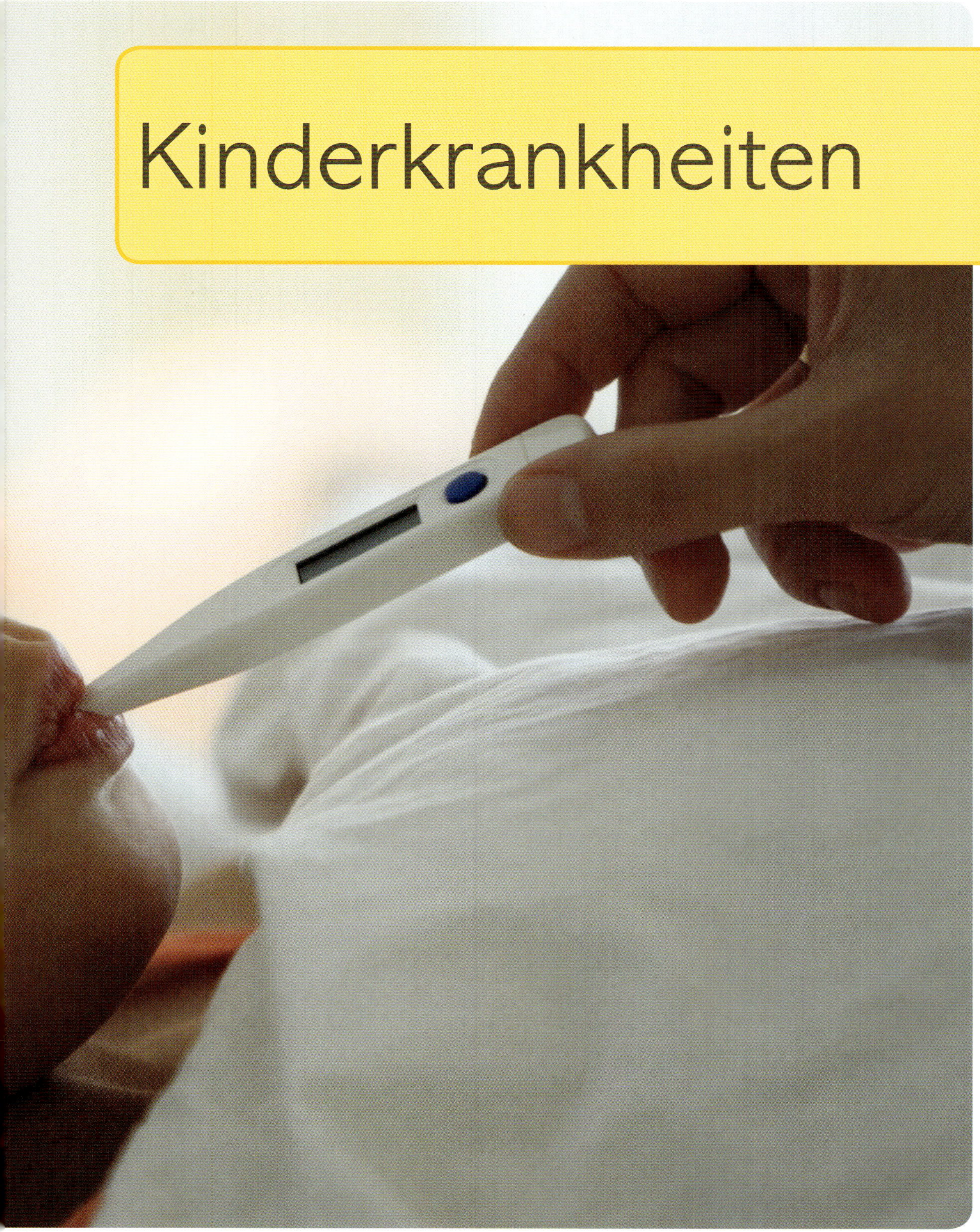

DIESES KAPITEL NUTZEN

Im folgenden Buchabschnitt erhalten Sie Informationen zu den häufigsten Krankheiten bei Kindern in einem Alter von bis zu 10 Jahren. Zudem werden einfache Selbsthilfemaßnahmen beschrieben.

WIE IST DIESER BUCHABSCHNITT EINGETEILT?

Zuerst werden erste Beschwerden bei Babys vorgestellt, gefolgt von Infektionskrankheiten. Die anschließenden Erkrankungen sind kapitelweise entsprechend der betroffenen Körperregion gelistet (z. B. Atemwege, Nervensystem).

Manche Krankheiten lassen sich nicht eindeutig einer Körperregion zuordnen. Die Erkältung, z. B. eine Viruserkrankung von Nase und Rachen, könnte bei »Erkrankungen von Auge, Hals, Nase und Ohr« oder bei »Infektionskrankheiten« stehen. Letztlich wurde sie unter »Erkrankungen der Atemwege« gelistet. So findet sie sich neben der Grippe, mit der sie zahlreiche Symptome gemeinsam hat und mit der sie oft verwechselt wird. Die Windpocken könnten bei »Infektionskrankheiten« oder »Hautkrankheiten« stehen, weil sie mit einem Ausschlag einhergehen. Da die Symptome nicht auf die Haut beschränkt sind, wurden sie unter »Infektionskrankheiten« aufgeführt.

WIE KÖNNEN SIE DIESEN BUCHABSCHNITT NUTZEN?

Auf der ersten Seite jedes Kapitels sind alle folgenden Krankheiten mit Seitenangabe aufgezählt. Wenn Sie nicht wissen, in welchem Kapitel Sie eine Erkrankung finden, schlagen Sie im Verzeichnis am Ende des Buches nach. In den Diagnosetafeln finden Sie heraus, woran Ihr Kind erkrankt ist, und lesen dann entsprechend weiter.

WOBEI HILFT IHNEN DIESER BUCHABSCHNITT?

Sie erhalten hier wichtige Informationen zu den Krankheiten: Was hat mein Kind? Was ist die Ursache? Welche Symptome gibt es? Wie wird behandelt? Wie geht es weiter? Sie bekommen Tipps zu Selbsthilfemaßnahmen, z. B. bei Neurodermitis oder beim Einnässen. Zudem wird Ihnen gesagt, wann Sie ärztlichen Rat einholen sollten. Kein Buch ersetzt den persönlichen Kontakt mit dem Arzt. Gehen Sie also immer zum Kinderarzt, wenn Sie sich Sorgen machen.

GIBT ES NOCH MEHR KRANKHEITEN?

Im Anschluss an diesen Buchabschnitt finden Sie ein Verzeichnis weiterer schwerer, jedoch seltener Erkrankungen. Sie bedürfen gewöhnlich ärztlicher Behandlung.

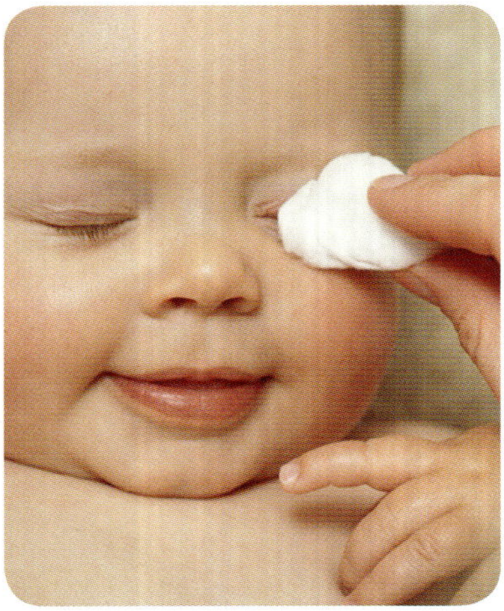

Babykrankheiten Das verklebte Auge ist ein typisches Problem von unter 1-jährigen Babys. Wischen Sie das Sekret mit einem sauberen, feuchten Lappen weg. Kopfgneis, Koliken, Windeldermatitis, Reflux und Blähungen sind weitere häufige Beschwerden.

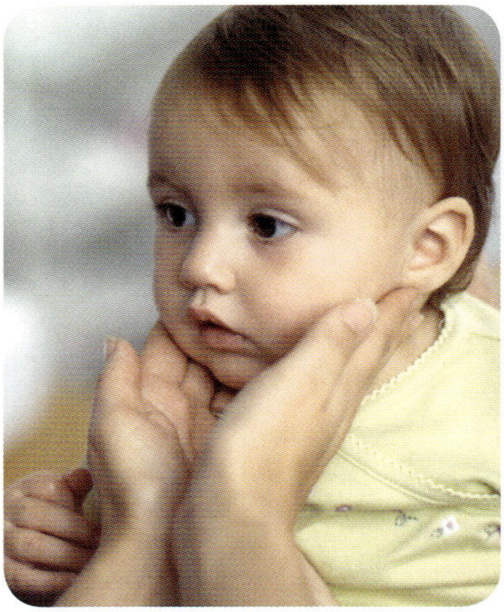

Infektionskrankheiten Mumps ist eine Infektionskrankheit, die sich auf mehrere Teile des Körpers auswirkt. Ein Symptom von Mumps sind tastbar vergrößerte Drüsen. Die meisten Babys werden gegen Mumps geimpft und sind so davor geschützt.

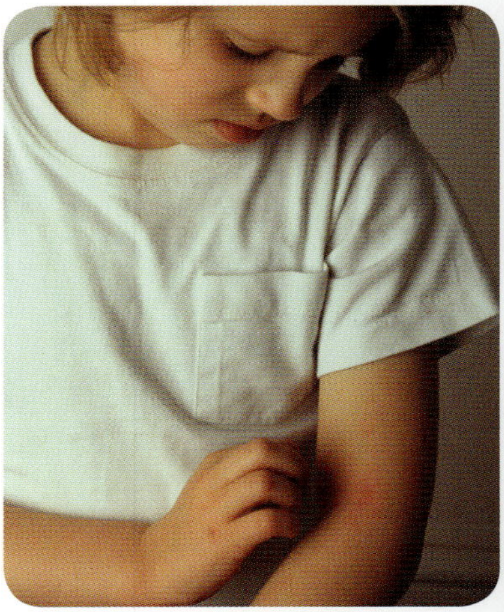

Hautkrankheiten Neurodermitis (siehe Bild, in der Armbeuge) kann am ganzen Körper auftreten. Es gibt wirksame Selbsthilfemaßnahmen, um einen Schub zu verhindern. Andere Hautkrankheiten, wie Herpes, sind auf eine Körperregion beschränkt.

Erste Wehwehchen bei Babys

In diesem Kapitel werden erste kleine Beschwerden und Wehwehchen von unter einjährigen Kindern vorgestellt. Viele der Probleme sind vollkommen normal (z. B. Zahnen, Neugeborenengelbsucht), und es handelt sich um keine echten Krankheiten. Nach der langen Zeit im Bauch der Mutter und nach der Geburt muss sich der Köper des Babys erst an die neue Umgebung anpassen und reifen. Krankheiten, an denen nicht nur Babys erkranken können, werden im entsprechenden Kapitel zur betroffenen Körperregion besprochen. Genetische Erkrankungen und schwere angeborene Behinderungen sind im *Glossar: Weitere Erkrankungen* (s. S. 203–207) aufgeführt.

Nabelstumpf-Probleme

Nach der Geburt wird die Nabelschnur, die das Baby mit dem Mutterkuchen verbindet, durchtrennt. Der verbleibende Stumpf verheilt meist problemlos. Manchmal kommt es jedoch zur Infektion, oder es bildet sich zuviel Narbengewebe (Granulom).

WAS SIND DIE URSACHEN?

Nachdem die Nabelschnur abgeklemmt und durchschnitten wurde, bleibt ein etwa 2–3 cm langer Stumpf zurück. Dieser vertrocknet, verfärbt sich schwarz und fällt dann ab. Der Nabel des Babys ist nun eventuell noch gerötet, verheilt aber in etwa einer Woche komplett. Bis dahin besteht Infektionsgefahr, da die Region um den Nabelstumpf feucht ist und einen guten Nährboden für schädliche Bakterien bildet. Die genauen Ursachen eines Granuloms sind bisher nicht bekannt. Es tritt jedoch eher bei einer verzögerten Heilung auf.

SOLL ICH EINEN ARZT AUFSUCHEN?

Wenn der Nabelstumpf entzündet aussieht, sollte man die Hebamme fragen oder einen Arzt aufsuchen. Dieser verschreibt meist eine entzündungshemmende oder antibiotische Salbe. Ein Granulom bildet sich häufig von selbst zurück. Spezielle Maßnahmen sind also nicht erforderlich. Heilt es nicht ab, sollte man einen Arzt aufsuchen.

KANN MAN VORBEUGEN?

Halten Sie den Stumpf bis zur Abheilung sauber und trocken. Klappen Sie den oberen Rand der Windel herunter, sodass er nicht am Nabel reibt. Sollte dieser dennoch einmal mit Urin oder Stuhl verschmutzt werden, säubern Sie ihn am besten nur mit Wasser und verwenden Sie weder Alkohol noch Antiseptika.

Die Bildung eines Granuloms kann man nicht verhindern.

Mögliche Symptome

Infektion:

- ★ Geröteter Nabelstumpf.
- ★ Absonderung von eitrigem Sekret.
- ★ Fieber, trinkt kaum, Reizbarkeit.

Granulom:

- ★ Rötliche Färbung, Nässen, geschwollener Nabel.
- ★ Absonderung einer gelblichen Flüssigkeit.

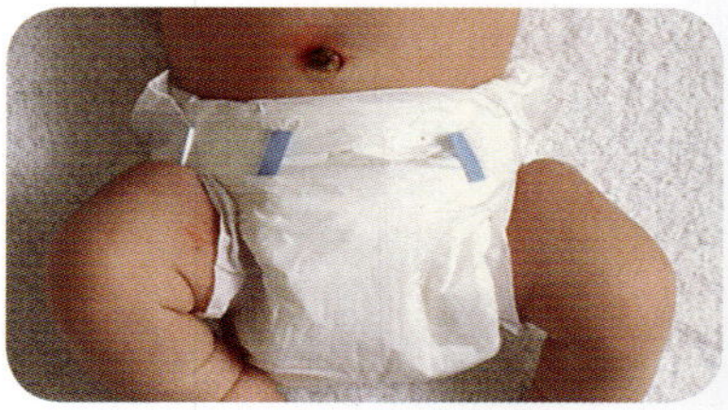

Pflege des Nabelstumpfes Einen verunreinigten Stumpf sollte man mit einem Mulltuch reinigen, niemals mit Watte.

Neugeborenengelbsucht

Bei der Gelbsucht verfärben sich Haut und Augenweiß gelblich. Sie verläuft meist harmlos und betrifft etwa sechs von zehn Neugeborenen.

WAS SIND DIE URSACHEN?

Die gelbliche Färbung wird durch eine Ansammlung von Bilirubin im Blut verursacht. Bilirubin entsteht beim Abbau der roten Blutkörperchen in der Leber. Neugeborene verfügen über mehr rote Blutkörperchen. Da ihre Leber noch nicht ausgereift ist, dauert es zudem länger, bis das Bilirubin komplett abgebaut ist. Daher kommt es in der ersten Lebenswoche zur physiologischen Neugeborenengelbsucht, die sich ohne Behandlung nach 10–14 Tagen zurückbildet.

Andere Formen der Gelbsucht können gefährlicher sein. So kann es z. B. bei einer Blutgruppenunverträglichkeit zwischen Mutter und Kind zu einem raschen Zerfall der roten Blutkörperchen kommen. Diese Form tritt innerhalb der ersten 24 Stunden nach der Geburt auf und ist dringend behandlungsbedürftig. Dauert die Gelbsucht länger als zwei Wochen, kann dies an einer

Mögliche Symptome

- ★ Gelbliche Haut und Augenweiß.
- ★ Evtl. juckende Haut.
- ★ Schläfrigkeit, Baby trinkt kaum.

harmlosen Reaktion auf Hormone in der Muttermilch liegen, könnte jedoch auch eine ernsthafte Ursache haben. Bei Frühgeborenen und gestillten Babys kommt es häufiger zur Gelbsucht.

SOLL ICH EINEN ARZT AUFSUCHEN?
Eine gute Hebamme erkennt die Gelbsucht sofort. Einen Arzt sollte man aufsuchen, wenn diese länger als zwei Wochen andauert, erst eine Woche nach der Geburt einsetzt, wenn sie sich verschlechtert oder mit puderfarbenem Stuhlgang einhergeht. Der Arzt wird Blut abnehmen und den Bilirubinwert bestimmen.

Eine starke Neugeborenengelbsucht wird mit Licht bestimmter Wellenlänge behandelt. Diese verstärkt den Abbau von Bilirubin. Bei hohem Bilirubinspiegel besteht sonst die Gefahr einer Hirnschädigung. Bei den anderen krankhaften Formen der Gelbsucht kann eine Bluttransfusion erforderlich werden.

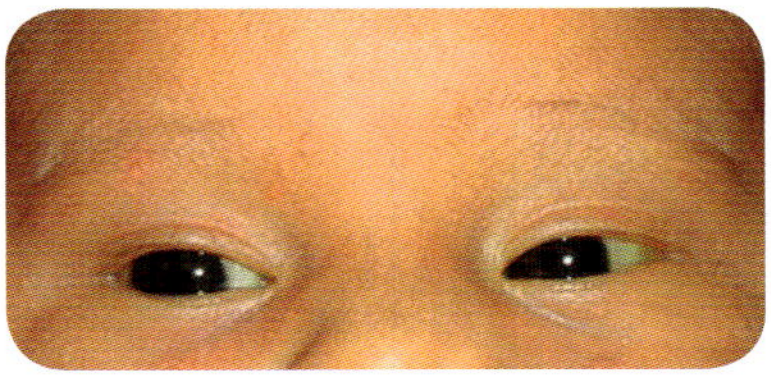

Gelbliche Färbung von Haut und Augenweiß sind typisch für Gelbsucht. Die Farbe entsteht aus Abfallprodukten im Blut.

Pickel und Ausschlag

Die Haut von Neugeborenen ist sehr anfällig für Pickel und Ausschläge jeder Art. Diese sind aber meist harmlos und verschwinden von selbst wieder.

WELCHE FORMEN GIBT ES?
Beim Neugeborenen zeigen sich am häufigsten die folgenden vier Hautveränderungen (siehe auch *Hautveränderungen,* S. 90).

★ **Milien** Die kleinen, weichen Erhebungen (Hautgrieß) kommen bei 40–50 % der Neugeborenen vor. Sie entwickeln sich einige Wochen nach der Geburt, meist im Gesicht. Die winzigen Zysten entstehen während der Reifung der Talgdrüsen und verschwinden nach 4–6 Wochen ohne Behandlung.

★ **Neugeborenenakne** tritt 2–4 Wochen nach der Geburt auf. Ursache sind mütterliche Hormone, die auf das Baby im Mutterleib eingewirkt und die talgproduzierenden Drüsen in seinem Gesicht angeregt haben. Eine Behandlung ist nicht notwendig, da die Pickel nach 4–6 Wochen selbst abheilen, ohne Narben zu hinterlassen. Um den Prozess zu beschleunigen, kann man Muttermilch auf die Pusteln träufeln. Bei starker Akne sollte man den Kinderarzt aufsuchen.

★ **Neugeborenenexanthem** Beim Neugeborenen kommt es zum Hautausschlag mit kleinen, mit klarer Flüssigkeit gefüllten und von einem roten Hof umgebenen Bläschen. Ursache ist der Entzug des Schwangerschaftshormons. Da sich die Bläschen rasch wieder zurückbilden, ist keine spezifische Behandlung notwendig.

★ **Hitzepickel** Bei Hitze zeigt sich ein roter, pickeliger Ausschlag, verursacht von verstopften Schweißdrüsen. Babys sind anfälliger als Erwachsene, da ihre Drüsen kleinere Poren haben. Sorgen Sie für Abkühlung, indem Sie Ihrem Baby leichtere Kleidung anziehen und es an einen kühleren Ort bringen.

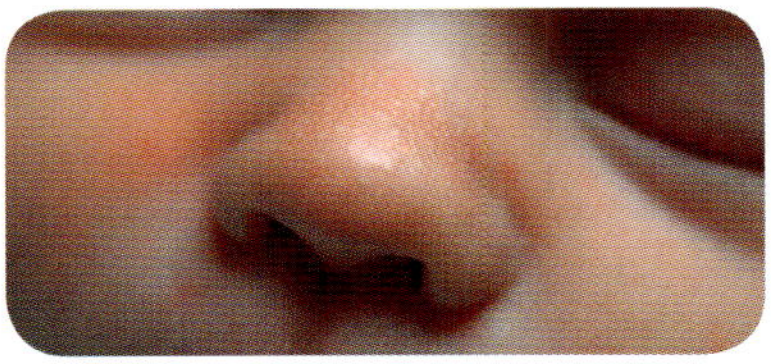

Milien Die kleinen, weißen Punkte (siehe Nase) sind harmlos und bei Neugeborenen häufig. Sie bilden sich von selbst zurück.

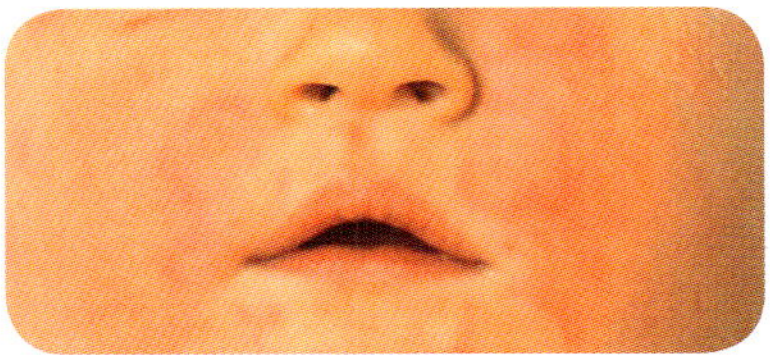

Neugeborenenexanthem Der erhabene Hautausschlag (siehe Wangen) verschwindet gewöhnlich innerhalb weniger Tage.

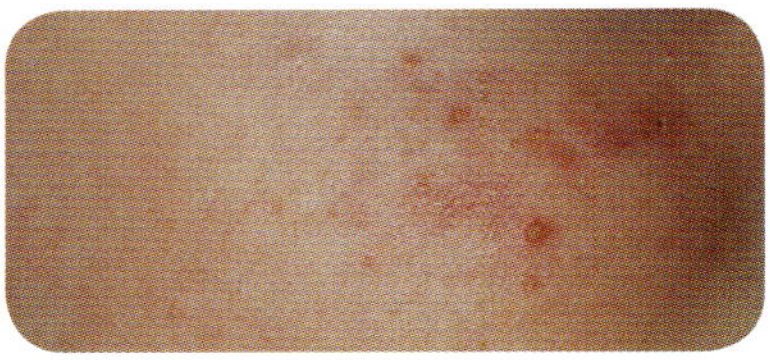

Neugeborenenakne Der Ausschlag an Wangen, Stirn und Kinn ähnelt der Akne bei Jugendlichen.

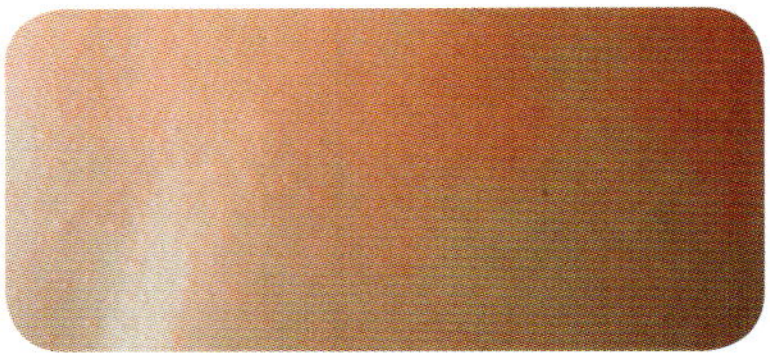

Hitzepickel Die abgebildeten kleinen roten Pickelchen treten oft an Stellen mit eng anliegender Kleidung auf.

Hautveränderungen

Farbige Hauterscheinungen können entweder bereits bei Geburt vorhanden sein oder in den ersten Lebenswochen entstehen. Einige verblassen mit der Zeit, andere bleiben.

WELCHE FORMEN GIBT ES?
Größere und kleine sichtbare Hautmale entstehen aus missgebildeten Blutgefäßen in bzw. unter der Haut oder aus angehäuften Pigmentzellen, die eigentlich der Haut ihre Farbe verleihen. Zur ersten Form gehören Storchenbiss, Hämangiom und Feuermal, zur zweiten zählen Mongolen-, Steiß- und Leberfleck.

★ **Storchenbiss** Die roten Hautflecken im Bereich von Augenlidern, Stirn oder Genick werden bei stärkerer Durchblutung dunkler, z. B. wenn das Baby schreit. Meist verschwinden sie nach etwa einem Jahr von selbst, können jedoch auch länger bestehen.

★ **Hämangiom** Es handelt sich um einen erhabenen Fleck, der entweder erdbeerrot (Säuglingshämangiom) oder bläulich-violett (kavernöses Hämangion) verfärbt ist. Beide sind schon bei Geburt vorhanden oder bilden sich in den ersten Lebenswochen. Das Säuglingshämangiom wächst in wenigen Monaten zum erhabenen Mal an. Meist schrumpft es ab dem 18. Monat wieder und ist bis zum siebten Geburtstag völlig verschwunden. Eine Behandlung ist nur erforderlich, wenn das Hämangiom über dem Auge sitzt und die Sicht behindert oder an einer Stelle, die das Stillen, Trinken oder Atmen beeinträchtigt, und wenn es oft blutet oder stark wuchert.

★ **Mongolenfleck** Die dunkelblauen bis grauen Flecken zeigen sich bereits nach der Geburt und zwar meist bei Menschen mit dunkler Hautfarbe. Sie befinden sich am Rücken oder Gesäß. Eine Behandlung ist nicht nötig, da sie gewöhnlich bis zum Alter von 4 Jahren von selbst verschwinden.

★ **Feuermal** Dieses bleibende Hautmal besteht aus einer flachen rot bzw. violett verfärbten Hautregion. Ein Feuermal kann mitwachsen und mit zunehmendem Alter dicker bzw. knotig werden. Eine Behandlung mit Lasertherapie ist möglich.

★ **Angeborener Leberfleck** Die dunkel pigmentierten Hautmale unterschiedlicher Größe können bösartig werden, gerade wenn sie an Größe zunehmen. Gehen Sie zum Kinder- oder Hautarzt, wenn der Leberfleck Ihres Kindes größer wird, seine Form verändert oder sich entzündet und blutet bzw. anfängt zu jucken.

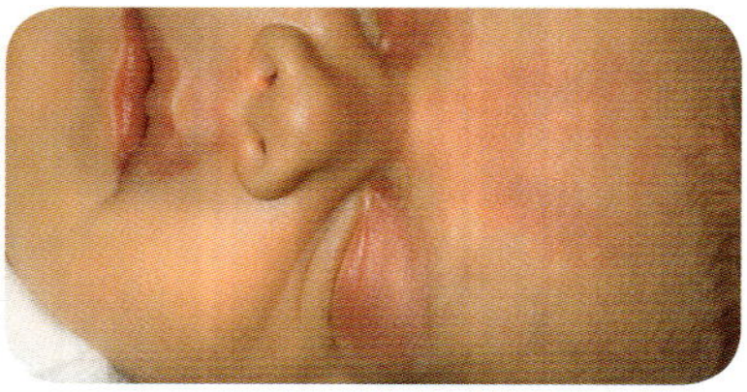

Storchenbiss auf Augen, Stirn oder im Genick. Daher der Name: Hier soll der Storch die Babys halten, wenn er sie bringt.

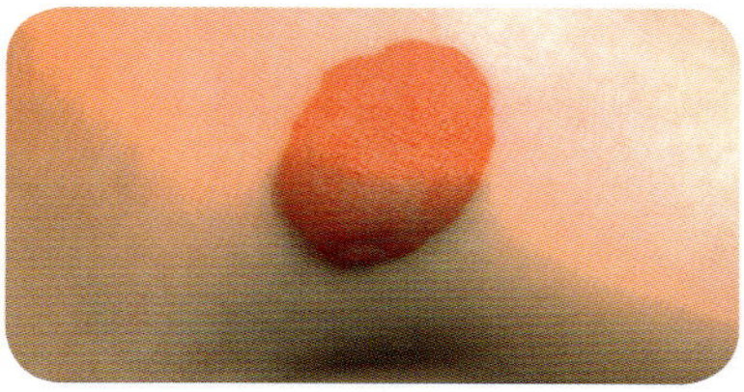

Säuglingshämangiom Es ähnelt einer Erdbeere und entsteht aus missgebildeten Blutgefäßen.

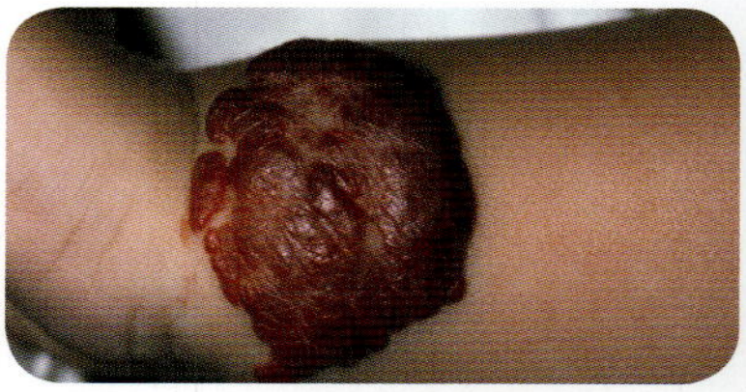

Kavernöses Hämangiom Es ist dunkler, da die Gefäßanomalie tiefer liegt. Es muss operativ entfernt werden.

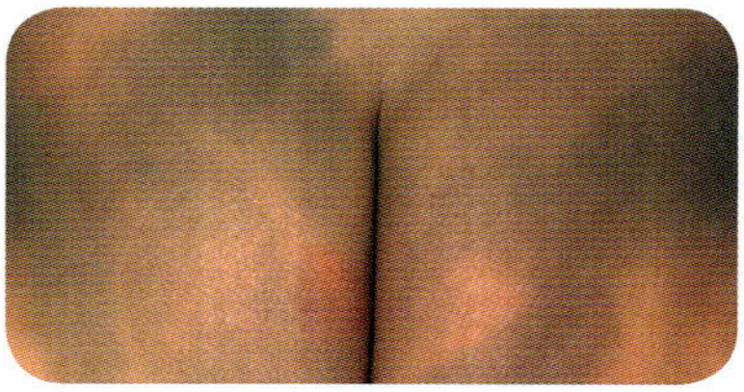

Mongolenflecke Die dunklen bläulich-grauen Flecken ähneln Blutergüssen, hier abgebildet am Gesäß eines Säuglings.

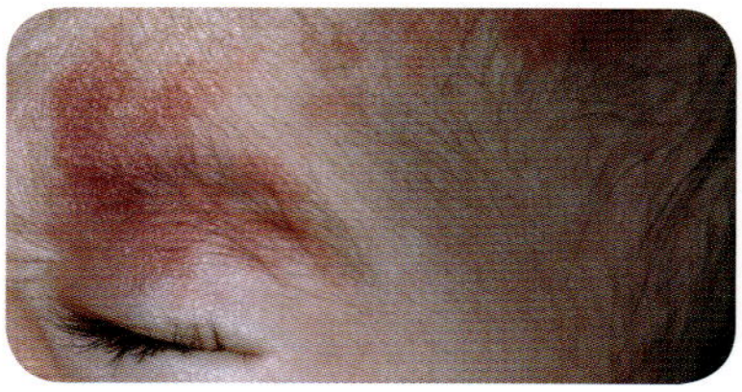

Feuermal Es befindet sich häufig im Gesicht. Eine Behandlung aus ästhetischen Gründen ist möglich.

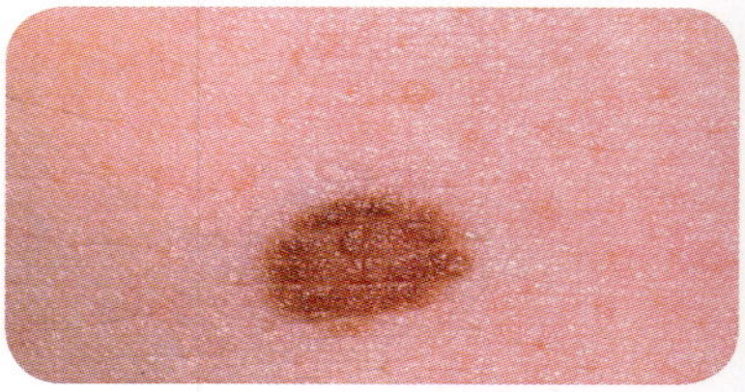

Leberfleck Dieses häufig vorkommende Muttermal entsteht durch eine Ansammlung von Pigmentzellen.

Kopfgneis

Der Kopfgneis, auch seborrhoische Dermatitis genannt, ist eine häufige Hauterkrankung, die sich in den ersten Lebensmonaten entwickelt. Meist erscheint er auf der Kopfhaut, aber auch Gesicht, Achseln und Leisten können betroffen sein.

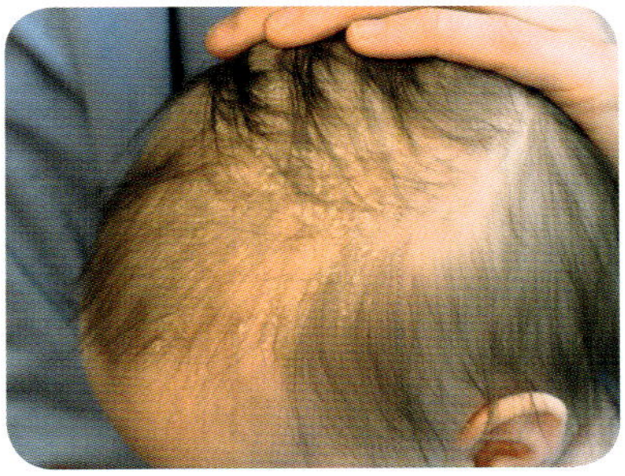

Kopfgneis Die fettigen, gelben Hautschuppen sehen zwar nicht schön aus, sind aber meist völlig harmlos.

WAS SIND DIE URSACHEN?

Man vermutet, dass die Talgdrüsen des Babys im Mutterleib durch die mütterlichen Hormone angeregt werden und zuviel Talg produzieren. Auf dem Kopf befinden sich dann vermehrt abgestorbene Hautzellen. Eine andere schuppende Hauterkrankung (Milchschorf oder atopisches Exanthem) tritt häufiger bei Babys aus Familien mit allergischer Veranlagung auf. Beide Formen haben nichts mit mangelnder Hygiene zu tun und sind auch nicht ansteckend.

Für das Baby ist der Kopfgneis weder schmerzhaft noch problematisch. Nach einigen Monaten verschwindet er von selbst.

Mögliche Symptome

- ★ Rote, schuppige Kopfhaut.
- ★ Gelbe Krusten oder fettige Flecken auf der Kopfhaut.
- ★ Haarausfall, sobald die fettigen Schuppen trocknen und abfallen.
- ★ Schuppige, fleckige Hautareale in Gesicht, Achseln und Leisten.

SOLL ICH EINEN ARZT AUFSUCHEN?

Probieren Sie die gezeigten Selbsthilfemaßnahmen aus. Bei Mißerfolg können Sie den Arzt aufsuchen. Er verschreibt Ihnen zur Beruhigung der Kopfhaut ein Spezialshampoo mit heilenden Substanzen. Greift die Hautschuppung auf viele andere Stellen des Körpers über und juckt stark, könnte es sein, dass Ihr Baby Milchschorf hat. In diesem Fall sollten Sie auf jeden Fall zum Arzt. Er wird Ihrem Kind eine entzündungshemmende Salbe verschreiben.

Was kann ich tun?

Reiben Sie den Kopf sanft mit Öl (z.B. Olivenöl), Muttermilch oder einer Feuchtigkeitscreme bzw. Vaseline ein. Vermeiden Sie Erdnussöl, da es Allergien auslösen kann. Kratzen Sie nicht an den Schuppen. Das könnte Verletzungen der Kopfhaut und Entzündungen hervorrufen.

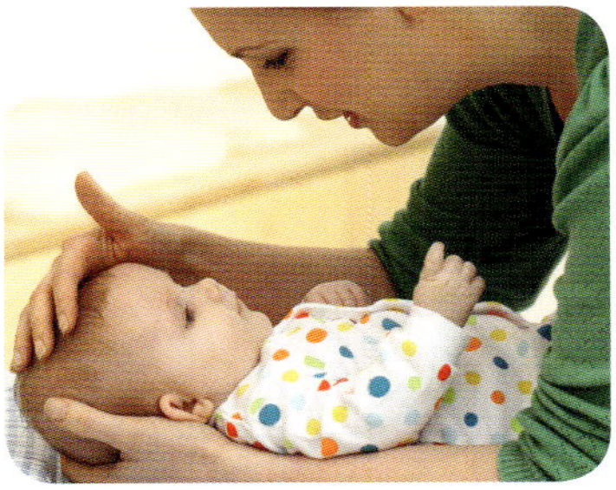

1 **Massieren** Sie die Kopfhaut mit Muttermilch bzw. Öl, um Krusten und Schuppen aufzuweichen.

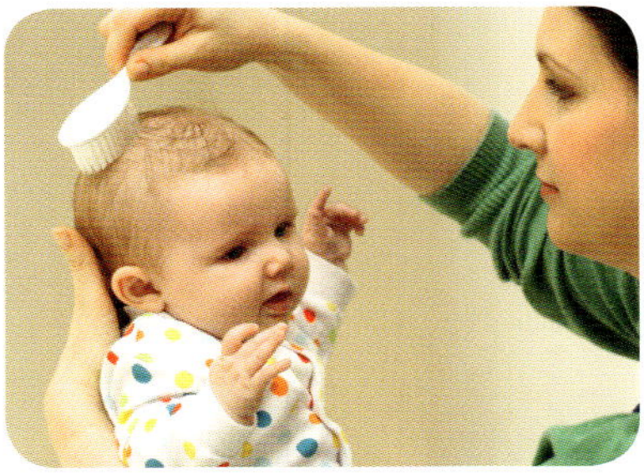

2 **Öl lange einwirken lassen** Bürsten Sie dann sanft mit einer weichen Babybürste über den Kopf.

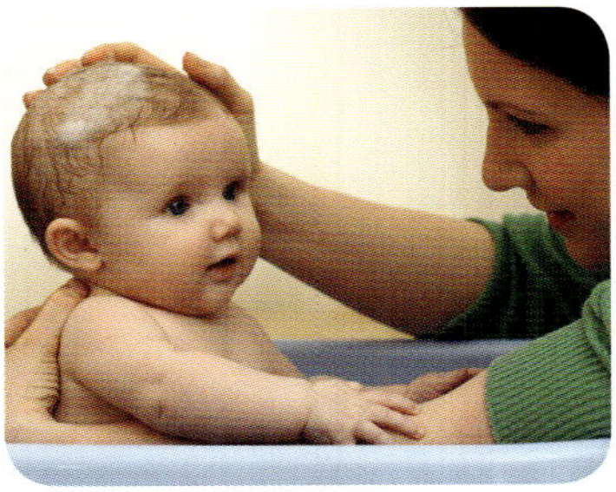

3 **Haare waschen** Verwenden Sie am besten klares Wasser oder ein mildes Babyshampoo.

Verklebtes Auge

Die Augen vieler Babys sind durch eine eitrige, zähe Flüssigkeit verklebt, die von den Augen abgesondert wird. Betroffen sind entweder beide Augen oder nur eines. Nach dem Schlafen werden die Beschwerden durch Verkrustung noch verstärkt.

Mögliche Symptome

Verstopfter Tränenkanal:

★ Kontinuierlich tränendes Auge, auch wenn das Baby nicht weint.

★ Absonderung von klebrigem, dickflüssigem Augensekret.

Neonatale Konjunktivitis:

★ Gerötetes Augenweiß.

★ Wässriges, blutiges oder dickflüssiges eitriges Sekret.

★ Geschwollene, schmerzende Lider.

WAS SIND DIE URSACHEN?

Die Ursache ist oft ein verstopfter Tränenkanal. Normalerweise werden die Augen kontinuierlich mit Tränenflüssigkeit befeuchtet, die über den Tränenkanal aus dem Auge in die Nase abfließt. Bei etwa einem von fünf Babys ist dieser Kanal nicht voll ausgebildet. Der Abfluss der Tränenflüssigkeit wird blockiert, was zu den beschriebenen Symptomen führt.

Auch eine Entzündung der Bindehaut (durchsichtige Membran, die das Augenweiß bedeckt) kann zu verklebten Augen führen. Tritt sie innerhalb von 28 Tagen nach der Geburt (neonatale Konjunktivitis) auf, sind die Erreger wahrscheinlich während der Entbindung vom Geburtskanal ins Auge gelangt.

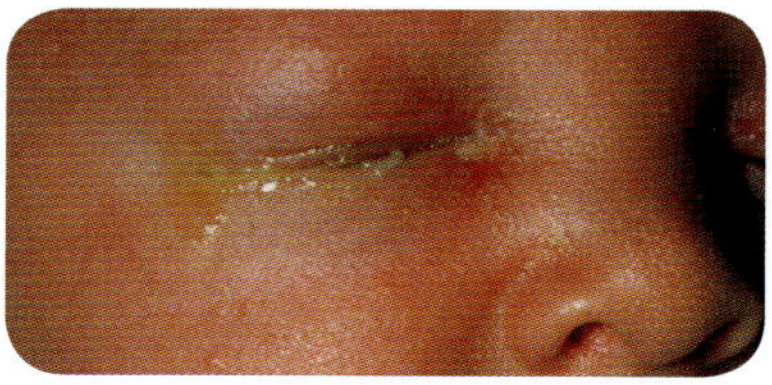

Verklebtes Auge Das gelbliche Sekret bildet sich, weil der Tränenkanal verstopft ist.

SOLL ICH EINEN ARZT AUFSUCHEN?

Wenn die Flüssigkeit nicht klar, sondern gelblich ist, bei Schmerzen und bei stark geröteten Augen sollte das Baby vom Arzt untersucht werden. Dieser verordnet antibiotische Salben oder Augentropfen. Bei Babys, die über einen Monat alt sind und eine leichte Bindehautentzündung (tränende Augen mit klarer Flüssigkeit) haben, ist zunächst keine Therapie erforderlich. Wenn Ihr Baby an neonataler Konjunktivitis leidet, muss es jedoch ärztlich behandelt werden. Dies ist besonders wichtig, wenn die Erreger als Chlamydien indentifiziert wurden. Diese Bakterien können eine Lungenentzündung verursachen und zur Erblindung führen.

Ein verstopfter Tränenkanal kann durch Massagen (siehe Kasten links) zum Aufspringen gebracht werden.

Was kann ich tun?

Versuchen Sie Massagen mit festem Druck, damit der Kanal aufspringt und gestaute Flüssigkeit abfließt. Vorher Hände waschen.

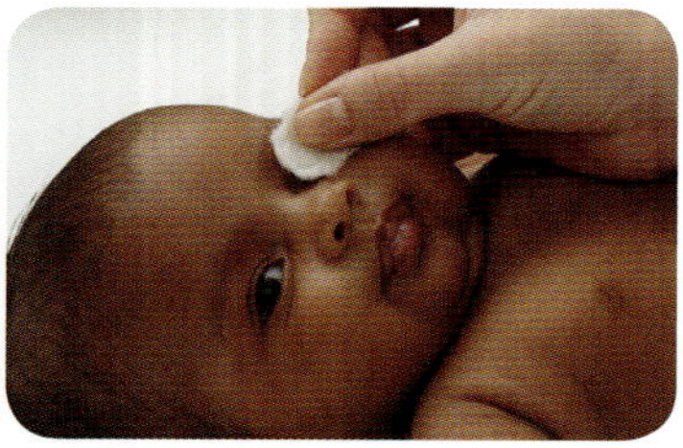

Auge reinigen Entfernen Sie das Sekret mit einem feuchten Mulltuch. Verwenden Sie abgekochtes, lauwarmes Wasser und wischen Sie von außen nach innen.

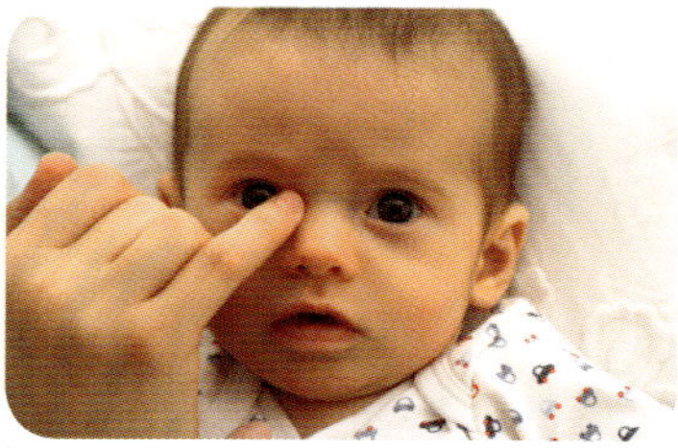

Tränenkanal massieren Drücken Sie drei- bis viermal am Tag mit einem Finger vorsichtig, aber fest auf die Region zwischen Nase und Augenwinkel.

WIE GEHT ES WEITER?

Wird die neonatale Konjunktivitis sofort behandelt, ist die Prognose gut. Die meisten Babys genesen vollständig. Beim verstopften Tränenkanal können sich die Symptome während einer Erkältung zeitweise verschlimmern, weil der Kanal mit Schleim verstopft. Oft laufen dann Nase und Augen gleichzeitig. Meist öffnet sich der Kanal im ersten Lebensjahr von selbst. Sollte dies nicht der Fall sein und sollten die Symptome weiterbestehen, wird man Sie an einen Augenarzt überweisen. Unter Narkose kann dann der Tränenkanal gespült und mit einer speziellen Kanüle durchgängig gemacht werden.

Windeldermatitis

Fast alle Babys und Kleinkinder im Windelalter leiden irgendwann einmal an Windeldermatitis. Ursache ist meist eine Reizung der Haut durch den im Urin und Stuhl enthaltenen Ammoniak. Doch auch Pilzinfektionen können zur Windeldermatitis führen.

SOLL ICH EINEN ARZT AUFSUCHEN?
Wenn die unten aufgeführten Selbsthilfemaßnahmen nicht greifen, sollte man zum Arzt gehen. Er verschreibt eine entzündungshemmende Salbe oder eine Salbe gegen Pilzerkrankungen im Fall einer Pilzinfektion (Windelsoor). Heilt der Ausschlag dennoch nicht ab, liegt möglicherweise eine bakterielle Infektion vor, die eine antibiotische Behandlung erforderlich macht.

KANN MAN VORBEUGEN?
Befolgen Sie die aufgeführten Ratschläge. Die Windeln nie zu fest verschließen.

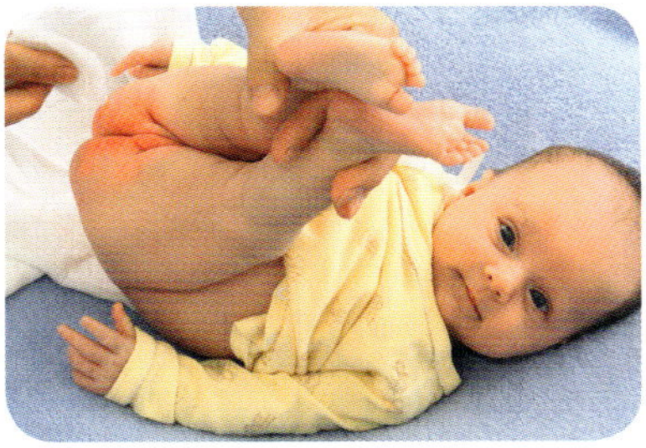

Leichter Ausschlag Rote, wunde Haut ist typisch für Windeldermatitis. Auf diesem Bild ist nur eine kleine Region betroffen.

Mögliche Symptome

Leichte Windeldermatitis:

★ Rote Pickel laufen zu Flecken zusammen, kleiner Bereich betroffen.

★ Das Baby schreit eventuell, wenn es Stuhlgang hat oder uriniert.

Starke Windeldermatitis:

★ Hellrote Pickel und rissige Haut, Großteil des Windelbereichs betroffen.

★ Quengeliges und unruhiges Baby.

Windelsoor (Pilzerkrankung):

★ Entzündete Haut, flächiger Ausschlag, begrenzt von roten Pickeln, die satellitenartig ausstreuen.

★ Auch Hautfalten betroffen (nicht bei Windeldermatitis).

Was kann ich tun?

Falls Sie stillen: Salzige, stark gewürzte Speisen meiden! Über die Muttermilch kommen diese Stoffe in Babys Urin und reizen den Po. Einen leichten Ausschlag mit Muttermilch beträufeln.

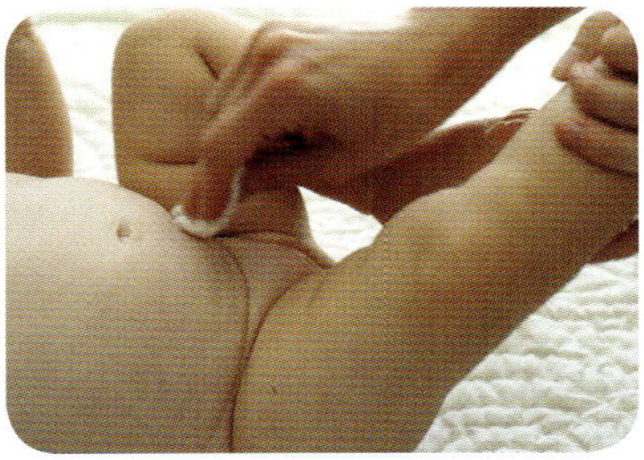

Seife meiden Waschen Sie Ihr Baby mit klarem Wasser. Verzichten Sie auf Seife, da sie die empfindliche Babyhaut reizt. Keine Feuchttücher mit Alkohol verwenden, sie trocknen aus. Den wunden Po dann sanft abtupfen. Nicht trockenreiben.

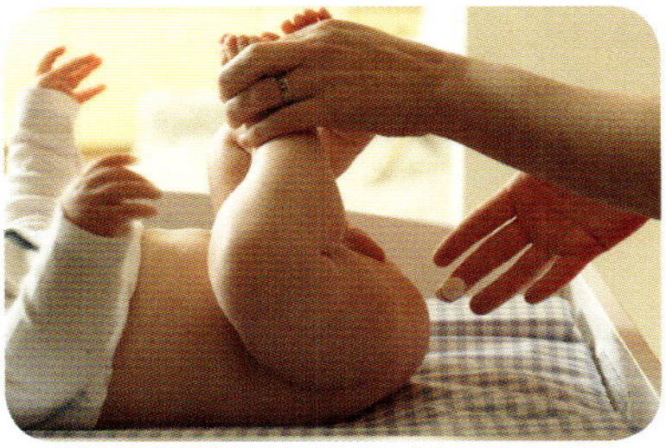

Zinkhaltige Windelcreme mit Calendula dünn auftragen Sie schützt vor Urin und Stuhl. Den Po vorher gut trocknen lassen und die Creme nicht zu dick auftragen, sonst kann die Windel keine Feuchtigkeit mehr aufnehmen. Meiden Sie Puder, er reizt die Haut.

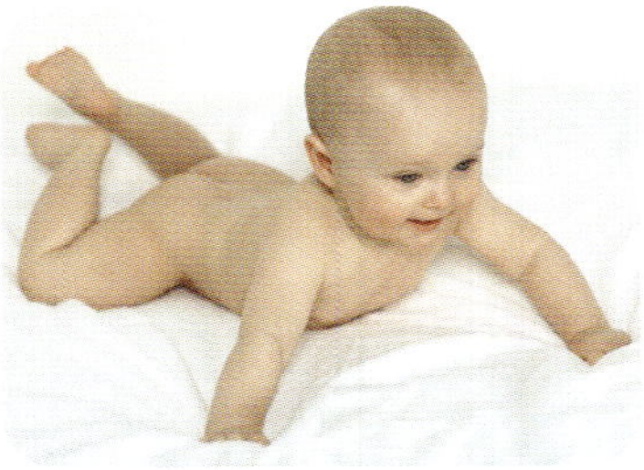

Frische Luft ranlassen Ihr Kind soll möglichst lange nackt strampeln. Legen sie ein Handtuch unter und wechseln Sie es bei Bedarf. Achten Sie auf eine warme Zimmertemperatur. Die Windeln möglichst oft wechseln.

Koliken

Jedes Baby schreit ab und zu, gerade wenn es müde oder hungrig ist. Manches weint aber unkontrolliert und scheinbar ohne Grund nach jeder Mahlzeit. Es hat Koliken. Abgesehen davon ist es völlig gesund. Die Koliken bessern sich meist im Alter von vier Monaten.

Mögliche Symptome

Heftige Schreiattacken nach dem Füttern, die meist wenige Wochen nach der Geburt einsetzen. Das Baby:

★ schreit nach jeder Mahlzeit anhaltend und lässt sich durch nichts beruhigen.

★ krümmt Beinchen, wölbt den Rücken.

★ lässt Winde ab.

★ schreit eher nach dem abendlichen Füttern.

★ braucht länger beim Füttern und schläft schlecht.

★ ist ansonsten gesund, trinkt gut und nimmt zu.

WAS SIND DIE URSACHEN?

Der Verdauungstrakt ist nach der Geburt noch nicht vollständig ausgereift. Man nimmt an, dass dessen Entwicklung zu Blähungen und schmerzhaften Koliken führt, besonders in den ersten drei Lebensmonaten (Dreimonatskoliken). Auch eine temporäre Laktoseintoleranz kann eine Rolle spielen. Koliken treten bei fast 20 % aller Babys auf. Jungen sind häufiger betroffen. Rauchen während der Schwangerschaft erhöht das Risiko und auch gestillte Kinder leiden tendenziell häufiger daran.

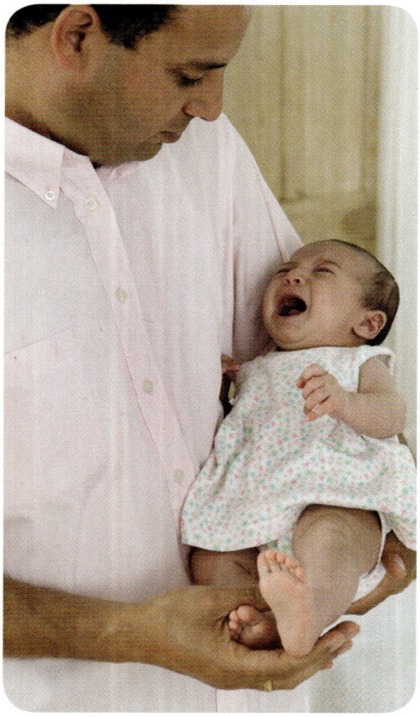

Untröstliches Schreien Ein Baby mit Koliken schreit ohne erkennbare Ursachen unaufhörlich, obwohl es gesund ist und gedeiht.

WIE WIRD BEHANDELT?

Es gibt eine Vielzahl von Selbsthilfemaßnahmen (siehe Kasten rechte Seite). Wenn diese nicht greifen, kann man eine Woche lang rezeptfreie Medikamente aus der Apotheke geben. Diese sollte man wieder absetzen, falls sich die Beschwerden nicht bessern. Folgende Medikamente stehen zur Verfügung:

★ **Simeticontropfen** Sie binden die Luft in Magen und Darm.

★ **Laktasetropfen** Sie helfen bei der Verdauung von Laktose. Wenn diese Tropfen anschlagen, muss das nicht heißen, dass das Baby an einer dauerhaften Laktoseunverträglichkeit leidet.

GIBT ES NATURHEILVERFAHREN?

Manche Eltern schwören auf Kümmelzäpfchen auf rein pflanzlicher Basis. Sie selbst können z. B. den Bauch Ihres Babys massieren (siehe Kasten rechte Seite). Verwenden Sie dazu ein Babyöl auf pflanzlicher Basis.

SOLL ICH EINEN ARZT AUFSUCHEN?

Die Koliken an sich sind meist harmlos. Für Eltern ist das anhaltende Schreien des Babys aber extrem anstrengend und beunruhigend. Fragen Sie die Hebamme um Rat, wenn Sie nicht mehr klarkommen. Falls Sie sich ernsthafte Sorgen um Ihr Baby machen, gehen Sie auf jeden Fall zum Arzt. Er kann Ihnen pflanzliche Zäpfchen verschreiben, nachdem er Ihr Baby untersucht hat und es ansonsten gesund ist.

KANN MAN VORBEUGEN?

Der Verzicht aufs Rauchen während der Schwangerschaft verringert das Risiko, dass Ihr Baby später unter Koliken leiden wird. Rauchen schadet Ihrer Gesundheit und der Ihres Babys.

Man sollte Lage und Umgebung eines Babys mit Koliken nicht zu häufig ändern, da es sonst nicht zur Ruhe kommen kann und noch mehr schreit.

EXTRATIPP

Ein Baby mit Koliken ist anstrengend. Legen Sie es ab und zu in sein Bettchen und verschnaufen Sie. Bitten Sie Freunde oder Verwandte, währenddessen auf das Baby aufzupassen.

Was kann ich tun?

Mit den folgenden Methoden können Sie die Koliken lindern. Manche Babys beruhigen sich leichter in einem abgedunkelten, ruhigen Zimmer, andere bevorzugen stetige Hintergrundgeräusche, wie von Staubsauger oder Waschmaschine. Verändern Sie die Umgebung nicht zu häufig.

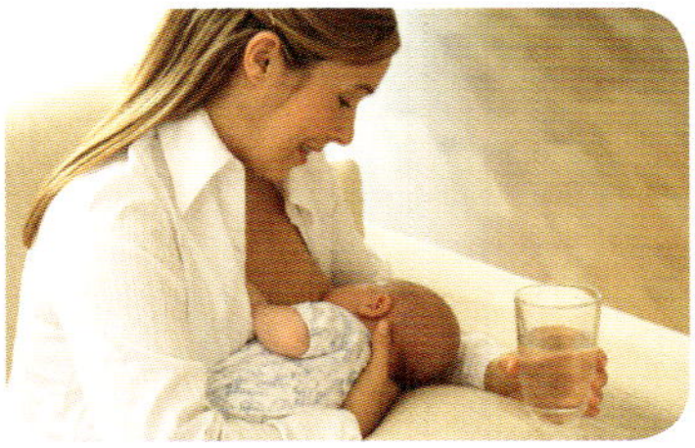

Koffeinhaltige Getränke meiden, wenn Sie stillen. Alkohol, scharfe Gewürze und blähende Nahrungsmittel (z. B. Zwiebeln) können die Koliken verschlimmern.

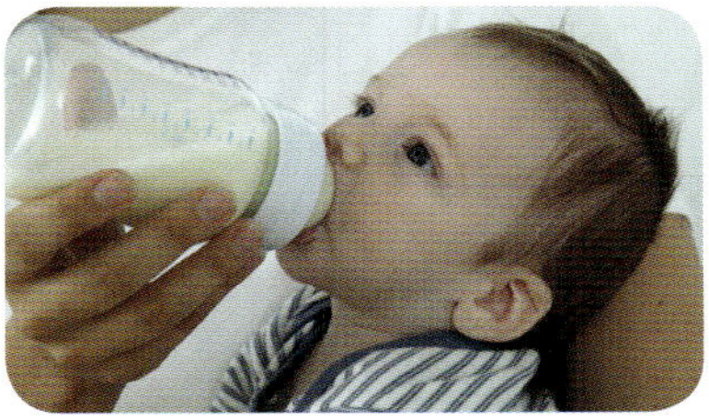

Beim Flaschetrinken aufrecht halten So schluckt Ihr Baby keine Luft. Probieren Sie unterschiedliche Sauger und Sauglöcher aus. Geben Sie Fencheltee.

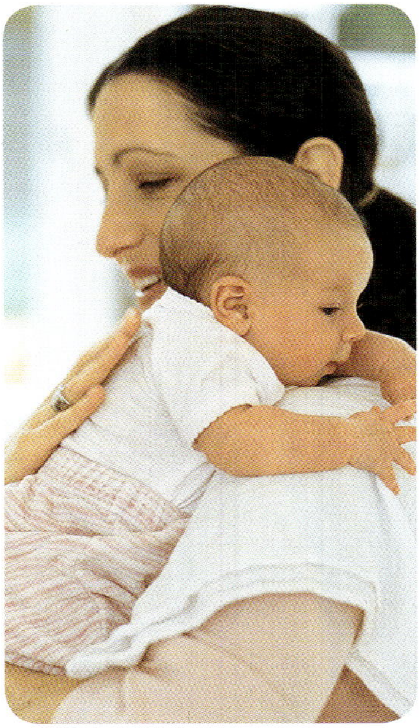

Bäuerchen machen Halten Sie Ihr Baby aufrecht bzw. setzen Sie es sich auf den Schoß, Kopf und Nacken gut abstützen. Sanft auf den Rücken klopfen oder das Bäuchlein massieren, bis es aufstößt.

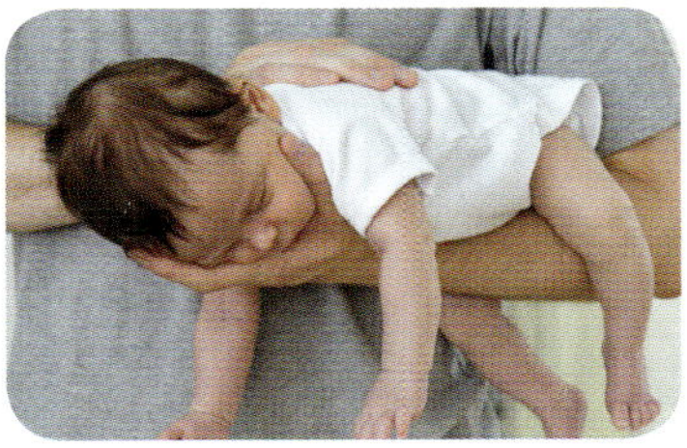

Auf den Arm nehmen Versuchen Sie die »Fliegerposition« und halten Sie Ihr Baby auf dem Bauch. Andere bevorzugen eine aufrechte Position. Ihr Baby hin und her wiegen oder mit ihm auf und ab gehen.

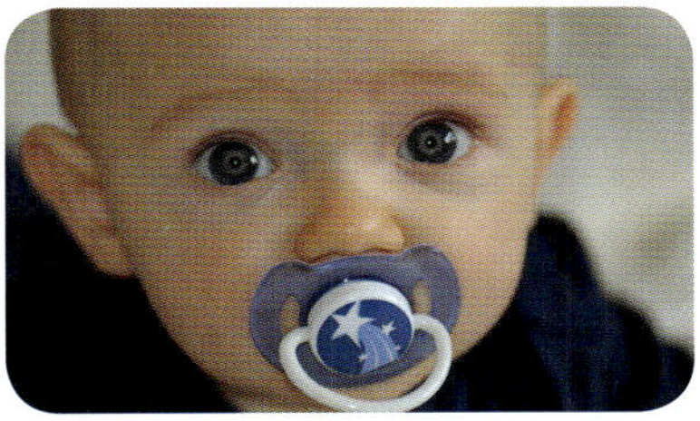

Einen Schnuller geben Durch Saugen oder Nuckeln beruhigen sich Babys häufig. Wenn Sie stillen, können Sie es auch anlegen. Achten Sie dabei immer auf das richtige Anlegen, damit es keine Luft schluckt.

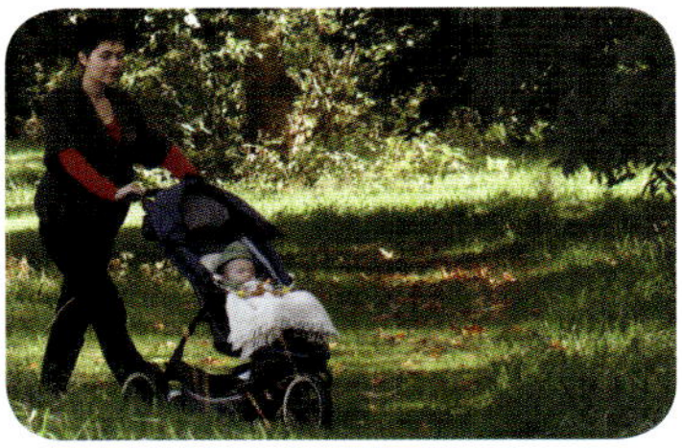

Spazieren gehen Die meisten Babys finden Bewegung beruhigend. Setzen Sie Ihr Baby in den Kinderwagen oder machen Sie eine Tour mit dem Auto. Im Tragetuch spürt es Ihre Bewegung.

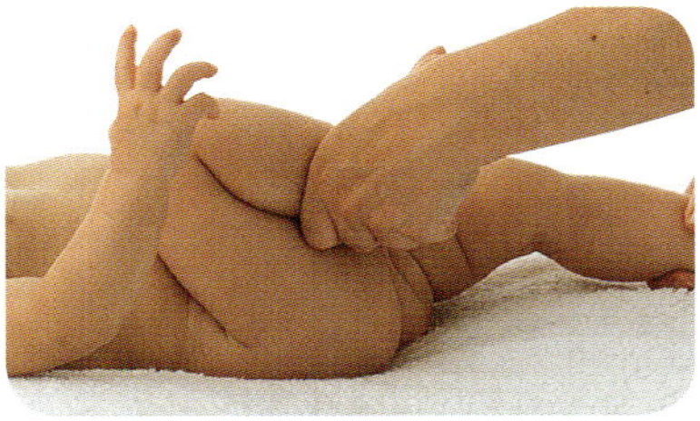

Mit den Beinchen radfahren, während Ihr Baby auf dem Rücken liegt oder kreisen Sie mit den Knien auf dem Bauch. Auch eine kreisförmige Massage des Bauchs mit Babyöl auf pflanzlicher Basis kann helfen.

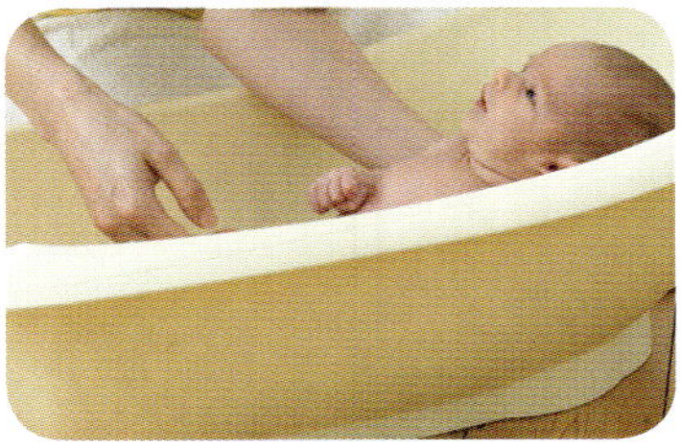

Warm baden Viele Babys mit Koliken lassen sich dadurch beruhigen. Es wirkt entspannend und die Wärme lindert die Schmerzen. Massieren Sie beim Baden sanft das Bäuchlein.

Reflux

Gerade in den ersten drei Monaten spuckt ein Baby oft nach jeder Mahlzeit: Eine geringe Menge Milch fließt dabei aus dem Magen zurück in die Speiseröhre und in den Mund (Reflux). Das ist völlig harmlos und wächst sich bald wieder aus.

WAS SIND DIE URSACHEN?
Zum Reflux kommt es, wenn der Schließmuskel zwischen Magen und Speiseröhre noch nicht voll entwickelt ist. Er ist dann noch zu schwach, um Nahrung oder Flüssigkeiten im Magen zu halten. Beides fließt zurück in die Speiseröhre, sobald der Magen sich zusammenzieht und die Verdauung einsetzt.

SOLL ICH EINEN ARZT AUFSUCHEN?
Wenn das Baby nach dem Füttern kleine Mengen Milch spuckt, ist das nichts Ungewöhnliches und nicht weiter schlimm. Solange das Baby zunimmt, sollten Sie Ihre Hebamme um Rat bitten. Sie wird Ihnen zeigen, wie Sie das Baby nach dem Füttern halten sollen, und möglicherweise andere Fütterungstechniken erklären (siehe Kasten unten). Wenn das nicht ausreicht oder das Baby nicht mehr zunimmt, gehen Sie zum Arzt. Das Baby hat eventuell eine krankhafte Form des Reflux, den gastroösophagealen Reflux. Sie bekommen eines der folgenden Medikamente zur Behandlung verschrieben:

★ **Säurehemmer** Sie binden überschüssige Säure im Magen.
★ **Antibiotika** Sie beschleunigen die Magenentleerung.

Mögliche Symptome

Gastroösophagealer Reflux:

★ Spucken großer Mengen Milch nach jeder Mahlzeit.
★ Ständiges Erbrechen.
★ Schreien und Schmerzen nach jeder Mahlzeit.
★ Häufiges Husten oder Verschlucken.

WIE GEHT ES WEITER?
Mit zunehmendem Alter wird der Schließmuskel Ihres Babys stärker und fester. Zudem sitzt und steht es später immer häufiger und liegt seltener. Bei den meisten Babys verschwindet daher der Reflux im Alter von 12–18 Monaten.

Was kann ich tun?

Der Reflux lässt sich verhindern, wenn Sie das Baby während und nach dem Füttern in eine möglichst aufrechte Position bringen. Stillen Sie Ihr Baby wenn möglich, da Muttermilch schneller den Magen passiert und gestillte Babys gewöhnlich häufige, kleinere Portionen zu sich nehmen.

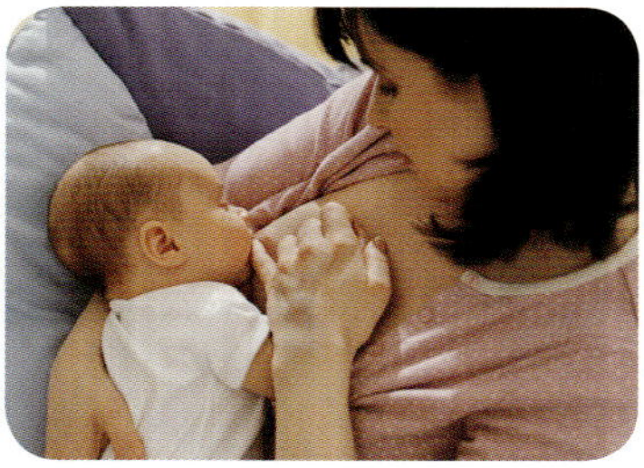

Wenig und häufig Geben Sie Ihrem Baby kleine, aber dafür häufigere Portionen, um den Reflux zu vermeiden.

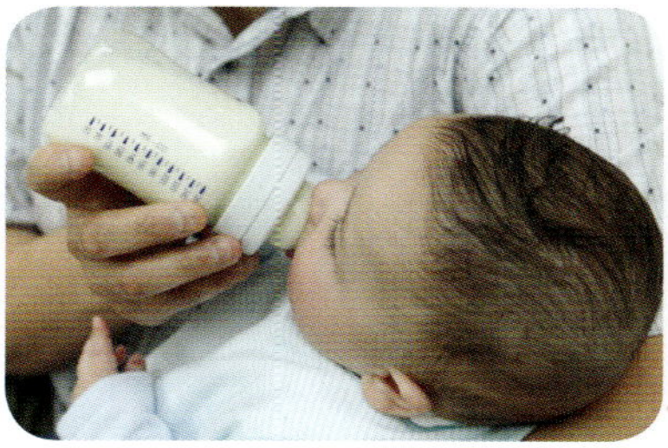

Beim Flaschetrinken aufrecht halten Die Schwerkraft hält die Nahrung unten und der Reflux wird verringert.

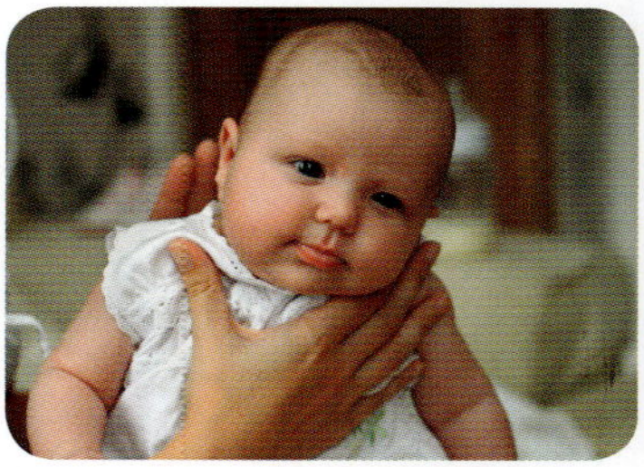

Bäuerchen machen Das Baby soll nach dem Füttern aufstoßen und einige Zeit möglichst aufrecht gehalten werden

Blähungen

Beim Trinken oder Schreien verschluckt das Baby Luft, die sich im Verdauungssystem sammelt und zu Blähungen führt. Sie sind unangenehm und können Schmerzen und Erbrechen verursachen. Zudem fühlt sich das Baby satt und möchte nicht trinken.

Mögliche Symptome

★ Sich Krümmen und Weinen während bzw. nach dem Füttern, oft Erleichterung nach Aufstoßen bzw. Winde ablassen.

WAS SIND DIE URSACHEN?
Manche Babys leiden mehr unter Blähungen als andere. Bei gestillten Babys kommt es jedoch seltener zu Blähungen, da sie den Milchfluss selber steuern können und weniger Luft schlucken als Flaschenkinder.

WIE WIRD BEHANDELT?
Probieren Sie die unten aufgeführten Methoden aus. Geben Sie Fencheltee. Auch eine sanfte Massage mit Kümmelöl, kreisförmig um den Nabel, kann helfen. In besonders hartnäckigen Fällen helfen Präparate, die auch bei Koliken eingesetzt werden. Sie enthalten Simeticon und binden die Luft im Verdauungstrakt.

Mit den Monaten nehmen die Blähungen ab. Ein Baby kann sich mehr bewegen und in eine ihm angenehme Position bringen.

Was kann ich tun?

Legen Sie sich ein Mulltuch über die Schulter, wenn Sie das Baby zum Bäuerchen hochheben, da es spucken könnte. Wenn es kein Bäuerchen macht, hat es vielleicht keine Luft im Magen. Bestehen die Beschwerden weiterhin, versuchen Sie es nach einigen Minuten erneut.

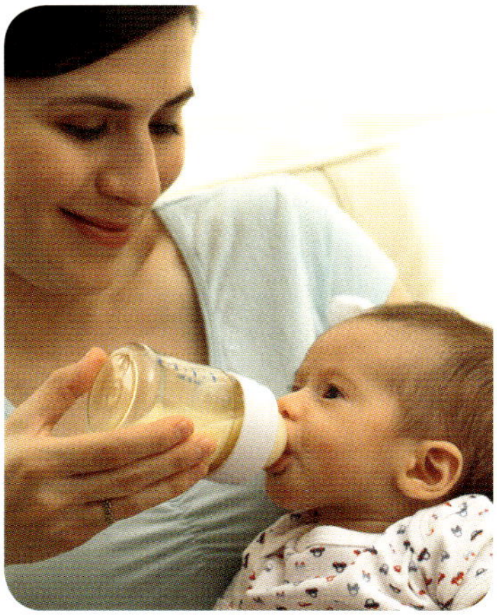

Beim Flaschetrinken aufrecht halten Neigen Sie die Flasche so, dass sich keine Luft im Sauger befindet. Probieren Sie verschiedene Sauger mit unterschiedlichen Flussgeschwindigkeiten bzw. Sauglöchern aus.

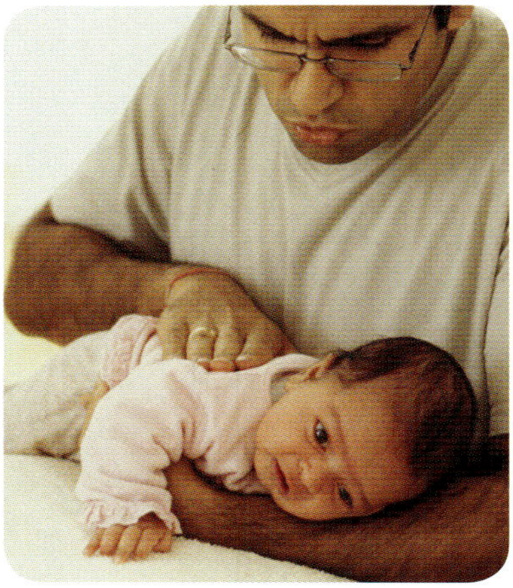

Bäuerchen machen Setzen Sie sich Ihr Baby auf den Schoß und stützen Sie dabei mit der Hand sein Kinn, legen Sie es an die Schulter oder bäuchlings auf Ihren Schoß. Massieren bzw. klopfen Sie vorsichtig auf den Rücken, bis es aufstößt.

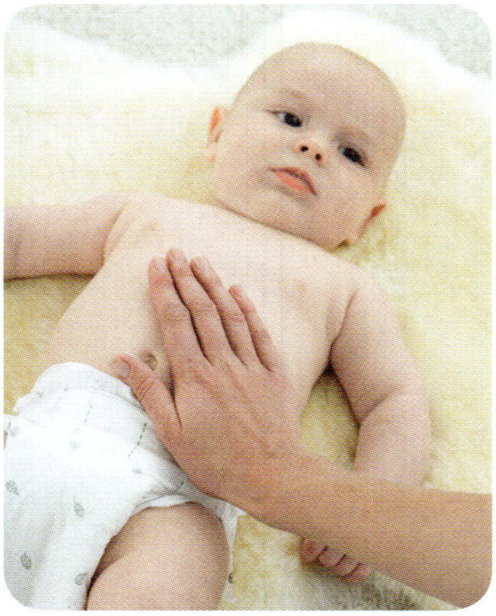

Bauch massieren Legen Sie Ihr Baby auf den Rücken und streichen Sie sanft mit kreisförmigen Bewegungen um den Bauchnabel. Oder fahren Sie mit den Beinchen Rad bzw. beugen Sie diese und massieren Sie mit den Knien den Bauch.

Zahnen

Beim Zahnen treten die Milchzähne aus dem Zahnfleisch hervor. Dieser Vorgang ist für das Baby manchmal sehr unangenehm.

Die ersten Zähne kommen mit 6–9 Monaten. Zuerst brechen die unteren mittleren Schneidezähne durch, dann die oberen mittleren Schneidezähne, später die übrigen Zähne. Die hinteren Backenzähne erscheinen zuletzt. Die Reihenfolge kann auch abweichen. Mit drei Jahren sind meist alle Milchzähne da.

Bei einigen Babys verläuft das Zahnen ohne größere Probleme. Sie bemerken es womöglich erst, wenn die Zähnchen erscheinen. Für andere ist es eine schmerzhafte Prozedur. Sie leiden bereits Monate vor dem Durchbrechen unter Symptomen. Bei den ersten Zähnen sind die Beschwerden meist am schlimmsten.

Mögliche Symptome

- ★ Wangen und Zahnfleisch gerötet.
- ★ Übermäßiges Sabbern.
- ★ Das Baby möchte kauen und steckt alles in den Mund.
- ★ Es schreit vor Schmerz, ist quengelig, will immer auf den Arm und ist unruhig.
- ★ Weniger Appetit, Kauen schmerzt.
- ★ Leicht erhöhte Körpertemperatur bis zu 38 °C, jedoch nicht höher.

Was kann ich tun?

Es gibt einige Methoden, um das Zahnen zu erleichtern. Sabbert das Baby viel, wischen Sie die Spucke ab oder verwenden Sie ein Halstuch. So vermeiden sie einen Ausschlag. Manche Eltern schwören auf homöopathische Medikamente, allerdings ist ihre Wirksamkeit nicht erwiesen.

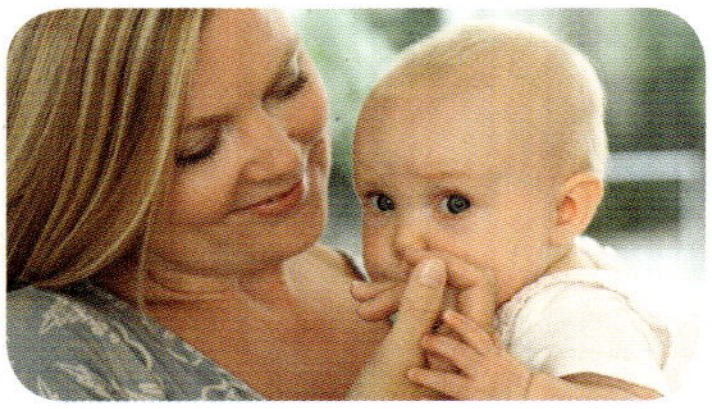

Viel Schmusen Trösten Sie Ihr Baby. Lenken Sie es durch Spielen ab, damit es die Schmerzen eine Weile vergisst.

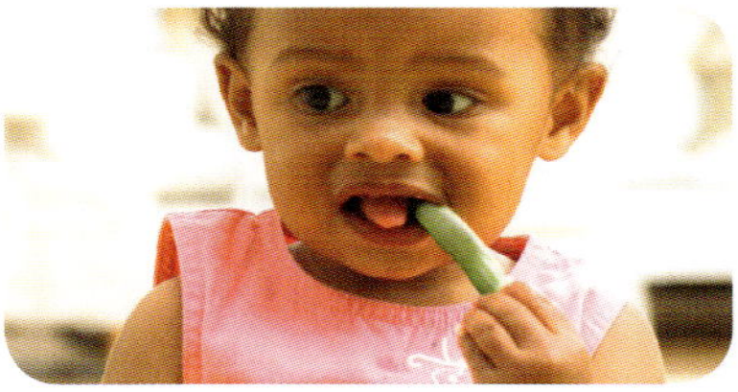

Etwas Gesundes kauen Geben Sie ein Stück Gurke, Apfel oder gefrorene Banane. Auch kalte Getränke können helfen.

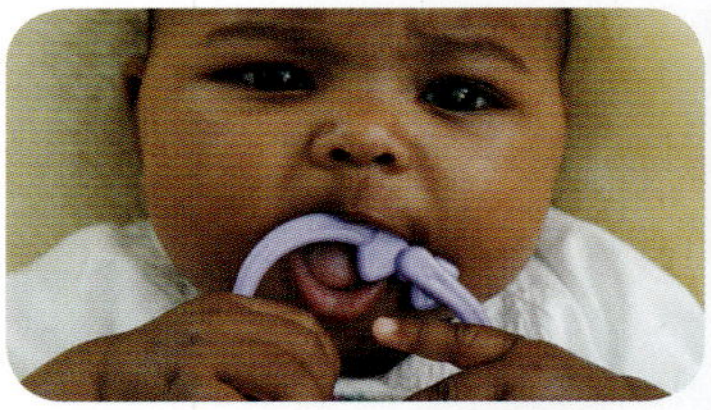

Beißring Einige lassen sich im Kühlschrank kühlen (nicht ins Eisfach legen). Sie betäuben das Zahnfleisch leicht.

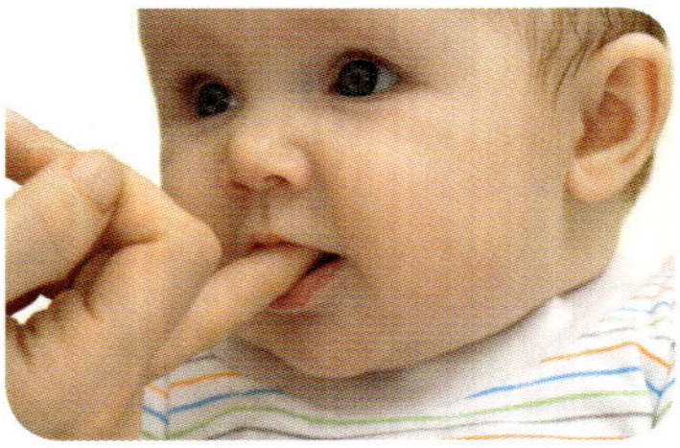

Zahngel aus der Apotheke (Dentinox) Es enthält Kamille und wirkt schmerz- und entzündungshemmend.

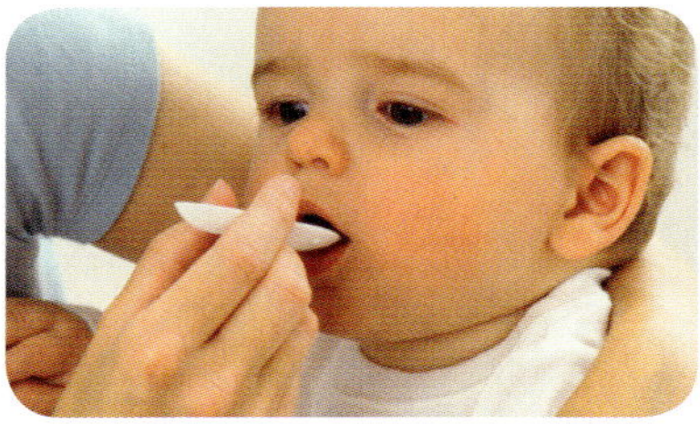

Schmerzmittel nur bei sehr starken Schmerzen Paracetamolzäpfchen oder Ibuprofensaft können dann helfen.

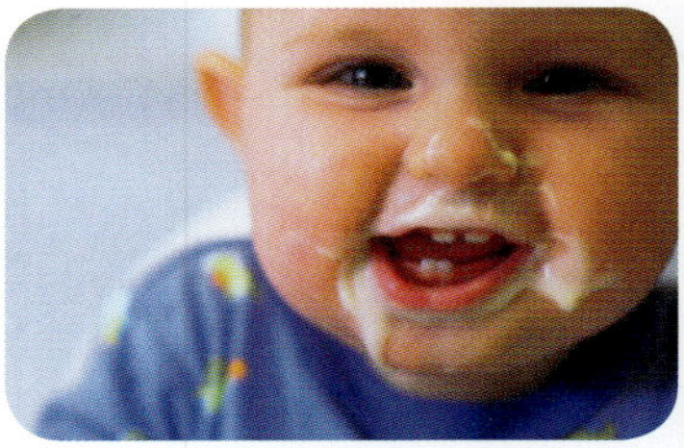

Weiche Nahrungsmittel Joghurt oder Fruchtebrei müssen nicht gekaut werden und wecken so den Appetit.

Mundsoor

Babys sind besonders anfällig für Hefepilzinfektionen im Mund (Mundsoor). Der gleiche Pilz (Candida albicans) kann auch den Windelbereich befallen und dort eine Entzündung hervorrufen.

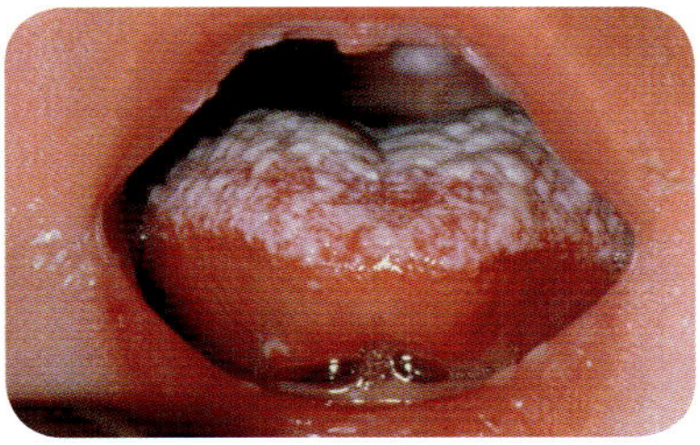

Belag auf der Zunge Die weißlichen Flecken, hier auf der Zunge eines Babys, ähneln Hüttenkäse.

WAS SIND DIE URSACHEN?
Jede Mundhöhle ist von Hefepilzen besiedelt. Bei manchen Babys vermehrt er sich zu stark oder das Gleichgewicht zwischen den Hefepilzen und den natürlich vorkommenden Bakterien im Mund ist gestört. Als Folge entsteht Mundsoor. Mangelnde Hygiene ist nicht dafür verantwortlich. Meist erkranken Babys im Alter von bis zu zehn Wochen.

SOLL ICH EINEN ARZT AUFSUCHEN?
Wenn Ihr Baby nicht mehr trinken möchte, gehen Sie zum Arzt. Er verschreibt Gels oder Tropfen gegen die Pilzinfektion. Wenn Sie stillen, gibt er zudem eine pilzhemmende Creme, mit der Sie die Region um die Brustwarze behandeln. Sollten sich die Symptome nach einer Woche Behandlung nicht bessern, gehen Sie erneut zum Arzt.

Falls Sie die Flasche geben, sollten Sie alle Sauger, Schnuller und auch Spielzeug sterilisieren oder ersetzen.

Mögliche Symptome

★ Weißliche Beläge in den Backen, am Gaumen, auf Zahnfleisch oder Zunge.

★ Nach Abkratzen der Beläge erscheinen darunter rote, wunde Flecken, die bluten können.

★ Sabbern oder Probleme beim Trinken, wenn die Flecken wund sind.

Gedeihstörung

Bei dieser Störung sind körperliche Entwicklung, Gewichtszunahme und Wachstum im Vergleich zu Gleichaltrigen extrem verzögert.

WAS SIND DIE URSACHEN?
Die Gedeihstörung hat viele Ursachen:
★ Das Baby wird nicht satt, weil z. B. das Stillen noch nicht optimal funktioniert.
★ Chronische Krankheiten, z. B. Herz- oder Lebererkrankungen.
★ Störungen des Verdauungssystems, z. B. Reflux.
★ Krankheiten, welche die Nahrungsaufnahme erschweren, z. B. Mund-Kiefer-Gaumenspalte.
★ Hormonelle Störungen, z. B. Schilddrüsenüberfunktion.
★ Soziale Rahmenbedingungen, z. B. Armut, Arbeitslosigkeit.

SOLL ICH EINEN ARZT AUFSUCHEN?
Wenn Sie vermuten, dass das Baby nicht ausreichend zunimmt, sollten Sie Ihre Hebamme fragen. Sie wird das Gewicht des Babys mit der Wachstums- und Gewichtstabelle im gelben Vorsorgeheft vergleichen. Sie überprüft auch nochmals, ob Sie das Baby beim Stillen richtig anlegen. Durch häufigeres Anlegen können Sie zudem die Menge der verfügbaren Muttermilch steigern.

Der Arzt benötigt mindestens zwei Messungen über einen Zeitraum von einigen Wochen bis Monaten, um die Rate der Gewichtszunahme zu beurteilen. Ist die körperliche Entwicklung tatsächlich nicht ausreichend, werden weitere Untersuchungen eingeleitet. Die Therapie hängt vom Ergebnis der Untersuchungen ab. Bei einer Gedeihstörung mit bekannter Ursache ist die Wahrscheinlichkeit groß, dass die Babys unter Behandlung allmählich aufholen und sich in Zukunft normal entwickeln.

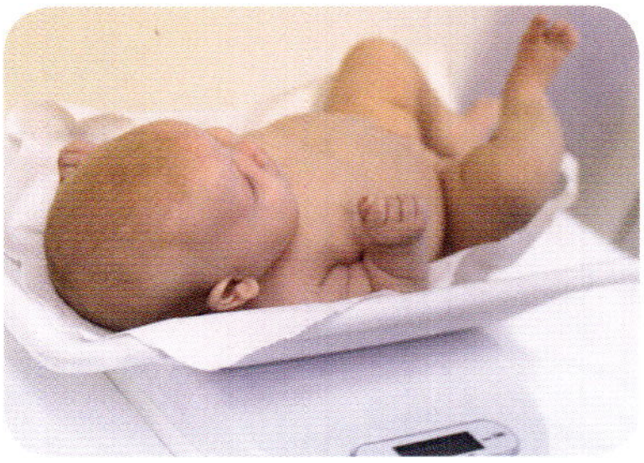

Größe und Gewicht werden in den Vorsorgeuntersuchungen gemessen, um zu sehen, ob das Baby normal wächst und gedeiht.

Leistenbruch

Der Leistenbruch wird durch eine Schwäche in der Bauchwand verursacht und entsteht meist im ersten Lebensjahr. Ein Teil des Darms wölbt sich vor und erscheint dann als Beule in der Leiste.

Mögliche Symptome

- ★ Bewegliche Beule bzw. Schwellung in Leiste oder Hodensack.
- ★ Schwellung erscheint beim Schreien oder Pressen während des Stuhlgangs.

WAS SIND DIE URSACHEN?
Der Leistenbruch kommt hauptsächlich bei Jungen vor, mit einer Häufigkeit von 1:50. Auch Frühgeborene sind häufiger betroffen. Die Hoden eines Ungeborenen entstehen im Unterleib und wandern dann durch den Leistenkanal in den Hodensack. Wenn sich dieser Kanal hinter den Hoden nicht richtig verschließt, verbleibt eine Schwachstelle, durch die sich der Darm hervorwölbt.

WIE WIRD BEHANDELT?
Bei sichtbarer Schwellung in der Leiste Ihres Babys sollten Sie zum Arzt gehen. Meist wird der Leistenbruch operativ behandelt (siehe unten).

GIBT ES KOMPLIKATIONEN?
Bei unbehandeltem Leistenbruch kann sich die Darmschlinge einklemmen und kann nicht mehr zurückgeschoben werden.

Symptome sind starke Schmerzen (Ihr Baby schreit viel) und eine gerötete, berührungsempfindliche Schwellung. Bei diesen Symptomen sollten Sie den Notarzt rufen, da der vorgetretene Darm in einer sofortigen Operation wieder in die Bauchhöhle zurückgeschoben und der Defekt in der Bauchwand behoben werden muss.

Nabelbruch

Am häufigsten ist der Nabelbruch wenige Wochen nach der Geburt. Teile des Darms gelangen durch eine Schwachstelle im umgebenden Bindegewebe und stülpen sich am Nabel heraus.

Mögliche Symptome

- ★ Beule oder Wölbung am Nabel.
- ★ Vergrößerung und Austreten oder Sichtbarwerden der Beule bei Anstrengung des Kindes, z. B. beim Schreien oder Husten.

WAS SIND DIE URSACHEN?
Am Nabel setzte vor der Geburt die Nabelschnur an. Während der Entwicklung des Babys im Mutterleib liegt zeitweise ein Teil der Eingeweide in der Nabelschnur, außerhalb des Unterleibs. Normalerweise verlagert sich dieser in den Unterleib zurück und die Bauchwand ist bei der Geburt wieder geschlossen. Wenn sich die Region jedoch nicht völlig verschließt, bleibt eine Schwachstelle, die zum Nabelbruch führen kann.

Nabelbrüche sind bei Babys häufig, fast 10 % aller Kinder sind betroffen.

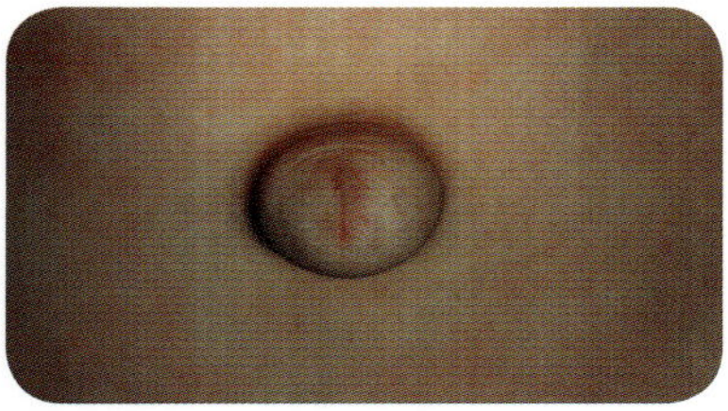

Nabelbruch Bei diesem Knoten handelt es sich um einen Nabelbruch. Manchmal wölbt er sich nur bei Anstrengung hervor.

WIE WIRD BEHANDELT?
Meist ist keine Behandlung erforderlich, da die Muskeln sich von selbst schließen und der Bruch im Laufe des ersten Lebensjahres verschwindet. Manchmal bleibt er länger, doch im Alter von vier Jahren hat sich der Nabelbruch in neun von zehn Fällen zurückgebildet. Sollte er dennoch fortbestehen, kann operativ behandelt werden. Die meisten Kinder erholen sich schnell von diesem Eingriff und können wenige Wochen später wieder körperlich aktiv werden.

GIBT ES KOMPLIKATIONEN?
Selten wird der Darm eingeklemmt (eingeklemmter Bruch). Es kommt zu Schmerzen und Erbrechen, die Wölbung wird hart und kann nicht in den Bauch zurückgeschoben werden. Rufen Sie sofort den Notarzt. Um dauerhafte Schäden zu vermeiden und das Bauchgewebe zu reparieren, muss der Darm operativ zurückgeschoben werden.

Infektionskrankheiten

In diesem Kapitel werden Infektionen beschrieben. Dabei handelt es sich um Krankheiten, die durch Viren, Bakterien oder andere Erreger verursacht werden. Sie finden hier die Infekte, die sich nicht nur auf eine bestimmte Körperregion, sondern auf den ganzen Körper auswirken. Masern verursachen z. B. einen Hautausschlag, führen aber auch zu Halsschmerzen, Husten und Schnupfen. Entzündungen, die tatsächlich nur eine bestimmte Stelle des Körpers betreffen, werden im entsprechenden Kapitel zur Körperregion dargestellt.

Hirnhautentzündung

Die Hirnhautentzündung (Meningitis) wird unter anderem durch Bakterien (Meningokokken) verursacht. Diese können ins Blut streuen und zur Blutvergiftung (Sepsis) führen. Typisch dafür ist ein Ausschlag, der bei Druck nicht vergeht.

WAS SIND DIE URSACHEN?
Bei Kindern sind Meningokokken die häufigsten Erreger. Viele Menschen tragen diese Bakterien in Nase oder Rachen mit sich. Aus unbekannten Gründen kommt es zur Infektion der Hirnhäute und eventuell zur Sepsis. Auch eine bakterielle Infektion an anderer Körperstelle kann ursächlich sein. Zudem können die Hirnhäute von zahlreiche Viren, die andere Infektionskrankheiten hervorrufen, z. B. Windpocken, befallen werden. Eine virale Menigitis ist weniger gefährlich als eine bakterielle.

Menschen jeden Alters können betroffen sein, am häufigsten erkranken Säuglinge und Kleinkinder.

SOLL ICH EINEN ARZT AUFSUCHEN?
Wenn Sie eine Hirnhautentzündung vermuten, sollten Sie dringend den Notarzt rufen oder in die Klinik fahren. Als Eltern sollten Sie die typischen Symptome kennen. In der Klinik wird die Diagnose durch Tests bestätigt. Behandelt wird mit Antibiotika-Infusionen oder antiviralen Medikamenten. Es besteht Meldepflicht.

GIBT ES KOMPLIKATIONEN?
Eine bakterielle Meningitis ist eine schwere, lebensbedrohliche Erkrankung. Auch bei rechtzeitiger Behandlung sind Komplikationen möglich. Am häufigsten kommt es zum Hörverlust. Daher werden nach einer Hirnhautentzündung Hörtests durchgeführt. Weitere Komplikationen sind Lernschwierigkeiten, Gedächtnis- und Konzentrationsstörungen, Verlust des Sehvermögens und Epilepsie sowie psychische Komplikationen, wie Ängste (auch vor Ärzten) und verändertes Verhalten.

KANN MAN VORBEUGEN?
Impfungen gegen einige Erreger der Meningitis sind Bestandteil des Impfkalenders.

Ein Kind, das engen Kontakt mit einem an bakterieller Meningitis Erkrankten hatte, wird vorbeugend mit Antibiotika behandelt. Dieses Medikament wird als Saft verabreicht. Es tötet die Meningokokken-Bakterien ab und verhindert zudem deren Ausbreitung.

Glastest

Mit dem Glastest können Sie feststellen, ob ein Hautausschlag durch Hirnhautentzündung verursacht wurde. Suchen Sie den Körper sorgfältig ab. Bei dunkler Haut ist der Ausschlag schwieriger zu sehen. Untersuchen Sie ein helleres Hautareal, z. B. die Handinnenfläche.

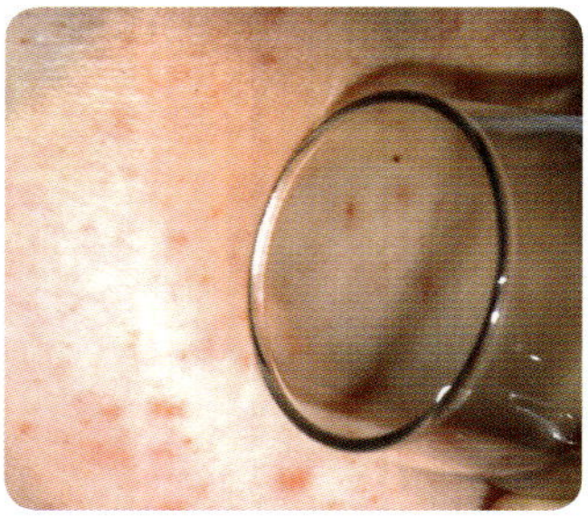

Drücken Sie ein sauberes Glas fest auf den Ausschlag. Wenn er dabei nicht verschwindet, rufen Sie sofort den Notarzt.

Mögliche Symptome

Die Symptome können in beliebiger Reihenfolge und auch nur einzeln auftreten:

Babys und Kleinkinder:

- ★ Kein Appetit, Nahrungsverweigerung.
- ★ Stöhnen, schnelles Atmen.
- ★ Kalte Hände und Füße.
- ★ Blasse fleckige oder bläuliche Haut.
- ★ Quengeligkeit oder übermäßiges Schreien, gerade beim Hochheben (wegen Gliederschmerzen).
- ★ Schlappheit, Apathie, Unaufmerksamkeit, keine Reaktion auf Ansprache.
- ★ Hohes Schreien oder Wimmern.
- ★ Aufgewölbte Fontanelle (die sanfte Kuhle auf dem Kopf des Babys).

Ältere Kinder:

- ★ Muskelschmerzen, oft in den Beinen.
- ★ Reizbarkeit und Verwirrtheit.
- ★ Kopfschmerzen.
- ★ Lichtscheu (Fotophobie).
- ★ Durchfall und/oder Magenkrämpfe.

Jedes Alter:

- ★ Fieber und Kopfschmerzen.
- ★ Nackensteife.
- ★ Benommenheit, Lethargie, schwer aufweckbar.
- ★ Ausschlag mit roten oder violetten Punkten: verschwindet nicht unter Druck. Die zuerst wenigen kleinen Punkte dehnen sich aus und ähneln dann kleinen Blutergüssen. Gehen Sie zum Arzt, bevor sich ein Ausschlag bildet!

Tetanus

Die bakterielle Infektion führt zu Nierenversagen, Ersticken, Herzschlag oder Blutvergiftung (Sepsis). Unbehandelt endet sie meist tödlich. Wegen verbreiteter Impfung kommt Tetanus kaum noch vor.

WAS SIND DIE URSACHEN?
Tetanus wird vom Bakterium Clostridium tetani verursacht, das in Erdboden und Stallmist vorkommt. Durch eine Wunde, einen offenen Knochenbruch oder eine Stichverletzung gelangt der Erreger in den Körper. Dort erzeugt er ein Gift, das die genannten Symptome hervorruft, die etwa 4–21 Tage nach der Ansteckung auftreten.

SOLL ICH EINEN ARZT AUFSUCHEN?
Wenn bei Ihrem Kind Symptome einer Tetanus-Erkrankung auftreten, sollten Sie sofort zum Arzt gehen. Tetanus wird immer stationär im Krankenhaus behandelt.

KANN MAN VORBEUGEN?
Mit einer Impfung, die standardmäßig im Impfkalender enthalten ist, kann Tetanus verhindert werden.

Auch wenn Ihr Kind gegen Tetanus geimpft ist, sollten Sie vorsorglich alle Schnitt-, Schürf- und andere Wunden gründlich säubern. Wurden noch nicht alle zur Grundimmunisierung nötigen Impfungen gegeben oder machen Sie sich Sorgen über eine Wunde, gehen Sie zum Arzt. Er kann eine Spritze mit Tetanus-Antikörper verabreichen, der kurzfristig vor Tetanus schützt. Bei Tetanus-Symptomen ist ein Krankenhausaufenthalt unumgänglich.

Mögliche Symptome

- ★ Muskelkrämpfe und Steifheit.
- ★ Atem- und Schluckbeschwerden (wegen der Muskelkrämpfe).
- ★ Weitere mögliche Symptome: Fieber, Kopfschmerzen, Halsschmerzen, Durchfall, Blut im Stuhl und Schwitzen.

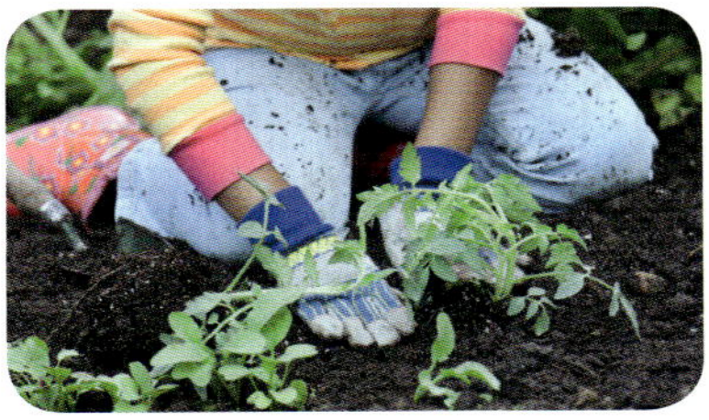

Handschuhe tragen Erde kann Tetanuserreger enthalten. Lassen Sie ein ungeimpftes Kind beim Gärtnern Handschuhe tragen.

Scharlach

Die bakterielle Infektion verursacht einen Hautausschlag. Durch den Einsatz von Antibiotika kommt Scharlach heute nicht mehr so häufig vor.

WAS SIND DIE URSACHEN?
Erreger sind Streptokokken nach einer Halsentzündung, selten einer Hautinfektion. Die Ansteckung erfolgt durch Einatmen von Tröpfchen aus der Atemluft von infizierten Personen, die niesen oder husten (Tröpfcheninfektion). Symptome zeigen sich 1–4 Tage nach der Ansteckung.

SOLL ICH EINEN ARZT AUFSUCHEN?
Bei Verdacht auf Scharlach sollten Sie zum Arzt gehen. Meist verläuft die Krankheit mild, es kann jedoch zu Komplikationen kommen, z. B. Lungen-, Nieren-, Ohrenentzündung oder rheumatisches Fieber. Generell werden bei Scharlach Antibiotika für zehn Tage verschrieben. Fieber kann man mit Paracetamol bzw. Ibuprofen senken. Ermuntern Sie Ihr Kind, viel zu trinken. Es sollte fünf Tage nach Beginn der Antibiotikatherapie zu Hause bleiben. Meist fühlt es sich nach einer Woche wieder gut, die Haut kann sich jedoch bis zu sechs Wochen nach Verblassen des Ausschlags schälen.

Mögliche Symptome

- ★ Fieber, Halsschmerzen (oder Hautinfektion).
- ★ 12–48 Stunden später: Ausschlag aus roten Punkten, häufig auf Nacken und Brust; breitet sich am ganzen Körper aus, wird rosa und fühlt sich rau an.
- ★ Rote Wangen mit typischer Blässe um den Mund.
- ★ Blasse Zunge mit roten Pünktchen; beim Abschälen wirkt sie rot und geschwollen.
- ★ Geschwollene Halslymphknoten.
- ★ Kopfschmerzen.

Windpocken

Kinder im Alter von 2–6 Jahren erkranken besonders häufig an Windpocken, die Krankheit kann aber auch später noch auftreten. Bei Kindern verläuft sie meist mild und ist von kurzer Dauer. Charakteristisch ist der stark juckende Hautausschlag.

WAS SIND DIE URSACHEN?

Erreger ist das Virus Varicella zoster. Die Ansteckung erfolgt entweder durch Tröpfcheninfektion oder durch das Berühren der Blasen. Windpocken treten gehäuft im Frühling auf. Die Symptome zeigen sich erstmals 10–21 Tage nach Kontakt mit dem Virus.

Erkrankte sind 2–3 Tage vor und bis zu fünf Tage nach Erscheinen des Ausschlags ansteckend. So lange sollte das Kind mindestens zu Hause bleiben.

Mit Windpocken infizierte Personen sollten den Kontakt zu Schwangeren unbedingt meiden, da eine Windpockenerkrankung in der Schwangerschaft zu Schäden am ungeborenen Kind oder zu Problemen für die Mutter führen kann.

GIBT ES KOMPLIKATIONEN?

Die Krankheit verläuft überwiegend mild. Selten treten folgende Komplikationen auf:

★ Die Hautinfektion ist die wohl häufigste Komplikation und betrifft etwa 10 % der erkrankten Kinder. Durch das Aufkratzen der Bläschen gelangen Bakterien in die Wunde. Die umgebende Haut wird rot, warm und berührungsempfindlich. Sie schwillt an, eitert oder bekommt eine gelbe Kruste. Das Fieber steigt und eine Behandlung mit Antibiotika kann erforderlich sein.

★ Beim Aufkratzen der Bläschen können Narben entstehen. Halten Sie Ihr Kind wiederholt an, möglichst nicht zu kratzen.

★ In 1 von 20 Fällen kommt es zu einer Ohrenentzündung.

★ Selten entsteht eine Lungenentzündung (s. S. 157), die sich durch Atembeschwerden bemerkbar macht und wahrscheinlich mit Antibiotika behandelt werden muss.

★ In äußerst seltenen Fällen führen Windpocken zu einer Hirnhautentzündung (Meningitis, s. S. 102), Hirnentzündung (Enzephalitis) oder Herzmuskelentzündung (Myokarditis).

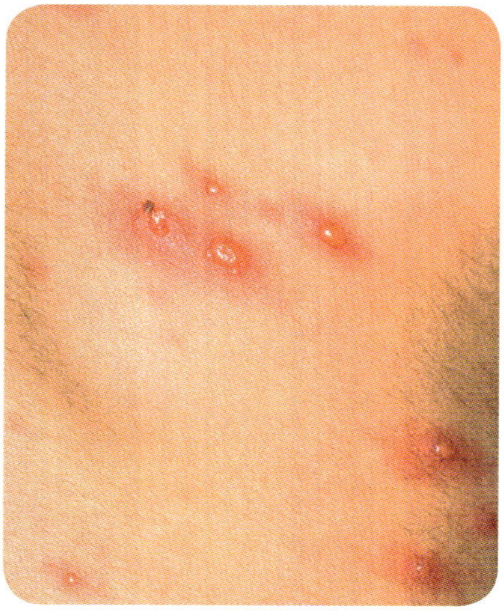

Im Anfangsstadium Der Ausschlag besteht aus kleinen roten Papeln, die bald danach zu flüssigkeitsgefüllten Bläschen werden.

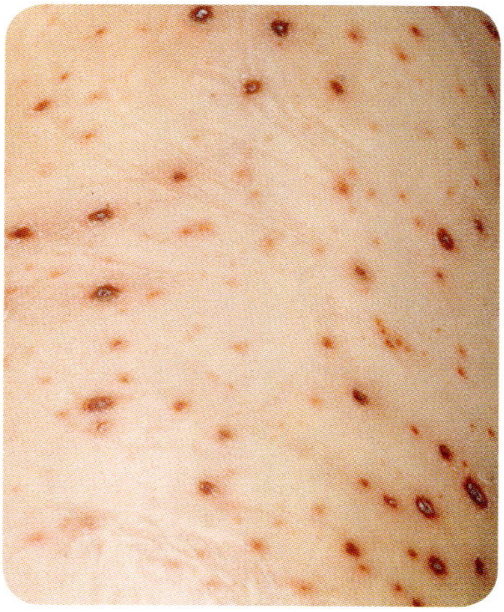

Im späteren Stadium Die Pickel sind zu Bläschen geworden, teilweise überkrustet, und neue Pickel tauchen auf.

Mögliche Symptome

Die Krankheit beginnt, ähnlich wie andere Viruserkrankungen, mit allgemeinem Unwohlsein, Appetitlosigkeit, leichten Kopfschmerzen oder Fieber. Nach einigen Stunden zeigen sich folgende Symptome:

★ Rote, stark juckende Papeln am ganzen Körper, auch in Gesicht, Mund und auf dem Kopf, die innerhalb von 12–24 Stunden zu kleinen, mit einer klarer Flüssigkeit gefüllten Bläschen anwachsen, bevor sie nach einigen Tagen verkrusten und abheilen.

★ Die verschiedenen Stadien des Ausschlags (Papel, Bläschen, Kruste) sind oft nebeneinander zu sehen. Es kommt zum charakteristischen Bild des sogenannten Sternenhimmels.

SOLL ICH EINEN ARZT AUFSUCHEN?

Um die Diagnose zu sichern, sollten Sie auf jeden Fall zum Arzt gehen, vor allem wenn

★ sich der Zustand Ihres Kindes verschlechtert.

★ Komplikationen, z. B. Hautinfektionen, auftreten (siehe oben).

★ es jünger als einen Monat ist.

★ sein Immunsystem geschwächt ist (z. B. aufgrund einer Chemotherapie, durch die Gabe oraler Steroide oder eine Grunderkrankung) und es Kontakt zu einer Person hatte, die an Windpocken erkrankt ist, auch wenn es selbst noch keine Symptome zeigt. Diese immungeschwächten Kinder haben ein erhöhtes Risiko, an Komplikationen zu leiden. Sie werden deshalb vorbeugend mit einem antiviralen Medikament behandelt.

★ Sie selbst erkrankt sind. Bei Erwachsenen verläuft die Infektion oft schwerer und mit Komplikationen. Sie erhalten antivirale Medikamente.

WIE WIRD BEHANDELT?

Der Arzt verschreibt eine zinkhaltige Schüttel-Mixtur, die den Juckreiz abschwächt und die Austrocknung der Bläschen beschleunigt.

Bei schweren Verläufen, Schwangerschaft oder geschwächtem Immunsystem wird ein antivirales Medikament gegeben.

WIE GEHT ES WEITER?

Die Kinder genesen innerhalb von 7–10 Tagen nach Auftauchen der ersten Symptome. Wer einmal Windpocken hatte, erkrankt nicht noch einmal. Das Virus bleibt jedoch inaktiv im Nervensystem zurück und kann bei Reaktivierung zur Gürtelrose, einem schmerzhaften Hautausschlag, führen.

KANN MAN VORBEUGEN?

In Deutschland und Österreich wird Kindern eine Schutzimpfung empfohlen. In der Schweiz gilt diese Empfehlung für Jugendliche, die noch keine Windpocken hatten.

Was kann ich tun?

Zur Linderung der Symptome können Sie Verschiedenes ausprobieren. Da der Juckreiz oft ziemlich stark und unangenehm ist, sollten Sie ihn bekämpfen. Ihr Kind soll sich besser fühlen und vor allem weniger kratzen, damit keine Narben zurückbleiben.

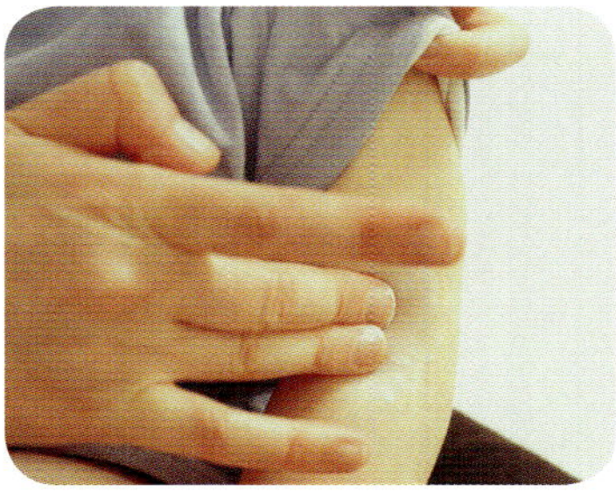

Zinkhaltige Schüttel-Mixtur Das Eincremen lindert den Juckreiz. Diese jedoch nicht im Gesicht auftragen, insbesondere nicht in der Augenregion.

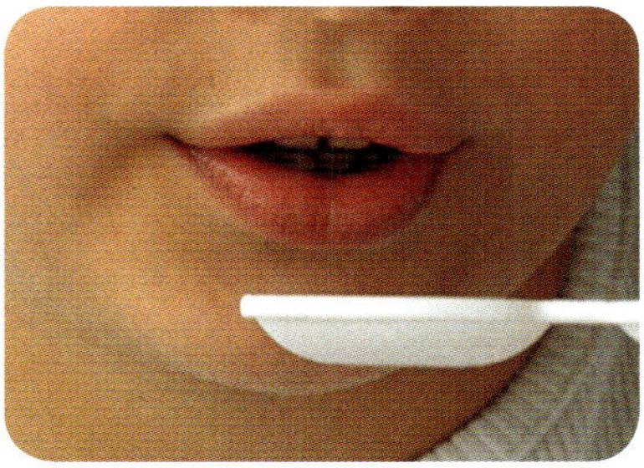

Schmerzmittel Sie senken das Fieber und lindern Schmerzen. Für Säuglinge eignen sich Paracetamolzäpfchen, für größere Kinder Ibuprofensaft.

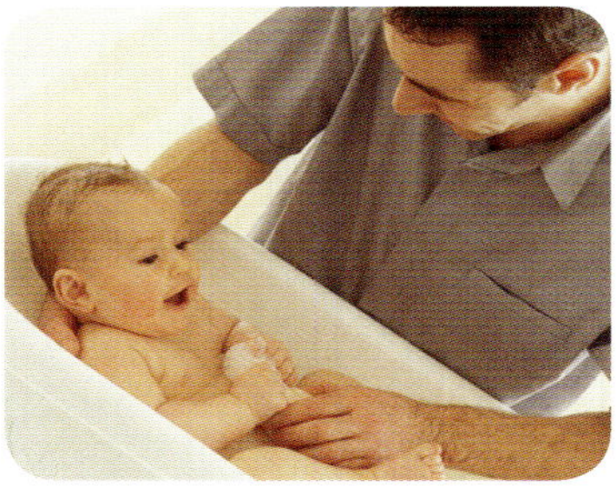

Baden Ein Bad in kühlem Wasser beruhigt die juckende Haut. Das Kind sollte dafür unbedingt fieberfrei sein, das Wasser darf nicht zu warm sein.

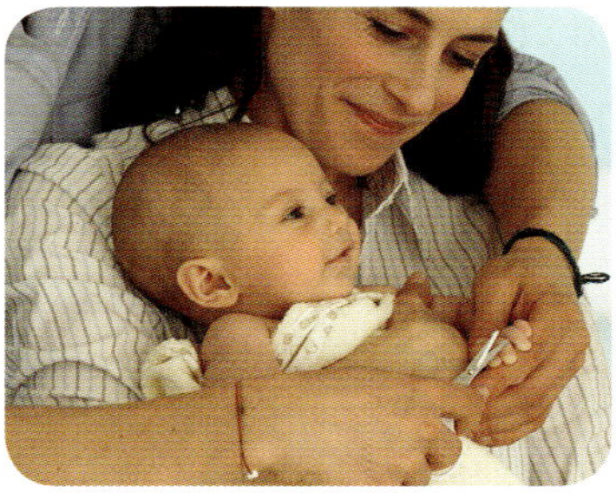

Fingernägel kurz halten Schneiden Sie diese und achten Sie drauf, dass Ihr Kind die Bläschen nicht aufkratzt. So vermeiden Sie eine bakterielle Hautinfektion.

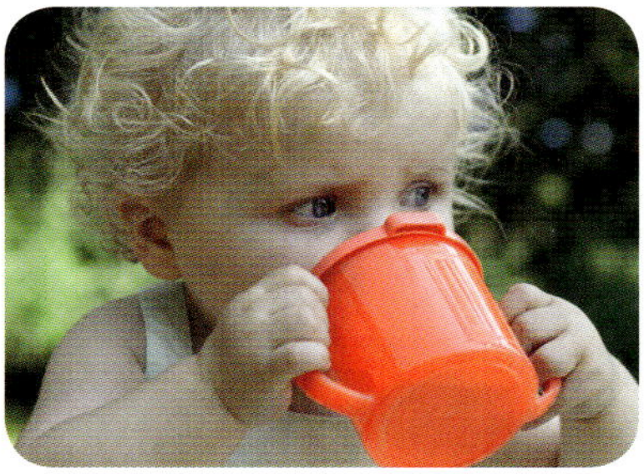

Viel Flüssigkeit Geben Sie Ihrem Kind viel zu trinken, wenn es Fieber hat. Am besten eignen sich ungesüßter Tee oder stilles Wasser.

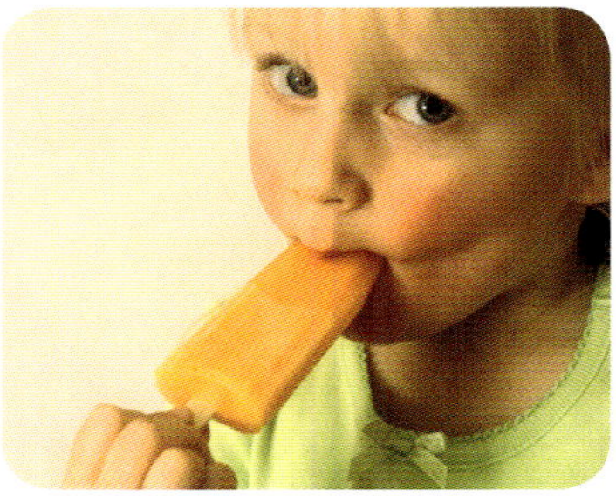

Zuckerfreie Bonbons oder Eis wirken beruhigend bei wunder Mundschleimhaut. Vermeiden Sie salz- oder säurehaltige Nahrungsmittel (z. B. Fruchtsäfte).

Masern

Masern galten zwar bereits als fast ausgerottet, sind jedoch wieder im Kommen. Diese Viruserkrankung ist sehr ernst und verläuft bisweilen tödlich. Am häufigsten erkranken Kinder unter vier Jahren, doch auch Nicht-Geimpfte jeden Alters können betroffen sein.

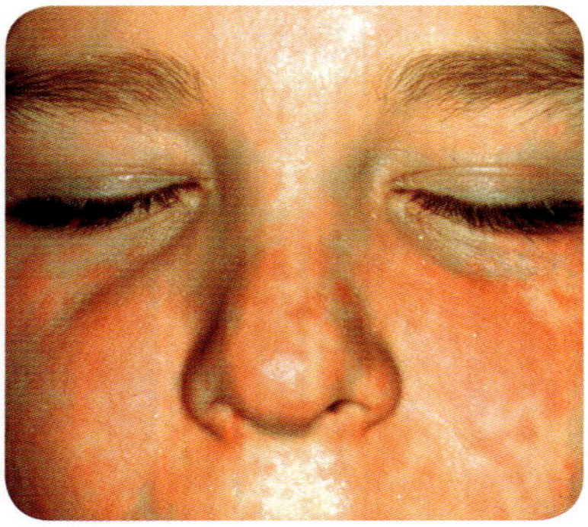

Masernausschlag Die Punkte fließen in rote Flecken zusammen. Der Ausschlag breitet sich auf Gesicht und Körper aus.

WAS SIND DIE URSACHEN?
Das Masernvirus wird durch Tröpfcheninfektion verbreitet, d.h. das Einatmen winziger Speicheltröpfchen von erkrankten Personen, die niesen oder husten. Da das Virus auch außerhalb des Körpers einige Stunden überleben kann, ist eine Ansteckung auch durch das Berühren infizierter Oberflächen, z. B. Türgriffe oder Spielzeug, möglich. Symptome zeigen sich 1–2 Wochen nach der Ansteckung. Die Krankheit ist bereits zwei Tage vor und bis zu fünf Tage nach Erscheinen des Ausschlags ansteckend.

SOLL ICH EINEN ARZT AUFSUCHEN?
Jedes Kind mit Verdacht auf Masern muss ärztlich untersucht werden, die Erkrankung ist meldepflichtig. Den Erkrankten kann man zu Hause behandeln (siehe Kasten). Informieren Sie den Arzt, wenn sich das Fieber mit Paracetamol oder Ibuprofen nicht senken lässt, das Kind weder essen, trinken noch spielen möchte, sein Zustand sich verschlechtert und Symptome wie Ohrenschmerzen oder Erbrechen auftreten. Rufen Sie den Notarzt, wenn Ihr Kind ungewöhnlich rasch atmet, bei Benommenheit, Krampfanfällen oder starken Kopfschmerzen. Dies sind Anzeichen von Komplikationen, z. B. einer Lungenentzündung, Hirnhautentzündung und äußerst selten einer Hirnentzündung (Enzephalitis), die mit Krampfanfällen und Hirnschäden einhergeht und tödlich sein kann.

WIE GEHT ES WEITER?
Erholung tritt normalerweise innerhalb von zehn Tagen ein, der Husten kann länger andauern. Etwa eins von zehn Kindern muss wegen Komplikationen einer Masernerkrankung in der Klinik behandelt werden. Eine durchgemachte Infektion verleiht lebenslange Immunität. Der Impfkalender empfiehlt eine routinemäßige Impfung gegen Masern.

Mögliche Symptome

- ★ Anfangs Fieber, Husten und Schnupfen und Bindehautentzündung (gerötetes Augenweiß).
- ★ Weiße, punktförmige Flecken (Koplik-Flecken) im Mund und auf der Wangenschleimhaut gegenüber den Backenzähnen. Zeigen sich diese, handelt es sich eindeutig um Masern.
- ★ Einige Tage später: Ausschlag aus kleinen roten Punkten, die später zusammenlaufen. Der Ausschlag beginnt hinter den Ohren und breitet sich dann über das Gesicht und den ganzen Körper aus.
- ★ Schälen der Haut nach dem Ausschlag innerhalb von 3–4 Tagen.

Was kann ich tun?

Für Masern gibt es keine Therapie. Kinder müssen nach Erscheinen des Ausschlags mindestens fünf Tage zu Hause bleiben.

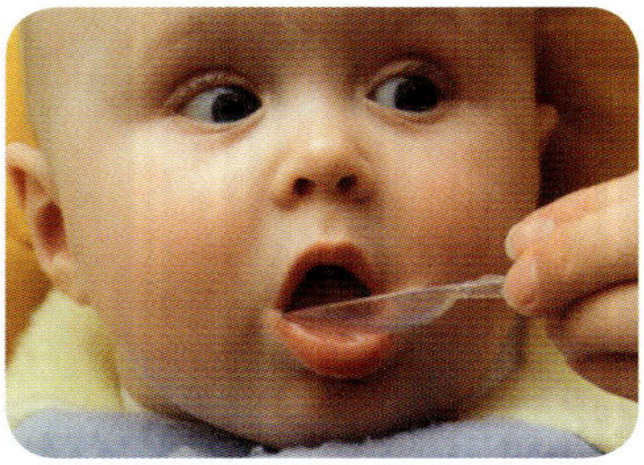

Schmerzmittel Paracetamolzäpfchen oder Ibuprofensaft senken das Fieber und lindern Beschwerden.

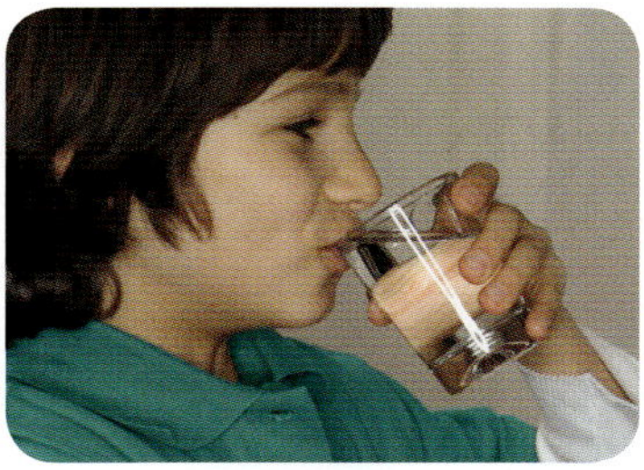

Viel Flüssigkeit Bei Fieber verliert der Körper durch das Schwitzen viel Flüssigkeit, die ersetzt werden muss.

Röteln

Diese Viruserkrankung verursacht einen Hautausschlag und geschwollene Halslymphknoten. Die Krankheit verläuft zwar in der Regel mild, kann jedoch in der Schwangerschaft beim Ungeborenen große Schäden anrichten.

Mögliche Symptome

Prodromal- bzw. Frühsymptome:

★ Allgemeines Unwohlsein.

★ Halsschmerzen und Fieber.

★ Laufende bzw. verstopfte Nase, Kopfschmerzen.

Danach Hauptsymptome:

★ Geschwollene, schmerzhafte Halslymphknoten.

★ Rötlicher, juckender Ausschlag: 3–4 Tage nach den Frühsymptomen, zuerst hinter den Ohren, breitet sich über den ganzen Körper aus.

★ Schmerzende Gelenke (selten).

WAS SIND DIE URSACHEN?

Die Ansteckung mit dem Rötelnvirus erfolgt durch Einatmen von Speicheltröpfchen aus der Atemluft erkrankter Personen, die niesen oder husten. Die Symptome treten erst 2–3 Wochen nach der Ansteckung auf.

Röteln sind sieben Tage vor bis vier Tage nach Erscheinen des Ausschlags ansteckend.

SOLL ICH EINEN ARZT AUFSUCHEN?

Röteln bedürfen normalerweise keiner medizinischen Behandlung, sind jedoch meldepflichtig. Wenn Sie glauben, dass Ihr Kind an Röteln erkrankt ist, gehen Sie zum Arzt. Wie immer gilt: Auch wenn Sie sich um den Zustand Ihres Kindes sorgen, sollten Sie einen Arzt aufsuchen.

GIBT ES KOMPLIKATIONEN?

Mögliche Komplikationen können sein:

★ Durchfall und Erbrechen.

★ Mittelohrentzündung.

★ Selten Lungenentzündung, Hirnentzündung (Enzephalitis), Herzmuskelentzündung (Myokarditis) sowie Probleme mit den an der Gerinnung beteiligten Blutplättchen.

Erkrankt eine Schwangere, besteht die Gefahr einer Fehlgeburt oder es kann zu Taubheit, grauem Star, Herzproblemen oder Hirnschäden beim Ungeborenen kommen. Ein Kind mit Röteln sollte sich also mindestens eine Woche nach Auftreten des Ausschlags von schwangeren Frauen fernhalten.

WIE GEHT ES WEITER?

Ausschlag und weitere Symptome verschwinden meist nach einer Woche bis zehn Tagen. Wer einmal Röteln hatte, bekommt sie nicht noch einmal. Gegen Röteln gibt es eine Schutzimpfung, die Bestandteil des Impfkalenders ist. Der Röteln-Impfstoff ist in der MMR-Kombinationsimpfung enthalten.

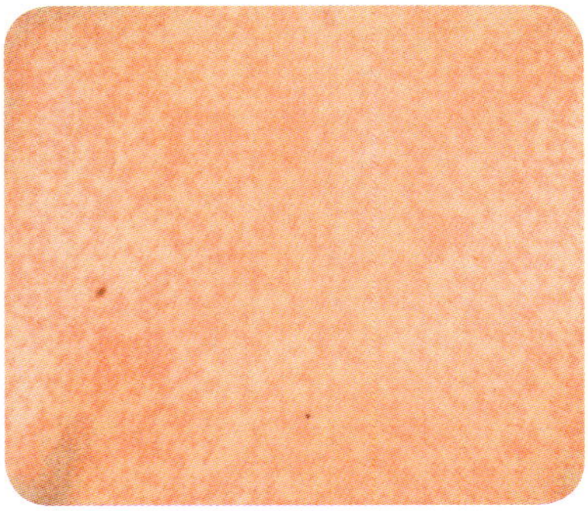

Typischer Rötelnausschlag Kleine hellrote Punkte am ganzen Körper fließen zu großen Flecken gleicher Farbe zusammen.

Was kann ich tun?

Wie auch bei Masern gibt es für Röteln keine spezifische Behandlung. Ihr Kind muss jedoch nach Auftreten des Ausschlags fünf Tage zu Hause bleiben, damit es andere nicht ansteckt.

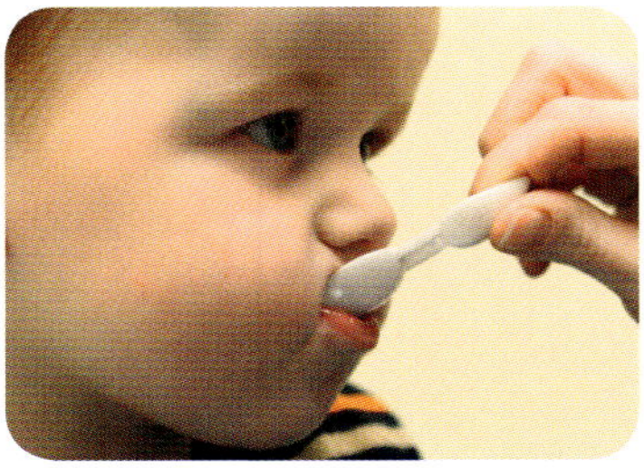

Schmerzmittel Mit Paracetamolzäpfchen oder Ibuprofensaft senken Sie das Fieber und bekämpfen Schmerzen.

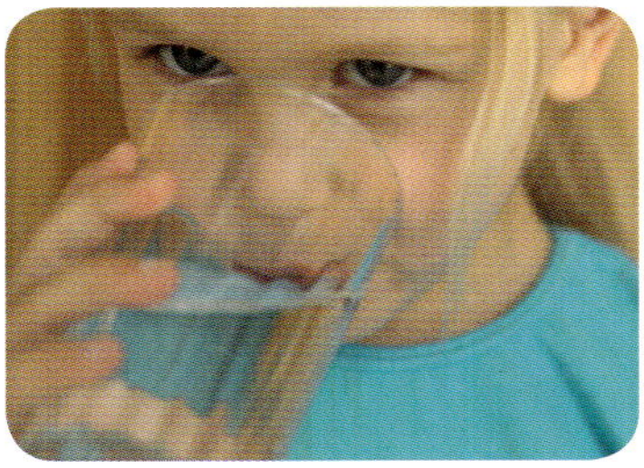

Viel Flüssigkeit Ihr Kind sollte viel trinken, um die durch das Fieber verlorene Flüssigkeit zu ersetzen.

Mumps

Mumps ist eine Viruserkrankung und geht mit typischer Schwellung der Speicheldrüsen in den Backen einher. Meist sind jüngere Kinder betroffen. Auch ungeimpfte Erwachsene können erkranken.

WAS SIND DIE URSACHEN?
Erreger sind Paramyxoviren, die durch das Einatmen von Speicheltröpfchen, welche in die Luft gelangen, wenn erkrankte Personen niesen oder husten, übertragen werden. Erste Symptome treten 2–3 Wochen nach der Ansteckung auf.

Um eine Ansteckung anderer zu vermeiden, sollte der Erkrankte in ein Taschentuch niesen bzw. husten, das Taschentuch entsorgen und danach die Hände waschen. Ihr Kind muss fünf Tage nach Auftreten der ersten Symptome zu Hause bleiben und darf nicht mit Schwangeren in Kontakt kommen. Eine Ansteckung während der Schwangerschaft kann eine Fehlgeburt auslösen.

SOLL ICH EINEN ARZT AUFSUCHEN?
Bei Verdacht auf Mumps bringen Sie Ihr Kind zum Arzt. Die Erkrankung ist meldepflichtig. Eine spezielle Therapie gegen Mumps gibt es nicht.

GIBT ES KOMPLIKATIONEN?
★ Eine Woche nach Infektion kann es zur Hirnhautentzündung kommen, etwa 10 % aller Kinder sind betroffen. Ein Krankenhausaufenthalt ist wahrscheinlich.
★ Bei etwa 1 von 20 Kindern entzündet sich die Bauchspeicheldrüse. Schmerzen im Oberbauch erfordern manchmal eine stationäre Behandlung.
★ Mumps nach der Pubertät kann zur Entzündung von Hoden oder Eierstock führen. Eine Hodenentzündung verringert eventuell die Spermienanzahl, was selten zur Unfruchtbarkeit führt. Bei einer Entzündung des Eierstocks ist diese sehr selten.

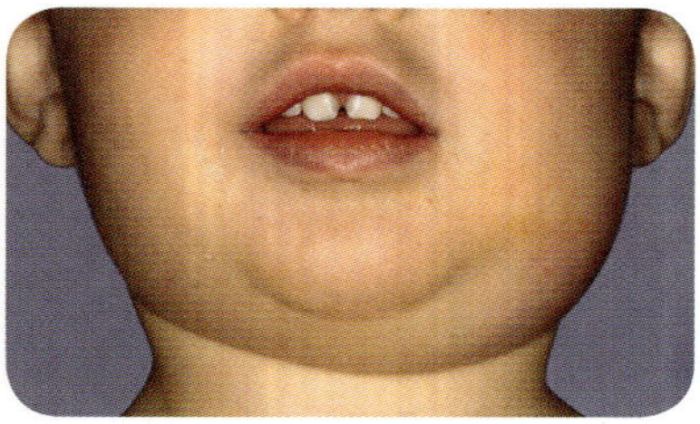

Geschwollenes Gesicht Das Anschwellen der Speicheldrüsen in den Backen führt zu einem hamsterähnlichen Aussehen.

Mögliche Symptome

★ Zu Beginn Fieber, Kopfschmerzen, Müdigkeit oder Ohrenschmerzen.
★ 1–2 Tage später starkes, oft ungleichmäßiges Anschwellen der seitlich unter den Ohren liegenden Speicheldrüsen. Die eine Seite des Gesichts wirkt stärker geschwollen als die andere.
★ Schmerzen beim Kauen, Schlucken.

KANN MAN VORBEUGEN?
Mumps wird durch eine Impfung (MMR-Impfung) verhindert, die als Schutzimpfung für Kinder empfohlen wird.

Was kann ich tun?

Eine kühle Kompresse auf den geschwollenen Wangen lindert Beschwerden und Schwellung. Geben Sie keinen Kaugummi! Er regt die Speichelproduktion an, was den Schmerz nur verstärkt.

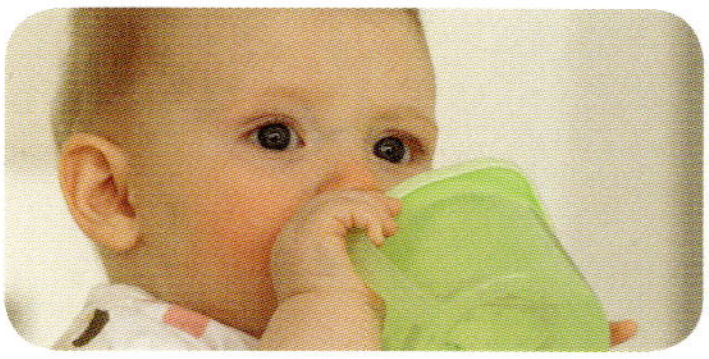

Viel Flüssigkeit Vorsicht: Säurehaltige Getränke (z. B. Fruchtsaft) können die Schmerzen verstärken. Geben Sie Tee.

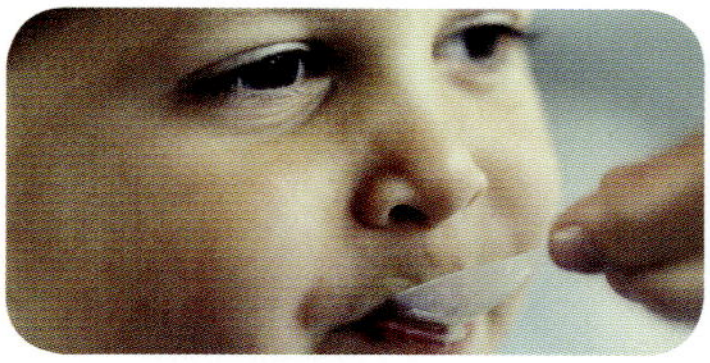

Schmerzmittel Paracetamolzäpfchen oder Ibuprofensaft senken das Fieber.

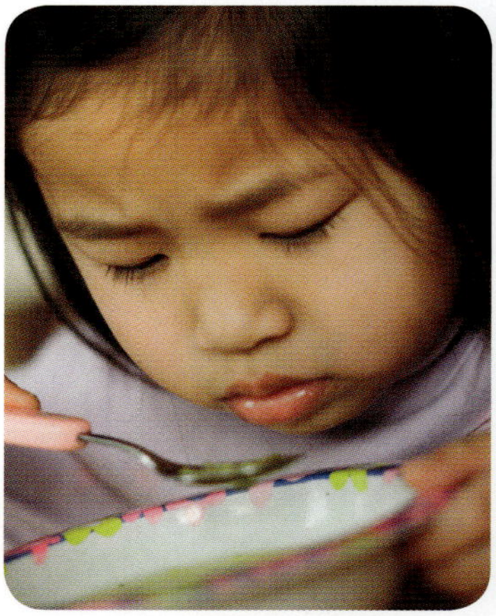

Weiche Nahrung Brei, Suppe oder Kartoffelpüree lassen sich leichter essen, wenn das Schlucken schwerfällt oder Schmerzen bereitet.

Hand-Fuß-Mund-Krankheit

Diese häufige Virusinfektion verursacht kleine Aphthen im Mund. Sie dauert etwa eine Woche und ist nicht zu verwechseln mit der Maul- und Klauenseuche, die bei Rindern vorkommt.

Die Ansteckung erfolgt durch Einatmen von Tröpfchen, die in die Luft gelangen, wenn Erkrankte husten oder niesen. Symptome treten 3–6 Tage nach Ansteckung auf und verschwinden nach 8–12 Tagen.

Ihr Kind sollte viel trinken. Verweigert es, gehen Sie zum Arzt, um einer Dehydrierung vorzubeugen. Bei durch Aufkratzen entzündeten Bläschen ist eine Behandlung mit Antibiotika wahrscheinlich.

Sobald Ihr Kind sich besser fühlt, darf es wieder nach draußen, auch wenn es noch einige Wochen ansteckend sein kann.

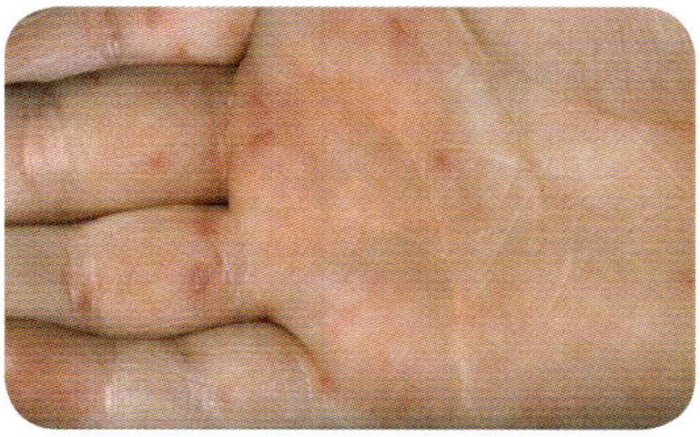

Hautveränderungen Kleine Knötchen auf Händen und Füßen und flüssigkeitsgefüllte Bläschen im Mund sind typisch.

Mögliche Symptome

- ★ Fieber.
- ★ Unwohlsein.
- ★ Halsschmerzen.
- ★ Flüssigkeitsgefüllte Bläschen und rote Flecken im Mund, die nach 1–2 Tagen zu schmerzhaften Aphthen werden.
- ★ Kleine rote, bisweilen berührungsempfindliche Flecken auf Händen und Füßen bei 75 % aller erkrankten Kinder 1–2 Tage nach Auftreten der Mundgeschwüre. Manchmal auch an anderen Stellen, wie an Gesäß oder Beinen.

Was kann ich tun?

Die Aphthen sind oft schmerzhaft. Daher sollten Sie Ihrem Kind keine salzigen oder sauren Nahrungsmittel geben. Lassen Sie es Eis oder Eiswürfel lutschen, das lindert die Schmerzen. Auch ein schmerzstillendes Gel mit entzündungshemmender Kamille aus der Apotheke kann helfen.

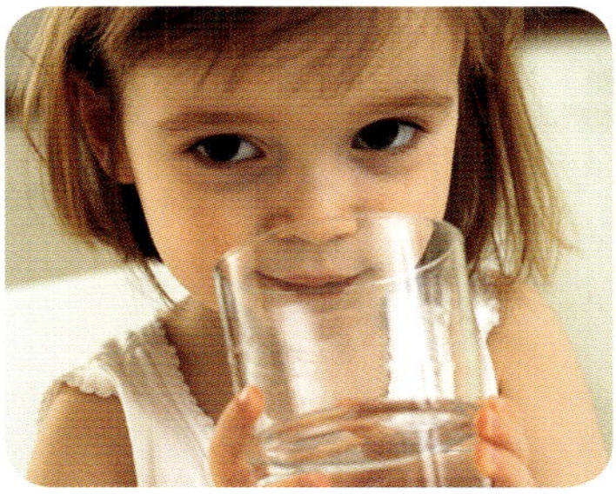

Viel Flüssigkeit Auch wenn es vielleicht nicht möchte, Ihr Kind sollte viel trinken, damit es nicht austrocknet.

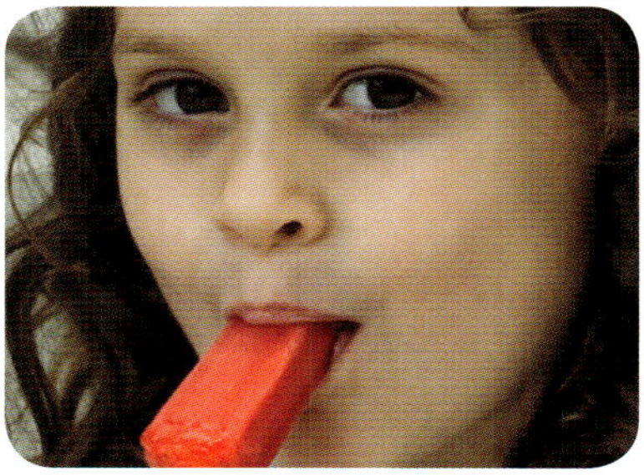

Zuckerfreies Eis oder Eiswürfel Das Lutschen lindert die Schmerzen und liefert dem Körper Flüssigkeit.

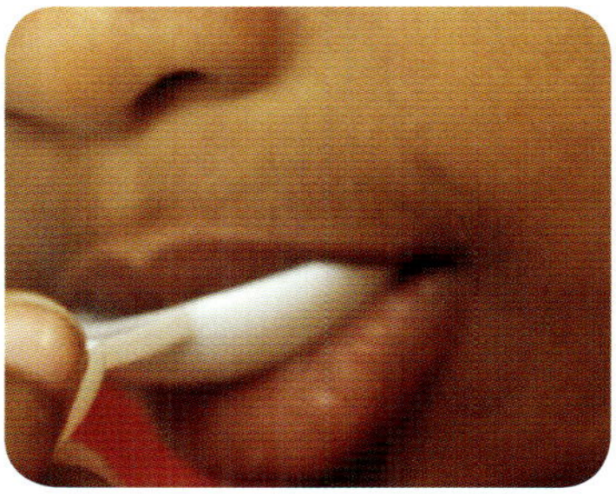

Schmerzmittel Paracetamolzäpfchen oder Ibuprofensaft senken das Fieber und lindern Beschwerden.

Dreitagefieber

Diese Virusinfektion befällt vornehmlich Kinder im Alter zwischen 3 Monaten und 3 Jahren. Übertragen wird sie durch Tröpfchen. Die Symptome zeigen sich 5–15 Tage nach der Ansteckung.

WIE WIRD BEHANDELT?

Eine spezifische Therapie für das Dreitagefieber gibt es nicht. Das Fieber kann mit Paracetamolzäpfchen oder Ibuprofensaft gesenkt werden. Ihr Kind sollte viel trinken. Sobald das Fieber verschwunden ist und es dem Kind besser geht, darf es wieder nach draußen gehen.

GIBT ES KOMPLIKATIONEN?

Das Dreitagefieber verläuft normalerweise mild und die erkrankten Kinder erholen sich gewöhnlich schnell. In sehr seltenen Fällen kann es bei Kindern mit geschwächtem Immunsystem zur Hirnhaut- (Meningitis), Hirn- (Enzephalitis) oder zur Lungenentzündung kommen.

Mögliche Symptome

★ Plötzlich einsetzendes hohes Fieber, das drei Tage lang anhält.

★ Geschwollene Lymphknoten am Hals, Hals- oder Ohrenschmerzen.

★ Nach Abklingen des Fiebers: nichtjuckender Ausschlag aus winzigen roten oder rosa Punkten, beginnend am Rumpf (Unterleib, Brust und Rücken), breitet sich dann über den ganzen Körper aus.

Ringelröteln

Typisch für diese Viruserkrankung (auch Erythema infectiosum genannt) ist ein markant roter Ausschlag auf beiden Wangen. Die Krankheit verläuft meist mild mit kurzer Dauer.

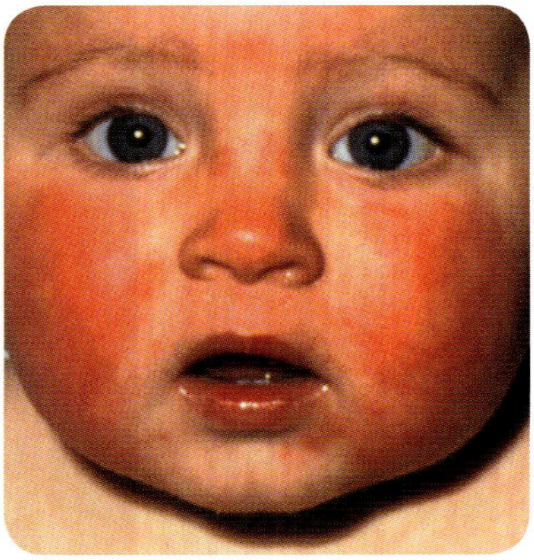

Ein hellroter Ausschlag auf beiden Wangen mit Blässe um den Mund ist charakteristisch für die Ringelröteln.

WAS SIND DIE URSACHEN?

Der Erreger Parvorvirus B19 wird durch Einatmen von Tröpfchen verbreitet, die in die Luft gelangen, wenn erkrankte Personen husten oder niesen. Ringelröteln sind extrem häufig: Schätzungsweise 80 % aller Erwachsenen sind gegen das Virus immun, da sie die Krankheit als Kind durchgemacht haben. Normalerweise verläuft sie mild. Komplikationen sind möglich, wenn sich Schwangere ohne Immunität anstecken.

Symptome treten 4–14 Tage nach der Ansteckung auf. Erkrankte sind besonders in der Frühphase, bevor der Ausschlag erscheint, ansteckend.

WIE WIRD BEHANDELT?

Fieber kann mit Paracetamol oder Ibuprofen gesenkt werden. Eine eigentliche Behandlung gibt es nicht. Ihr Kind sollte viel trinken, beim Niesen oder Husten ein Taschentuch vorhalten und die Hände sorgfältig waschen.

Mögliche Symptome

★ Hohes Fieber, Halsschmerzen, Müdigkeit oder Unwohlsein.

★ Hellroter Ausschlag auf beiden Wangen nach 3–7 Tagen.

★ Ausbreiten des Ausschlags auf den Rest des Körpers 1–4 Tage später. Er scheint leicht erhaben, unangenehm juckend.

WIE GEHT ES WEITER?

Sobald der Ausschlag erscheint, bessert sich der Allgemeinzustand des Erkrankten. Er muss nicht mehr zu Hause bleiben, da er nicht mehr ansteckend ist. Der Ausschlag kann in den folgenden Monaten erneut auftreten, wenn Ihr Kind Hitze oder Sonne ausgesetzt ist. Eine durchgemachte Erkrankung verleiht lebenslange Immunität.

Borreliose

Die bakterielle Erkrankung wird durch Zeckenbisse übertragen. Diese Spinnentiere beißen Menschen und andere Säugetiere (z. B. Rotwild). Bei rechtzeitiger Behandlung verläuft die Borreliose mild, unbehandelt sind Komplikationen möglich.

WAS SIND DIE URSACHEN?

Erreger der Borreliose ist das Bakterium Borrelia burgdorferi, welches von Zecken übertragen wird. Informieren Sie sich, in welchen Regionen Ihres Landes besonders hohe Ansteckungsgefahr besteht. Wenn Sie sich dort im Freien aufgehalten haben, sollten Sie Ihren ganzen Körper und den Ihres Kindes sorgfältig nach Zecken absuchen.

SOLL ICH EINEN ARZT AUFSUCHEN?

Wenn Ihr Kind Symptome der Borreliose entwickelt, müssen Sie mit ihm zum Arzt gehen. Eine frühzeitige Behandlung kann ein Ausbreiten der Krankheit auf andere Organe des Körpers und damit schwerwiegende Gelenks- und Nervenerkrankungen verhindern. Auch bei Verdacht auf einen Zeckenbiss sollten Sie den Arzt informieren. Wenn er die typische Bissmarke identifiziert, verschreibt er oft vorbeugend Antibiotika. Die Diagnose wird sonst anhand von Symptomen gestellt, manchmal werden auch Bluttests gemacht. Die Behandlung der Borreliose mit den typischen Symptomen erfolgt immer mit Antibiotika.

WIE GEHT ES WEITER?

Unter der Behandlung mit Antibiotika wird sich Ihr Kind schon nach wenigen Tagen wieder besser fühlen, der Ausschlag verschwindet innerhalb von 1–2 Wochen und es bleiben keine langfristigen Schäden zurück. Selbst wenn sich bereits ernsthaftere Symptome gezeigt haben, ist eine antibiotische Therapie meist erfolgreich, eine längerfristige Einnahme der Medikamente kann jedoch notwendig werden. Einen Impfstoff gibt es bislang noch nicht.

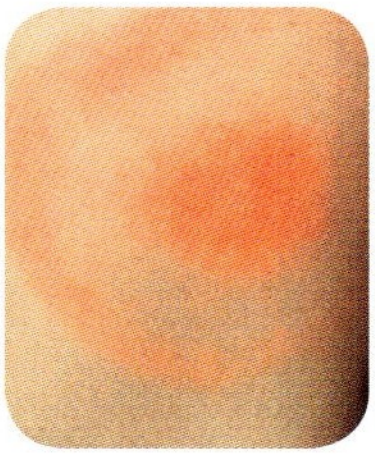

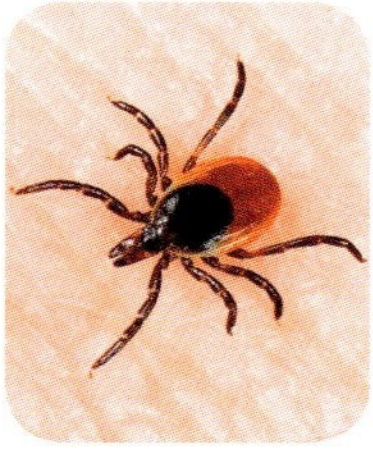

Runder, roter »Hof« um den Zeckenbiss (links): Er breitet sich nach außen aus. **Zecke (rechts)** Sie überträgt den Erreger.

Mögliche Symptome

Frühe Symptome (3–30 Tage nach dem Zeckenbiss):

- ★ Kreisrunder, roter Hof um die Bisstelle, der zentrifugal nach außen wandert und zentral verblasst.
- ★ Gelegentlich Kopfschmerzen, Gelenkschmerzen, Müdigkeit.

Späte Symptome nach Wochen oder Monaten ohne Behandlung:

- ★ Gelenkschmerzen, Schwellung, Steifigkeit.
- ★ Konzentrations- und Gedächtnisschwierigkeiten.
- ★ Taubheitsgefühl in Händen, Füßen.

Was kann ich tun?

Suchen Sie Ihr Kind nach längerem Spielen in der Natur stets nach Zecken ab. Eine festgebissene Zecke entfernen Sie mit einer Pinzette oder Zeckenzange. Zerdrücken Sie das Tier nicht! Säubern Sie danach Stichstelle, Zeckenzange und Ihre Hände.

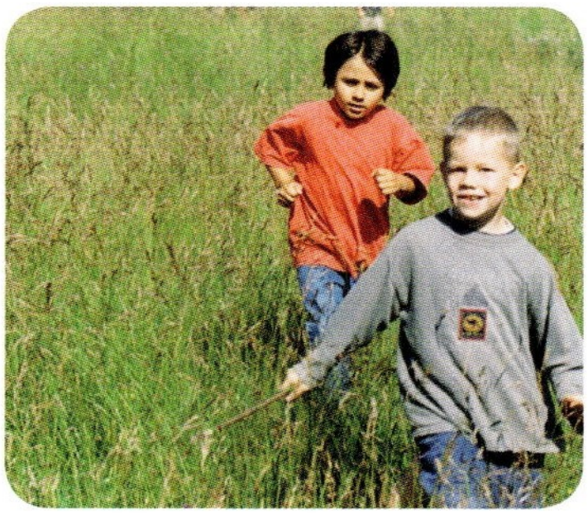

Zeckenschutz Ziehen Sie ihrem Kind vor dem Spiel in Gebüsch und Wald ein langärmliges Oberteil und lange Hosen an. Ein Insektenschutzmittel auftragen!

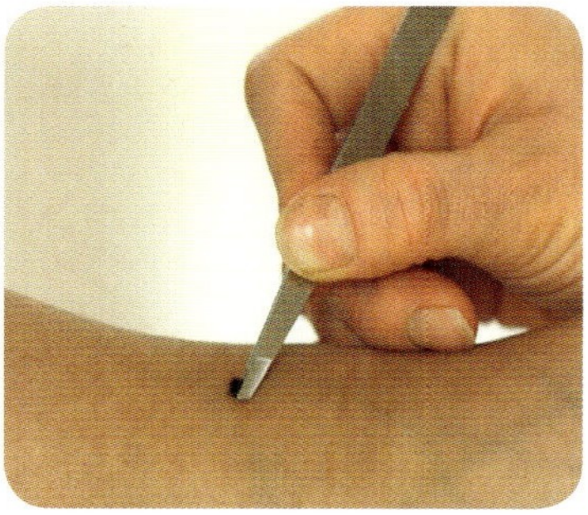

Zecke entfernen Packen Sie das Tier mit der Pinzette möglichst dicht an der Haut. Ziehen Sie langsam, bis es herauskommt. Die Pinzette dabei nicht drehen.

Keuchhusten

Der Keuchhusten (Pertussis) ist eine bakterielle Atemwegserkrankung, die mit starken Hustenanfällen einhergeht. Pertussis ist eine ernste Erkrankung, die aber heute dank Impfung weit weniger verbreitet ist als früher.

WAS SIND DIE URSACHEN?
Erreger des Keuchhustens ist das Bakterium Bordetella pertussis. Die Ansteckung erfolgt durch das Einatmen von Tröpfchen, die in die Luft gelangen, wenn erkrankte Personen husten oder niesen. Erste Symptome treten 7–10 Tage später auf.

SOLL ICH EINEN ARZT AUFSUCHEN?
Bei Verdacht auf Keuchhusten sollten Sie mit Ihrem Kind zum Arzt gehen. Er entnimmt einen Rachenabstrich und lässt diesen untersuchen. Die Erkrankung ist meldepflichtig. Keuchhusten wird mit Antibiotika behandelt, kleinere Kinder werden eventuell zur Unterstützung der Atmung stationär aufgenommen. Nach Beginn der antibiotischen Therapie muss Ihr Kind fünf Tage lang zu Hause bleiben. Falls keine Behandlung mit Antibiotika erfolgt, sollte es drei Wochen (21 Tage) nach Ausbruch der Krankheit zu Hause bleiben.

GIBT ES KOMPLIKATIONEN?
Zu den seltenen Komplikationen gehören z. B. Lungenentzündung, Atemprobleme oder Krampfanfälle. In äußerst seltenen Fällen kann es aufgrund von Sauerstoffmangel zu Hirnschäden kommen. Bei Babys unter sechs Monaten sind Komplikationen besonders häufig, daher ist eine rasche Behandlung außerordentlich wichtig.

WIE GEHT ES WEITER?
Symptome bestehen für mindestens zwei Wochen, manchmal halten sie trotz Behandlung 2–3 Monate an. Zur Vorbeugung wird eine Impfung empfohlen. Sie wird im Säuglingsalter verabreicht und in späteren Jahren aufgefrischt.

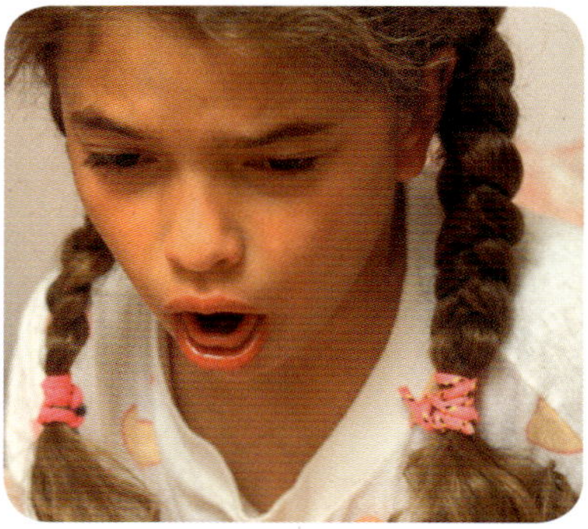

Starker Husten Die anstrengenden Hustenanfälle dauern mehrere Minuten und treten mindestens zwölfmal am Tag auf.

Mögliche Symptome

Frühsymptome dauern 1–2 Wochen und ähneln Symptomen einer Erkältung:

- ★ Fieber.
- ★ Laufende bzw. verstopfte Nase und Niesen.
- ★ Unwohlsein.
- ★ Trockener Husten.
- ★ Halsschmerzen.

Symptome im fortgeschrittenen Stadium (Paroxysmalstadium):

- ★ Heftige Hustenanfälle, mindestens zwölf pro Tag, auch mit Schleimauswurf, den kleine Kinder oft herunterschlucken.
- ★ Bei älteren Kindern keuchendes Geräusch am Ende eines Hustenanfalls.
- ★ Erbrechen durch Husten.
- ★ Rotes Gesicht nach dem Husten.
- ★ Müdigkeit.

Was kann ich tun?

Vermeiden Sie Stoffe im Haushalt, die Hustenanfälle auslösen könnten, z. B. Duftsprays oder Rauch aus offenen Kaminen.

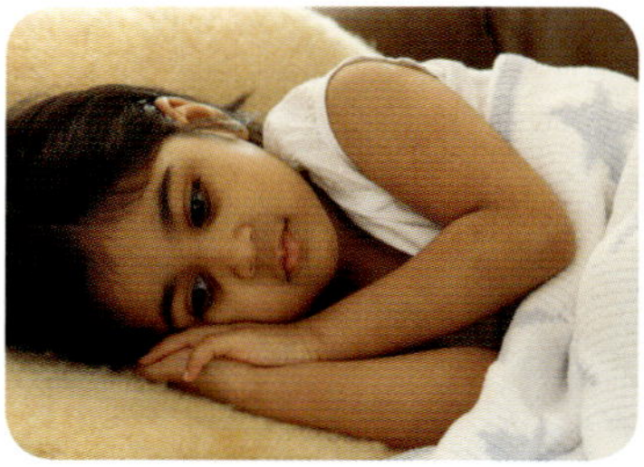

Ausruhen Ständiges Husten ist extrem anstrengend. Ihr Kind sollte sich so viel wie möglich ausruhen.

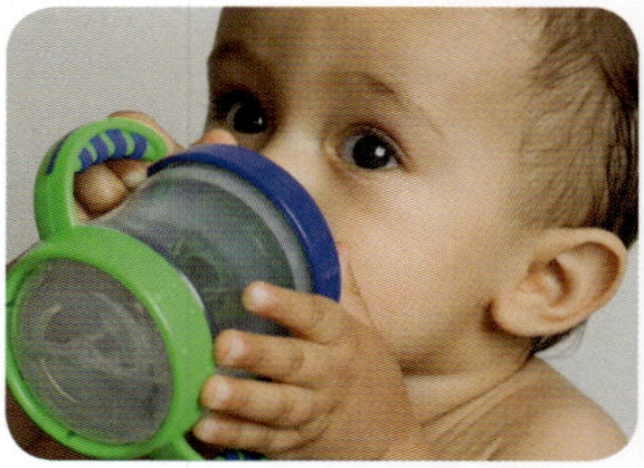

Viel Flüssigkeit Trinken verhindert ein Austrocknen. Diese Gefahr besteht insbesondere, wenn das Kind erbricht.

Hautkrankheiten

Es gibt verschiedene Hautkrankheiten bei Kindern. Die ersten beiden in diesem Kapitel (Neurodermitis und Schuppenflechte) treten an verschiedenen Regionen des Körpers auf. Die Ursachen sind ungeklärt, eine genetische Komponente ist wahrscheinlich. Bei den anschließend beschriebenen Erkrankungen handelt es sich um lokal begrenzte Infektionen. Sie sind entsprechend ihrer Erreger angeordnet: Bakterien, Viren, Pilze, Parasiten. Die beiden letzten Erkrankungen des Kapitels sind keine Infektionen, sondern Verletzungen der Haut.

Neurodermitis

Fast 10 % aller Kinder leiden heute unter einer Neurodermitis (atopisches Ekzem) mit der typischen trockenen und schuppenden Haut. Nebenbei treten oft Allergien auf, verursacht durch eine erhöhte Sensibilität gegenüber Antigenen.

Mögliche Symptome

Symptome, Schwere und Häufigkeit der Krankheitsschübe sind von Kind zu Kind sehr unterschiedlich. Bei unter Vierjährigen beginnt die Neurodermitis normalerweise im Gesicht, bei Kindern über vier Jahren tritt sie meist in Ellbogenbeugen, Kniekehlen, am Handgelenk und im Nacken auf. Mögliche Symptome sind:

- ★ Rote, schuppige, juckende, trockene Hautflecken.
- ★ Verdickte Haut, die durch anhaltendes Kratzen schmerzhaft rissig wird.
- ★ Nässende wunde Haut an den aufgekratzten Stellen.
- ★ Kleine erhabene Beulen auf der Haut.

WAS SIND DIE URSACHEN?

Die genauen Ursachen sind nicht bekannt. Eine genetische Veranlagung wird angenommen, da Kinder aus Familien, in denen Neurodermitis, Allergien und Heuschnupfen vorkommen, besonders häufig betroffen sind.

Bei manchen Kindern wird die Neurodermitis durch bestimmte Auslöser, wie eine Allergie gegen Hausstaubmilben, Tierschuppen oder bestimmte Waschmittel, verschlimmert. Bei etwa einem von zehn Kindern kann eine Nahrungsmittelallergie, gewöhnlich gegen Milchprodukte oder Eier, auslösend oder verschlechternd wirken.

SOLL ICH EINEN ARZT AUFSUCHEN?

Durch regelmäßiges Eincremen mit speziellen Pflegecremes (siehe Kasten rechte Seite) lässt sich die Neurodermitis gut unter Kontrolle halten. Bei Symptomen einer Infektion (siehe unten) sollten Sie mit Ihrem Kind zum Arzt gehen. Er verschreibt eine entzündungshemmende Salbe, um die Entzündung während eines akuten Schubs gering zu halten. Sie wird beim ersten Anzeichen für einen Schub angewendet, bis sich das Hautbild wieder normalisiert. Man trägt sie meist einmal täglich, nach der Pflegecreme auf. Ist die Haut bakteriell entzündet, gibt der Arzt eine Antibiotikasalbe.

Wenn die entzündungshemmende Salbe nicht wirkt, kann der Arzt entweder die Dosis erhöhen oder Ihr Kind an einen Hautarzt überweisen. Salben mit anderen Wirkstoffen, Medikamente zum Einnehmen, Bandagieren (das Anbringen feuchter Umschläge mit medizinischen Wirkstoffen) oder UV-Licht sind weitere Behandlungsmöglichkeiten.

Informieren Sie den Arzt, wenn Sie den Eindruck haben, dass die Krankheit durch bestimmte Nahrungsmittel ausgelöst wird. Führen Sie dazu ein Tagebuch, in dem Sie Nahrungsmittel und Symptome notieren. Fragen Sie jedoch nach, bevor Sie bestimmte Nahrungsmittel weglassen.

GIBT ES KOMPLIKATIONEN?

★ **Infektion** Die trockene, wunde Haut bei Neurodermitis ist sehr anfällig. Wenn sie rot wird, sich heiß und geschwollen anfühlt, verkrustet ist oder nicht auf Behandlung anspricht, ist sie eventuell entzündet.

★ **Schlafprobleme** Der starke Juckreiz kann den Schlaf Ihres Kindes stören, was sich auf Stimmung, Verhalten, Kindergarten- oder Schulbesuch auswirkt. Versuchen Sie, die Neurodermitis durch regelmäßige Pflege unter Kontrolle zu halten.

★ **Geringes Selbstwertgefühl** Wegen der auffällig geröteten Haut wird Ihr Kind eventuell von anderen gehänselt. Das kann sein Selbstwertgefühl schmälern. Wenn Sie sich Sorgen machen, beraten Sie sich mit Erziehern, Lehrern oder Ihrem Arzt.

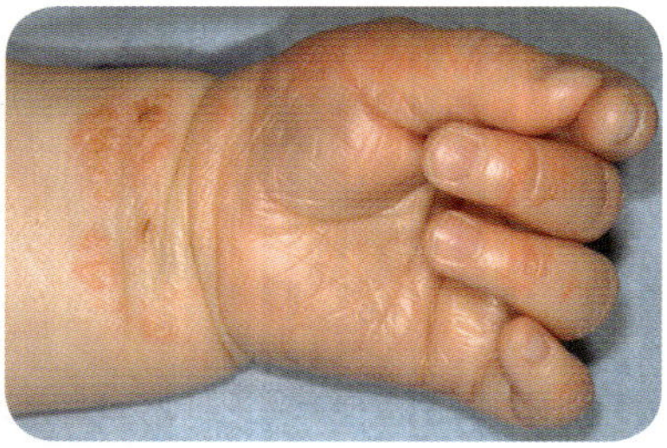

Aufgekratzter Ausschlag Kratzt das Kind die Beulen auf, können offene, schmerzhafte Stellen entstehen.

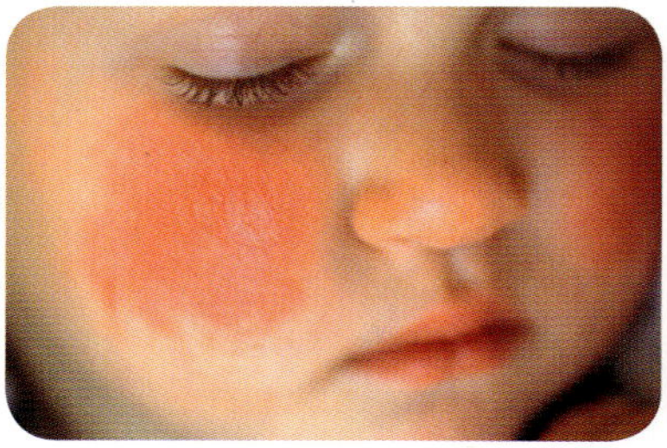

Neurodermitis auf der Wange Bei kleinen Kindern beginnt die Neurodermitis mit roter, trockener Haut, oft auf den Wangen.

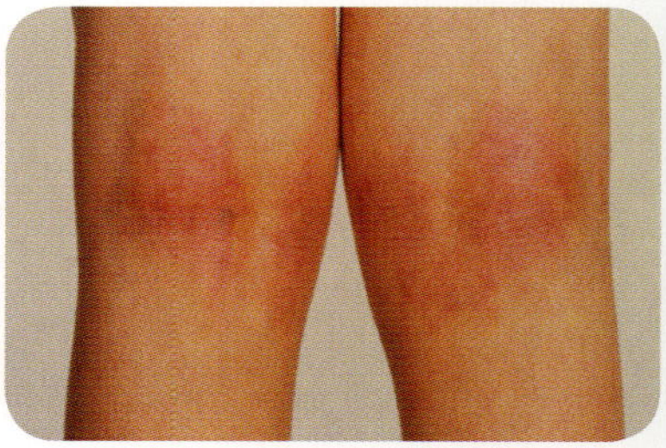

Neurodermitis in den Kniekehlen Bei älteren Kindern zeigt sich die Neurodermitis häufig in Kniekehlen und Ellbogenbeugen.

GIBT ES NATURHEILVERFAHREN?

Viele Eltern möchten keine entzündungshemmende Salbe anwenden und versuchen es mit pflanzlicher Heilsalbe und homöopathischen Präparaten. Diese Mittel helfen zwar manchmal, ihre Wirksamkeit ist aber bislang nicht wissenschaftlich belegt. Manche chinesischen Kräuter führen sogar zu ernsten Nebenwirkungen. Lassen Sie sich auf jeden Fall vom Arzt beraten.

WIE GEHT ES WEITER?

Die Neurodermitis verläuft sehr unterschiedlich. Bei Vielen bessert sie sich mit den Jahren und ist bei 50 % im Alter von 11 Jahren verschwunden.

Was kann ich tun?

Durch kontinuierliche und regelmäßige Pflege soll die Haut mit Feuchtigkeit versorgt und trockene Stellen sollen beseitigt werden. Nur so lassen sich Krankheitsschübe verhindern. Spezielle Feuchtigkeitscremes, Badezusätze und Waschlotionen erhalten Sie ohne Rezept in der Apotheke.

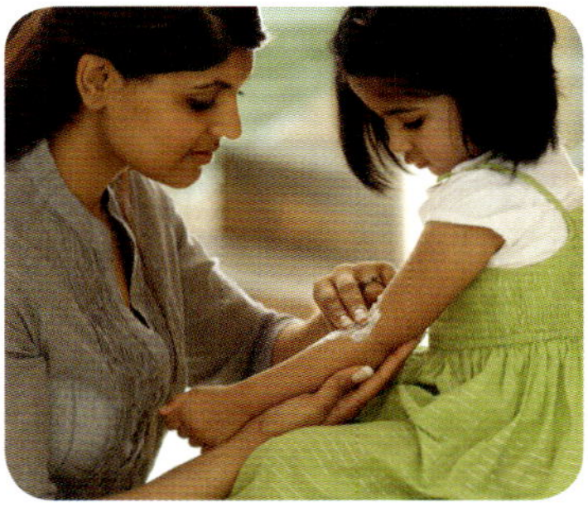

Pflegecreme Tragen Sie mindestes zwei- bis dreimal pro Tag sowie nach dem Baden eine Pflegecreme auf. Verwenden Sie so viel, dass die Haut glitschig und glänzend wirkt. Erscheint die Haut nach dem Einziehen der Creme wieder trocken, wiederholen Sie die Behandlung..

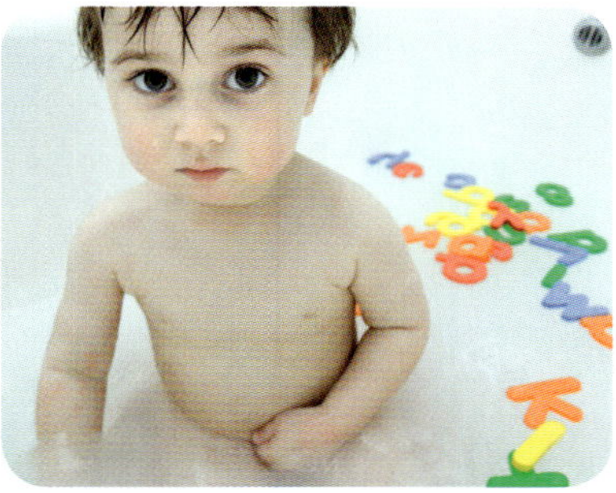

Keine Seife Wenn Ihr Kind Neurodermitis hat, sollten Sie komplett auf Seife verzichten. Waschen Sie es nur mit klarem, lauwarmem Wasser. Ist tatsächlich einmal ein reinigender Zusatz nötig, nehmen Sie stattdessen seifenfreie Waschlotion mit natürlichem pH-Wert.

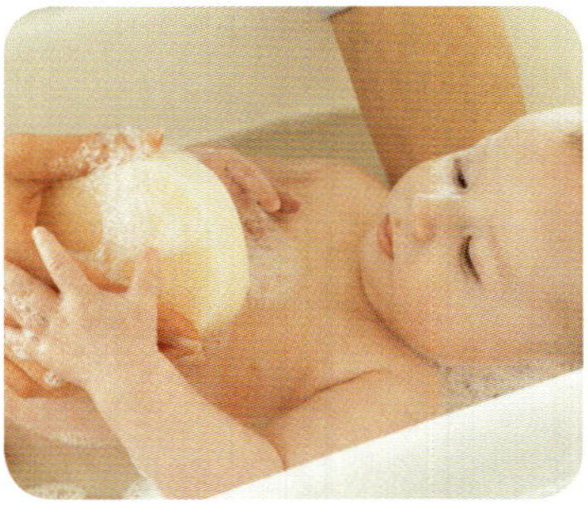

Badezusatz Kinder mit Neurodermitis sollten so selten wie möglich gebadet werden. Einmal pro Woche genügt. Vermeiden Sie Schaumbäder. Bevorzugen Sie ein medizinisches Ölbad. Tupfen Sie Ihr Kind danach sanft trocken und cremen Sie es ein.

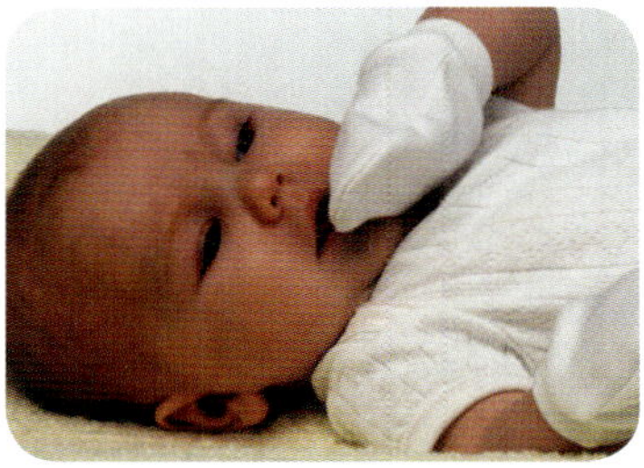

Kein Aufkratzen Ziehen Sie Ihrem Baby nachts Söckchen oder spezielle Handschuhe an. Halten Sie die Nägel kurz und verwenden Sie lockere Baumwollkleidung. Bei Älteren kann der Arzt Antihistaminika gegen das Jucken verschreiben.

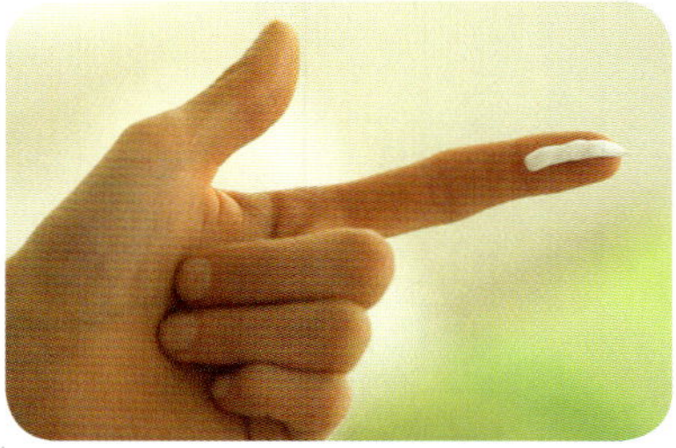

Die richtige Dosis Drücken Sie etwas entzündungshemmende Salbe auf Ihren Finger, von der Fingerspitze bis zum ersten Fingergelenk. Mit dieser Menge können Sie eine Hautfläche behandeln, die doppelt so groß wie Ihre Hand ist.

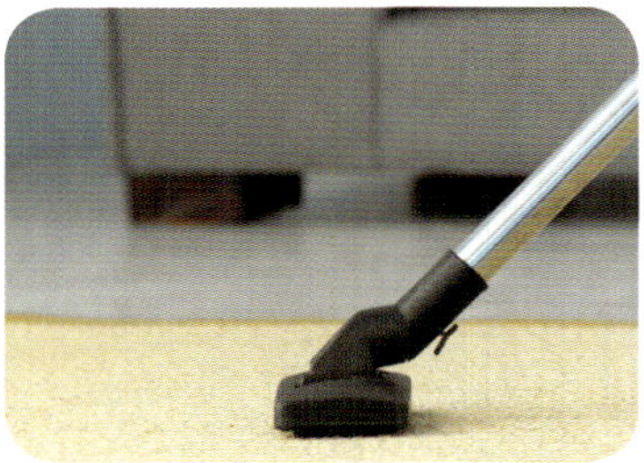

Keine Hausstaubmilben Leidet Ihr Kind an einer Allergie gegen Hausstaubmilben, sollten Sie regelmäßig staubsaugen. Holzböden eignen sich besser als Teppiche. Für Matratzen, Kissen und Decken gibt es spezielle Milbenschutzbezüge.

Schuppenflechte

Etwa 2 % der Bevölkerung leiden an Schuppenflechte (Psoriasis). Sie verläuft meist chronisch, bei Kindern nach einem Infekt eventuell auch akut. 10 % der Menschen mit chronischer Schuppenflechte erkranken vor dem 10. Lebensjahr.

WAS SIND DIE URSACHEN?

Normalerweise dauert es 3–4 Wochen, bis sich die Hautzellen entwickeln und durch die Hautschichten zur Hautoberfläche wandern. Dort sterben sie ab und werden abgestoßen. Bei der Psoriasis geschieht dieser Prozess in nur 2–6 Tagen. Die genauen Ursachen sind nicht bekannt. Eine Rolle spielen wohl die genetische Veranlagung sowie das Immunsystem. Schuppenflechte ist weder ansteckend noch hat sie etwas mit mangelnder Hygiene zu tun.

Die bei Kindern und Erwachsenen am häufigsten vorkommende Form der Schuppenflechte ist die Psoriasis vulgaris, bei der sich erhabene rote Flecken (Plaques) auf der Haut bilden. Mögliche auslösende Faktoren wurden bislang nicht gefunden.

Die Psoriasis guttata ist eine spezielle Form der Schuppenflechte, die hauptsächlich bei Kindern auftritt. Sie entsteht meist 2–3 Wochen nach einem Infekt (häufig eine bakterielle Halsentzündung durch Streptokokkeninfektion) und verursacht einen Ausschlag mit kleinen tropfenförmigen Flecken.

Was kann ich tun?

Cremen Sie die Haut Ihres Kindes mindestens zwei- bis dreimal täglich sowie nach dem Baden mit einer Pflegecreme (Salbe, Creme oder Lotion) ein. Ziehen Sie ihm lockere Baumwollkleidung an, und halten Sie die Nägel kurz.

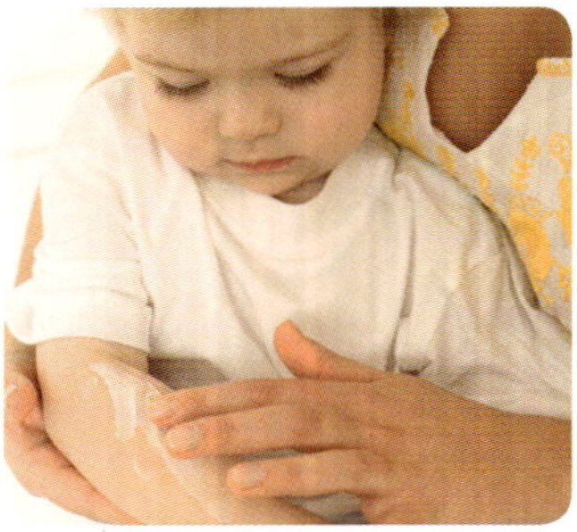

Reichlich Pflegecreme Nehmen Sie so viel, dass die Haut Ihres Kindes glitschig und glänzend aussieht. Erscheint die Haut nach dem Einziehen trocken, erneut Creme auftragen.

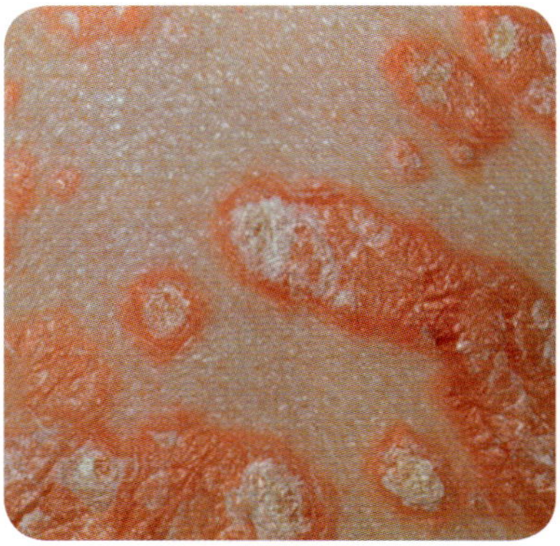

Psoriasis-Flecken Rote, erhabene Hautflecken (Plaques), bedeckt mit silbrigen Schuppen sind typisch für die chronische Psoriasis.

Mögliche Symptome

Psoriasis vulgaris:

- ★ Erhabene rote Hautflecken (Plaques), bedeckt mit silbrigen Hautschuppen und scharf begrenzt.
- ★ Flecken häufig an Ellbogen, Knieoberseite, Kopfhaut oder am Rücken, aber auch an anderen Körperstellen, selbst an den Nägeln.
- ★ Juckende, wunde Haut.

Psoriasis guttata:

- ★ Ausschlag von kleinen tropfenförmigen, lachsfarbenen Flecken (Durchmesser bis zu 1 cm).
- ★ Flecken überall am Körper möglich (mit Ausnahme von Handflächen und Fußsohlen).

SOLL ICH EINEN ARZT AUFSUCHEN?

Zu Beginn wird wie bei Neurodermitis behandelt. Es gilt, die Haut gut feucht zu halten (s. S. 115). Wenn nötig, kann der Arzt ein Präparat zur örtlichen Behandlung verschreiben, das entzündungshemmend wirkt und Vitamin-D3-ähnliche Stoffe oder Dithranol enthält. Einige davon riechen stark und können auf Kleidern und Bettwäsche Flecken hinterlassen, daher bei der Anwendung bitte aufpassen. Falls die lokale Anwendung nicht wirkt, werden Sie zu einem Hautarzt überwiesen, der weitere Therapieformen, z. B. Phototherapie mit UV-Licht oder Medikamente zum Einnehmen, verordnen kann.

WIE GEHT ES WEITER?

Die Psoriasis vulgaris besteht meist ein Leben lang, aber die Schübe sind beherrschbar. Dies ist wichtig, da der stark schuppende Ausschlag das Selbstwertgefühl Ihres Kindes beeinträchtigen und zu Hänseleien durch Andere führen kann. Die Psoriasis guttata verschwindet normalerweise nach einigen Monaten von selbst, kann jedoch auch chronisch werden.

Wundrose

Bei Wundrose (Erysipel) treten Bakterien, die eigentlich die Haut besiedeln, ins Unterhautgewebe ein und verursachen eine Infektion. Um die Ausbreitung zu verhindern, muss antibiotisch behandelt werden.

WIE WIRD BEHANDELT?

Wenn Sie glauben, dass Ihr Kind an Wundrose erkrankt ist, sollten Sie mit ihm zum Arzt gehen. Eine sofortige Gabe von Antibiotika ist notwendig, um ein Ausbreiten der Bakterien in den Blutkreislauf und damit in andere Regionen des Körpers zu verhindern. Unter der Behandlung verschwinden die Beschwerden nach ein paar Tagen wieder. Ihr Kind muss die Antibiotika jedoch zu Ende nehmen. Wie bei allen Infektionen sollte es zudem viel trinken. Bei Schmerzen und Fieber helfen Paracetamol oder Ibuprofen.

KANN MAN VORBEUGEN?

Infektionen lassen sich vermindern, wenn Sie Schnitt- und Schürfwunden sorgfältig mit Wasser säubern und mit einem Pflaster oder Verband abdecken. Erneuern Sie ein nasses oder schmutziges Pflaster. Bei Kindern, die aufgrund von Hauterkrankungen mit trockener, rissiger und juckender Haut (z. B. Neurodermitis) zum Kratzen neigen, ist das Infektionsrisiko erhöht.

Mögliche Symptome

- ★ Betroffene Region ist heiß, geschwollen und berührungsempfindlich.
- ★ Geschwollene Lymphknoten in der Nähe der Infektionsstelle.
- ★ Fieber, Übelkeit, Unwohlsein.

Furunkel

Bakterien, die auf der Haut leben, können über eine Wunde oder einen Haarfollikel in den Körper eindringen und ein Furunkel verursachen. Dieses zeigt sich in Achsel, Leisten, am Gesäß, Hals oder im Gesicht.

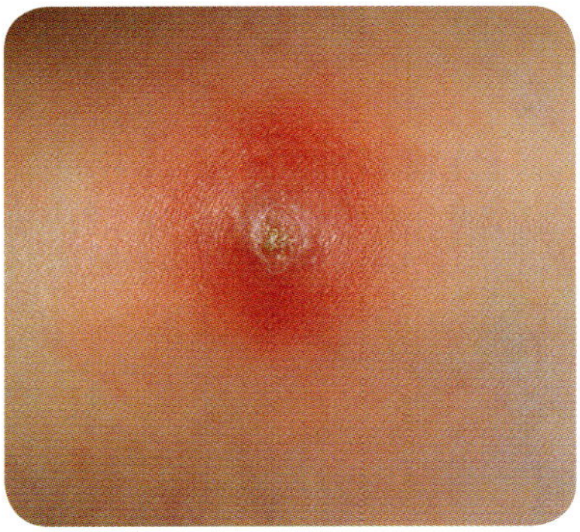

Furunkel Es füllt sich mit Eiter und bildet einen gelben oder weißen »Kopf« aus. Die Haut ist rot und berührungsempfindlich.

WIE WIRD BEHANDELT?

Viele Furunkel öffnen sich von selbst. Der Eiter fließt ab und sie heilen meist narbenlos ab. Warme Kompressen fördern den Heilungsprozess. Nehmen Sie dazu einen sauberen Waschlappen, tauchen Sie ihn in lauwarmes Wasser und legen Sie ihn etwa zehn Minuten auf das Furunkel. Waschen Sie sich danach die Hände. Wiederholen Sie diesen Vorgang drei- bis viermal täglich. Versuchen Sie nicht, das Furunkel aufzudrücken, da sich die Infektion dadurch ausbreiten kann.

Durch regelmäßiges gründliches Händewaschen und gewissenhaftes Säubern von Kratzern oder Wunden können Sie verhindern, dass sich ein Furunkel bildet.

Mögliche Symptome

- ★ Rote, schmerzhafte Beule; nimmt mit zunehmender Größe Kuppelform an.
- ★ Gelber oder weißer Punkt bzw. Kopf im Zentrum, der Eiter enthält.
- ★ Abfluss von Eiter bei Platzen des Furunkels, Schmerzen lassen nach.

SOLL ICH EINEN ARZT AUFSUCHEN?

Wenn das Furunkel sehr groß oder schmerzhaft ist, länger als zwei Wochen besteht oder sich im Gesicht befindet, sollten Sie mit Ihrem Kind zum Arzt gehen. Er verschreibt entweder eine Antibiotikasalbe oder sticht das Furunkel mit einer feinen sterilen Nadel auf. Das Aufstechen gehört in Profihände. Versuchen Sie es nicht selbst! Treten wiederholt Furunkel auf, führt der Arzt Tests, z. B. einen Bluttest, durch, um festzustellen, ob eine zugrundeliegende Erkrankung, wie Diabetes, ursächlich ist. Diese wird entsprechend weiterbehandelt.

Grindflechte

Grindflechte (Impetigo contagiosa) ist hoch ansteckend und befällt oft Kleinkinder. Sie zeigt sich meist in der Region um Nase, Mund und Ohren.

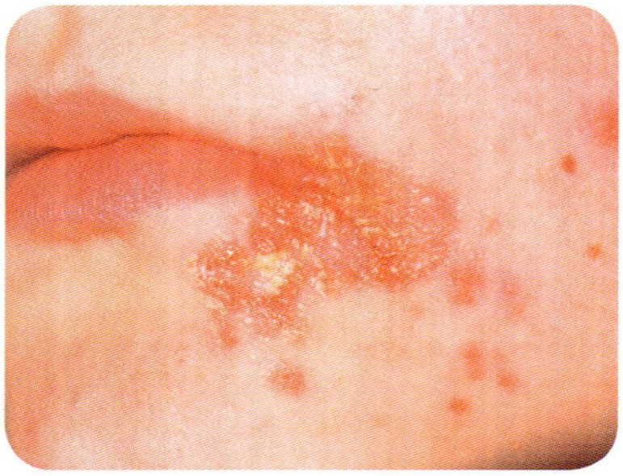

Grindflechte Die Infektion zeigt sich als rote, schorfige Hautstellen mit honigfarbenen Krusten, z. B. um den Mund.

WAS SIND DIE URSACHEN?

Die Erreger gelangen über kleine Wunden in die Haut. Kinder mit bereits bestehenden juckenden Hauterkrankungen sind besonders anfällig. Die Symptome zeigen sich 4–10 Tage nach Ansteckung. Die Krankheit ist hochansteckend. Erkrankte Kinder dürfen keine öffentlichen Einrichtungen besuchen.

SOLL ICH EINEN ARZT AUFSUCHEN?

Bei Verdacht auf Grindflechte gehen Sie sofort zum Arzt. Er verschreibt eine Antibiotikasalbe. Die Infektion muss bei Kindergarten oder Schule gemeldet werden. Unbehandelt kann Impetigo zur Wundrose führen. Hat sich der Ausschlag großflächig über den ganzen Körper verteilt, wird Ihr Kind ein orales Antibiotikum nehmen müssen.

KANN MAN VORBEUGEN?

Die Ansteckung lässt sich vermeiden, wenn man Wunden sauber hält und mit einer infizierten Person nicht die Handtücher teilt.

Mögliche Symptome

- ★ Zuerst kleine rote Bläschen.
- ★ Bläschen platzen, werden hart und schorfig und haben eine dicke, gelblich braune (honigfarbene) Kruste.
- ★ Krusten trocknen und hinterlassen einen roten Fleck, der gewöhnlich narbenlos verheilt.

Was kann ich tun?

Zur Behandlung sollten Sie die Antibiotikasalbe vorschriftsmäßig auftragen. Es ist wichtig, dass die Krankheit nicht auf andere Regionen des Körpers oder auf andere Personen übergeht. Ihr Kind darf Kindergarten oder Schule erst wieder besuchen, wenn die betroffenen Stellen verheilt oder verkrustet sind. Auch Neugeborene sollte es meiden, da eine Infektion für sie gefährlich sein kann.

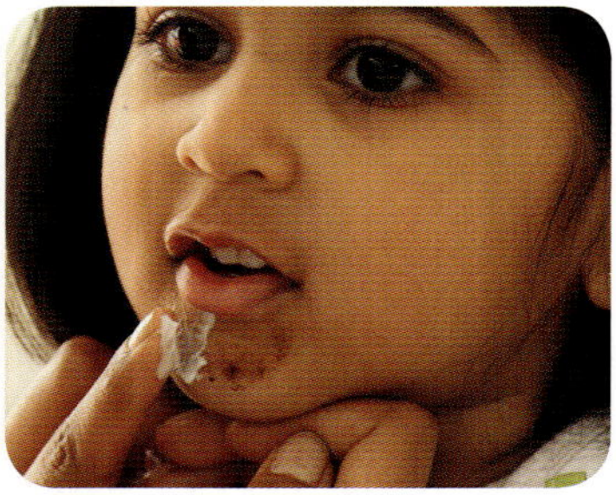

Antibiotikasalbe Tragen Sie diese, wie vom Arzt verschrieben, auf die betroffenen Hautstellen auf. Waschen Sie davor und danach die Hände, um die Infektion nicht zu verbreiten.

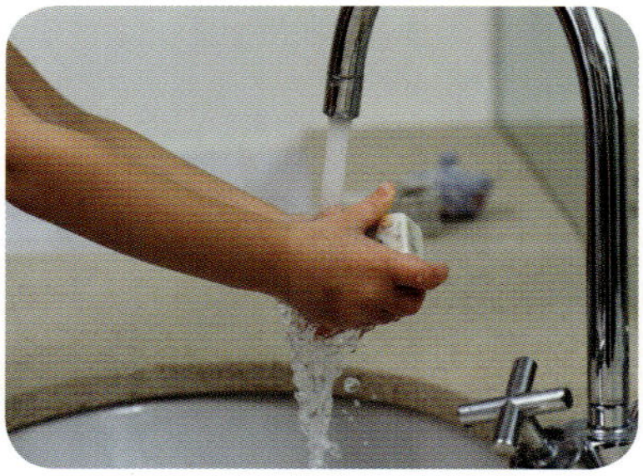

Gründliches Händewaschen Ihr Kind sollte regelmäßig und mehrmals täglich die Hände waschen. Versuchen Sie, es möglichst davon abzuhalten, die erkrankten Hautstellen zu berühren.

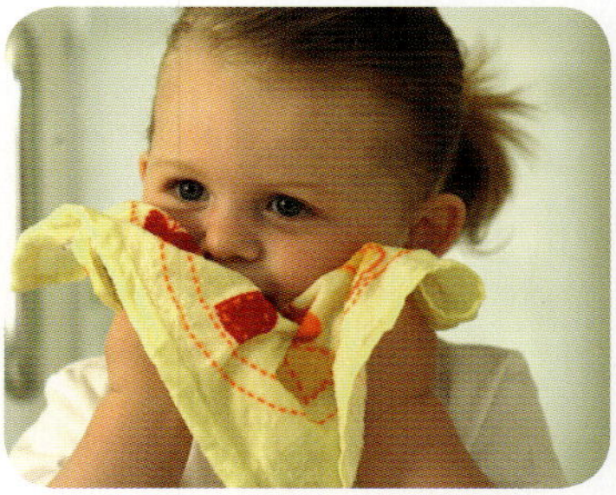

Eigene Waschlappen Bewahren Sie die Waschlappen und Handtücher Ihres Kindes getrennt von denen anderer Familienmitglieder auf. Bitte alle Textilien nach Gebrauch heiß waschen.

Herpes

Herpes sind kleine Bläschen, die im Bereich der Lippen auftreten und hoch ansteckend sind. Sie sehen unschön aus und können schmerzen, verheilen jedoch innerhalb von 1–2 Wochen narbenlos.

WAS SIND DIE URSACHEN?

Ursache ist eine Infektion mit dem Herpes-simplex-Virus bei direktem Kontakt (z. B. Küssen). Die Erstinfektion verläuft häufig symptomlos. Das Virus verbleibt im Nervensystem und kann durch Stress, Erschöpfung, eine andere Infektion, starke Sonne oder Wind reaktiviert werden. Manche Menschen, die mit dem Virus in Kontakt kamen, entwickeln nie einen Herpes, bei anderen tritt er häufig auf.

WIE WIRD BEHANDELT?

Eine Salbe mit antiviralen Wirkstoffen stoppt die Entwicklung des Herpes und ist rezeptfrei in der Apotheke erhältlich. Die Behandlung sollte beim ersten Kribbeln in der Lippe beginnen. Die Salbe wird dann einige Tage mehrmals täglich auf den Herpes aufgetragen. Sie kann auch verwendet werden, wenn er bereits ausgebrochen ist, weil sie Dauer und Schwere des Verlaufs verringert. Vor und nach Auftragen der Salbe Hände waschen.

KANN MAN VORBEUGEN?

Wenn Sie wissen, dass Ihr Kind bei starker Sonne häufig und schnell Herpes bekommt, tragen Sie Ihm einen Sonnenschutz mit hohem Lichtschutzfaktor auf die Lippen auf, bevor es hinausgeht.

Mögliche Symptome

- ★ Kribbeln, Jucken an den Lippen einige Stunden vor Erscheinen des Herpes.
- ★ Danach mit Flüssigkeit gefüllte, schmerzende bzw. juckende Bläschen bzw. wunde Stellen am Lippenrand.
- ★ Verkrusten der Bläschen etwa 48 Stunden nach dem anfänglichen Kribbelgefühl.

Halten Sie Ihr Kind an, die Herpesbläschen nicht zu berühren, und wenn doch, danach die Hände gründlich zu waschen. Wenn es noch keinen Herpes hat, sollte es den direkten Kontakt (z. B. Küssen) mit einer Person, die gerade Herpes hat, vermeiden. Halten Sie die Herpes-Salbe auch auf Reisen stets griffbereit. Ihr Kind kann lernen, sie beim ersten Kribbeln selbst aufzutragen.

Dellwarzen

Dellwarzen sind glänzende, erhabene Knötchen auf der Haut. Die Virusinfektion befällt meist Kinder und verbreitet sich leicht in Kindergarten und Schule.

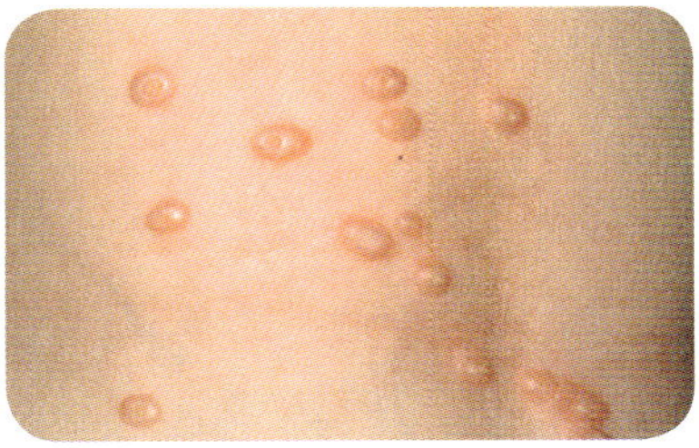

Dellwarzen Die kleinen, erhabenen kuppelförmigen Knötchen haben in der Mitte eine Delle. Sie treten häufig gruppiert auf.

WAS SIND DIE URSACHEN?

Der Erreger gehört zur Familie der Pockenviren und wird durch direkten Kontakt mit Haut, Handtüchern oder auch Spielsachen einer erkrankten Person übertragen.

WIE WIRD BEHANDELT?

Gewöhnlich ist keine Behandlung erforderlich. Dellwarzen verschwinden von selbst. Sie können sich die Diagnose vom Arzt bestätigen lassen.

Es kann bis zu 18 Monate oder länger dauern, bis sich Dellwarzen zurückbilden.

Mögliche Symptome

Dellwarzen können am ganzen Körper auftreten und sind meist in Gruppen angeordnet. Sie sind:

- ★ klein, fest, kuppelförmig und haben in der Mitte eine Delle.
- ★ hautfarben oder perlweiß.
- ★ normalerweise nicht juckend.

Sie hinterlassen keine Narben. Ihr Kind kann zur Schule oder zum Schwimmen gehen, sollte aber Handtücher, Bettwäsche oder Kleidung nicht teilen, um eine Ansteckung zu vermeiden. Bei Juckreiz möglichst nicht kratzen, da dadurch die Erreger auf andere Körperregionen verteilt werden.

Warzen

Warzen sind harmlose Hautwucherungen, die meist Kinder befallen. Am häufigsten sind folgende Formen: die gewöhnliche Warze, die am ganzen Körper auftritt, meist jedoch an den Händen, und die Hand- und Fußwarze (Dornwarze).

WAS SIND DIE URSACHEN?

Warzen entstehen durch Infektion mit dem humanen Papillomavirus. Das Virus befindet sich in den Hautzellen der Warze und wird entweder durch direkten oder indirekten Kontakt, z. B. mit Schuhen, Handtüchern, Waschlappen oder beim Laufen über einen Boden, den zuvor jemand mit Warzen betreten hat (z. B. im Schwimmbad), übertragen. Kinder, die an einer Hauterkrankung mit rissiger Haut, wie Neurodermitis, leiden, sind anfälliger für Warzen.

WIE WIRD BEHANDELT?

Warzen verschwinden häufig von selbst, manchmal auch erst nach Jahren. Ihre Behandlung ist schwierig und nicht immer effektiv. Versuchen Sie es mit einer der unten gezeigten Methoden. Wenn die Warze Ihres Kindes nach drei Monaten noch nicht verschwunden ist, sollten Sie den Arzt aufsuchen. Eine mögliche medizinische Behandlung ist die Kryotherapie, bei der die Warze mit flüssigem Stickstoff vereist wird. Diese Prozedur dauert wenige Minuten und ist kurzzeitig etwas schmerzhaft. Danach bilden sich eine Blase oder Schorf, bevor sich die Haut wieder erholt.

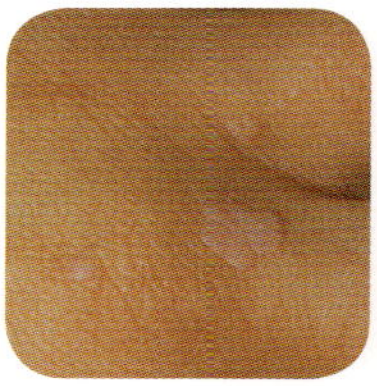

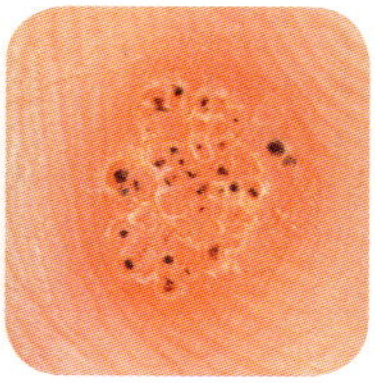

Gewöhnliche Warze (links) klein, erhaben und hautfarben. **Dornwarze (rechts)** flach, mit schwarzen Punkten.

Mögliche Symptome

Gewöhnliche Warze:

- ★ Klein, fest, hautfarben mit rauer Oberfläche; Durchmesser unter 1 cm.
- ★ Einzeln oder in Gruppen von bis zu 20 Stück.
- ★ Schmerzen und jucken nicht.

Hand- und Fußwarze:

- ★ Flach, oft mit schwarzen Flecken in der Mitte, umgeben von Hornhaut.
- ★ Einzeln oder gruppiert.
- ★ Können schmerzhaft sein.

KANN MAN VORBEUGEN?

Ihr Kind sollte keine Handtücher, Schuhe oder Socken von Personen mit Warzen benutzen. Es sollte die Warze eines anderen nicht berühren.

Was kann ich tun?

Ein Produkt mit Salicylsäure ist in der Apotheke frei erhältlich. Weichen Sie die Warze vorher fünf Minuten in warmen Wasser auf. Waschen Sie sich nach der Behandlung gründlich die Hände.

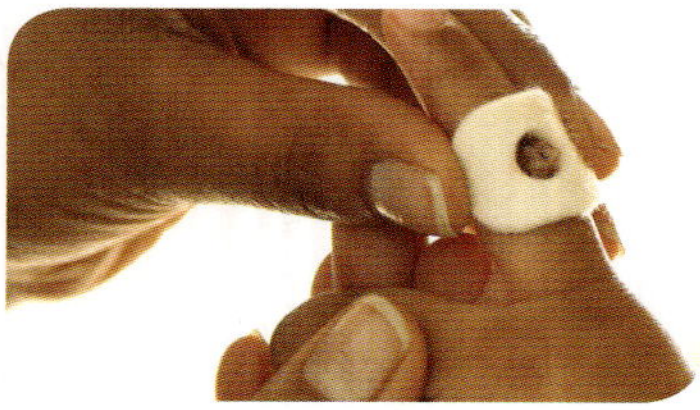

1 **Hautschutz** Geben Sie auf die Haut um die Warze ein Hühneraugenpflaster oder Vaseline, da Salicylsäure die gesunde Haut reizt.

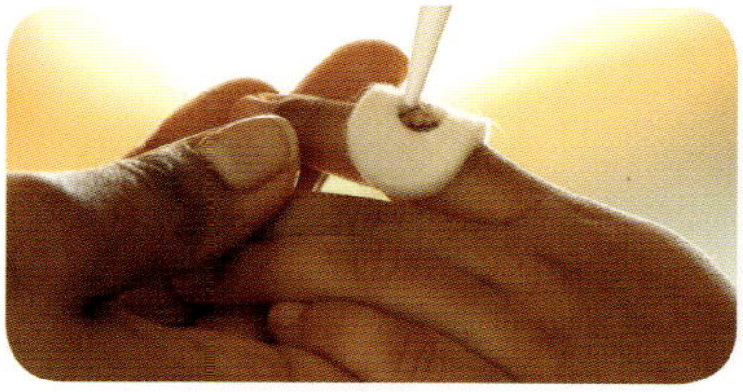

2 **Lösung auftragen** Dabei nur die Warze benetzen. Trocknen lassen und das Hühneraugenpflaster entfernen. Wiederholen Sie die Behandlung täglich.

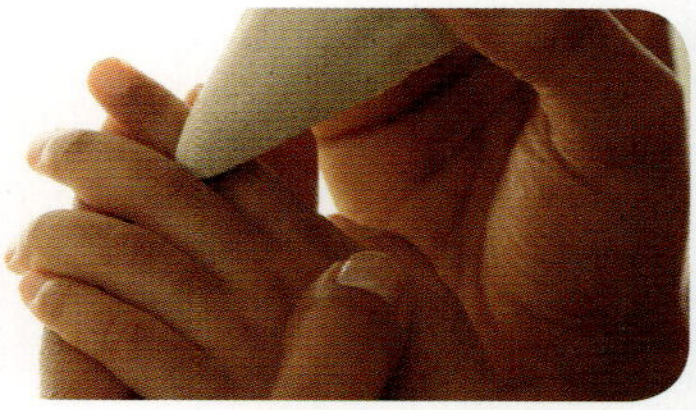

3 **Abgestorbene Haut wöchentlich entfernen** Verwenden Sie einen Bimsstein. Bildet sich die Warze nicht zurück, gehen Sie zum Arzt.

Hautpilz

Diese Hautinfektion wird durch Fadenpilze hervorgerufen und kann auf der Haut und/oder der Kopfhaut auftreten. Es handelt sich um einen meist ringförmigen Hautausschlag.

WAS SIND DIE URSACHEN?

Pilzerkrankungen sind häufig und verbreiten sich durch direkten Kontakt von Mensch zu Mensch. Auch durch Kontakt mit Tieren oder indirekten Kontakt mit Pilzsporen auf Textilien können sie übertragen werden. Auf dem Kopf ist der Pilz besonders bei afro-karibischen Kindern häufig.

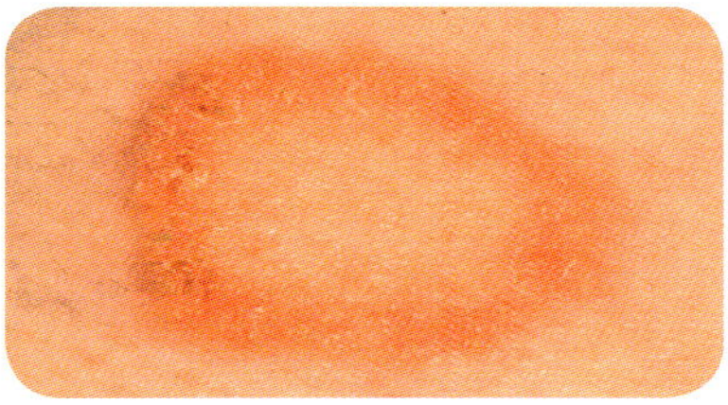

Ringförmiger Ausschlag Er ist charakteristisch für den Hautpilz des Körpers. Der äußere Ring ist rot und schuppig, innen ist die Haut weich und sieht fast normal aus.

WIE WIRD BEHANDELT?

Der Hautpilz des Körpers wird mit einer Salbe gegen Pilzerkrankungen behandelt. Lassen Sie sich die Diagnose durch einen Arzt bestätigen. Er wird auch die richtige Salbe verschreiben. Es gibt nämlich auch andere Hauterkrankungen, z. B. Ekzeme, die mit einem ähnlichen Hautausschlag einhergehen, aber anders behandelt werden.

Die Therapie bei Hautpilz der Kopfhaut erfolgt mit einem oral einzunehmenden Medikament und mit einer Salbe. Ihr Arzt überweist Sie dazu an einen Hautarzt. Die Einnahmedauer kann zwischen vier und zwölf Wochen liegen.

Kommt ein Haustier als Überträger in Frage, suchen Sie einen Tierarzt auf. Oft muss auch das Tier behandelt werden.

KANN MAN VORBEUGEN?

Verwenden Sie keine Handtücher, Waschlappen oder Bettwäsche von Personen, die Hautpilz haben. Auch Haarbürsten, Haarspangen oder Haargummis von infizierten Personen sollten Sie meiden. Halten Sie Ihr Kind dazu an, erkrankte Stellen nicht zu berühren oder daran zu kratzen, damit sich die Krankheit nicht auf andere Körperregionen oder Personen ausbreitet. Erhält Ihr Kind ein orales Medikament gegen Hautpilz der Kopfhaut, sollten Sie ihm zusätzlich zweimal wöchentlich die Haare mit einem Antipilzshampoo waschen. Dadurch wird die Krankheit zwar nicht geheilt, aber eine Ansteckung anderer verhindert.

Mögliche Symptome

Hautpilz des Körpers:

- ★ Ringförmige Flecken am Körper, mit rotem, erhabenem äußeren Ring, der sich rau oder schuppig anfühlt.
- ★ In einigen Fällen Juckreiz.

Hautpilz der Kopfhaut:

- ★ Schuppige Stellen auf der Kopfhaut.
- ★ Haarausfall innerhalb der Flecken.
- ★ Manchmal Juckreiz.

Nagelpilz

Nagelpilz kommt zwar meist bei Erwachsenen vor, bisweilen aber auch bei Kindern. Er sieht unschön aus und sollte behandelt werden.

Nagelpilz befällt häufiger Zehen- als Fingernägel, da ein Fußpilz vom Fuß auf die Nägel übergreifen kann.

Wenn Sie bei Ihrem Kind eine Nagelpilzinfektion vermuten, sollten Sie zum Arzt gehen, um die Diagnose zu bestätigen. Auch andere Krankheiten, z. B. Psoriasis, können die Nägel befallen.

Der Arzt lässt ein Stück des infizierten Nagels im Labor auf Pilze untersuchen. Nagelpilz kann mit einer Creme oder Tinktur gegen Pilze behandelt werden. Wenn die Behandlung nicht ausreicht, müssen zusätzlich Tabletten gegen Pilzerkrankungen eingenommen werden.

Halten Sie die Füße und Nägel sauber und behandeln Sie einen Fußpilz konsequent, um eine Nagelpilzinfektion zu vermeiden.

Mögliche Symptome

- ★ Verdickte, gelblich, grün oder braun verfärbte Nägel.

Fußpilz

Die Pilzerkrankung befällt vorwiegend die Haut zwischen den Zehen und tritt besonders häufig im Sommer auf. Die Krankheit ist zwar ungefährlich, aber extrem lästig. Zur Behandlung und Vermeidung von Fußpilz ist gute Fußhygiene erforderlich.

WAS SIND DIE URSACHEN?

Das dunkle, warme und feuchte Klima, das in Schuhen herrscht, begünstigt das Wachstum von Pilzen. Fußpilz tritt besonders häufig auf, wenn im Schuh viel geschwitzt wird und die Socken nicht regelmäßig gewechselt werden. Die Infektion ist leicht übertragbar, eine Ansteckung erfolgt oft durch Barfußlaufen im Schwimmbad oder im Umkleideraum. Fußpilz kann auf den Nagel übergreifen und äußert sich dann als Nagelpilz (s. S. 121).

WIE GEHT ES WEITER?

Mit guter Fußhygiene (siehe unten) und einer vom Arzt verschriebenen Salbe bessert sich der Fußpilz innerhalb einer Woche. Um sicher zu gehen, dass die Krankheit wirklich überstanden ist, kann die Salbe nach Abklingen der Symptome weitere 1–2 Wochen aufgetragen werden. Vermeiden Sie eine erneute Ansteckung, indem Ihr Kind im öffentlichen Schwimmbad Badeschuhe trägt und weiterhin für hygienische Fußpflege sorgt.

Mögliche Symptome

- ★ Rote, schuppige Haut zwischen den Zehen, die rissig und wund werden kann.
- ★ Juckreiz.

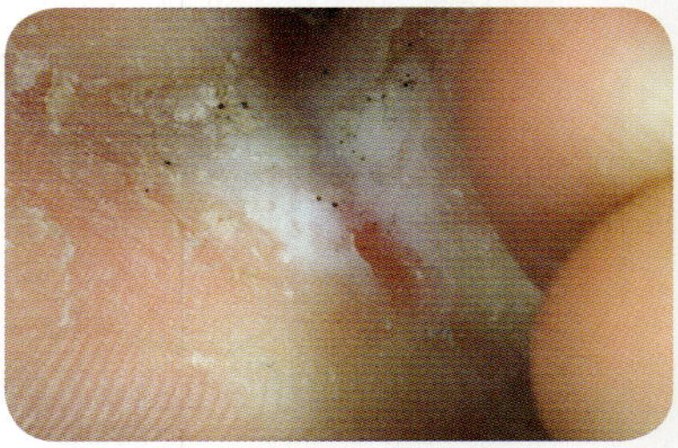

Rissige Haut Fußpilz befällt meist die Haut zwischen den Zehen und verursacht rissige, juckende Haut.

Was kann ich tun?

Lassen Sie sich die Diagnose vom Arzt bestätigen und sich eine Salbe gegen Fußpilz verschreiben. Halten Sie die Füße Ihres Kindes sauber, wechseln Sie täglich die Socken (bzw. mehrmals täglich, z.B. nach dem Sport). Ihr Kind sollte in Schuhen Socken tragen und Schuhe anziehen, die gut passen.

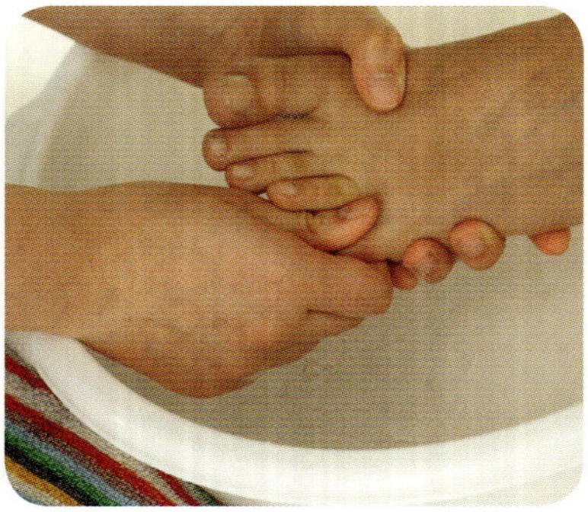

1 **Waschen Sie Ihrem Kind täglich die Füße** und achten Sie besonders auf die Zehenzwischenräume. Ein älteres Kind kann es selbst versuchen, wenn Sie dabei sind.

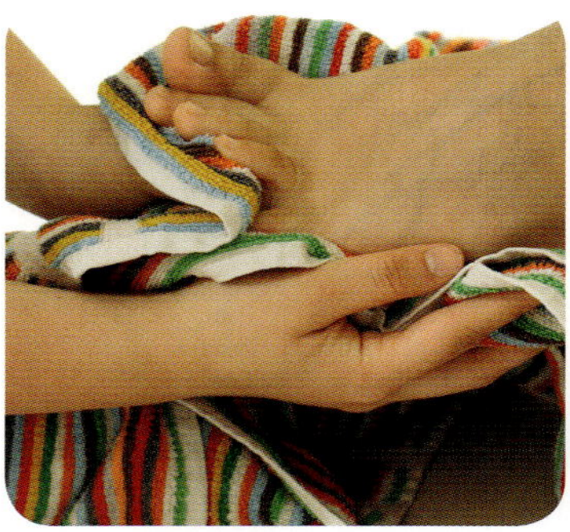

2 **Trocknen Sie die Füße** nach dem Waschen sorgfältig ab und achten Sie dabei wieder auf die Zehenzwischenräume.

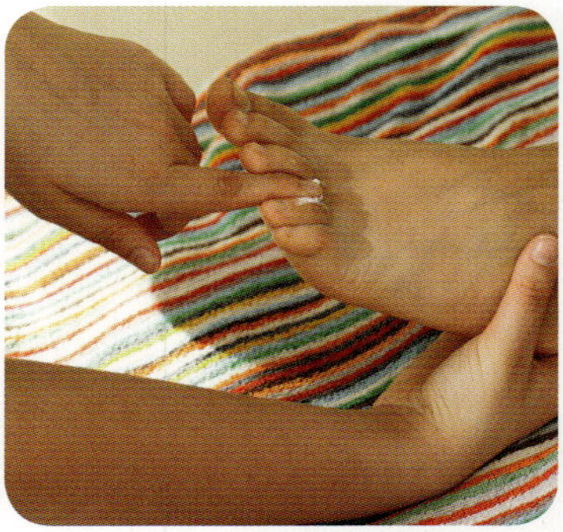

3 **Tragen Sie Salbe gegen Fußpilz** auf die betroffene und die umgebende Haut auf. Waschen Sie davor und danach Ihre Hände.

Röschenflechte

Diese Hauterkrankung zeigt sich als ovale Flecken und tritt meist bei älteren Kindern über 10 Jahren auf, selten auch bei jüngeren Kindern.

WAS SIND DIE URSACHEN?

Die genaue Ursache ist unbekannt, eventuell handelt es sich um eine Virusinfektion. Sie scheint jedoch nicht ansteckend zu sein.

WIE WIRD BEHANDELT?

Eine Behandlung ist nicht notwendig, da der Ausschlag gewöhnlich innerhalb von acht Wochen, manchmal auch erst nach 3–4 Monaten von selbst verschwindet. Bei juckender Haut helfen Feuchtigkeitscremes. Vermeiden Sie scharfe Seifen und andere Substanzen, welche die Haut reizen. Geben Sie Ihrem Kind lockere Kleidung aus Naturfasern. Es sollte möglichst nicht kratzen.

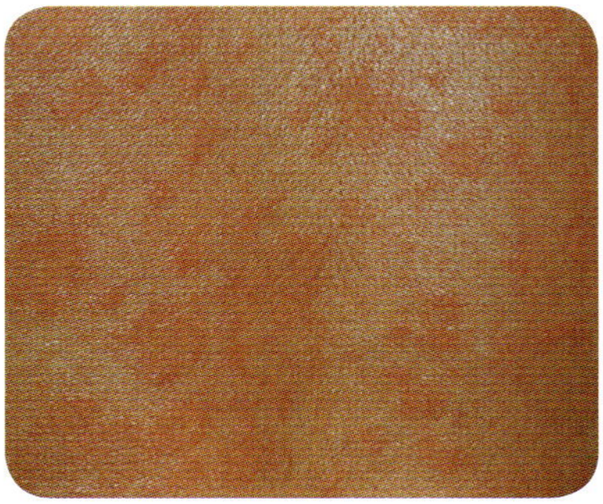

Röschenflechte Typisch sind ovale, rötliche Flecken mit schuppigem äußeren Rand.

Mögliche Symptome

- ★ Zu Beginn Primärfleck mit schuppigem Rand von 2–10 cm Durchmesser auf Brust, Unterleib oder Rücken. Er wird häufig nicht entdeckt und manchmal mit dem Ausschlag eines Hautpilzes verwechselt.
- ★ Wenige Tage später kleine, ovale Flecken mit schuppigem Rand. Diese können bis zu sechs Wochen lang bestehen.
- ★ Bisweilen Juckreiz.

Pityriasis alba

Auf der Haut, häufig im Gesicht, erscheinen kleine helle Stellen, die von selbst wieder verschwinden. Meist sind Kinder mit 6–12 Jahren betroffen.

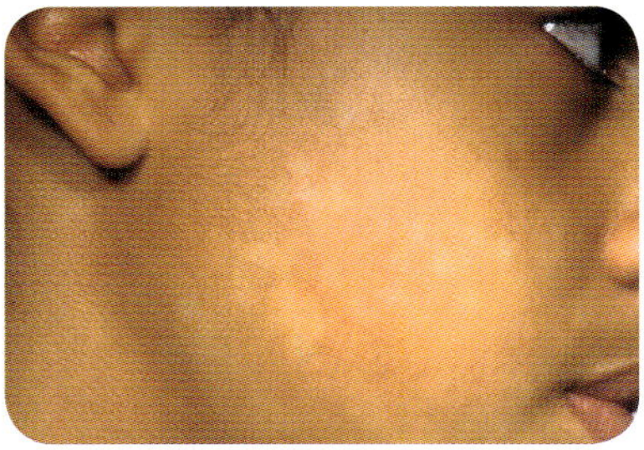

Pityriasis alba Im Gesicht bilden sich helle Hautflecken. Auf dunkler Haut sind sie deutlicher zu sehen.

WAS SIND DIE URSACHEN?

Die Ursachen der Pityriasis alba sind nicht bekannt, aber bei trockener Haut scheint sich der Ausschlag zu verschlimmern.

WIE WIRD BEHANDELT?

Eine Behandlung ist nicht notwendig, die Pityriasis alba verschwindet von selbst, wenn auch oft erst nach Monaten. Sie können Ihr Kind also beruhigen, wenn es sich an den Flecken stört. Gegen trockene Haut hilft eine Feuchtigkeitscreme.

Manche Eltern fürchten, dass Ihr Kind an Vitiligo leiden könnte. Bei dieser chronischen Erkrankung bilden sich pigmentfreie Flecken auf der Haut. Vitiligo tritt meist erst ab einem Alter von 20 Jahren auf und die beiden Krankheiten unterscheiden sich deutlich. Bei der Pityriasis alba gibt es keine klare Trennungslinie zwischen der helleren und der normalen Haut, wohingegen die Vitiligoflecken scharf begrenzt sind. Gehen Sie jedoch zum Arzt, wenn Sie sich nicht sicher sind.

Mögliche Symptome

- ★ Hellere Hautflecken, die trocken und schuppig sein können.
- ★ Hautflecken auffälliger bei Kindern mit dunkler Haut oder auch im Sommer, wenn die umgebende Haut sonnengebräunt ist.

Krätze

Krätze wird durch Milben (Sarcoptes scabiei) verursacht, die mit bloßem Auge nicht zu sehen sind. Sie bohren sich in die Haut, um dort ihre Eier abzulegen. Es kommt zu starkem Juckreiz.

WIE ERFOLGT DIE VERBREITUNG?
Die Milben werden sowohl durch engen persönlichen Kontakt weitergegeben als auch durch das gemeinsame Benutzen von Handtüchern und Bettwäsche. Sie können für kurze Zeit ohne Wirt überleben.

WIE WIRD BEHANDELT?
Wenn Sie vermuten, dass Ihr Kind Krätze haben könnte, gehen Sie mit ihm zum Arzt, um die Diagnose bestätigen zu lassen.

Die Krätze wird mit einer speziellen Salbe oder Lotion behandelt. Lassen Sie sich das passende Mittel vom Arzt verschreiben, da nicht alle zur Anwendung bei Kindern geeignet sind. Auch Familienangehörige sollten behandelt werden. Die Lotion wird zweimal auf den ganzen Körper aufgetragen, aber nicht direkt nach dem Baden. Waschen Sie Textilien bei mindestens 60 °C und zwar an dem Tag, an dem Sie die Lotion aufgetragen haben. Gegenstände, die nicht gewaschen werden können, (z. B. Kuscheltiere) sollten mindestens drei Tage in einem verschlossenen Plastikbeutel aufbewahrt werden, bis eventuell vorhandene Milben abgestorben sind. Nach der Behandlung darf Ihr Kind wieder öffentliche Einrichtungen besuchen.

Mögliche Symptome

Die Symptome treten bei der Erstinfektion 2–6 Wochen nach der Ansteckung auf, bei einer erneuten Infektion zeigen sie sich wesentlich früher.

★ Starker Juckreiz, der nachts oder nach einem warmen Bad zunimmt.

★ Feine Linien und Flecken, die am ganzen Körper auftreten können.

Kopfläuse

Die flügellosen Insekten leben auf der Kopfhaut und ernähren sich dort von Blut. Mit etwa 2 mm Größe sind sie nur so klein wie ein Sesamkorn und daher sehr schwer zu entdecken. Die Stiche verursachen starken Juckreiz auf der Kopfhaut.

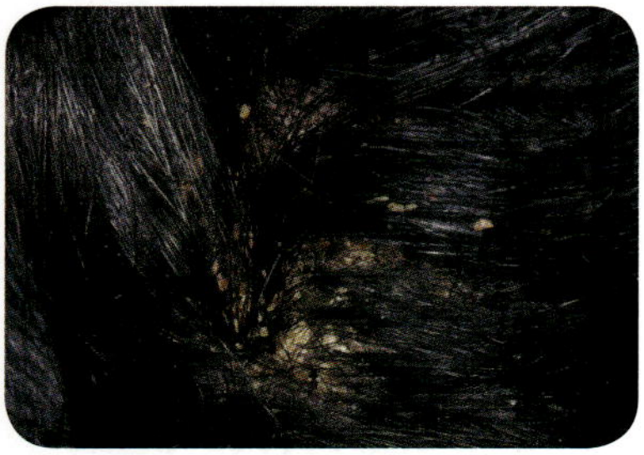

Nissen Die Eiform der Kopflaus ist hier als weißbraune Punkte zu erkennen. Die Nissen sitzen fest am Haarschaft.

WIE ERFOLGT DIE VERBREITUNG?
Die Kopflaus hat keine Flügel und kann daher nicht fliegen. Sie wird durch engen Kontakt verbreitet, indem sie sprichwörtlich von Kopf zu Kopf klettert. Jeder kann von Läusen befallen werden. Am häufigsten sind jedoch Kinder betroffen, die beim gemeinsamen Spielen und Lernen gerne die Köpfe zusammenstecken.

HAT MEIN KIND KOPFLÄUSE?
Die beste Methode, um festzustellen, ob Ihr Kind Läuse hat, ist das portionsweise Auskämmen des nassen Haares mit einem feinzahnigen Kamm, dem Nissenkamm (erhältlich in der Apotheke). Diese Technik wird auch zur Behandlung bei Kopflausbefall angewendet und ist im Kasten auf der gegenüberliegenden Seite beschrieben.

Das portionsweise Auskämmen des Haares nimmt viel Zeit in Anspruch, ist aber notwendig, um alle Läuse aufzuspüren. In Abhängigkeit von Haarlänge und -dicke dauert die Prozedur bis zu eine Stunde.

Mögliche Symptome

★ Juckreiz (aufgrund einer Allergie gegen die Läuse). Ihr Kind kratzt sich am Kopf.

★ Kleine rote Punkte auf der Kopfhaut, häufig hinter den Ohren oder im Nackenbereich, wo die Läuse sich gerne aufhalten.

★ Bisweilen keine Symptome.

Wenn im Nissenkamm eine lebendige Laus hängenbleibt, hat Ihr Kind Läuse. Finden sich weißlich-braune Nissen oder leere Eihüllen (glänzende weiße Punkte), muss das nicht unbedingt ein aktueller Läusebefall sein. Die Nissen bleiben auch nach einer Behandlung gegen Läuse am Haarschaft hängen. Wenn Sie keine Läuse finden und die Kopfhaut Ihres Kindes weiter juckt, sollten Sie zum Arzt gehen, da verschiedene Hautkrankheiten ursächlich sein können.

Bei Läusefund sollten die übrigen Familienmitglieder untersucht und die Schule sollte informiert werden. Ihr Kind darf die Einrichtung erst nach Behandlung mit einem Mittel gegen Kopfläuse wieder besuchen. Familienmitglieder müssen nur behandelt werden, wenn bei ihnen auch Läuse festgestellt wurden. Waschen Sie alle Textilien, mit denen befallene Personen Kontakt hatten, bei mindestens 60 °C.

WIE WIRD BEHANDELT?

Es gibt unterschiedliche Methoden. Keine ist garantiert wirksam und sie schützen nicht vor erneutem Befall. Fragen Sie in der Apotheke nach einem geeigneten Produkt.

★ **Insektizide (z. B. Permethrin)** Sie wirken auf der Basis von Wasser oder Alkohol und enthalten eine Substanz, welche die Läuse abtötet. Die Präparate auf Wasserbasis sind sicherer (da Alkohol entflammbar ist) und reizen die Haut weniger stark (siehe Kasten unten).

★ **Dimeticon** Das geruchlose Mittel auf Silikonbasis (kein Insektizid) wird wie die Insektizide angewendet. Es muss oft acht Stunden auf der Kopfhaut einwirken, bevor es ausgewaschen wird. Durch die Behandlung ersticken die Läuse. Sie wird nach sieben Tagen wiederholt.

★ **Öl plus Essigwasser** Man verwendet ein Shampoo mit Neem-Extrakt, Sojaöl und Kokosöl. Nach dem Ausspülen massieren Sie einen fünfprozentigen, zwei zu eins verdünnten Haushaltsessig in die Haare und wickeln ein mit diesem Essigwasser getränktes Handtuch um den Kopf. Nach einer Stunde Einwirkzeit kann man die Nissen auskämmen.

KANN MAN VORBEUGEN?

Kopfläuse sind kein Zeichen mangelnder Hygiene! Ihr Kind sollte keine Kämme von Befallenen benutzen. Suchen Sie alle Familienmitglieder nach Läusen ab und behandeln Sie sofort, wenn Sie fündig werden.

Was kann ich tun?

Bei Kopfläusen sollten Sie auskämmen und zugleich mit einem Mittel aus der Apotheke behandeln. Das Auskämmen entfernt die Läuse, aber nicht die Nissen. Sie sollten daher dreimal im Abstand von je vier Tagen kämmen. Erst wenn Sie keine Läuse mehr finden, ist der Befall vorüber.

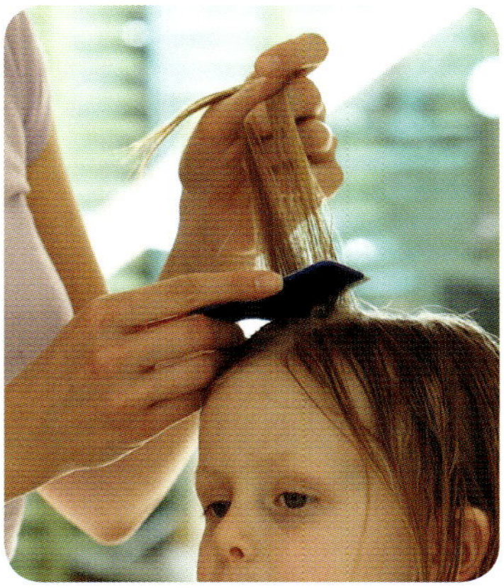

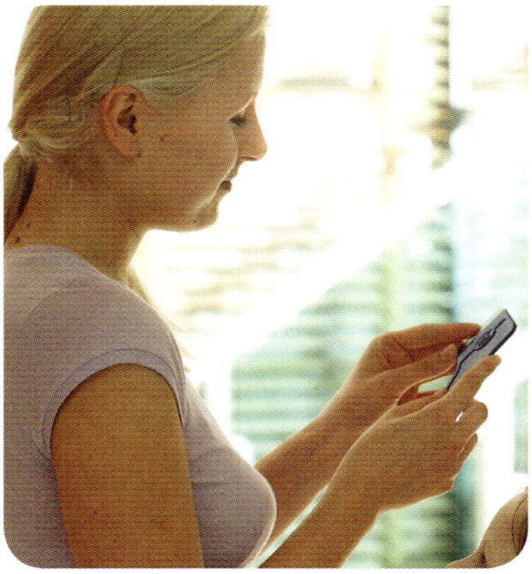

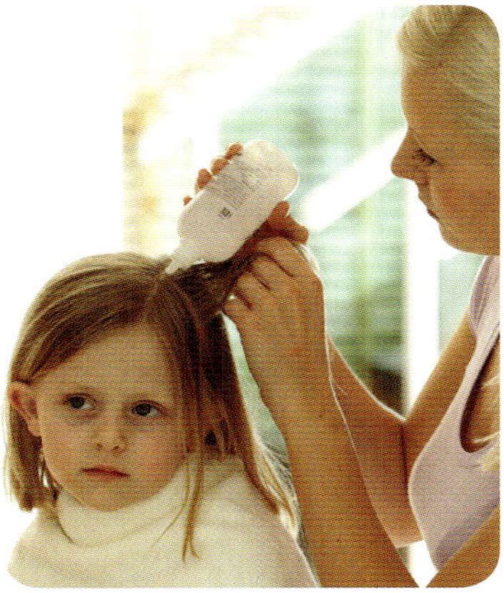

1 **Auskämmen** Waschen Sie das Haar Ihres Kindes und tragen Sie reichlich Haarspülung auf, die sie nicht auswaschen. Kämmen Sie nun die Haare glatt. Gehen sie dann mit einem Nissenkamm die Haare von der Haarwurzel bis zur Haarspitze durch.

2 **Nach Läusen suchen** Überprüfen Sie nach jedem Durchkämmen, ob Läuse im Kamm hängengeblieben sind. Waschen Sie nach dem sorgfältigen Durchkämmen, das bis zu eine Stunde dauern kann, die Haarspülung aus. Reinigen Sie den Nissenkamm in kochendem Wasser.

3 **Lotion mit Insektiziden** Bündeln Sie das feuchte Haar portionsweise, um die Haarwurzeln gut zu erreichen. Die Lotion muss 45 Minuten einwirken, bevor sie ausgekämmt und ausgewaschen wird. Eine einmalige Anwendung genügt.

Insektenstich

Ein Insektenstich ist meist harmlos und bessert sich nach 2–3 Tagen. Manche reagieren auf einen Stich (seltener auf einen Biss) stark allergisch mit einem anaphylaktischen Schock. Bei uns übertragen Insekten keine schwerwiegenden Krankheiten.

WAS SIND DIE URSACHEN?

Ein Insektenstich oder -biss wird von verschiedenen Insekten, wie Stechmücken, Wespen, Bienen, Flöhen oder Bettwanzen, zugefügt. Wenn das Insekt die Haut durchsticht, führt der austretende Speichel zu einer Hautreizung. Bei einigen Insekten spritzt der Stachel zur Abwehr von Feinden ein Gift in die Haut ein.

SOLL ICH EINEN ARZT AUFSUCHEN?

Wenn Ihr Kind nach einem Insektenstich eines der folgenden Symptome zeigt, rufen Sie unverzüglich den Notarzt, da die Gefahr eines anaphylaktischen Schocks besteht: pfeifende Atemgeräusche oder Atemnot, fleckiger Ausschlag auf einem großen Teil des Körpers, Schwindel, Übelkeit, Mund oder Gesicht geschwollen. Legen Sie Ihr Kind auf dem Rücken mit hochgelagerten Beinen. Der Arzt wird sofort Adrenalin spritzen und für zukünftige Stiche eine solche Spritze verschreiben (s. S. 218).

Auch wenn sich der Stich innerhalb von 48 Stunden nicht bessert oder es Anzeichen einer Infektion gibt, z. B. starke Rötung und Schmerzempfindlichkeit, geschwollene Lymphknoten oder grippeähnliche Symptome, sollten Sie einen Arzt aufsuchen.

KANN MAN VORBEUGEN?

★ Ziehen Sie Ihrem Kind in den Morgen- und Abendstunden, wenn die Insekten besonders aktiv sind, lange Hosen und Oberteile mit langen Ärmeln an.
★ Verwenden Sie nur bei starkem Insektenaufkommen ein für Kinder geeignetes Insektenabwehrmittel. Produkte mit der Substanz DEET gelten als besonders wirksam.
★ Verzichten Sie mit kleinen Kindern auf Reisen in Malariagebiete. Wenn Sie doch reisen, sollten Sie sich von Ihrem Arzt über Medikamente zur Malariaprophylaxe beraten lassen. Schlafen Sie unter einem Moskitonetz und versuchen Sie, möglichst nicht gestochen zu werden, auch wenn Sie vorbeugende Medikamente genommen haben.
★ Halten Sie sich fern von Insektennestern.
★ Decken Sie im Freien alle süßen und fleischhaltigen Nahrungsmittel ab. Sie locken Insekten an.
★ Ihr Kind sollte sich von einer Wespe oder Biene nur langsam entfernen und nicht mit den Armen um sich schlagen. Die Insekten fühlen sich sonst bedroht und stechen zu.

Mögliche Symptome

★ Bei einem Biss: kleine, rote Beule mit Einstichloch.
★ Bei einem Stich: Umgebung des Stichs rot und geschwollen.
★ Schmerzen und manchmal Juckreiz (bei einem Biss meist sehr stark).
★ Wenn Ihr Kind auf das Insektengift allergisch ist, reagiert es stärker: Die Haut um die Beule ist erhaben und gerötet bzw. schwillt um den Stich herum an. Es kommt zur Nesselsucht (siehe rechts) und in schweren Fällen zum anaphylaktischen Schock (s. S. 218).

Was kann ich tun?

Verwenden Sie eine Salbe oder ein Gel mit Antihistaminen. Auch ein kalter Waschlappen lindert den Juckreiz. Bei starken Schmerzen helfen Paracetamol oder Ibuprofen. Bei einem Bienenstich muss zuerst der Stachel entfernt werden. Halten Sie die Fingernägel Ihres Kindes kurz, um eine Infektion durch Aufkratzen zu vermeiden.

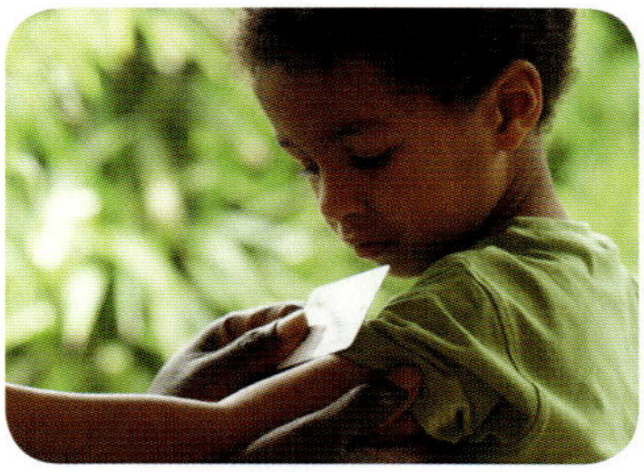

1 **Den Stachel gegen die Stichrichtung wegkratzen,** z. B. mit einer Kreditkarte. Vorsicht: eine Pinzette drückt das Gift noch mehr ein.

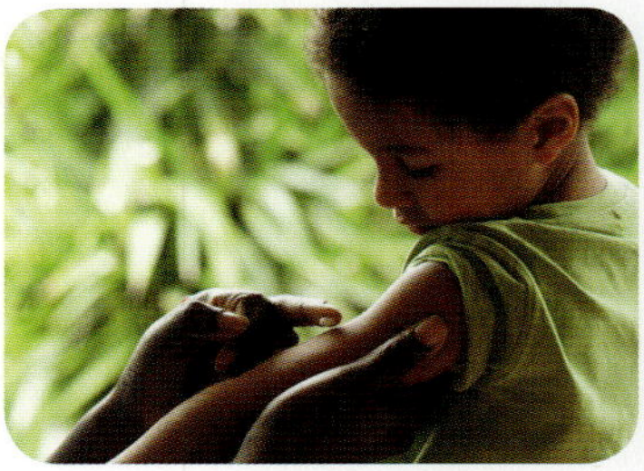

2 **Antihistaminsalbe auftragen,** nachdem Sie den Stich gereinigt und getrocknet haben. Ihr Kind sollte den Stich nicht aufkratzen.

Nesselsucht

Die Nesselsucht (Urtikaria) ist ein juckender Hautausschlag, mit dem der Körper auf bestimmte Reize reagiert. Sie kann von einer starken Schwellung vor allem im Gesicht (Angioödem), begleitet sein.

Mögliche Symptome

Urtikaria:

★ Rötliche, geschwollene Schwielen unterschiedlicher Größe.

★ Meist sehr starker Juckreiz

★ Eine Schwiele bleibt für Stunden, bis woanders eine neue erscheint.

Angioödem:

★ Schwellung von Mund oder Gesicht.

★ Atemnot.

WAS SIND DIE URSACHEN?

Der Auslöser einer Nesselsucht ist meist nicht mehr feststellbar. Häufig handelt es sich um eine allergische Reaktion, z. B. auf Nahrungsmittel oder Insektenstiche. Manche reagieren auch auf Reizstoffe, wie Nesseln, Medikamente oder Veränderungen in der Umwelt (z. B. Hitze, Kälte). Der Ausschlag verschwindet meist innerhalb eines Tages, nur sehr selten wird er chronisch. Die Reize führen zur Freisetzung von Histamin aus den Zellen. Dadurch gelangt Flüssigkeit aus den Blutgefäßen in die Haut. Bei einigen Menschen mit Nesselsucht tritt die Flüssigkeit in tiefer liegendes Gewebe ein, es kommt zum Angioödem, einer ernsthaften Schwellung im Gesichtsbereich.

WIE WIRD BEHANDELT?

Eine schwach ausgeprägte Nesselsucht bedarf keiner medizinischen Behandlung. Symptome können mit Antihistaminsalbe behandelt werden (siehe gegenüberliegende Seite). In stärkeren Fällen verschreibt der Arzt Ihrem Kind geeignete Antihistamine zum Einnehmen. Sie blockieren die Histamine, welche die Symptome verursacht haben. Halten Sie Ihr Kind von möglichen Auslösern fern.

Rufen Sie den Notarzt, wenn Gesicht und Hals Ihres Kindes anschwellen.

Schnitt und Schürfung

Kinder sind immer in Bewegung. Sie fallen hin und ziehen sich Schnitt- und Schürfwunden zu. Bei einem Schnitt ist die Haut gespalten, bei der Schürfwunde die obere Hautschicht abgeschürft. Die meisten Wunden verheilen, ohne Narben zu hinterlassen.

Mögliche Symptome

★ Schmerzhafte Blutung, Bildung einer Kruste, die nach einigen Tagen abfällt.

WIE WIRD BEHANDELT?

★ Trösten Sie Ihr Kind, dann ist die Verletzung nur noch halb so schlimm.

★ Säubern Sie Schnitt- oder Schürfwunden sorgfältig. Ein Antiseptikum ist nicht nötig.

★ Stoppen Sie die Blutung durch Aufdrücken eines Verbands oder Tuchs.

★ Bedecken Sie die Wunde mit einem Pflaster oder Verband, damit sie trocken und sauber bleibt.

★ Erneuern Sie ein schmutziges oder nasses Pflaster. Es gibt auch wasserdichte Pflaster.

SOLL ICH EINEN ARZT AUFSUCHEN?

Gehen Sie zum Arzt, wenn die Wunde nicht aufhört zu bluten (s. *Erste Hilfe: Blutung*, S. 216), sehr tief ist, Sie die Wunde nicht säubern können, sie sich nicht schließen lässt oder sich an einer Stelle befindet, an der Sie keine Narbe möchten, z. B. im Gesicht. Manche Schnittwunden müssen mit einem Klammer- oder Klebepflaster ärztlich versorgt oder genäht werden. Bei verschmutzten Wunden ist die Gefahr einer Tetanusinfektion größer. Überprüfen Sie daher, ob ein ausreichender Impfschutz vorhanden ist. Wenn eine behandelte Schnitt- oder Schürfwunde röter wird, anschwillt oder eitert, sollten Sie einen Arzt aufsuchen. Die Wunde könnte sich infiziert haben.

KANN MAN VORBEUGEN?

Bei einem aktiven Kind lässt sich eine Wunde nicht immer verhindern. Sie können vorbeugen, z. B. indem Ihr Kind einen Fahrradhelm oder Knieschützer trägt. Ihr Erste-Hilfe-Kasten sollte immer griffbereit und gut bestückt sein.

Bluterguss

Ein Bluterguss entsteht, wenn winzige Blutgefäße, z. B. nach einem Schlag oder Fall, platzen und Blut ins umliegende Gewebe dringt. Er tritt in der Haut, aber auch tiefer im Körper, z. B. in den Organen, auf.

Mögliche Symptome

- ★ Schmerzen, berührungsempfindlich.
- ★ Rötlich-violette Haut, später braun, gelb oder grün.

Jedes Kind hat irgendwann einmal einen Bluterguss. Meist ist er harmlos und heilt von selbst. Eine kalte Kompresse stillt die Blutung (siehe rechts). Einen verletzen Arm oder ein verletztes Bein sollte man hochlagern, damit das Blut von der Verletzung wegfließen kann. Pflanzliche Arnikasalbe oder Umschläge mit Arnikatinktur wirken entzündungshemmend.

Wenn Sie nach einem Schlag oder Sturz befürchten, dass Ihr Kind einen inneren Bluterguss davongetragen hat, sollten Sie unverzüglich den Arzt aufsuchen. Eine innere Blutung verursacht keine verfärbte Haut, Ihr Kind klagt jedoch über Schmerzen und es zeigt sich eine Schwellung.

Hat Ihr Kind häufig grundlos Blutergüsse, sollten Sie zum Arzt gehen.

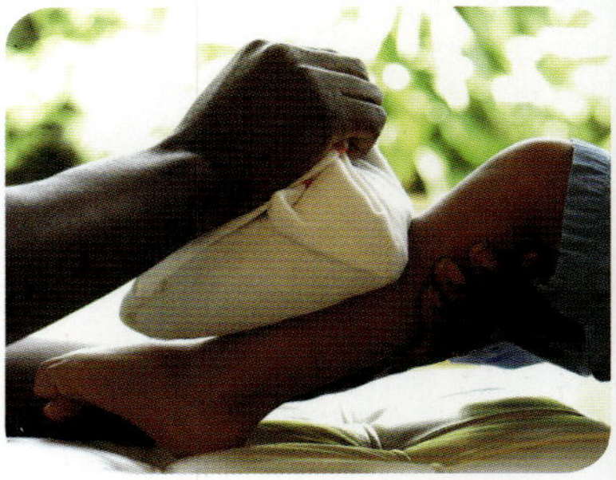

Kalte Kompressen Legen Sie z. B. einen in ein Geschirrtuch gewickelten Beutel mit gefrorenen Erbsen für 20 Minuten auf den Bluterguss. Die Kälte stoppt die Blutung.

Eingezogener Splitter

Ein Kind berührt alles mit der Hand und zieht sich dabei oft einen Splitter ein. Meist ist er aus Holz, es gibt aber auch Metall-, Glas- und Plastiksplitter.

Mögliche Symptome

- ★ Schmerzen, berührungsempfindlich.
- ★ Sichtbarer Splitter oder Linie unter der Haut.
- ★ Bisweilen sichtbare Eintrittstelle als kleiner, roter Punkt.

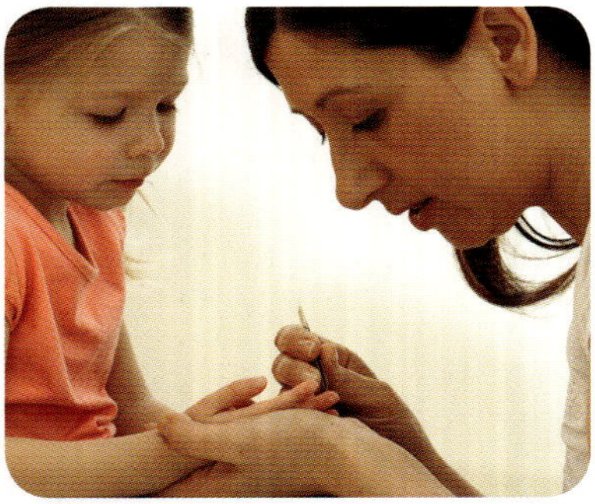

Splitter entfernen Packen Sie ihn mit einer Pinzette möglichst dicht an der Haut. Ziehen Sie ihn gerade und im Eintrittswinkel heraus.

WIE ENTFERNE ICH EINEN SPLITTER?
Ein Splitter sollte immer entfernt werden, um eine Entzündung zu vermeiden. Waschen Sie sich vorher die Hände.

- ★ Vielleicht können Sie den Splitter einfach herausdrücken, indem Sie an der Basis des Splitters von beiden Seiten und von unten drücken.
- ★ Sterilisieren Sie eine Pinzette in kochendem Wasser und ziehen Sie den Splitter, vorsichtig heraus (siehe links).
- ★ Wenn der Splitter draußen ist, die Wunde sorgfältig säubern.
- ★ Können Sie den Splitter nicht entfernen, wird der Körper ihn eventuell mit der Zeit von alleine abstoßen. Achten Sie jedoch auf

Anzeichen einer Entzündung: Die Stelle ist dann gerötet, warm, geschwollen und berührungsempfindlich. In diesem Fall sollten Sie mit Ihrem Kind zum Arzt gehen. Dies gilt auch, wenn Sie den Splitter schon entfernt haben und diese Symptome auftreten.

KANN MAN VORBEUGEN?
Ihr Kind sollte draußen Schuhe tragen und raue Oberflächen vorsichtig berühren. Geht ein Glas zu Bruch, saugen Sie alle Scherben gründlich auf.

Blasen

Blasen sind mit Flüssigkeit gefüllte Schwellungen unter der Haut. Sie bilden sich oft bei Reibung, z. B. bei engen Schuhen oder einem neuen Tennisschläger. Sie können auch nach einer Verbrennung entstehen.

Mögliche Symptome

★ Schwellung auf der Haut, mit Flüssigkeit gefüllt.

★ Schmerzhaft oder schmerzlos.

Blasen bilden sich auf geschädigter Haut als eine Art Schutz für darunterliegende Hautschichten. Sie sind berührungsempfindlich oder schmerzlos und mit klarer Flüssigkeit gefüllt (Serum), manchmal auch mit Blut.

Ein Blase verheilt meist von selbst. Decken Sie sie mit einem Blasenpflaster aus der Apotheke ab, wenn sie scheuert und schmerzt. Dies lindert auch den Schmerz. Die unter der Blase liegende Haut verheilt und ist durch die Blase vor Infektionen geschützt. Daher die Blase nicht aufstechen oder die Haut abziehen, wenn sie von selbst platzt. Halten Sie sie trocken und sauber. Hat sich die Blase entzündet, wird die umgebende Haut rot und schmerzhaft, Eiter bildet sich. In diesem Fall kann eine Behandlung mit Antibiotika erforderlich sein und Sie sollten zum Arzt gehen.

Um Blasen zu vermeiden, sollten Sie die Füße Ihres Kindes regelmäßig messen und sich beim Schuhkauf vom Fachpersonal beraten lassen. Auf einer langen Wanderung nur Schuhe anziehen, die schon eingelaufen sind. Ihr Kind sollte zudem Socken tragen. Auf S. 130 finden Sie Tipps zur Vermeidung von Blasenbildung bei Sonnenbrand.

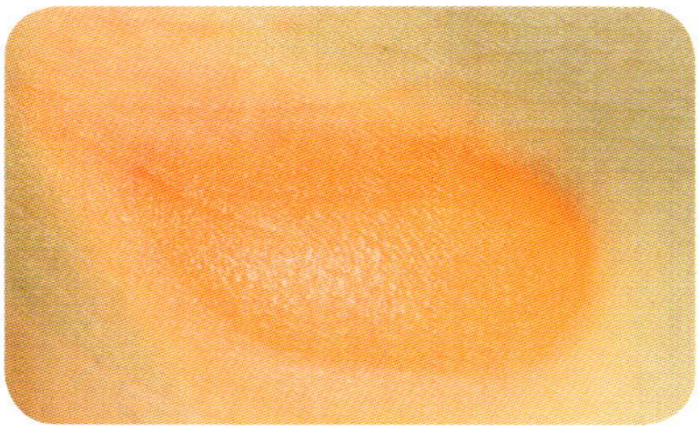

Blase Sie ist mit klarer Flüssigkeit gefüllt und meist hautfarben. Manchmal besteht Berührungsempfindlichkeit.

Leichte Verbrennung

Eine Verbrennung oder Verbrühung der obersten Hautschicht kann man zu Hause behandeln. Schwere Verbrennungen brauchen ärztliche Behandlung.

Mögliche Symptome

★ Gerötete Haut.

★ Schmerzen.

★ Später Blasen und schälende Haut.

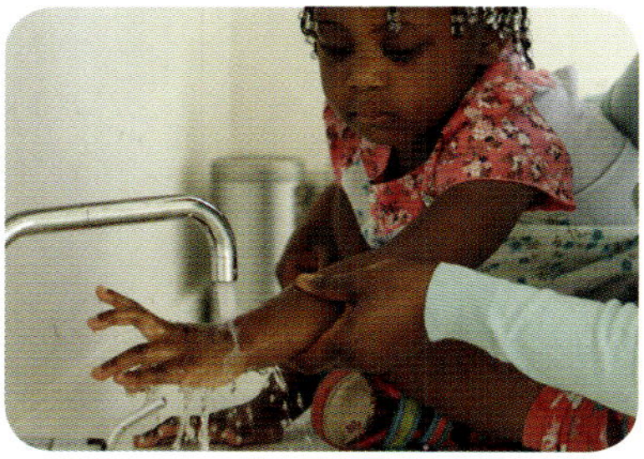

Haut kühlen Halten Sie die Verbrennung mindestens zehn Minuten unter laufendes lauwarmes Wasser.

WIE WIRD BEHANDELT?

Eine harmlose oberflächliche Verbrennung kann zu Hause behandelt werden:

★ Entfernen Sie Ihr Kind sofort von der Hitzequelle.

★ Kühlen Sie mindestens zehn Minuten mit lauwarmem Wasser.

★ Kleben Sie die Wunde nicht ab und tragen Sie keine Creme auf.

★ Verwenden Sie weder Eis noch Eiswasser. Dies könnte die Haut noch mehr schädigen.

★ Bildet sich eine Blase, nicht aufstechen.

★ Bei Schmerzen helfen Paracetamolzäpfchen oder Ibuprofensaft.

★ Bei einer großflächigen oder tiefen Verbrennung, bei einer Verbrennung im Gesicht oder bei Anzeichen einer Entzündung (z. B. Röte, Schwellung, Eiter) sollten Sie unverzüglich einen Arzt aufsuchen bzw. den Notarzt rufen.

KANN MAN VORBEUGEN?

Halten Sie heiße Flüssigkeiten und Chemikalien stets von Kindern fern. Bringen Sie Ihrem Kind bei, dass der Herd heiß ist und nicht angefasst werden darf.

Sonnenbrand

Kinderhaut wird von den UV-Strahlen der Sonne schnell verbrannt. Ein Sonnenbrand schädigt die Haut und erhöht das Risiko für Hautkrebs.

Sonnenschutz

Um die kindliche Haut optimal zu schützen, verwenden Sie Sonnenschutz mit hohem Lichtschutzfaktor (LSF).

Nehmen Sie einen LSF von mindestens 30 oder höher, der sowohl gegen UVA-, als auch UVB-Strahlen schützt (Breitspektrumsonnenschutz). Tragen Sie 30 Minuten bevor Ihr Kind nach draußen geht, eine großzügige Menge auf und cremen Sie regelmäßig, insbesondere nach dem Baden, nach.

WAS SIND DIE URSACHEN?

Gegen die Sonnenstrahlen schützt sich der Körper mit Sonnenbräune. Die Haut produziert in der Sonne vermehrt das Pigment Melanin und wird dunkler. Dunkle Haut verbrennt in der Sonne weniger schnell. Doch selbst eine dunkle Haut mit viel Melanin schützt langfristig nicht vor den Folgen der Sonneneinstrahlung (z. B. Hautkrebs). Im Gegenzug ist helle Haut anfälliger für Sonnenbrand.

WIE WIRD BEHANDELT?

Vorbeugen ist die beste Methode. Bleiben Sie mit Ihrem Kind bei starker Sonneneinstrahlung möglichst im Schatten. Hat Ihr Kind dennoch einen Sonnenbrand, bringen Sie es in den Schatten und sorgen Sie für Kühlung. Es sollte viel trinken. Tragen Sie eine Feuchtigkeitscreme (After-Sun-Lotion) auf, um die Haut zu kühlen und Feuchtigkeit zu spenden. Bei starken Schmerzen helfen Paracetamol oder Ibuprofen. Ist der Sonnenbrand stark oder entzündet, sollten Sie zum Arzt gehen.

Mögliche Symptome

Symptome zeigen sich oft erst einige Stunden nach der Verbrennung:

- ★ Rote Haut, fühlt sich selbst im Schatten warm oder heiß an.
- ★ Nach ein paar Tagen schälende Haut.
- ★ Bei stärkerem Sonnenbrand eventuell Blasenbildung.
- ★ Nach verheiltem Sonnenbrand nimmt die Haut wieder die ursprünglich blasse oder leicht gebräunte Farbe an.

Was kann ich tun?

Ihr Kind sollte sich bei Mittagshitze, zwischen 11 und 15 Uhr, nicht in der Sonne aufhalten. In der Sonne sollte es immer Sonnencreme auftragen und eine Kopfbedeckung anziehen. Um eine Hitzeerschöpfung (s. S. 217) zu vermeiden, sollten Kinder sich beim Spielen in der Sonne nicht verausgaben.

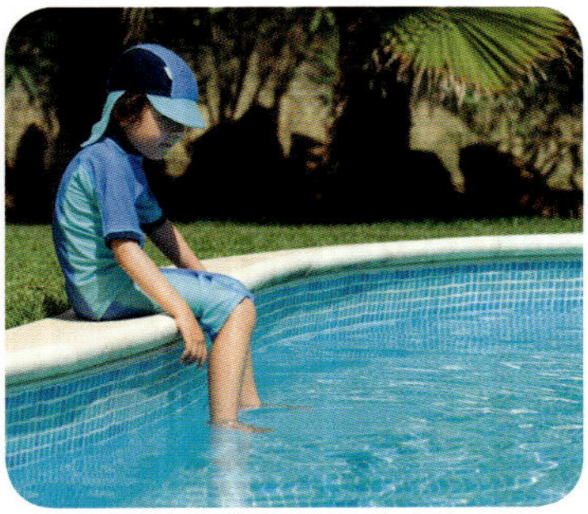

Kopfschutz tragen In der Sonne sollte Ihr Kind Kleidung mit Ärmeln und eine Kappe mit breitem Rand tragen.

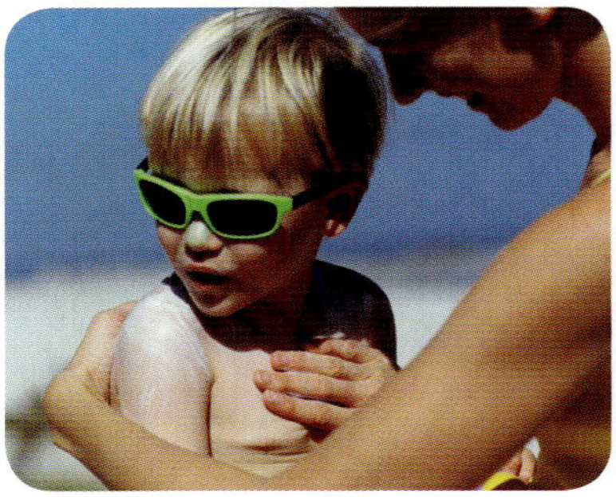

Haut und Augen schützen Tragen Sie reichlich und regelmäßig Sonnencreme auf. Gegen grelles Licht hilft eine Sonnenbrille.

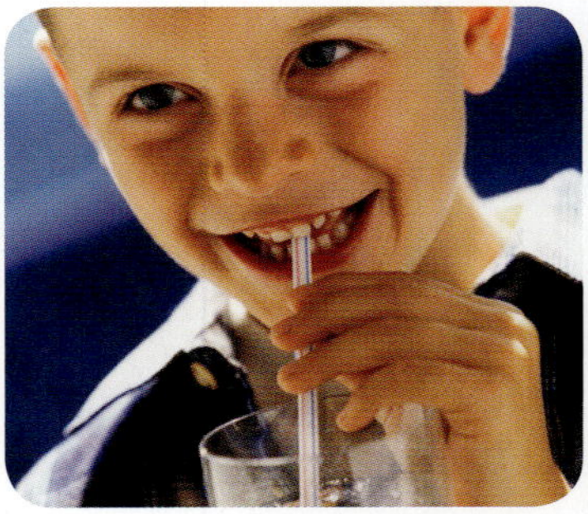

Flüssigkeit ersetzen Viel trinken ist bei Hitze wichtig, um die durch das Schwitzen verlorene Flüssigkeit zu ersetzen.

Erkrankungen von Auge, Hals, Nase und Ohr

Augen, Nase und Ohren gehören zu unseren Sinnesorganen. Im folgenden Kapitel sind Beschwerden an diesen Organen mit den Erkrankungen des Halses zusammengefasst. Anatomisch sind Ohren, Nase und Hals eng miteinander verbunden. Die Eustachische Röhre, die für einen Druckausgleich zu beiden Seiten des Trommelfells sorgt, verbindet das Mittelohr mit dem Nasenrachen. Beschwerden an den Sinnesorganen können daher auch andere Stellen betreffen. Deshalb gibt es Fachärzte für Hals-, Nasen- und Ohrenerkrankungen (HNO). Die gewöhnliche Erkältung, eine Virusinfektion von Nase und Hals, wird im Kapitel *Erkrankungen der Atemwege* beschrieben.

Schielen

Beim Schielen schaut eine Auge nach vorne und das andere in eine andere Richtung. Etwa 5 % aller Kinder schielen.

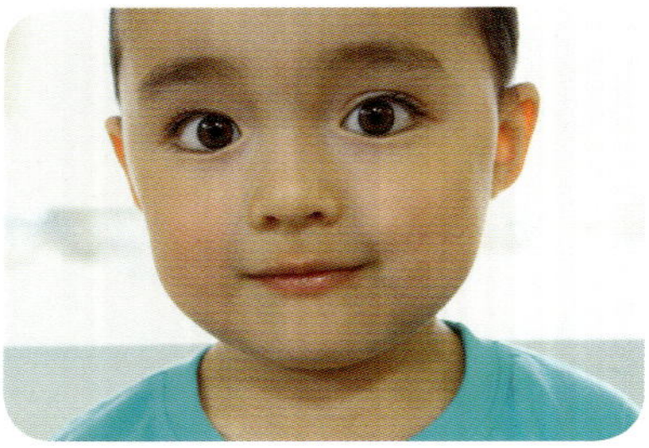

Schielendes rechtes Auge Es schaut nach innen statt geradeaus und passt sich der Richtung des linken Auges nicht an.

WAS SIND DIE URSACHEN?

Schielen entsteht durch eine Unausgewogenheit zwischen den Augenmuskeln, welche die Augenbewegungen kontrollieren. Der Auslöser wird meist nicht gefunden. Schielen kommt oft familiär gehäuft vor. Auch Kurz- (oder Weitsichtigkeit) können dazu führen.

SOLL ICH EINEN ARZT AUFSUCHEN?

Schielen ist bei Babys häufig, sollte sich jedoch bis zum Alter von 3 Monaten gelegt haben. Wenn Sie feststellen, dass bei Ihrem Baby oder Kind die Augen dennoch in unterschiedliche Richtungen schauen bzw. sich nicht zusammen bewegen, gehen Sie zu Ihrem Kinderarzt. Er wird Sie an einen Augenarzt überweisen.

Bisweilen vermuten Eltern, ihr Baby oder Kind würde schielen. Tatsächlich wird dieser Eindruck aber lediglich von der Gesichts- oder Augenform erweckt. Es handelt sich um Pseudoschielen und es besteht kein Anlass zur Sorge. Wenn Sie nicht sicher sind, befragen Sie Ihren Arzt.

Schielen sollte möglichst früh behandelt werden. Wenn die Augen nicht in die gleiche Richtung blicken, erhält das Gehirn zwei getrennte Bilder, was zum Doppelsehen führen würde. Daher unterdrückt das Gehirn das Bild des schwächeren Auges. Bleibt das Schielen unkorrigiert, wird das schwache Auge immer weniger beansprucht und sieht immer schlechter (Amblyopie). Das Kind kann dann nicht mehr in die Tiefe (räumlich) sehen, da dazu beide Augen notwendig sind. Die Amblyopie kann nicht durch eine Brille korrigiert werden. Wird sie im Alter von bis zu 6–7 Jahren, wenn sich das Sehvermögen eines Kindes noch entwickelt, entdeckt, kann sie noch behandelt werden.

WIE WIRD BEHANDELT?

Abhängig vom Alter des Kindes werden unterschiedliche Tests durchgeführt. Das Auge wird ausgeleuchtet und das Kind soll verschiedene Objekte erkennen. Zur weiteren Untersuchung werden die Augen getropft, um die Pupillen zu weiten.

Die Behandlung richtet sich nach der Ursache. Mit einer Brille werden Kurz- oder Weitsichtigkeit korrigiert, zur Stärkung des schwächeren Auges wird das starke Auge zeitweise mit einem Augenpflaster abgeklebt (siehe unten). Augenübungen stärken auch. Helfen diese Maßnahmen nicht, besteht die Möglichkeit einer Augenoperation.

Mögliche Symptome

- ★ Ein Auge schaut entweder nach innen, außen, oben oder unten, während das andere geradeaus sieht.
- ★ Permanentes oder latentes oft kaum erkennbares Schielen.
- ★ Die Augen bewegen sich nicht gemeinsam, während sie ein Objekt verfolgen.

Was kann ich tun?

In Rücksprache mit dem Augenarzt wird ein Augenpflaster über das starke Auge geklebt, damit sich das schwächere Auge anstrengen muss und besser wird. Die Anwendungsdauer variiert.

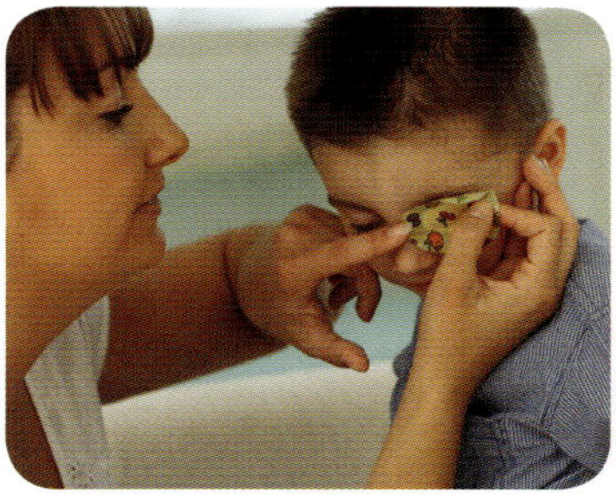

Augenpflaster anbringen Das Augenpflaster hat eine klebende Rückseite. Sie müssen jedes Mal ein neues anbringen.

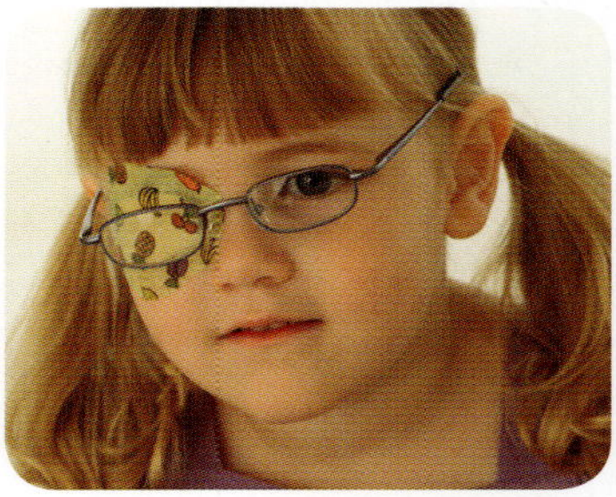

Brille tragen Wenn Ihr Kind kurz- oder weitsichtig ist, muss es über dem Augenpflaster eine Brille tragen.

Fehlsichtigkeit

Es gibt drei Formen der Fehlsichtigkeit: Weitsichtigkeit (Hypermetropie), Kurzsichtigkeit (Myopie) und Stabsichtigkeit (Astigmatismus). Alle drei Arten führen zu unscharfem Sehen und treten oft schon im Kindesalter auf.

WAS SIND DIE URSACHEN?

Um mit den Augen ein deutliches Bild zu erhalten, müssen die Lichtstrahlen, die ins Auge dringen, auf der Netzhaut, der lichtempfindlichen Membran im hinteren Auge, gebündelt werden.

Bei Kurzsichtigkeit werden Objekte in der Nähe deutlich wahrgenommen, aber die Sicht in die Ferne ist verschwommen. Ursache ist ein zu langer Augapfel oder eine zu stark gekrümmte Hornhaut. Die Lichtstrahlen werden dann vor der Netzhaut gebündelt und nicht auf ihr, was zu unscharfem Sehen führt. Kurzsichtigkeit ist häufig erblich. Bei Weitsichtigkeit werden Objekte in der Ferne deutlich gesehen, nahe Dinge erscheinen dagegen verschwommen. Der Augapfel ist zu kurz oder die Hornhaut zu flach, die Lichtstrahlen werden hinter der Netzhaut gebündelt. Viele Babys sind bei Geburt leicht weitsichtig, was jedoch mit der Zeit nachlässt. Bei der teils erblichen Stabsichtigkeit ist das Vorderauge nicht gleichmäßig gebogen, sodass nicht alle Teile eines Gegenstandes zur gleichen Zeit im Fokus liegen.

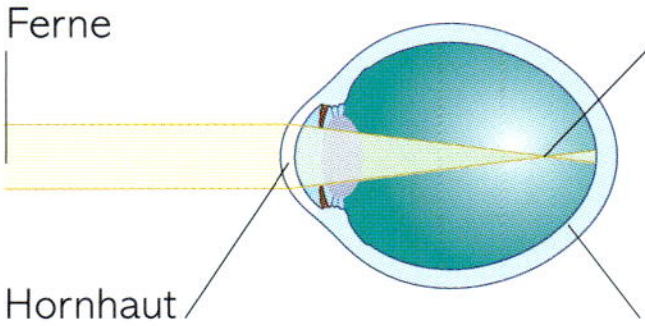

Kurzsichtigkeit

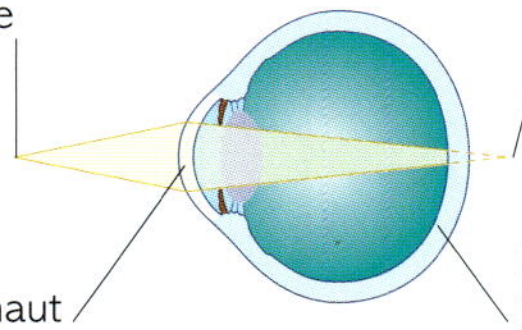

Weitsichtigkeit

Probleme beim Fokussieren Lichtstrahlen werden auf der Netzhaut gebündelt und so entsteht ein scharfes Bild. Bei Kurzsichtigkeit erfolgt die Bündelung vor, bei Weitsichtigkeit hinter der Netzhaut.

SOLL ICH EINEN ARZT AUFSUCHEN?

Die Augen werden nach der Geburt und in den Vorsorgeuntersuchungen vom Kinderarzt untersucht. Wird eine Fehlsichtigkeit festgestellt, werden Sie zum Augenarzt überwiesen. Auch wenn Sie vermuten, dass Ihr Kind fehlsichtig sein könnte oder beide Elternteile bereits fehlsichtig sind, sollte ein Augenarzt Ihr Kind untersuchen. Kinder merken häufig nicht, dass sie schlecht sehen. Manche empfinden es sogar als normal, dass sie ihre Schulbücher sehen, aber nicht die Tafel. Möglicherweise bemerkt erst der Lehrer Ihres Kindes die Fehlsichtigkeit.

WIE WIRD BEHANDELT?

Eine Fehlsichtigkeit wird mit einer Brille korrigiert. Durch die Form der Linse in der Fassung wird das Licht gebrochen und der Fehler beim Fokussieren des Bildes kompensiert. Prinzipiell können Kinder Kontaktlinsen tragen, müssen jedoch in der Lage sein, sie selbst einzusetzen und wieder herauszunehmen. Daher eignen sie sich nicht für kleine Kinder. Laserchirurgie wird bei Kindern nicht angewandt, da ihre Augen noch wachsen und ihre Form verändern. Die Krankenkassen beteiligen sich mit einem Zuschuss zu Fassung und Gläsern an den Kosten einer Brille für Ihr Kind.

Mögliche Symptome

Anzeichen einer Fehlsichtigkeit Ihres Kindes:

- ★ Sitzplatz nahe der Tafel.
- ★ Häufiges Hochziehen der Augenbrauen oder angestrengtes Schauen.
- ★ Kopfschmerzen oder müde Augen.

Was kann ich tun?

Wenn Ihr Kind eine Brille braucht, sollten Sie ihm vorher zeigen, wie man diese putzt und pflegt. Weisen Sie darauf hin, dass niemand anderes die Brille tragen soll. Wird Ihr Kind in Kindergarten oder Schule wegen der Brille gehänselt, braucht es Ihren emotionalen Beistand.

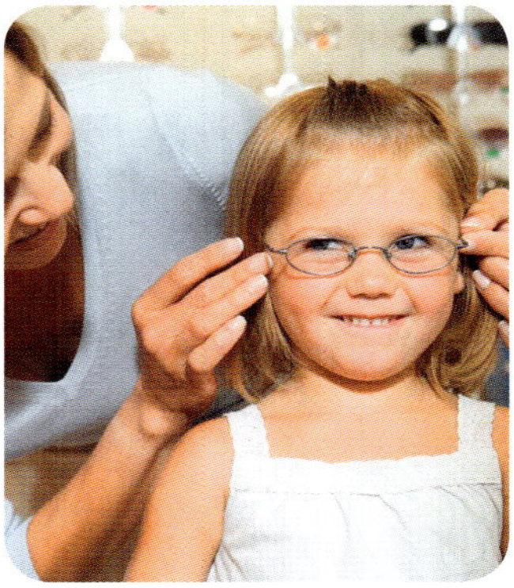

Die richtige Brille Helfen Sie Ihrem Kind beim Aussuchen einer Brille. Eine Sehhilfe, die ihm gefällt, wird es auch gerne tragen.

Bindehautentzündung

Bei Bindehautentzündung (Konjunktivitis) ist die durchsichtige Membran, die Augenweiß und innere Augenlider bedeckt, entzündet. Je nach Ursache ist eins oder sind beide Augen betroffen.

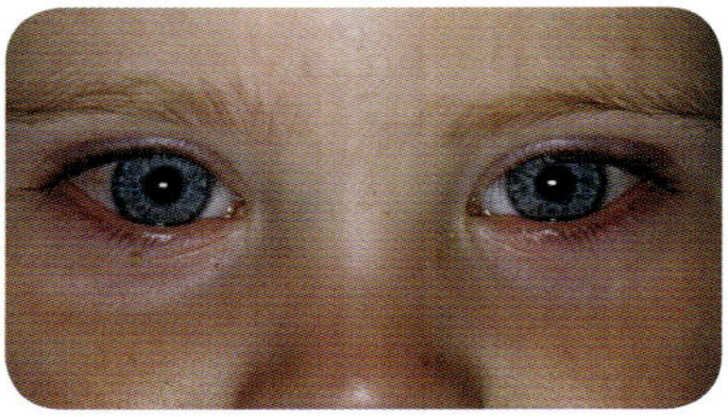

Bindehautentzündung Rote, tränende Augen sind typisch, egal ob bedingt durch Infektion, Allergie oder Reizung.

WELCHE FORMEN GIBT ES?
Eine Bindehautentzündung wird durch eine Infektion, eine Allergie oder eine Reizung des Auges, z. B. durch Chlor, hervorgerufen.

★ **Infektiöse Bindehautentzündung** Die Erreger können Bakterien oder Viren sein. Babys infizieren sich manchmal während der Geburt mit bakteriellen Erregern aus der Scheide der Mutter (s. S. 92).

Bei älteren Kindern wird die infektiöse Bindehautentzündung häufig von Viren

Mögliche Symptome

Infektiöse Bindehautentzündung:

★ Rotes Auge, tränt, juckt oder schmerzt.

★ Absonderung eines klebrigen, gelblich-grünen Sekrets. Morgens verklebte Augen.

★ Beginnt häufig an einem Auge, greift dann auf das andere über.

Allergische Bindehautentzündung:

★ Rote, tränende, juckende Augen.

★ Unangenehm, manchmal auch schmerzhaft geschwollene Augenlider.

Exogene Bindehautentzündung:

★ Ein oder beide Augen rot, tränen, jucken.

Was kann ich tun?

Bei einer infektiösen Bindehautentzündung sollten Beschwerden und Juckreiz gelindert werden. Geben Sie regelmäßig die Augentropfen, die der Arzt verschrieben hat. Die infektiöse Bindehautentzündung breitet sich schnell von einem Auge auf das andere und auch auf andere Personen aus.

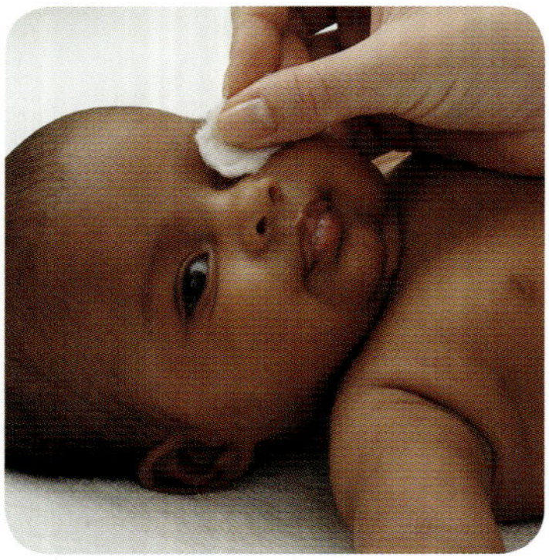

Sekret entfernen Nehmen Sie je Auge einen feuchten Waschlappen oder ein Wickeltuch. Wischen Sie vom äußeren Augenwinkel zum inneren.

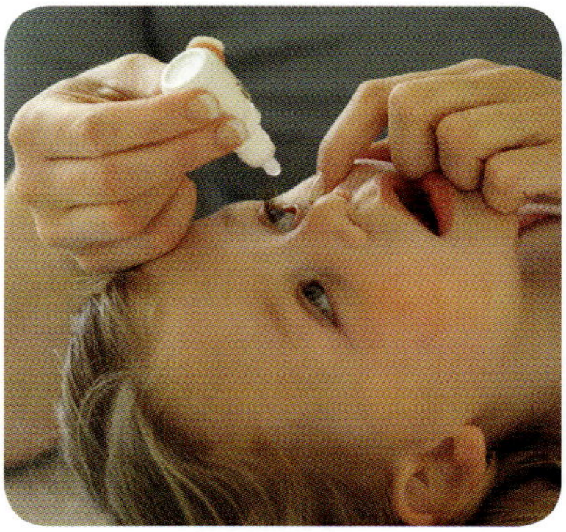

Augentropfen Legen Sie Ihr Kind mit dem Gesicht nach oben auf Ihren Schoß, ziehen Sie das Unterlid herunter und geben Sie einen Tropfen in das untere Augenlid.

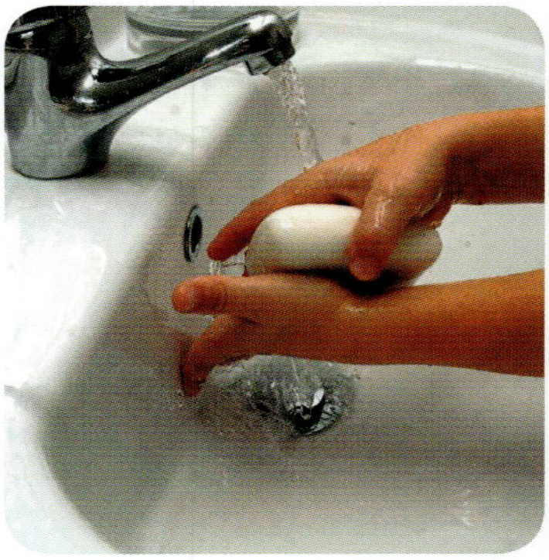

Hände waschen Wenn Ihr Kind seine Augen berührt hat, sollte es die Hände waschen. Handtücher, Waschlappen und Kissen nicht gemeinsam verwenden.

verursacht, manchmal sind auch Bakterien verantwortlich. Übertragen wird sie durch Kontakt mit einer infizierten Person. Sie ist sehr ansteckend. Erkrankte Kinder sollten daher Gemeinschaftseinrichtungen, wie Kindergarten oder Schule, fernbleiben, bis der Arzt Entwarnung gibt.

Die infektiöse Bindehautentzündung verläuft oft harmlos. Gehen Sie jedoch trotzdem zum Arzt, damit er Ihnen sagen kann, ob Ihr Kind ansteckend ist und zu Hause bleiben soll. Bei längerem oder schwerem Verlauf sollten Sie auf jeden Fall zum Augenarzt gehen. Meist kann er anhand der Symptome erkennen, ob es sich um eine bakterielle oder virale Bindehautentzündung handelt. Bei Zweifeln wird er einen Abstrich aus dem Auge entnehmen und zur Untersuchung in ein Labor schicken. Bei einer bakteriellen Bindehautentzündung verschreibt er antibiotikahaltige Augentropfen oder eine Salbe.

Auch wenn die Augen schmerzen, lichtempfindlich werden, oder Sehstörungen auftreten, sollten Sie umgehend medizinischen Rat einholen, da eine ernsthafte Augenerkrankung vorliegen kann.

★ **Allergische Bindehautentzündung** Sie wird durch Allergene, z. B. Pollen, verursacht, tritt oft in Verbindung mit allergischer Rhinitis (s. S. 144) auf und ist nicht ansteckend. Je nach auslösendem Allergen zeigt sie sich saisonal oder aber das ganze Jahr über. Leidet Ihr Kind z. B. an einer Pollenallergie, tritt die Bindehautentzündung nur im Frühling und Sommer auf, bei einer Allergie gegen Hausstaubmilben oder Tierhautschuppen kommen die Symptome das ganze Jahr über vor.

Helfen Sie Ihrem Kind, die auslösenden Allergene zu meiden. Bei einer Pollenallergie sollte es draußen eine möglichst abdeckende Sonnenbrille tragen. Bei einer Katzenallergie ist der Kontakt mit diesen Tieren zu vermeiden. Das Kind sollte nicht in den Augen reiben, da sie dadurch noch mehr gereizt werden und die Gefahr einer Entzündung besteht. Ein kühler feuchter Waschlappen auf den Augenlidern bringt Linderung. Bei starken Beschwerden verschreibt der Arzt antihistaminhaltige oder entzündungshemmende Augentropfen oder auch Antihistamine zum Einnehmen. Entfernen Sie Pollen und Ähnliches mit einem feuchten Lappen aus den Wimpern, um eine weitere Reizung zu vermeiden.

★ **Mechanisch bedingte Bindehautentzündung** Diese Form der Bindehautentzündung ist nicht ansteckend. Sie beruht auf einer Reizung des Auges durch bestimmte Reizstoffe, beispielsweise Chemikalien, wie Chlor, Shampoo oder Seife. Auch ein Fremdkörper im Auge, z. B. eine Wimper oder ein Sandkorn, können die Bindehaut reizen und zur Entzündung führen.

Helfen Sie Ihrem Kind dabei, die Auslöser zu meiden. Wenn seine Augen empfindlich auf Chlor im Schwimmbad reagieren, kann es eine Schwimmbrille tragen. Bitten Sie es, nicht in den Augen zu reiben, da das die Reizung verstärkt und eine Entzündung verursachen kann.

Hagelkorn

Dieser kleine Knoten am Augenlid wird durch eine verstopfte Drüse verursacht. Probleme bereitet das Hagelkorn nur, wenn es sich entzündet.

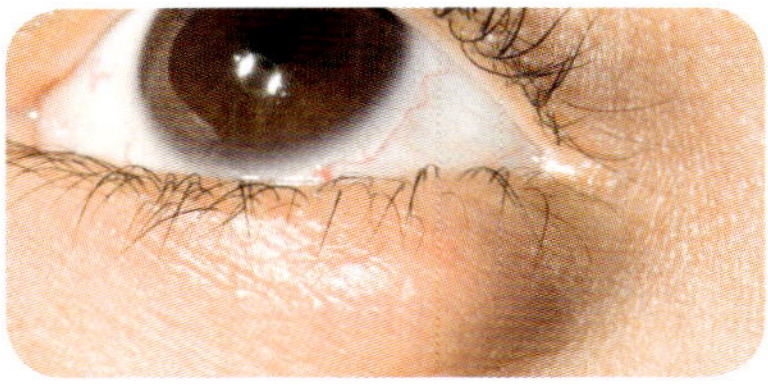

Hagelkorn Diese kleine Schwellung am Unterlid entsteht durch eine verstopfte Drüse im Lid.

WIE WIRD BEHANDELT?

Meist ist keine Behandlung nötig und das Hagelkorn verschwindet von selbst. Das kann jedoch einige Monate dauern. Führt das Hagelkorn bei Ihrem Kind zu Beschwerden, können Sie eine warme Kompresse auflegen. Tauchen Sie dazu einen sauberen Waschlappen in warmes Wasser und legen Sie ihn sanft auf das betroffene Auge. Das Wasser sollte angenehm warm und auf keinen Fall zu heiß sein.

Mögliche Symptome

- ★ Kleine Schwellung am Augenlid.
- ★ Gereiztes Auge oder Augenlid und Druckgefühl.
- ★ Größere rote und berührungsempfindliche Schwellung bei Entzündung.

SOLL ICH EINEN ARZT AUFSUCHEN?

Bei entzündetem Hagelkorn gehen Sie zum Arzt. Er wird eine antibiotikahaltige Augensalbe verschreiben. Ein Hagelkorn, das nicht von selbst weggeht oder Probleme beim Sehen verursacht, kann mit einem kleinen chirurgischen Eingriff entfernt werden.

Gerstenkorn

Beim Gerstenkorn ist die Wimpernwurzel (Follikel) entzündet. Sie schwillt an und füllt sich mit Eiter. Gerstenkörner sind bei Kindern häufig, können aber auch bei Erwachsenen auftreten.

WAS SIND DIE URSACHEN?

Erreger sind meist Staphylokokken. Diese Bakterien leben in der Nase. Über ungewaschene Hände gelangen sie leicht in die Augen. Eine Verstopfung der Talgdrüsen an der Wimpernwurzel begünstigt die Infektion.

SOLL ICH EINEN ARZT AUFSUCHEN?

Ein Gerstenkorn verschwindet gewöhnlich innerhalb einer Woche von selbst. Bei starker Entzündung und wenn keine Besserung eintritt, sollten Sie mit Ihrem Kind zum Arzt gehen. Er verschreibt antibiotikahaltige Augentropfen. Gehen Sie auch zum Arzt, wenn Ihr Kind häufig Gerstenkörner hat. Eine andere Hauterkrankung kann Ursache sein.

KANN MAN VORBEUGEN?

Ein Gerstenkorn lässt sich durch sorgfältige Hygiene und gründliches Händewaschen vermeiden. Handtücher und Waschlappen sollten nicht mit Anderen gemeinsam benutzt werden. Ihr Kind sollte das erkrankte Auge nicht berühren oder daran reiben, insbesondere nicht mit ungewaschenen Händen. Säubern Sie beide Augenlider regelmäßig, jedes mit einem neuen warmen, feuchten Waschlappen. Waschen Sie danach beide Lappen bei mindestens 60 °C. Verwenden Sie zum Säubern von Wimpern und Augenlidern klares, lauwarmes Wasser ohne Seifenzusatz. Ihr Kind sollte dabei seine Augen geschlossen halten.

Mögliche Symptome

- ★ Feste, rote und schmerzhafte Beule am Lidrand.
- ★ Geschwollenes Augenlid.
- ★ Eventuell kleiner gelber Fleck oder »Eiterkopf« in der Mitte der Beule.

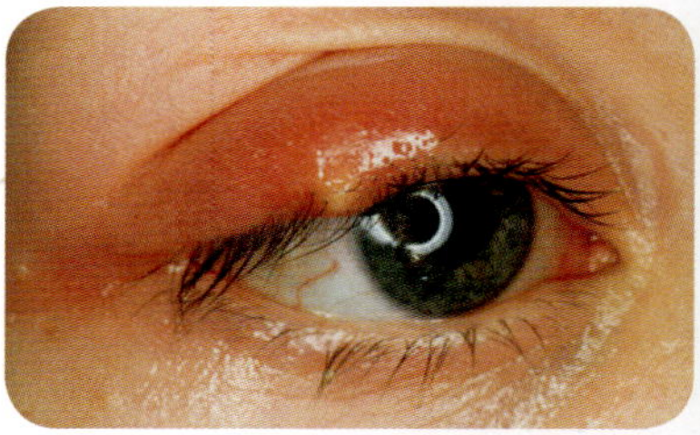

Gerstenkorn am oberen Augenlid Ein gelber Eiterkopf ist zu sehen. Das umgebende Augenlid ist rot und geschwollen.

Was kann ich tun?

Sie können den Heilungsprozess unterstützen, indem Sie drei- bis viermal täglich für je 15–20 Minuten eine warme Kompresse auf das Gerstenkorn auflegen. Ziehen Sie nicht die Wimper heraus! Die Wimper könnte sonst nach innen nachwachsen und weitere Problemen hervorrufen.

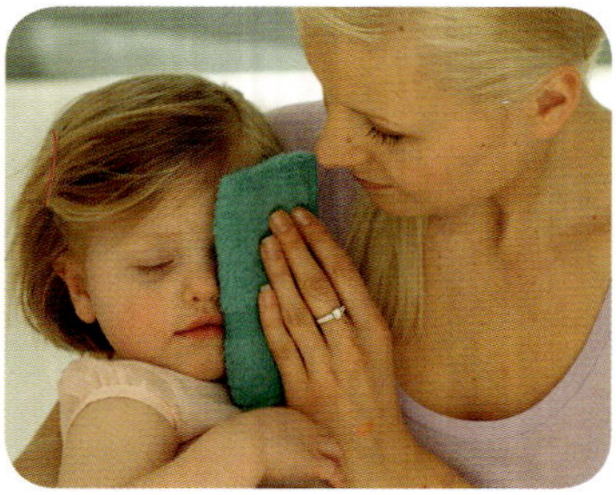

Warme Kompresse Legen Sie einen in warmes Wasser getränkten sauberen Waschlappen auf das betroffene Auge. Das Wasser sollte angenehm warm sein.

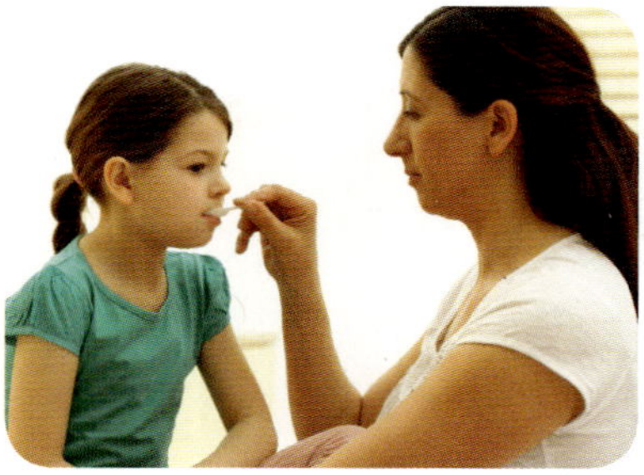

Schmerzmittel Wenn das Gerstenkorn Ihrem Kind sehr starke Schmerzen bereitet, können Sie ihm Paracetamolzäpfchen oder Ibuprofensaft geben.

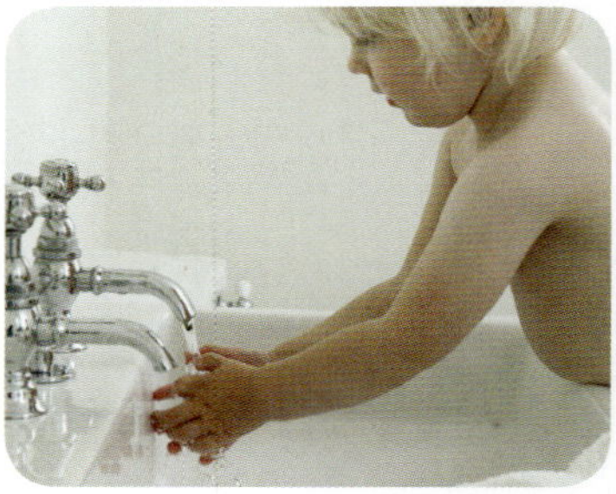

Gründliches Händewaschen Ihr Kind sollte das Gerstenkorn möglichst nicht berühren. Wenn doch, sollte es sich gründlich die Hände waschen.

Fremdkörper

Ein Fremdkörper ist ein Objekt in einer Körperöffnung, in die es eigentlich nicht gehört. Kinder sind von Natur aus neugierig und stecken oft heimlich Dinge in Orte, wo sie nicht sein sollten.

WELCHE FORMEN GIBT ES?
Am häufigsten landen Fremdkörper in Ohr, Nase oder Auge. Ein Gegenstand in Nase oder Ohr wurde vom Kind meist absichtlich hineingesteckt, ins Auge gelangt er normalerweise unbeabsichtigt.

★ **Fremdkörper im Ohr** In den Ohrkanal passen viele Objekte: kleine Nüsse oder Körner, Spielzeug, das Ende eines Wattestäbchens (was nicht zum Säubern der Ohren verwendet werden sollte) oder ein Insekt. Ein älteres Kind kann Ihnen sagen, wenn etwas in seinem Ohr steckt oder hineingeflogen ist, ein kleines Kind noch nicht.

Versuchen Sie nicht, das Objekt selbst zu entfernen! Es könnte dadurch nur noch tiefer ins Ohr gelangen und Ohr oder Trommelfell Schaden zufügen. Spülen Sie den Fremdkörper nicht mit Wasser heraus, weil er anschwellen könnte und dadurch Schmerzen verursacht. Gehen Sie mit Ihrem Kind zum Arzt, Hals-Nasen-Ohren-Arzt oder in die HNO-Ambulanz im Krankenhaus.

★ **Fremdkörper in der Nase** Säuglinge und Kleinkinder stecken gerne Perlen, Knöpfe, Murmeln, Nüsse, Bonbons oder Erbsen in die Nase. Ein älteres Kind sagt Ihnen, wie auch beim Fremdkörper im Ohr, dass etwas in der Nase steckt, ein jüngeres nicht.

Versuchen Sie nicht, den Gegenstand selbst zu entfernen, da Sie ihn noch tiefer hineinschieben oder das Gewebe verletzen könnten! Gehen Sie zum Arzt, Hals-Nasen-Ohren-Arzt oder in die HNO-Ambulanz im Krankenhaus.

★ **Fremdkörper im Auge** Sand, Körnchen oder kleine Gegenstände gelangen häufig, jedoch meist nicht absichtlich ins Auge.

Wenn Ihr Kind etwas im Auge hat, sollte es möglichst nicht daran reiben. Sie können versuchen, den Fremdkörper zu entfernen, indem Sie das Auge mit Wasser ausspülen (siehe Kasten). Ist das Auge danach noch gereizt, sollten Sie zum Augenarzt gehen. Die Augenoberfläche könnte durch den Gegenstand zerkratzt worden sein. Eine Behandlung mit antibiotikahaltigen Augentropfen und Wundsalbe ist nötig (siehe Kasten).

Manchmal dringt ein Objekt durch die Augenoberfläche in das Auge ein und kann nicht mehr gesehen werden. Klagt Ihr Kind über einen nicht sichtbaren Fremdkörper im Auge, gehen Sie zum Augenarzt.

Mögliche Symptome

Fremdkörper im Auge:

- ★ Fremdkörpergefühl im Auge.
- ★ Schmerzen im Auge.
- ★ Tränendes und rotes Auge.

Fremdkörper im Ohr:

- ★ Vermindertes Hörvermögen, bei einem lebenden Insekt Summen im Ohr.
- ★ Ohrenschmerzen.
- ★ Unangenehm riechendes Sekret aus dem Ohr bei einer durch den Fremdkörper verursachten Infektion.

Fremdkörper in der Nase:

- ★ Einseitige Schmerzen oder einseitig verstopfte Nase.
- ★ Unangenehm riechendes Sekret aus der Nase bei einer durch den Fremdkörper verursachten Infektion.

Was kann ich tun?

Versuchen Sie, einen Fremdkörper im Auge mit Wasser oder Salzlösung auszuwaschen. Ist die Hornhaut verkratzt, werden eine Wund- und Heilsalbe und antibiotikahaltige Tropfen verschrieben.

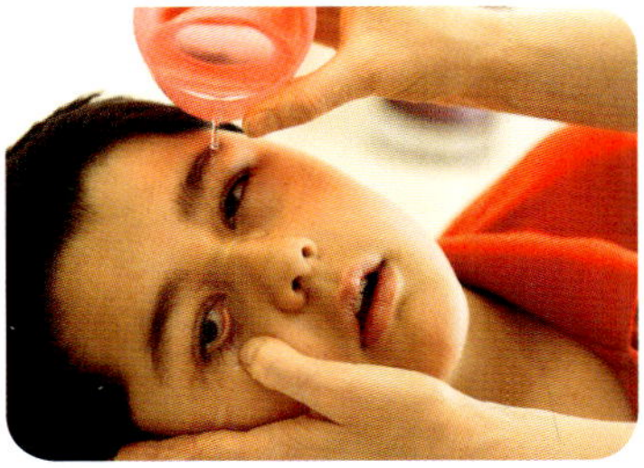

Spülen Legen Sie den Kopf Ihres Kindes über das Waschbecken, und ziehen Sie das Unterlid nach unten. Träufeln Sie sauberes, lauwarmes Wasser über das Auge.

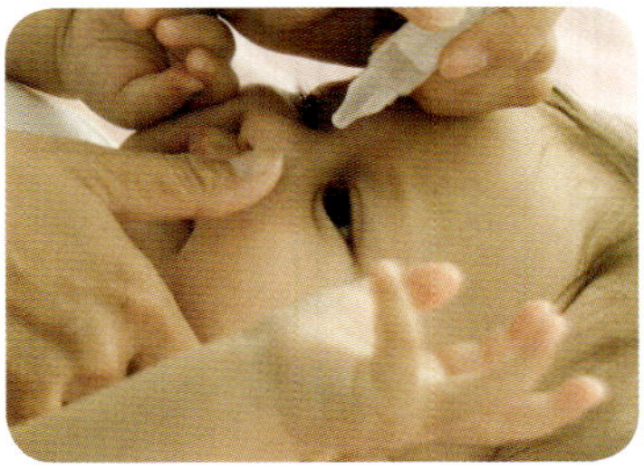

Augentropfen Zum Einträufeln sollte Ihr Kind nach oben schauen, ziehen Sie dann das Unterlid herunter und geben Sie die Tropfen ins Auge.

Gehörgangsentzündung

Der Gehörgang, der sich zwischen Trommelfell und dem sichtbaren äußeren Ohr befindet, kann sich in jedem Alter entzünden. Personen, die regelmäßig schwimmen, sind häufiger betroffen.

Mögliche Symptome

Die folgenden Symptome müssen nicht alle gleichzeitig auftreten:

- ★ Schmerzen oder Jucken im Ohr.
- ★ Rote oder schuppende Haut im Ohr.
- ★ Sekretabsonderung aus dem Ohr.
- ★ Unangenehmes Gefühl beim Öffnen des Mundes (z. B. beim Kauen).
- ★ Geschwollene Halslymphknoten.

WAS SIND DIE URSACHEN?

Die Entzündung wird durch Bakterien oder Pilze verursacht oder tritt als allergische Reaktion, z. B. auf ein Shampoo, auf. Bei Neurodermitis oder einer anderen Hauterkrankung kann das Ohr gereizt sein. Das Kind kratzt, eine Infektion ist möglich. Beim Schwimmen ist die Entzündungsgefahr erhöht, da Chlor- und Meerwasser die Haut reizen und sich Wasser im Ohr ansammelt.

SOLL ICH EINEN ARZT AUFSUCHEN?

Bei einer Gehörgangsentzündung sollten Sie zum Hals-Nasen-Ohren-Arzt. Er reinigt den Gehörgang durch eine Spülung und verschreibt eine entzündungshemmende Salbe, eventuell kombiniert mit einem Antibiotikum oder einem Medikament gegen Pilze. Die Beschwerden verschwinden 7–10 Tage nach Beginn der Behandlung.

KANN MAN VORBEUGEN?

★ Wenn Ihr Kind zu Ohrenentzündungen neigt, halten Sie seine Ohren möglichst trocken. Beim Schwimmen kann es Ohrenstöpsel oder eine Bademütze tragen.

★ Säubern Sie das Ohr Ihres Kindes nicht mit Wattestäbchen und stecken Sie nichts hinein, um Ohrenschmalz zu entfernen. Dazu besteht keine Notwendigkeit. Das Ohr würde nur gereizt und sich entzünden oder das Trommelfell könnte verletzt werden. Ohrenschmalz gelangt von selbst aus dem Ohr. Es sollte nur entfernt werden, wenn es sich im sichtbaren Teil des äußeren Ohrs befindet.

Was kann ich tun?

Legen Sie Ihr Kind zum Einträufeln der Ohrentropfen auf die Seite, mit dem betroffenen Ohr nach oben. Entfernen Sie vorsichtig vorhandenes Ohrenschmalz aus dem äußeren Ohr, jedoch nicht aus dem Gehörgang. Verwenden Sie keine Wattestäbchen. Bei Bedarf können Sie Schmerzmittel geben.

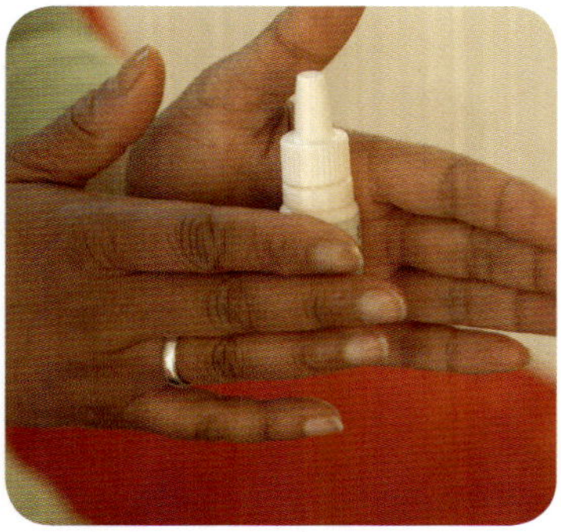

1 **Anwärmen der Ohrentropfen** Rollen Sie die Flasche zwischen den Händen. Das Einträufeln wird so angenehmer für Ihr Kind.

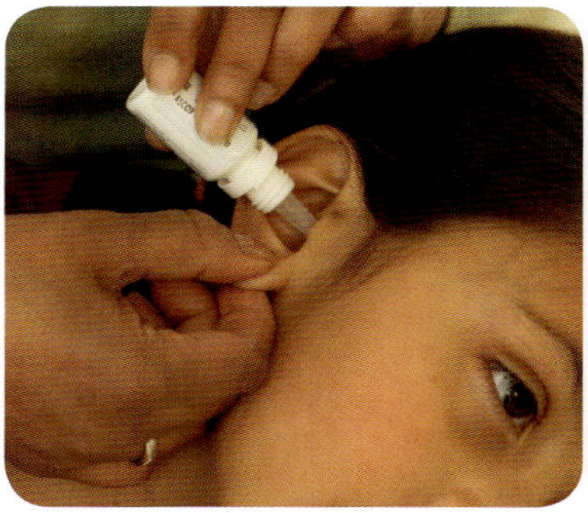

2 **Flasche halten** Die Öffnung sollte sich direkt über dem Eingang des Gehörgangs befinden. Geben Sie die vorgeschriebene Anzahl von Tropfen.

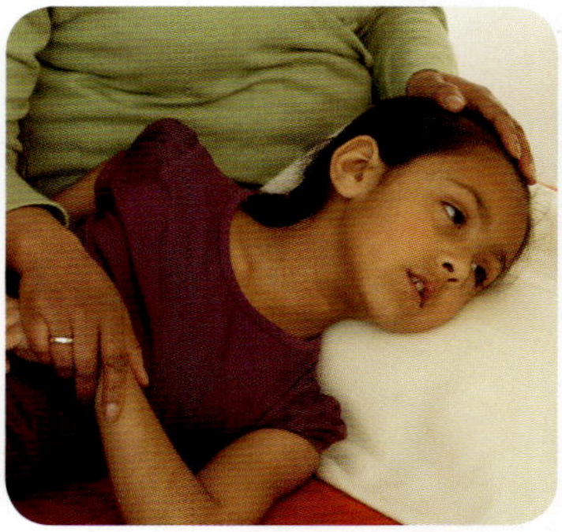

3 **Liegen bleiben** Ihr Kind sollte fünf Minuten auf der Seite ruhen, damit die Ohrentropfen nicht wieder herausfließen.

Mittelohrentzündung

Das Mittelohr befindet sich zwischen Trommelfell und Innenohr. Eine Infektion (Otitis media) ist häufig Anlass für Ohrenschmerzen beim Kind. Die Krankheit verläuft akut (von kurzer Dauer) oder chronisch (von langer Dauer bzw. wiederkehrend).

WAS SIND DIE URSACHEN?

Die Infektion steigt meist von einer Erkältung in Nase oder Rachen über die Eustachische Röhre ins Ohr auf. Diese Röhre verbindet Ohr und Rachen und lässt gewöhnlich Luft in das Mittelohr. Bei einer Erkältung ist sie jedoch mit Schleim verstopft. Dadurch sammelt sich auch im Mittelohr Schleim und es kommt zur Entzündung. Erreger der Entzündung können Viren oder Bakterien sein.

Kinder sind empfänglicher, da ihre Eustachische Röhre kürzer ist und horizontaler verläuft als bei Erwachsenen. Die Erreger können sich daher leichter ausbreiten.
Die Eustachische Röhre kann auch durch vergrößerte Mandeln oder Polypen blockiert werden.

SOLL ICH EINEN ARZT AUFSUCHEN?

Eine Mittelohrentzündung bessert sich meist innerhalb von 2–3 Tagen von selbst. Zur Beschleunigung der Heilung eignen sich Zwiebelsäckchen (gehackte Zwiebel in ein Tuch gewickelt, aufs Ohr legen). Wenn es Ihrem Kind nicht besser geht, es noch sehr klein ist oder über starke Schmerzen klagt, gehen Sie zum Arzt. Er untersucht die Ohren und verschreibt bei bakteriell verursachter Mittelohrentzündung Antibiotika.

Hatte Ihr Kind einen Trommelfelldurchbruch, sollten Sie etwa sechs Wochen nach Abklingen der Infektion erneut zum Arzt gehen. Er kontrolliert, ob das Trommelfell verheilt ist. Wenn nicht, überweist er Sie an einen Hals-Nasen-Ohren-Arzt..

Was kann ich tun?

Die meisten Mittelohrentzündungen klingen von selbst ab, können jedoch schmerzhaft sein (obwohl nicht immer Ohrenschmerzen auftreten). Schmerzmittel lindern die Beschwerden Ihres Kindes.

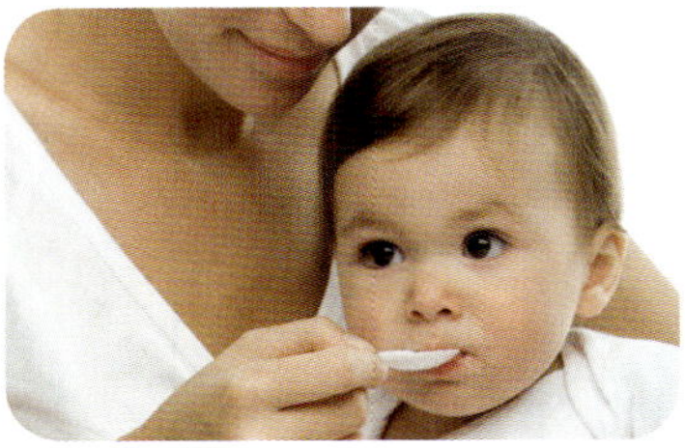

Schmerzmittel Paracetamolzäpfchen oder Ibuprofensaft helfen bei Schmerzen und senken das Fieber.

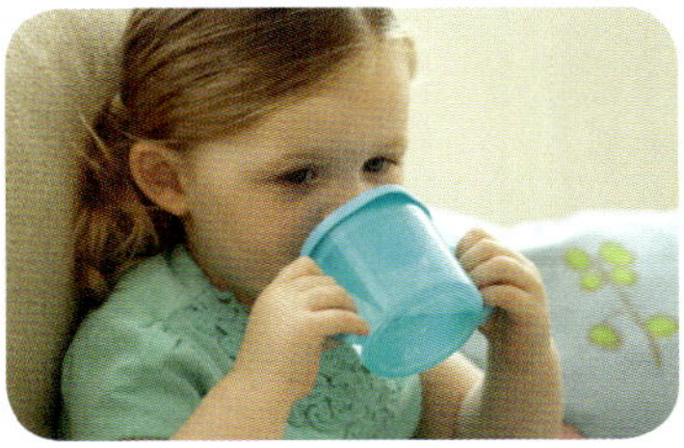

Viel Flüssigkeit Geben Sie Ihrem Kind viel Wasser oder Tee zu trinken, um einem Flüssigkeitsmangel vorzubeugen.

Mögliche Symptome

- ★ Fieber und weitere Infektionszeichen (Müdigkeit, Appetitlosigkeit, allgemeines Unwohlsein).
- ★ Ohrenschmerzen (nicht zwingend, können auch beim Zahnen oder entzündetem Gehörgang auftreten).
- ★ Häufiges Ans-Ohr-Fassen (auch bei anderen Beschwerden, z. B. Zahnen).
- ★ Vermindertes Hörvermögen (zeitweise während der Infektion).
- ★ Austritt eines Sekrets (durch Trommelfelldurchbruch).

Tritt die Mittelohrentzündung wiederholt auf oder heilt sie nicht ab, sollten die Antibiotika für längere Zeit eingenommen werden, um die Entzündung zu beseitigen. Bei wiederholten Mittelohrentzündungen wird häufig der Einsatz von Paukenröhrchen (s. S. 141) empfohlen.

GIBT ES KOMPLIKATIONEN?

Nach Abklingen der Infektion kann Flüssigkeit oder Schleim im Mittelohr verbleiben und zu einer Hörstörung führen. Normalerweise legt sich das aber innerhalb einiger Tage von selbst. Wenn nicht, kann es zum chronischen Mittelohrkatarrh, dem Paukenerguss, kommen.

KANN MAN VORBEUGEN?

Eine Mittelohrentzündung lässt sich im Allgemeinen nicht vermeiden. Bei Kindern, die gestillt wurden und in einem Nichtraucherhaushalt leben, ist das Infektionsrisiko jedoch weniger hoch. Stillen Sie also Ihr Baby, wenn möglich, und verzichten Sie unbedingt auf das Rauchen, auch Ihnen zuliebe. Bei nasskaltem Wetter oder wenn Ihr Kind bereits einen Schnupfen hat, sollte es draußen eine Mütze oder Kappe tragen und Kopf und Ohren stets warm halten. Mit einem Schnupfen sollte es außerdem aufs Schwimmen verzichten.

Ohrenschmalzpfropf

Ohrenschmalz hat eine wichtige Funktion und muss eigentlich nicht entfernt werden. Manchmal sammelt es sich aber an und beeinträchtigt Wohlgefühl und Hörvermögen. Dann sollte es entfernt werden.

Mögliche Symptome

- ★ Vermindertes Hörvermögen.
- ★ Ohrenschmerzen.
- ★ Tinnitus (Ohrgeräusche).
- ★ Schwindel.

WAS SIND DIE URSACHEN?

Ohrenschmalz hält die Haut des äußeren Gehörgangs sauber und geschmeidig. Es wirkt antibakteriell und schützt so vor Infektionen. Ohne Ohrenschmalz wäre die Haut trocken und rissig. Es hat also eine wichtige Funktion und muss nicht entfernt werden. Meist wird es von selbst aus dem Ohr abgesondert. Selten wird jedoch zu viel davon produziert und angesammelt. Betroffen sind oft Kinder mit häufigen Ohrenentzündungen.

WAS KANN ICH TUN?

Versuchen Sie niemals, das Ohrenschmalz mit einem Wattestäbchen oder einem anderen Gegenstand zu entfernen, da dadurch der wachsartige Pfropf nur noch tiefer ins Ohr geschoben wird. Entfernen Sie lediglich das Ohrenschmalz, das von selbst aus dem äußeren Ohr austritt.

SOLL ICH EINEN ARZT AUFSUCHEN?

Sie sollten mit Ihrem Kind einen Hals-Nasen-Ohren-Arzt aufsuchen, wenn sie Symptome eines Ohrenschmalzpfropfens bemerken. Niemals selbst am kindlichen Ohr manipulieren. Der Arzt zieht das Ohrenschmalz mithilfe eines kleinen Hakens heraus oder spült es mit einer Spritze mit warmem Wasser heraus oder er saugt es ab.

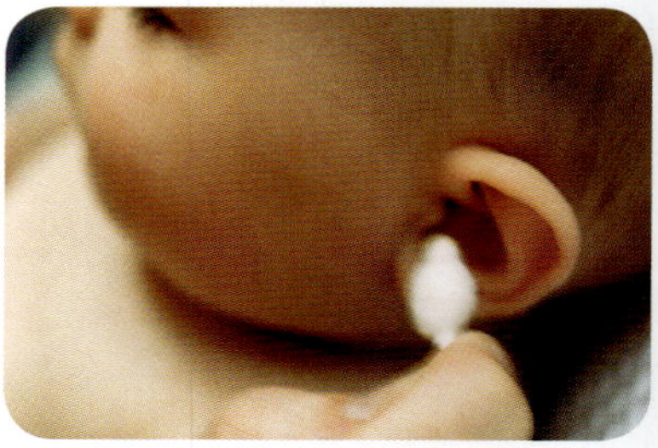

Ohrenschmalz entfernen Entfernen Sie nur das Ohrenschmalz im äußeren Ohr. Führen Sie nichts ins Ohr ein.

Paukenerguss

Beim Paukenerguss, auch Leimohr genannt, kommt es zur Ansammlung einer klebrigen Flüssigkeit im Mittelohr.

Mögliche Symptome

- ★ Weit entfernte oder leise sprechende Personen werden schwer verstanden. Hörprobleme bei starker Geräuschkulisse oder konzentrierter Tätigkeit.
- ★ Frustration über schlechtes Hören, quengeliges, unfolgsames Verhalten; verzögerte Sprachentwicklung (s. S. 196).
- ★ Selten Ohrenschmerzen.
- ★ Schmerzhafte Episoden mit Fieber durch häufige Ohreninfektionen (Paukenerguss begünstigt Infektionen).

WAS SIND DIE URSACHEN?

Im Mittelohr, hinter dem Trommelfell, befinden sich drei kleine Knöchelchen, die vibrieren und dadurch Töne ins Innenohr transportieren. Beim Paukenerguss hat sich dort Flüssigkeit angesammelt, sodass die Knöchelchen nicht mehr vibrieren können. So verringert sich das Hörvermögen und die Töne klingen dumpf.

Die genaue Ursache ist nicht bekannt. Möglicherweise gibt es Probleme beim Entleeren der Flüssigkeit aus dem Mittelohr über die Eustachische Röhre. Es ist zwar möglich, dass nach einer Mittelohrentzündung (s. S. 139) Flüssigkeit im Mittelohr verbleibt, doch das führt nicht immer zum Paukenerguss. Umgekehrt kann ein Paukenerguss ohne vorangegangene Ohrentzündung entstehen. Der Paukenerguss ist im Alter von 2–6 Jahren sehr häufig.

SOLL ICH EINEN ARZT AUFSUCHEN?

Eine Behandlung ist häufig nicht notwendig. In etwa der Hälfte der Fälle fließt die

Flüssigkeit von selbst ab, das Hörvermögen normalisiert sich in neun von zehn Fällen innerhalb von drei Monaten. Gehen Sie trotzdem mit Ihrem Kind zum Arzt, wenn sein Hörvermögen nachlässt oder der Paukenerguss länger als drei Monate besteht (chronisch). Der Hals-Nasen-Ohren-Arzt untersucht den Nasen- und Rachenbereich sowie mit einem Otoskop das Trommelfell und führt außerdem Hörtests durch.

WIE WIRD BEHANDELT?

Ein chronischer Paukenerguss dauert länger als drei Monate und wird chirurgisch behandelt.

★ **Adenotomie** Wenn die Rachenmandeln (Polypen) vergrößert sind und die Eustachische Röhre blockieren, können sie operativ entfernt werden.

★ **Parazentese** In das Trommelfell wird ein kleiner Schnitt gemacht, durch den dann die Flüssigkeit hinter dem Trommelfell abgesaugt werden kann.

★ **Einlage eines Paukenröhrchens** Hierbei wird ein kleines Röhrchen in das Trommelfell eingesetzt, durch welche die Flüssigkeit aus dem Mittelohr abfließen kann. Das Hörvermögen bessert sich unmittelbar danach, manche Kinder sagen sogar, alles höre sich nun zu laut an. Mit Wachstum von Ohr und Trommelfell fallen die Paukenröhrchen gewöhnlich nach 9–12 Monaten heraus und die Öffnung im Trommelfell verheilt. Es bleiben keine Narben. Bisweilen müssen anschließend neue Paukenröhrchen eingesetzt werden.

KANN MAN VORBEUGEN?

Wie bei der Mittelohrentzündung (s. S. 139) spricht einiges dafür, dass gestillte Kinder, die in einem Nichtraucherhaushalt leben, weniger häufig daran erkranken. Verzichten Sie also, zugunsten Ihres Kindes und auch Ihrer eigenen Gesundheit, auf das Rauchen. Wenn möglich, stillen Sie Ihr Kind nach der Geburt für mindestens sechs Monate.

Was kann ich tun?

Wenn Ihr Kind an einem Paukenerguss leidet, sollten Sie laut und deutlich mit ihm reden, ohne zu schreien. Vermeiden Sie Hintergrundgeräusche, wenn Sie sich unterhalten.

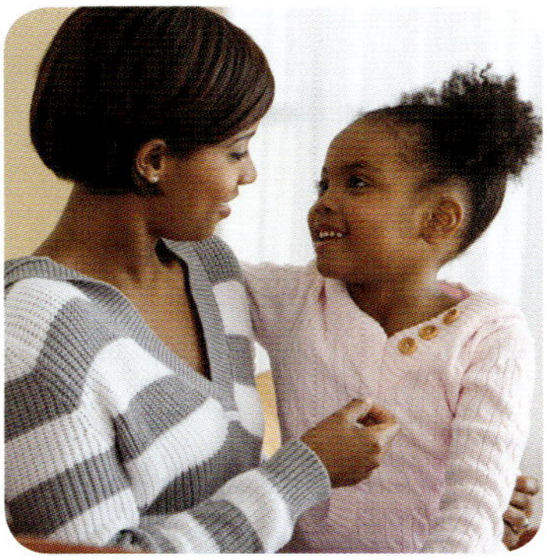

Ihr Kind anschauen Unterhalten Sie sich am besten auf Augenhöhe mit ihm, dann kann es Sie gut sehen und hören. Vergewissern Sie sich seiner Aufmerksamkeit, bevor Sie mit ihm sprechen.

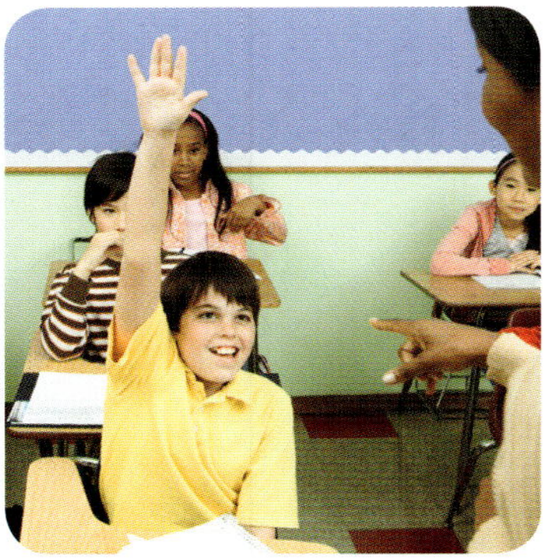

In der Schule vorne sitzen Kinder hören so besser. Sprechen Sie mit dem Lehrer über die Hörschwierigkeiten Ihres Kindes, damit er sicherstellen kann, dass Ihr Kind alles mitbekommt.

Umgang mit Paukenröhrchen

Wenn Ihr Kind Paukenröhrchen (siehe Text links) hat, beachten Sie bitte folgende Tipps:

★ **Kein Planschverbot** nach der Operation! Auch Duschen und Baden sind mit Paukenröhrchen erlaubt. Denn über das Röhrchen gelangt kein Wasser ins Mittelohr.

★ **Sekret** bildet sich eventuell nach der Operation, oft während oder nach einer Erkältung. Der Arzt verschreibt Antibiotika, meist in Form von Ohrentropfen (zum Einträufeln, s. S. 138).

★ **Bei Entzündung der Paukenröhrchen** ist eine Behandlung mit Antibiotika erforderlich. Eventuell müssen die Paukenröhrchen entfernt werden.

★ **Waschen Sie das äußere Ohr** wie gewohnt. Achten Sie jedoch darauf, dass keine Seife ins Ohr dringt. Ein mit Vaseline beschmierter Wattebausch dichtet das Ohr gegen die Seife ab.

★ **Schwimmen** mit Paukenröhrchen ist jederzeit erlaubt. Nur untertauchen sollte das Kind vorsichtshalber nicht.

★ **Fliegen mit Paukenröhrchen** ist gut möglich. Da das Röhrchen für Druckausgleich im Ohr sorgt, wird Ihr Kind keine Ohrenschmerzen haben.

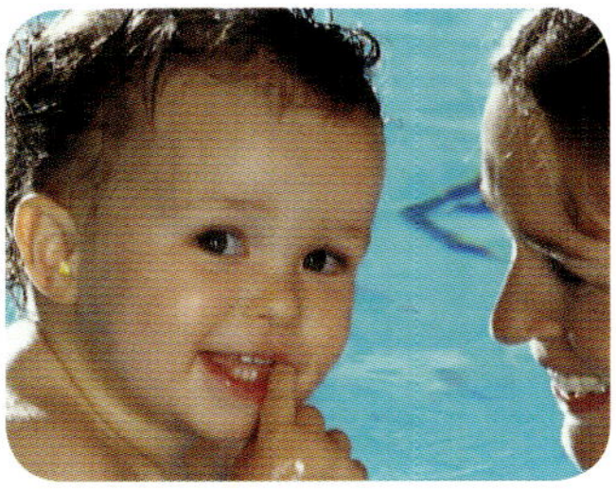

Ohrenstöpsel Sie sind beim Baden nur nötig, wenn Ihr Kind zu Gehörgangsentzündungen neigt.

Barotrauma

Es handelt sich um Ohrenschmerzen, die durch Druckunterschiede zwischen den beiden Seiten des Trommelfells, z. B. bei Start und Landung während des Fliegens, verursacht werden.

Mögliche Symptome

- Ohrenschmerzen.
- Druck im Ohr.
- Nachlassender Schmerz, wenn das Trommelfell platzt.

WAS SIND DIE URSACHEN?

Das Mittelohr liegt hinter dem Trommelfell und ist mit Luft gefüllt. Die Eustachische Röhre verbindet Mittelohr und Rachen und lässt Luft ins Mittelohr. So wird der Luftdruck beidseits des Trommelfells ausgeglichen. Bei der Landung eines Flugzeugs steigt der Luftdruck und das Trommelfell wird nach innen gedrückt. Wenn die Eustachische Röhre nicht schnell genug für Ausgleich sorgen kann, kommt es zu Ohrenschmerzen, eventuell platzt sogar das Trommelfell.

Kinder leiden beim Fliegen eher unter Ohrenschmerzen, da ihre Eustachische Röhre enger ist als die von Erwachsenen und zusätzlich durch vergrößerte Rachenmandeln blockiert sein kann. Bei Erkältung ist der Druckausgleich in den Ohren noch schwieriger und die Gefahr, dass das Trommelfell platzt, erhöht.

WIE GEHT ES WEITER?

Die Schmerzen lassen nach der Landung nach oder wenn die Ohren mit einem »Plopp« aufgehen, d.h. die Eustachische Röhre wieder offen ist. Ein geplatztes Trommelfell verheilt innerhalb von sechs Wochen. So lange kann das Hörvermögen beeinträchtigt und die Anfälligkeit für eine Ohrinfektion erhöht sein. Bei einem geplatzten Trommelfell sollte Ihr Kind bis zur Abheilung möglichst kein Wasser in die Ohren bekommen und beim Schwimmen eine Bademütze oder Ohrstöpsel tragen. Das Fliegen mit einem geplatzten Trommelfell bereitet keine Probleme, da durch die Perforation ein Druckausgleich zu beiden Seiten des Trommelfells erfolgt. Bei Verdacht auf ein geplatztes Trommelfell sollten Sie zum Arzt gehen, um den Heilungsverlauf kontrollieren zu lassen.

Was kann ich tun?

Wenn Ihr Kind beim Fliegen unter Schmerzen leidet, geben Sie ihm etwas zu trinken oder zu lutschen und erklären Sie ihm die unten dargestellten Methoden. So wird die Eustachische Röhre geöffnet und ein Druckausgleich zwischen beiden Seiten des Trommelfells ist gewährleistet.

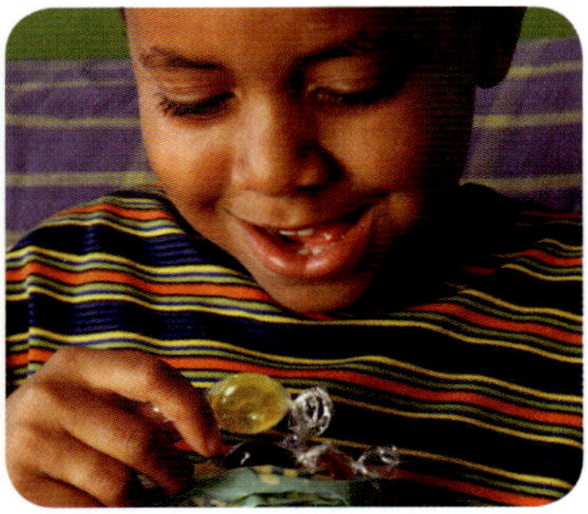

Bonbon oder Wasser Lutschen, Kauen und Schlucken öffnen die Eustachische Röhre. Geben Sie Ihrem Kind daher ein zuckerfreies Bonbon oder ein Glas Wasser. Ein Baby legen Sie zum Stillen an.

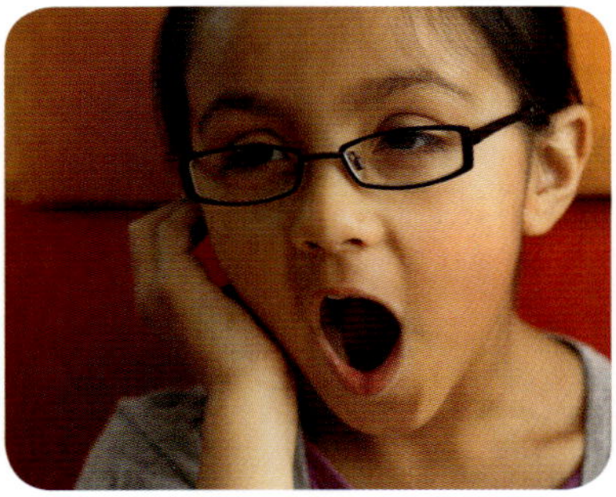

Gähnen Auch diese einfache und wirksame Methode öffnet die Eustachische Röhre. Dabei hört Ihr Kind ein »Plopp«. Schmerzen und Druck im Ohr lassen danach sehr schnell nach.

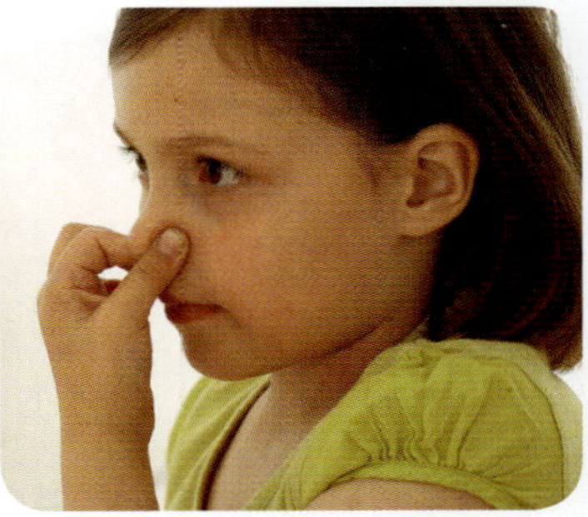

Valsalva-Manöver Ihr Kind sollte einatmen und dann die Nase zuhalten. Jetzt mit geschlossenem Mund ausatmen. Einem kleineren Kind wird dies wahrscheinlich noch schwer fallen.

Nasenbluten

Kinder leiden häufig unter Nasenbluten. Ursache ist meist ein geplatztes Blutgefäß am unteren Teil der Nasenscheidewand. Die Gefäße sind dort sehr empfindlich und platzen leicht. Nasenbluten verliert sich meist mit zunehmendem Alter.

WAS SIND DIE URSACHEN?

Manche Kinder sind anfälliger für Nasenbluten als andere. Kinder, die in der Nase bohren oder an allergischer Rhinitis leiden (s. S. 144) und Nasenspray verwenden, sind häufiger betroffen. Nasenbluten kann auch als Folge einer Verletzung auftreten.

SOLL ICH EINEN ARZT AUFSUCHEN?

Wenn Ihr Kind direkt nach einem Unfall, z. B. nach einem Sturz, oder nachdem ihm ein Fußball ins Gesicht geflogen ist, Nasenbluten bekommt, sollten Sie mit ihm zum Arzt gehen. Die Nase könnte gebrochen sein.

Was kann ich tun?

Üben Sie zehn Minuten lang Druck auf die Nase aus. Hört die Blutung danach nicht auf, sollten Sie weitere zehn Minuten drücken und zugleich einen kühlen Waschlappen in den Nacken legen. Blutet es anschließend immer noch, holen Sie medizinische Hilfe.

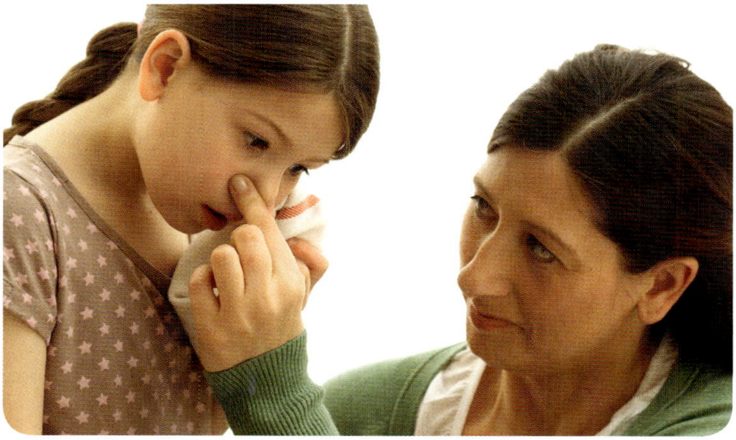

Nasenbluten stillen Ihr Kind sollte leicht nach vorne gebeugt sitzen und den Mund öffnen. Drücken Sie nun die Nasenflügel direkt über den Nasenlöchern fest zusammen. Ein kühler Waschlappen im Nacken ist hilfreich. Ihr Kind sollte sich nicht hinlegen, da sonst das Blut über die Nase in den Rachen läuft, verschluckt wird und Übelkeit hervorruft.

Mögliche Symptome

- ★ Bluten aus der Nase, entweder aus einem oder aus beiden Nasenlöchern.

Meist kann Nasenbluten zu Hause behandelt werden (siehe Kasten unten). Bekommt Ihr Kind häufig Nasenbluten (einmal pro Woche oder öfter), sollten Sie zum Hals-Nasen-Ohren-Arzt gehen. Die Blutgefäße, die das Problem verursachen, können verätzt oder verödet werden. Außerdem kann man eine antiseptische Creme auf die Nasenscheidewand auftragen. Auch ein chirurgischer Eingriff ist möglich.

KANN MAN VORBEUGEN?

Ihr Kind sollte möglichst nicht in der Nase bohren. Durch das Verwenden von Vaseline oder Nasensalbe wird die Nasenschleimhaut vor dem Austrocknen geschützt und es kommt seltener zu Nasenbluten. Manche Menschen neigen bei sehr trockener Luft zu Nasenbluten. Hier hilft ein Luftbefeuchter oder ein feuchtes Tuch, das über die Heizung gelegt wird.

Wenn die Nase aufgehört hat zu bluten, sollte Ihr Kind zwölf Stunden lang nicht die Nase putzen. Sonst könnte sich ein Blutpfropf lösen und die Nase wieder bluten. Auch körperliche Anstrengungen und Herumtoben sollten zwölf Stunden lang vermieden werden.

EXTRATIPP

Stellen Sie eine Uhr, während Sie das Nasenbluten durch Druck beenden. Zehn Minuten können sehr lange sein, wenn man sich gerade Sorgen um sein blutendes Kind macht.

Allergische Rhinitis

Diese Entzündung der Nasenschleimhäute wird durch allergieauslösende Stoffe (Allergene) verursacht. Die allergische Rhinitis kann saisonal bedingt auf einige Monate im Jahr beschränkt sein oder auch das ganze Jahr über bestehen.

WAS SIND DIE URSACHEN?
Ob die allergische Rhinitis saisonal oder das ganze Jahr über besteht, hängt vom auslösenden Allergen ab. Bei der saisonalen Form (Heuschnupfen) sind dies die Pollen von Bäumen, Gräsern und Kräutern. Auslöser der ganzjährigen allergischen Rhinitis sind meist Hausstaubmilben oder Tierspeichel und -hautschuppen. Die Symptome werden durch den Botenstoff Histamin verursacht, der während einer allergischen Reaktion von den Zellen freigesetzt wird.

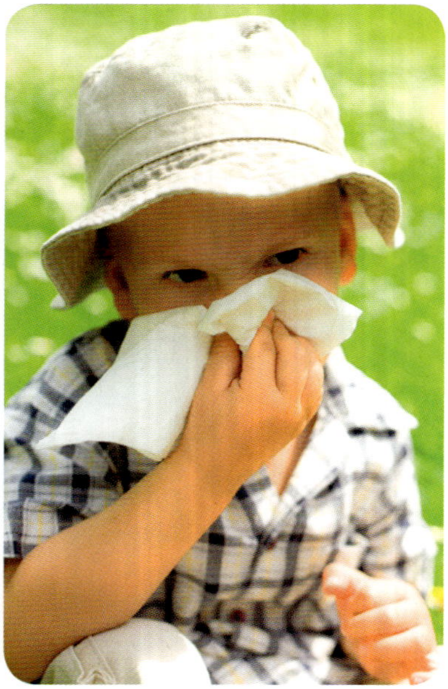

Niesen und laufende Nase Bei allergischer Rhinitis läuft die Nase, in Gegenwart des auslösenden Allergens, ständig.

Allergische Rhinitis tritt entweder alleine oder zusammen mit einer allergischen Bindehautentzündung auf (s. Bild rechts und S. 134). Die Rhinitis kann auch von anderen Faktoren, z. B. einer Temperaturveränderung, ausgelöst werden. So reagieren viele Menschen auf Kälte mit einer laufenden Nase.

SOLL ICH EINEN ARZT AUFSUCHEN?
Wenn Sie nicht wissen, was die Allergie bei Ihrem Kind auslöst, wird der Arzt einen Allergietest durchführen. Bei diesem sogenannten Pricktest werden verschiedene Allergene, z. B. von Pollen, Tierhaut, Hausstaubmilben, in Tropfenform auf den Unterarm oder das Bein Ihres Kindes aufgetragen. Danach wird die Haut mit einer feinen Lanzette angeritzt. Ist Ihr Kind gegen eine dieser Substanzen allergisch, wird die eingeritzte Stelle rot, schwillt an und juckt. Alternativ lassen sich Allergene auch in einer Blutprobe nachweisen.

Bei Bedarf verschreibt Ihnen der Arzt geeignete Medikamente gegen allergische Rhinitis. Das können Nasen- oder Augentropfen sein. Helfen diese Produkte nicht, kann er entzündungshemmende oder stärkere Antihistaminpräparate zum Einnehmen geben.

WIE GEHT ES WEITER?
Häufig bessern sich Heuschnupfen oder allergische Rhinitis mit zunehmendem Alter. Bei einer anhaltend schweren Allergie sollte eventuell eine Immuntherapie erfolgen. Dabei wird Ihr Kind schrittweise dem Allergen ausgesetzt (zu Beginn mit extrem winzigen Mengen), um die Verträglichkeit zu steigern.

Mögliche Symptome

Die Symptome treten oft sofort nach Kontakt mit dem Allergen auf. Sie bemerken sie bei Ihrem Kind z. B. unmittelbar, nachdem es ein Tier gestreichelt oder im Garten gespielt hat.

- ★ Niesen.
- ★ Laufende oder verstopfte Nase.
- ★ Juckende Nase.
- ★ Müdigkeit oder Gereiztheit. Bei starken Symptomen eventuell Schlafmangel, der die Schulleistungen beeinträchtigen kann.
- ★ Die Symptome von Asthma können sich bei Heuschnupfen verschlimmern.

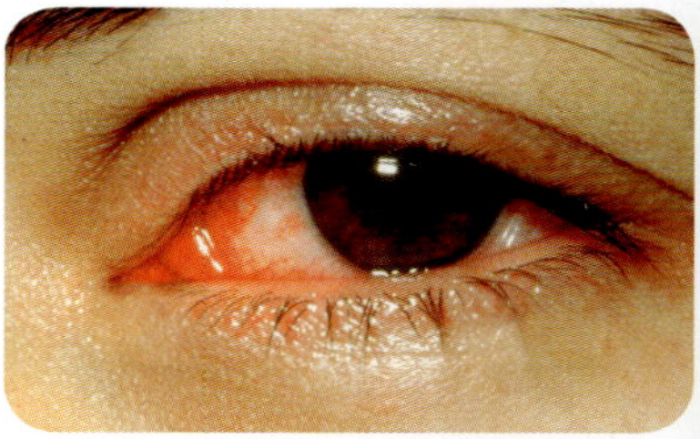

Rote Augen sind bei Heuschnupfen häufig (s. *Bindehautentzündung*, S. 134), da die Augen auf die gleichen Allergene reagieren, die auch Heuschnupfen auslösen.

EXTRATIPP
Rauchen Sie weder im Haus noch in der Nähe Ihres Kindes. Zigarettenrauch reizt Luftwege, Nase und Augen und verschlimmert die Symptome.

Was kann ich tun?

Führen Sie ein Tagebuch, in dem Sie die Symptome eintragen, um den Auslöser der Allergie zu identifizieren. Notieren Sie, wo ihr Kind war und was es gemacht hat. Alternativ können Pricktest oder Blutuntersuchung erfolgen. Steht der Auslöser fest, lassen sich die Beschwerden eventuell verhindern, indem das Allergen gemieden wird. Der Arzt kann geeignete Medikamente verschreiben. Es gibt entzündungshemmende Nasensprays oder solche mit Antihistamin sowie Antihistamine zum Einnehmen.

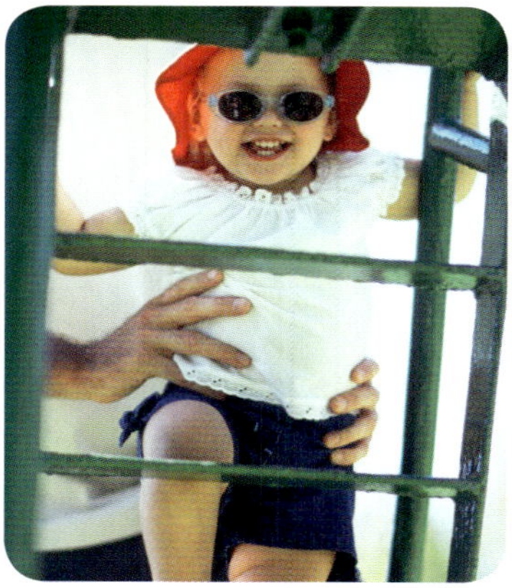

Pollenschutz Hat Ihr Kind Heuschnupfen mit allergischer Bindehautentzündung, sollte es eine Sonnenbrille mit Seitenschutz tragen, damit weniger Pollen ins Auge gelangen.

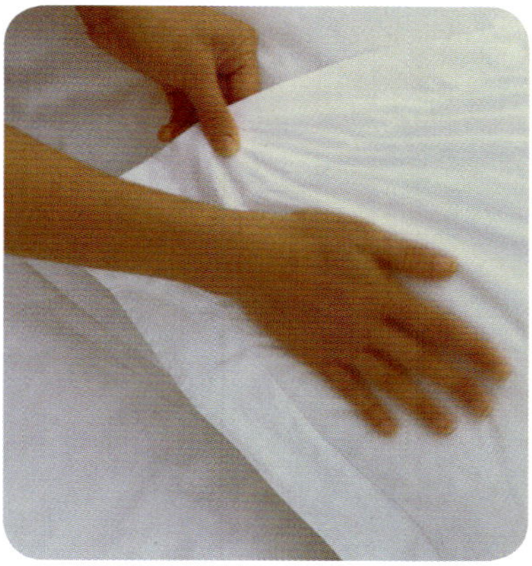

Milbenschutz Hausstaubmilben leben in Betten und Polstern. Bei einer Milbenallergie beziehen Sie Matratzen, Kissen und Decken mit Schutzhüllen und waschen Sie Bettwäsche bei mindestens 60 °C.

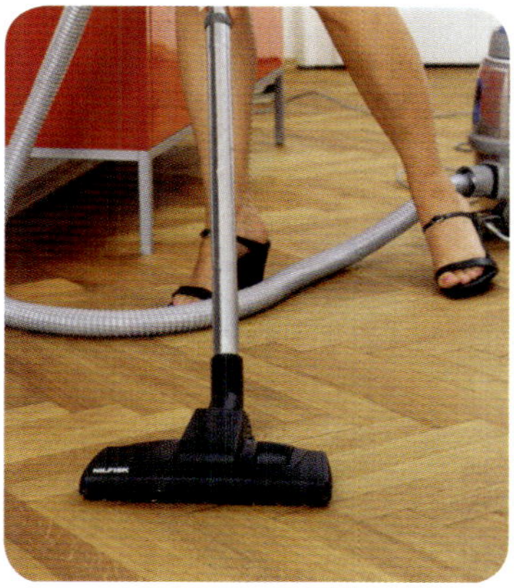

Hausstaubmilben bekämpfen Auf Parkettböden und Fliesen können Milben schlechter leben. Saugen Sie häufig. Waschen Sie regelmäßig Teppiche und Kuscheltiere.

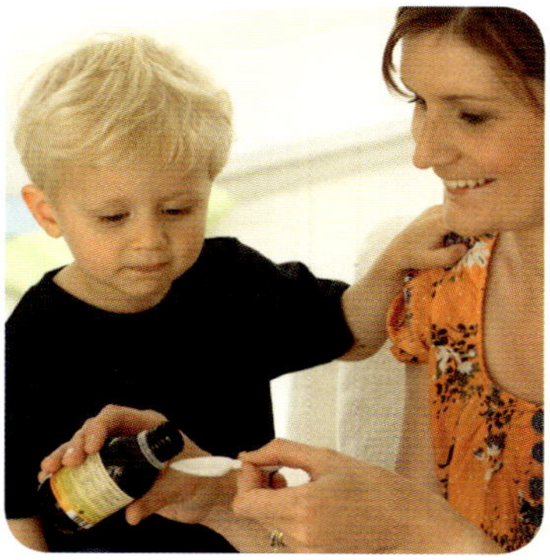

Antihistamine zum Einnehmen Sie blockieren die Wirkung der Histamine, die während einer allergischen Reaktion freigesetzt werden und die Symptome verursachen.

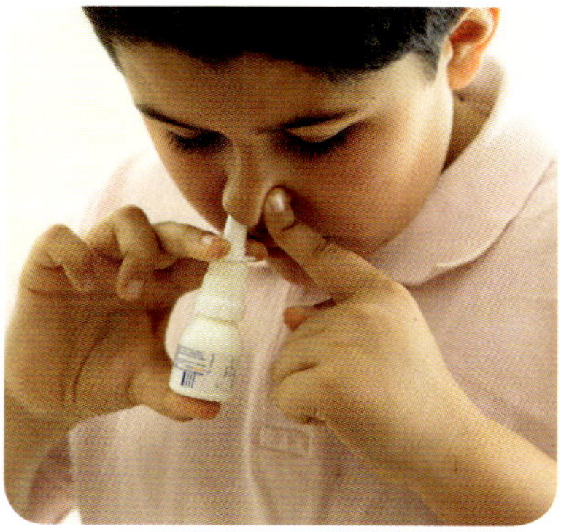

Nasenspray Vor Gebrauch die Nase putzen, danach nicht mehr. Den Kopf leicht nach vorne beugen, den Sprühkopf in ein Nasenloch einführen und beim Einatmen sprühen. Im anderen Nasenloch wiederholen.

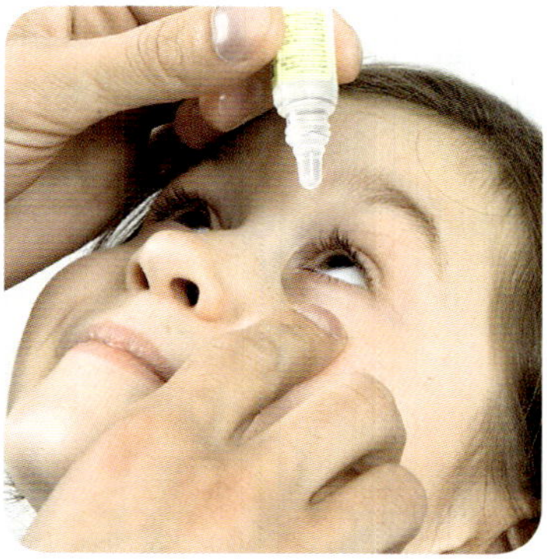

Augentropfen Sie helfen bei juckenden Augen. Ziehen Sie dazu das untere Augenlid Ihres Kindes leicht nach unten und träufeln Sie die Flüssigkeit dort oder in den Augenwinkel ein.

Vergrößerte Polypen

Die am hinteren Nasenrachen gelegenen Rachenmandeln (Polypen) sind Teil der Immunabwehr. Bei kleinen Kindern können sie vergrößert sein.

Nach wiederholten Infekten und Halsentzündungen können sich die Polypen vergrößern. Zum Problem werden sie, wenn sie den hinteren Nasenausgang und die Eustachische Röhre blockieren, die den Nasenrachen mit den Ohren verbindet. Meist sind die Symptome nicht ausgeprägt und eine Behandlung nicht erforderlich. Sie können sich aber bei einer Erkältung verschlimmern. Mit zunehmendem Wachstum und Alter schrumpfen die Polypen und die Symptome nehmen ab. Bei stark ausgeprägter Symptomatik, z. B. bei beeinträchtigtem Schlaf, wiederholten Infekten oder wenn es wegen der vergrößerten Polypen zum Paukenerguss kommt, empfiehlt sich eine operative Entfernung der Polypen.

Mögliche Symptome

- ★ Laute Atemgeräusche.
- ★ Mundatmen mit trockenen, spröden Lippen und trockenem Mund.
- ★ Mundgeruch durch entzündete Polypen und trockenen Mund.
- ★ Schnarchen und Schlafapnoe.
- ★ Ohrenentzündungen aufgrund einer blockierten Eustachischen Röhre.

Kehldeckelentzündung

Die Kehldeckelentzündung (Epiglottitis) ist eine lebensbedrohliche Erkrankung. Durch Anschwellen des Kehldeckels, der die Luftröhre beim Schlucken abdeckt, damit keine Nahrung in die Luftröhre gelangt, wird die Atmung behindert.

WAS SIND DIE URSACHEN?

Erreger ist meist das Bakterium Haemophilus influenzae Typ B (HiB). Aufgrund der empfohlenen Impfung gegen HiB kommt die Krankheit heute seltener vor als früher. Obwohl prinzipiell Menschen jeden Alters erkranken, betrifft sie meist Kinder im Alter von 2–7 Jahren.

SOLL ICH EINEN ARZT AUFSUCHEN?

Die Kehldeckelentzündung ist ein medizinischer Notfall. Rufen Sie sofort den Notarzt! Im Krankenhaus erhält Ihr Kind Sauerstoff in hoher Konzentration, zur Unterstützung der Atmung, über eine Gesichts- oder Nasenmaske bzw. über Röhrchen, die in die Nase gesteckt werden. In besonders schweren Fällen muss das Kind an eine Beatmungsmaschine angeschlossen werden, die als künstliche Lunge die Atmung übernimmt. Zur Bekämpfung der Infektion werden intravenös Antibiotika eingesetzt.

Wenn das Kind sofort im Krankenhaus behandelt wird, sind die Aussichten auf vollständige Genesung gut.

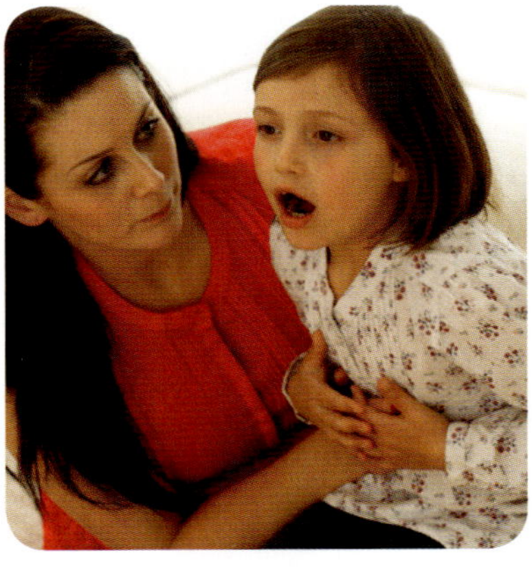

Beim Atmen helfen Beruhigen Sie Ihr Kind. Leicht nach vorne gebeugt und mit offenem Mund kann es leichter atmen.

Mögliche Symptome

- ★ Fieber.
- ★ Halsschmerzen.
- ★ Sabbern. Wegen der Halsschmerzen fällt das Schlucken extrem schwer.
- ★ Raue Stimme.
- ★ Atemgeräusche.
- ★ Atemnot.

KANN MAN VORBEUGEN?

Vor HiB, dem häufigsten Erreger der Epiglottitis, schützt eine Impfung, die als Routineimpfungen für Kleinkinder empfohlen wird. Einem ungeimpften Kind mit direktem Kontakt zu einer an Epiglottitis erkrankten Person können vorbeugend Antibiotika gegeben werden.

Halsentzündung

Bei dieser Infektion sind entweder die Gaumenmandeln betroffen, die beidseitig im hinteren Teil des Rachens liegen und einen Teil der Immunabwehr darstellen (Tonsillitis), oder es handelt sich um eine Entzündung der Rachenschleimhaut (Pharyngitis).

Was kann ich tun?

Die meisten Halsentzündungen klingen innerhalb weniger Tage von selbst ab. Sie sollten versuchen, die Halsschmerzen Ihres Kindes zu lindern. Geben Sie ihm Nahrungsmittel, die es leicht schlucken kann.

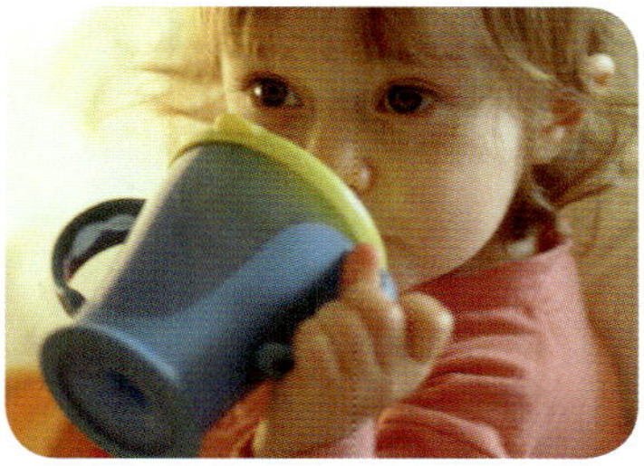

Viel Flüssigkeit Am besten eignen sich Wasser oder Tee, um den Flüssigkeitsverlust durch das Fieber auszugleichen.

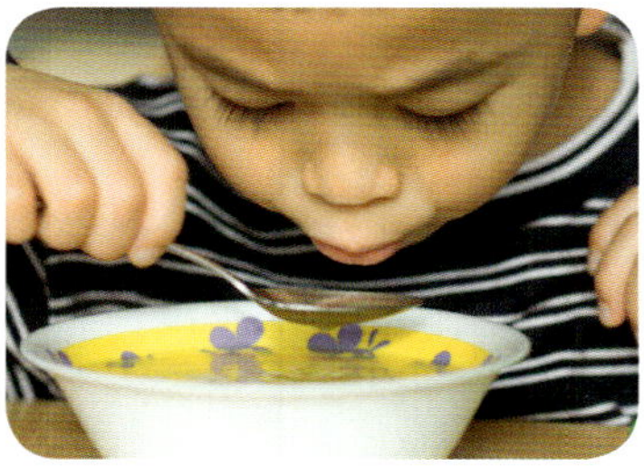

Weiche Nahrung Brei oder Suppe lassen sich bei Schmerzen und geschwollenem Hals besser schlucken.

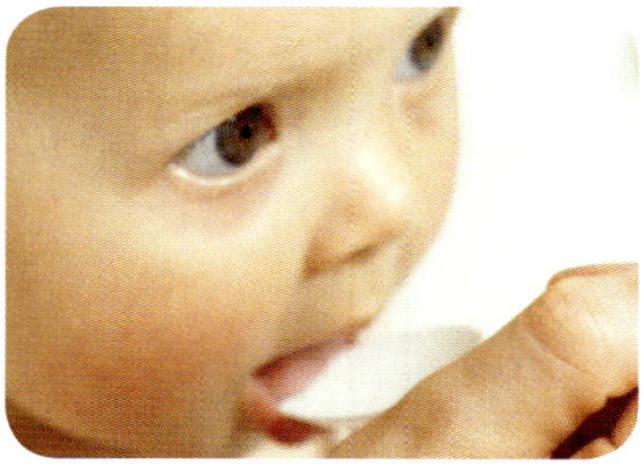

Schmerzmittel Geben Sie Paracetamolzäpfchen oder Ibuprofensaft gegen die Halsschmerzen oder um das Fieber zu senken.

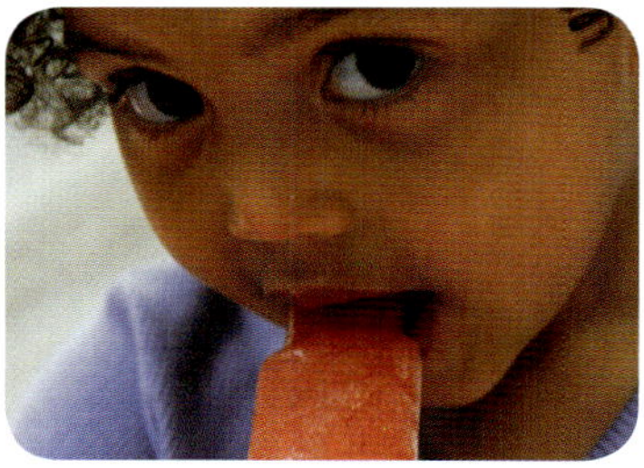

Zuckerfreies Eis und kalte Getränke Beide lindern die Schmerzen. In der Apotheke erhalten Sie zudem schmerzstillende, für Kinder geeignete Lutschpastillen.

Mögliche Symptome

- ★ Entzündeter, wunder Hals.
- ★ Schmerzen beim Schlucken.
- ★ Ohrenschmerzen (vom Hals ausstrahlend).
- ★ Fieber.
- ★ Geschwollene, eventuell schmerzhafte Halslymphknoten.
- ★ Kopfschmerzen.
- ★ Raue oder keine Stimme.
- ★ Vergrößerte Mandeln mit weißen/gelben Belägen bei Mandelentzündung.
- ★ Verminderter Appetit wegen Halsschmerzen und Unwohlsein.
- ★ Bei kleinen Kindern eventuell Bauchschmerzen aufgrund geschwollener Unterleibslymphknoten.

WAS SIND DIE URSACHEN?

Erreger sind meist Viren, manchmal auch Bakterien, häufig Streptokokken. Die Übertragung erfolgt durch Einatmen kleiner Tröpfchen aus der Atemluft von erkrankten Personen, die niesen oder husten. Eine bakterielle Infektion holt man sich durch direkten Kontakt mit der erkrankten Person.

SOLL ICH EINEN ARZT AUFSUCHEN?

Wenn es Ihrem Kind sehr schlecht geht, oder die Symptome lang anhalten, sollten Sie zum Arzt gehen. Er kann feststellen, ob es sich um eine bakterielle Entzündung handelt, eventuell über einen Rachenabstrich. Wenn ja, ist eine Behandlung mit Antibiotika erforderlich.

Hat Ihr Kind wiederholt (mindestens fünfmal im Jahr) eine Mandelentzündung und wird sein Alltag dadurch extrem beeinträchtigt, z. B. weil es oft die Schule versäumt, ist eine operative Entfernung der Gaumenmandeln anzuraten. Dies gilt auch, wenn die Mandeln dauerhaft vergrößert sind und starke Probleme, wie eine obstruktive Schlafapnoe, verursachen (s. S. 148).

Obstruktive Schlafapnoe

Apnoe bedeutet Atempause. Bei der obstruktiven Schlafapnoe (OSA) kommt es durch blockierte obere Luftwege zu Atempausen beim Schlafen. Bei diesen Atempausen wird das Kind wach, weil es Luft holen muss. Dadurch wird der Schlaf unterbrochen.

WAS SIND DIE URSACHEN?

Bei Kindern wird die obstruktive Schlafapnoe meist durch vergrößerte Gaumen- oder Rachenmandeln, die die Luftzufuhr zur Lunge blockieren, hervorgerufen. Auch Übergewicht erhöht das Risiko. Die Krankheit kann vorübergehend auftreten, z. B. wenn bei Erkältung die Mandeln oder Polypen vergrößert sind. Wiederholte Erkältungen oder Halsentzündungen können zur dauerhaften OSA führen.

Von der obstruktiven Schlafapnoe sind etwa 2 % aller Kinder, meist im Alter von 2–7 Jahren, betroffen.

SOLL ICH EINEN ARZT AUFSUCHEN?

Bei Anzeichen eine Schlafapnoe, die über einige Tage andauert oder ohne Husten bzw. Erkältung auftritt, gehen Sie mit Ihrem Kind zum Arzt. Die Krankheit kann große Auswirkungen auf Wachstum und Entwicklung Ihres Kindes haben. Die Diagnostik findet in einem Schlaflabor statt. Ihr Kind wird für eine Nacht stationär aufgenommen und während des Schlafs überwacht. Sie dürfen natürlich dabei sein. Wird eine obstruktive Schlafapnoe festgestellt, stehen abhängig von der Ursache verschiedene Therapiemöglichkeiten zur Verfügung: Vergrößerte Gaumen- oder Rachenmandeln können operativ entfernt werden. Bei Übergewicht wird ein Diätplan erstellt, damit Ihr Kind an Gewicht verliert. Kinder, bei denen eine Operation keinen Sinn macht oder keine Besserung erbracht hat, können nachts eine spezielle Atemmaske tragen. Diese sorgt für regelmäßige Atmung im Schlaf.

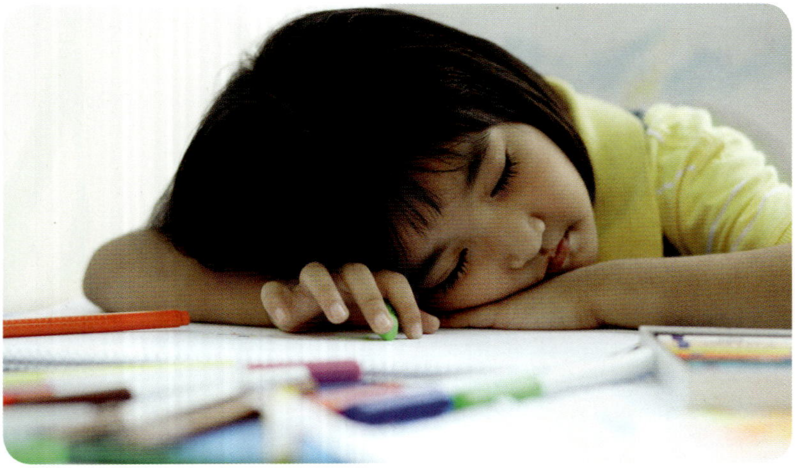

Tagesmüdigkeit Wenn Ihr Kind tagsüber müde ist, einschläft und sich in der Schule nur schwer konzentrieren kann, leidet es vielleicht an obstruktiver Schlafapnoe.

Mögliche Symptome

- ★ Schnarchen.
- ★ Während des Schlafs Atmen durch den Mund.
- ★ Stillstehender Atem für wenige Sekunden, gefolgt von Luftschnappen.
- ★ Tagesmüdigkeit, Schläfrigkeit, Reizbarkeit oder Konzentrationsprobleme in der Schule aufgrund der Schlafstörungen.

Was kann ich tun?

Bei Übergewichtigen mit obstruktiver Schlafapnoe führen Diät und Bewegung zur Gewichtsabnahme und so zur Besserung der Symptome.

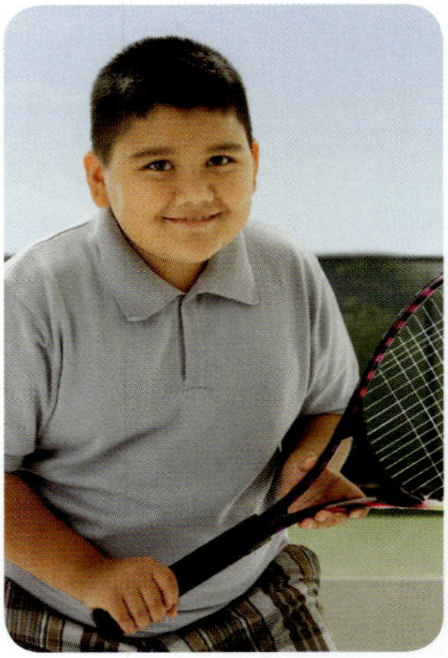

Viel Bewegung Entscheiden Sie sich gemeinsam für eine Sportart, die Ihrem Kind gefällt. Achten Sie auf eine gesunde Ernährung.

Erkrankungen der Atemwege

Die Atemwege bestehen aus einem oberen und einem unteren Teil. Zu den oberen Atemwegen gehören Nase, Rachen, Nebenhöhlen und Luftröhre. Die Lunge und die Luftwege (Bronchien und kleinere Bronchiolen), die zu ihr führen, bilden die unteren Atemwege. Die meisten der hier dargestellten Erkrankungen sind Infektionen und werden durch bestimmte Erreger verursacht. Das Kapitel beginnt mit Krankheiten der oberen Atemwege, fährt fort und endet schließlich mit Erkrankungen der unteren Atemwegsabschnitte. Hinzu kommen zwei Seiten zum Thema Asthma, eine häufige Erkrankung unklarer Ursache. Manche Virusinfekte führen zu ähnlichen Symptomen wie Asthma (z. B. pfeifende Atemgeräusche). Sie werden gleich anschließend dargestellt. S. auch *Erkrankungen von Auge, Hals, Nase und Ohr,* S. 131–148.

Asthma

Fast 10% aller Kinder leiden an Asthma. Typisch sind die wiederkehrende Atemnot und/oder die pfeifenden Atemgeräusche. Asthma ist meist gut behandelbar. In schweren Fällen und bei fehlender Behandlung kann es jedoch lebensbedrohlich sein.

WAS SIND DIE URSACHEN?

Die Symptome werden durch eine Verengung der Bronchiolen (Luftkanäle in der Lunge) hervorgerufen. Gründe sind eine Entzündung und Schwellung der Luftwege und eine vermehrte Schleimproduktion. Verstärkt wird die Verengung durch Muskeln in den Bronchiolwänden: Sie reagieren schnell und ziehen sich beim kleinsten Reiz zusammen.

Auslöser eines Asthmaanfalls sind z. B. Pollen, Hausstaubmilben oder Zigarettenrauch, die durch das Einatmen in die Lunge gelangen. Auch Virusinfekte, bestimmte Medikamente, Heuschnupfen und andere Arten von allergischem Schnupfen sowie das Einatmen von Aufgestoßenem können einen Asthmaanfall hervorrufen.

Die Ursache von Asthma ist nicht bekannt. Es tritt familiär gehäuft auf. Man nimmt daher eine genetische Komponente an. Jungen sind häufiger betroffen. Die Wahrscheinlichkeit, an Asthma zu erkranken, ist größer, wenn einer der Eltern an Asthma leidet oder wenn es in der Familie allergische Erkrankungen, wie Heuschnupfen oder Neurodermitis, gibt. Frühgeborene und Kinder, deren Mutter während der Schwangerschaft geraucht hat, tragen ein erhöhtes Risiko zu erkranken. Stillkinder sind weniger anfällig.

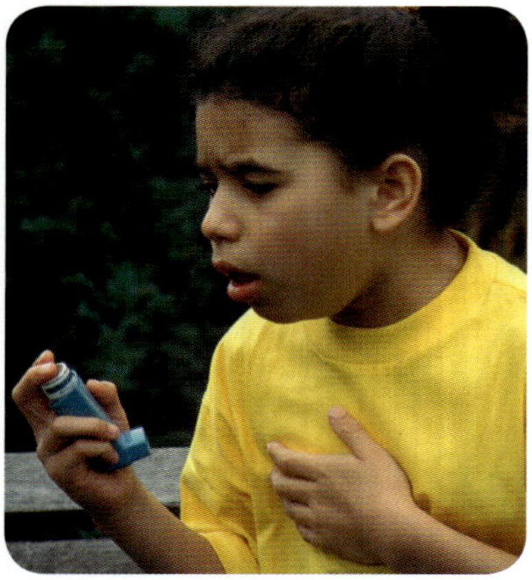

Asthmaanfall Ihr Kind sollte bei Luftnot und Engegefühl in der Brust einen bronchialerweiternden Spray (Reliever) einsetzen.

SOLL ICH EINEN ARZT AUFSUCHEN?

Wenn Sie denken, dass Ihr Kind Asthma hat, gehen Sie zum Arzt. Bei einem schweren Anfall (siehe rechts) rufen Sie den Notarzt oder bringen Ihr Kind ins Krankenhaus.

WIE WIRD ES FESTGESTELLT?

Asthma ist bei Kleinkindern schwer diagnostizierbar, da Atemgeräusche auch andere Ursachen haben können (z. B. Virusinfekt).

Der Arzt erhebt die Krankengeschichte und untersucht die Atemwege. Wenn Ihr Kind älter als fünf Jahre ist, wird mit einem Spirometer ein Lungenfunktionstest durchgeführt. Dabei wird die Stärke des ausgeatmeten Luftstroms mit einem Peak-Flow-Meter gemessen (Peak-Flow-Messung). Sie können das Gerät mit nach Hause nehmen und regelmäßig die Messwerte notieren. So können Sie feststellen, ob sich das Asthma nach Gabe eines Medikaments zur Erweiterung der Luftwege (siehe rechts) verbessert. Sie können auch herausfinden, wie viel von diesem Medikament Ihr Kind braucht.

WIE WIRD BEHANDELT?

Asthma wird in erster Linie medikamentös behandelt. Die Gabe des Medikaments erfolgt über einen Inhalator. Der Arzt wird Ihnen sagen, welches Medikament Sie einsetzen sollen. Es handelt sich entweder um einen Reliever, der bei akuter Symptomatik gegeben wird, oder um einen Controller zur langfristigen Vermeidung von Symptomen.

★ Ein rasch wirksamer Bronchodilator wird häufig eingesetzt. Dieser Reliever in Spray-Form entspannt die Muskeln in den Atemwegen, sodass diese sich öffnen und das Atmen leichter wird.

★ Als Controller dienen unter anderem entzündungshemmende Stoffe zum Einatmen. Sie wirken, indem sie die Entzündung in den Atemwegen reduzieren. Nach Gebrauch eines solchen Inhalators (meist zweimal täglich) sollte Ihr Kind den Mund gründlich mit einer Spülung säubern, um Mundpilz vorzubeugen.

★ Die Behandlung von Asthma erfolgt schrittweise: Lässt es sich allein mit einem Reliever nicht kontrollieren, wird zusätzlich ein Controller gegeben. Hilft das nicht, wird die Dosis des Controllers schrittweise erhöht und verschiedene Controller werden

Mögliche Symptome

Leichtes Asthma:

★ Pfeifende Atemgeräusche.

★ Kurzatmigkeit.

★ Engegefühl in der Brust.

★ Husten, der nachts oder bei Sport schlimmer wird.

Schwerer Asthmaanfall:

★ Sehr schnelles Atmen.

★ Schneller Puls.

★ Sprechen nicht möglich.

★ Atembeschwerden: zusammengezogene Rippenmuskeln, aufgeblähte Nasenflügel bei jedem Atemzug.

★ Bläuliche Lippen und Finger bzw. Fingernägel.

★ Bei anhaltendem Anfall Erschöpfung und Benommenheit.

miteinander kombiniert. Misslingt auch diese Therapie, werden Medikamente zum Einnehmen hinzugefügt.

★ Anzeichen einer mangelhaften Einstellung können sein: Die Symptome treten häufiger als zweimal wöchentlich auf. Der Reliever wird häufiger als zweimal wöchentlich gebraucht. Das Kind leidet häufiger als einmal wöchentlich nachts an Beschwerden. Der Arzt sollte Ihr Kind regelmäßig untersuchen, um sicherzustellen, dass es die optimale Behandlung erhält.

Was kann ich tun?

Erlernen Sie den Umgang mit dem Inhalator. Mit einer Inhalationshilfe (Spacer) wird es einfacher. Er wird zwischen Inhalator und Mund, bei kleinen Kindern über Mund und Nase, gesteckt

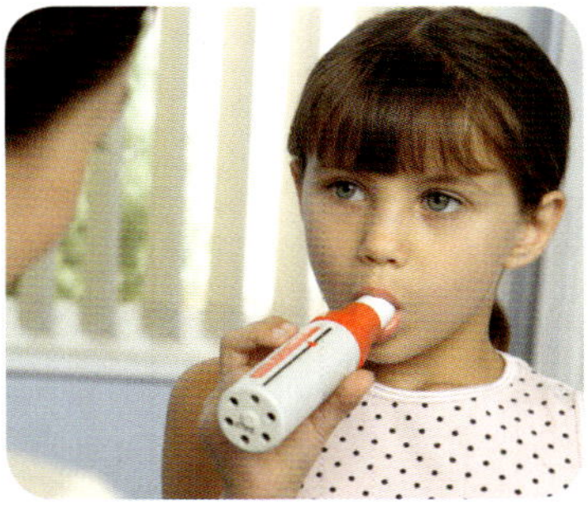

Spirometer Zur Diagnose von Asthma werden die Peak-Flow-Werte aufgezeichnet. Dazu pustet Ihr Kind in ein Spirometer. Sie können die Messwerte ablesen.

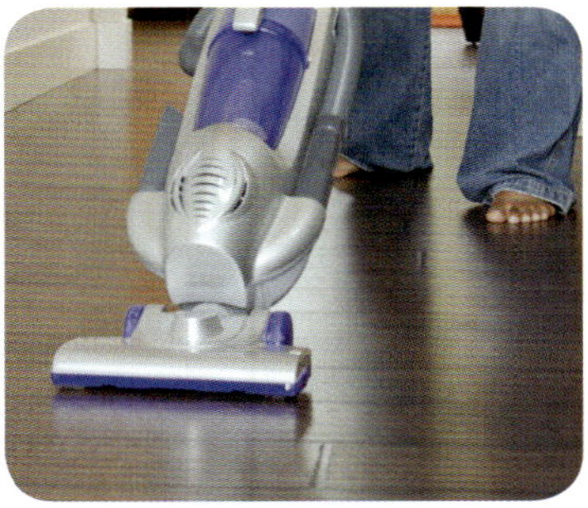

Allergene meiden Wenn Sie die Auslöser des Asthmas kennen, z. B. Hausstaubmilben, sollten Sie diese meiden bzw. entfernen, z. B. durch Putzen.

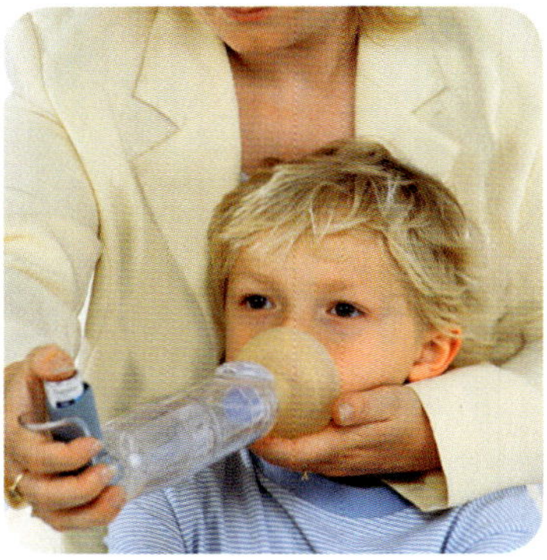

Spacer Nachdem Sie den Inhalator gedrückt haben, atmet Ihr Kind fünf- bis zehnmal ein und aus. Vor der zweiten Dosis einige Sekunden warten.

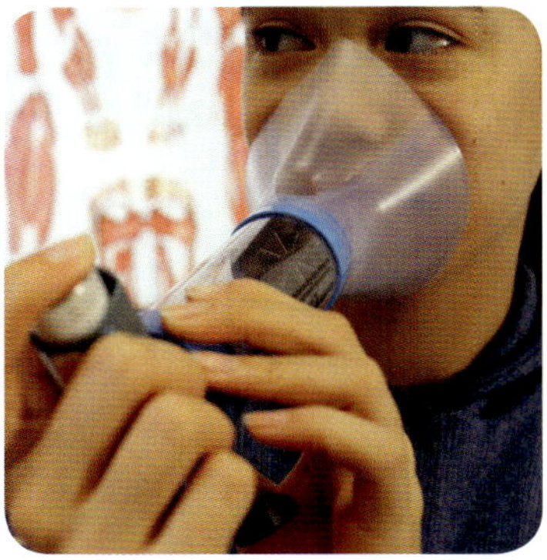

Inhalator Ein älteres Kind lernt schnell, den Inhalator und den Spacer richtig zu bedienen. Anfangs benötigt es jedoch noch Ihre Hilfe.

GIBT ES NATURHEILVERFAHREN?

Zur Behandlung stehen eine Reihe von alternativen Heilmethoden zur Verfügung, z. B. Akupunktur, Phytotherapie oder Homöopathie. Die Wirksamkeit konnte wissenschaftlich noch nicht belegt werden. Eine spezielle Atemtechnik (Buteyko) kann außerdem helfen. Es geht um das Einatmen durch die Nase, Luftanhalten und Entspannung. Diese schwierige Technik eignet sich, nach Absprache mit dem Arzt, eher für ältere Kinder.

KANN MAN ASTHMAANFÄLLEN VORBEUGEN?

Die Auslöser von Asthma sind oft die gleichen wie bei der allergischen Rhinitis. Ist Ihr Kind Allergiker, befolgen Sie die Ratschläge zur Vermeidung dieser Allergene auf Seite 145. Es hat sich gezeigt, dass die Entfernung häuslicher Allergene (z. B. Staub) die Häufigkeit von Asthmaanfällen erheblich senken kann. Medikamente müssen deutlich seltener genommen werden, wenn das Allergen nicht vorhanden ist. Bei starkem Heuschnupfen können Antihistamine eingenommen werden. Andere Auslöser, z. B. eine Infektion oder Umwelteinflüsse, sind oft kaum zu vermeiden. Auf keinen Fall sollten Sie in Anwesenheit Ihres Kindes rauchen (und wenn möglich überhaupt nicht). Auch sollte sich Ihr Kind nicht in der Nähe von rauchenden Personen aufhalten. Stillen Sie Ihr Baby, vor allem dann, wenn es in Ihrer Familie oder der Ihres Partners Allergien gibt.

Werden die Symptome durch körperliche Anstrengung ausgelöst, kann das bedeuten, dass die Behandlung nicht optimal eingestellt ist. Gehen Sie mit Ihrem Kind zum Arzt, damit die Therapie optimiert werden kann. Bestehen die Beschwerden weiter, sollte Ihr Kind lernen, wie es den Inhalator vor, während und nach dem Sport anwendet. Darüber hinaus gibt es hilfreiche Atemtechniken, wie die oben beschriebene Buteyko-Atemtechnik, die beim Umgang mit Asthma helfen können.

WIE GEHT ES WEITER?

Bei bis zu 75 % aller Kinder wird das Asthma mit zunehmendem Alter schwächer. Kinder mit leichtem Asthma und solche, die relativ früh daran erkranken, haben eine höhere Chance, dass die Beschwerden mit zunehmenden Jahren nachlassen.

Virusinfekt der Atemwege

Etwa 25 % der unter Fünfjährigen leiden während eines viralen Infekts der Atemwege an pfeifenden Atemgeräuschen. Das ist kein Asthma. Es bedeutet auch nicht, dass Ihr Kind Asthma bekommen wird.

Mögliche Symptome

- ★ Pfeifende Atemgeräusche.
- ★ Husten, möglicherweise mit Auswurf (Schleim). Kleine Kinder schlucken den Schleim meist herunter.
- ★ Kurzatmigkeit.

WAS SIND DIE URSACHEN?

Die Luftwege bei kleinen Kindern sind noch sehr eng. Bei einer Infektion kommt es daher schnell zu pfeifenden Atemgeräuschen. Eltern befürchten häufig, Ihr Kind leide an Asthma, wenn es pfeifend atmet. Kinder mit Asthma sind jedoch fast immer kurzatmig und atmen auch dann pfeifend, wenn sie nicht erkältet sind. Zudem sind meist auch andere Familienmitglieder von Asthma oder Allergien betroffen. Das trifft bei einer Virusinfektion mit pfeifendem Atmen nicht zu.

SOLL ICH EINEN ARZT AUFSUCHEN?

Wenn Ihr Kind pfeifend atmet, gehen Sie zum Arzt. Er untersucht es und erfragt die Krankengeschichte. Wenn keine weiteren Probleme bestehen, ist eine Behandlung meist nicht nötig. Eventuell werden Medikamente zur Erweiterung der Luftwege verschrieben, die über einen Inhalator eingeatmet werden. Diese werden auch zur Behandlung von Asthma eingesetzt. Sie öffnen die Luftwege und erleichtern das Atmen. Bisweilen wird auch ein entzündungshemmendes Medikament verordnet. Bei starken Atemgeräuschen wird das Kind zur Unterstützung der Atmung eventuell stationär aufgenommen. Dabei wird Sauerstoff über die Nase verabreicht.

WIE GEHT ES WEITER?

Meist wird das virusbedingte Pfeifen mit zunehmendem Alter immer seltener.. Nur wenige Kinder erkranken später an Asthma.

Erkältung

Eine Erkältung ist eine Virusinfektion der oberen Luftwege (Nase, Rachen und Nebenhöhlen). Erkältungen kommen sehr häufig vor, insbesondere bei Kindern: Sie erkranken bis zu achtmal im Jahr daran.

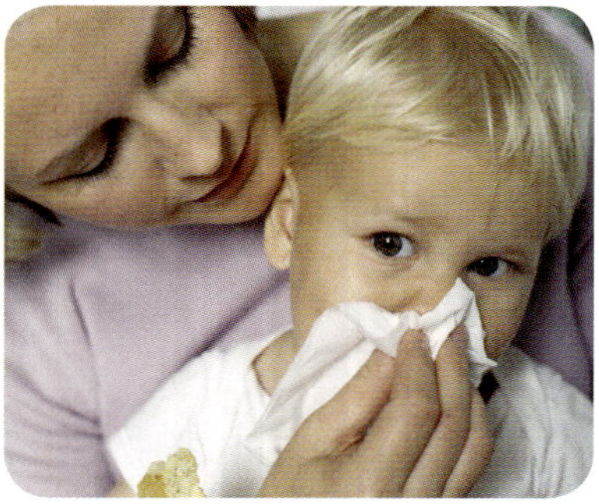

Gute Angewohnheit Ihr Kind sollte in ein Papiertaschentuch schnäuzen, es dann wegwerfen und sich die Hände waschen.

WAS SIND DIE URSACHEN?

Viren verbreiten sich in Töpfchen aus der Atmluft von niesenden oder hustenden Personen. Die Tröpfchen werden eingeatmet oder landen auf einer Oberfläche, die dann berührt wird. Kinder stecken sich meist bei anderen Kindern an. Am häufigsten erkranken sie in den Herbst- und Wintermonaten.

GIBT ES KOMPLIKATIONEN?

Greift das Virus auf die Lunge über, kann es zur Lungenentzündung, Bronchitis oder Bronchiolitis kommen. Eine weitere Komplikation ist die Mittelohrentzündung, die aber auch von Bakterien verursacht werden kann.

Mögliche Symptome

- ★ Fieber.
- ★ Laufende oder verstopfte Nase.
- ★ Dick- oder dünnflüssiges, gelbes oder grünes Sekret.
- ★ Niesen.
- ★ Gereizte Nase, Schmerzen im Gesicht.
- ★ Husten.
- ★ Halsschmerzen.
- ★ Heisere Stimme.
- ★ Appetitlosigkeit und Unwohlsein.

SOLL ICH EINEN ARZT AUFSUCHEN?

Wenn Ihr Baby jünger als drei Monate ist, sollten Sie bei ersten Anzeichen einer Erkältung den Arzt aufsuchen. Auch wenn es Ihrem Kind sehr schlecht geht, die Symptome länger als zwei Wochen andauern oder es zu Komplikationen gekommen ist, konsultieren Sie den Arzt. Er kann feststellen, ob Ihr Kind vielleicht eine andere Erkrankung hat. Antibiotika helfen nicht, da die Erreger Viren sind und Antibiotika nur gegen Bakterien wirken.

GIBT ES NATURHEILVERFAHREN?
Eine ausgewogene Ernährung kann der Erkältung vorbeugen. Im Winter sollte Ihr Kind reichlich Zitrusfrüchte (z. B. Orangen) essen, da sie viel Vitamin C enthalten. Probiotische Milchprodukte stärken die Darmflora und so die Abwehrkräfte.

WIE GEHT ES WEITER?
Die Symptome verschlimmern sich in den ersten Tagen, bevor sie langsam abklingen. Ältere Kinder fühlen sich bereits nach einer Woche besser, während kleine Kinder bis zu zwei Wochen benötigen. Der Husten kann auch mehrere Wochen lang anhalten.

EXTRATIPP
Keine Erkältungsmedikamente für Kinder unter 6! Abschwellende Nasentropfen für Kinder über sechs nicht länger als fünf Tage! Sonst trocknen sie die Nasenschleimhaut aus.

Was kann ich tun?

Gegen eine Erkältung gibt es keine spezielle Behandlung. Sie können die Symptome lindern, während der Körper gegen das Virus kämpft. Mit den folgenden Maßnahmen können Sie Ihrem Kind Besserung verschaffen. Vergessen Sie nicht, ihm viel zu trinken zu geben, damit es besser abhustet.

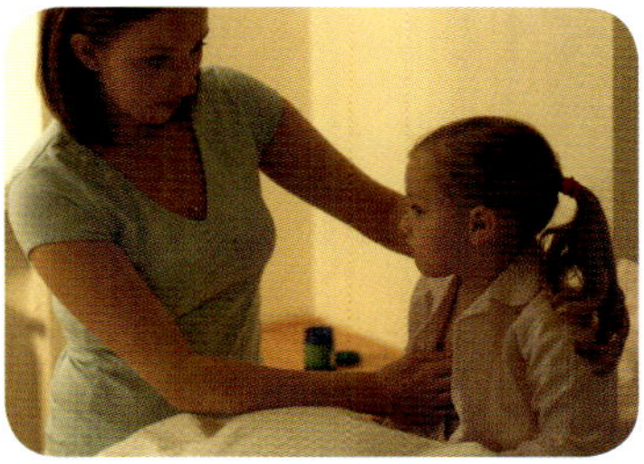

Freie Atmung Reiben Sie Brust oder Rücken Ihres Kindes mit in warmem Wasser gelöster Zitrone ein. Anschließend damit einen Brustwickel machen.

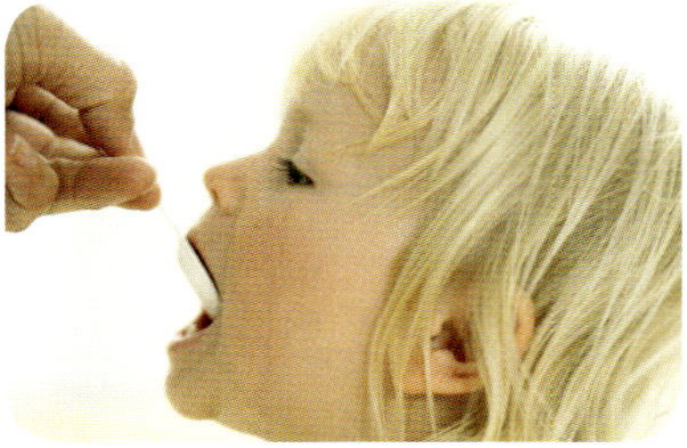

Schmerzmittel Bei Fieber und Schmerzen helfen Paracetamolzäpfchen oder Ibuprofensaft. Frei verkäufliche Erkältungsmittel eignen sich nicht für Kinder unter 6 Jahren.

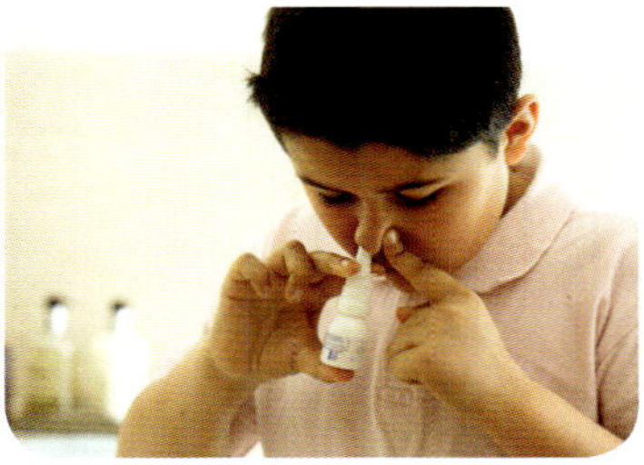

Schleimlöser Versuchen Sie es erst mit einem Nasenspray aus Salzlösung. Ihr Kind soll in ein Nasenloch sprühen und das andere währenddessen zuhalten.

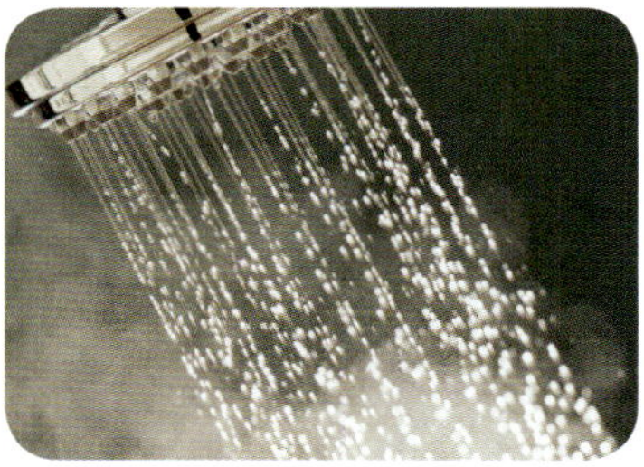

Feuchte Luft Im geschlossenen Bad heißes Wasser laufen lassen, bis sich der Raum mit Dampf füllt. Ihr Kind sollte 15 Minuten im Bad sitzen. Der Schleim löst sich, das Atmen fällt leichter.

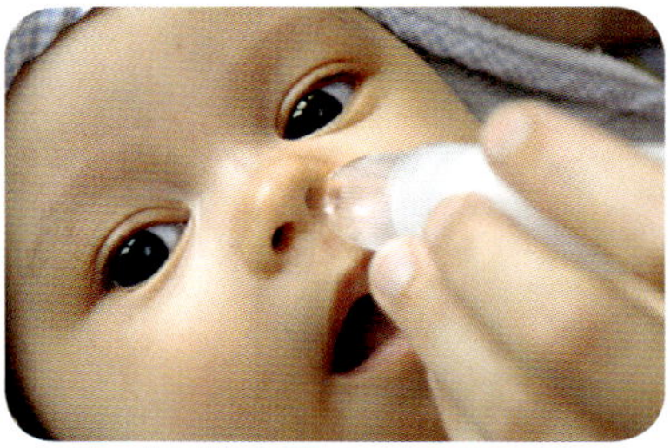

Muttermilch Ist die Nase Ihres Babys verstopft, tropfen sie mit einer Pipette aus der Apotheke ein wenig Muttermilch in die Nase. Auch Nasentropfen aus Kochsalzlösung können helfen. Es gibt sie extra für Babys.

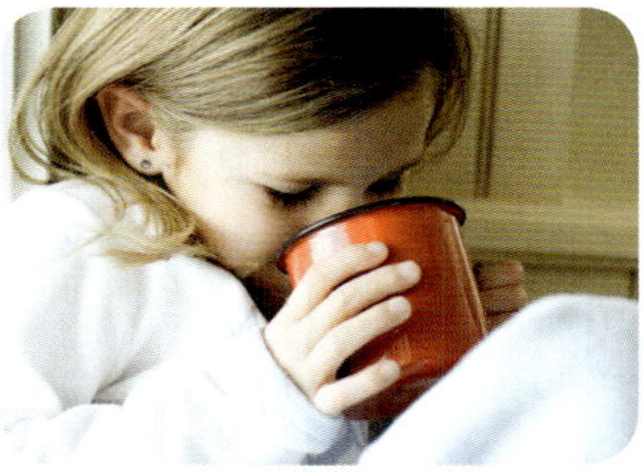

Warme Getränke Tee mit Honig (nicht für Kinder unter einem Jahr) oder Zitrone lindern Hustenreiz und Halsschmerzen. Anschließend das Zähneputzen nicht vergessen.

Grippe

Grippe (Influenza) ist eine verbreitete Viruserkrankung, die meist im Winter auftritt. Grippeviren verändern sich ständig. Daher kann ein Kind, das schon einmal Grippe hatte, wieder erkranken, weil es gegen neu gebildete Stämme nicht immun ist.

Mögliche Symptome

- ★ Fieber.
- ★ Appetitmangel.
- ★ Unwohlsein.
- ★ Müdigkeit.
- ★ Kopfschmerzen.
- ★ Glieder- und Gelenkschmerzen.
- ★ Laufende oder verstopfte Nase.
- ★ Husten.
- ★ Durchfall.

WAS SIND DIE URSACHEN?

Das Virus wird in Speicheltröpfchen infizierter Personen übertragen. Die Tröpfchen werden eingeatmet oder landen auf einem Gegenstand, z. B. einem Spielzeug. Wenn Ihr Kind das Spielzeug berührt und dann die Finger in den Mund nimmt, steckt es sich an.

Die Symptome treten 1–4 Tage nach der Ansteckung auf. Bereits einen Tag vor und eine Woche nach Auftreten der Symptome ist Ihr Kind ansteckend, kleine Kinder können bis zu zwei Wochen ansteckend sein.

Grippe tritt meist als Epidemie auf, d. h. viele Menschen erkranken gleichzeitig. Das Virus ist fähig zu mutieren. So kann es sich rasch unter Menschen verbreiten, die gegen den neuen Stamm noch nicht immun sind.

GIBT ES KOMPLIKATIONEN?

Die häufigste Komplikation einer Grippe ist die bakterielle Lungenentzündung, die mit Antibiotika behandelt werden muss. Selten kommt es zu einer Mittelohr- oder Mandelentzündung.

SOLL ICH EINEN ARZT AUFSUCHEN?

Wenn Sie glauben, dass Ihr Kind an Grippe erkrankt ist, müssen Sie nicht zum Arzt gehen. Tun Sie dies aber, wenn es Ihrem Kind sehr schlecht geht, die Symptome sich nach einer Woche nicht bessern, es an einer chronischen Herz- oder Lungenkrankheit leidet oder Sie befürchten, dass es eine Lungenentzündung hat. Anzeichen einer Lungenentzündung sind schnelles, geräuschvolles Atmen und Husten mit Auswurf, der jedoch bei kleinen Kindern gerne verschluckt wird.

In einigen Fällen, z. B. wenn Ihr Kind eine andere Grunderkrankung hat, verschreibt der Arzt ein antivirales Medikament. Es wirkt zwar nicht gegen das Grippevirus, verkürzt jedoch die Dauer der Erkrankung und hilft, Komplikationen zu vermeiden.

KANN MAN VORBEUGEN?

Grippe ist eine ansteckende Krankheit, deren Ausbreitung jedoch durch sorgfältige Hygiene vermieden werden kann. Bringen Sie daher Ihrem Kind bei, in ein Papiertaschentuch zu husten oder zu niesen. Anschließend sollte es das Taschentuch in den Abfall werfen und sich dann die Hände waschen. Gegen die saisonale Grippe wird jedes Jahr ein aktueller Impfstoff entwickelt. Leidet Ihr Kind an Asthma, Diabetes oder einer chronischen Herzerkrankung, sollten Sie es impfen lassen. Der Impfschutz tritt erst einige Wochen später ein. Man sollte sein Kind daher im September oder Oktober, vor Beginn der Grippesaison, impfen lassen.

WIE GEHT ES WEITER?

Die Symptome werden in den ersten Tagen zunehmend schlimmer, bevor sie sich im Laufe einer Woche bessern. Manche Kinder fühlen sich jedoch noch einige Wochen lang müde und schlapp. Betroffene Kinder sollten viel schlafen und sich gesund ernähren.

Was kann ich tun?

Eine Grippe kann man zu Hause behandeln. Ihr Kind darf nicht nach draußen, bis sich die Symptome gebessert haben.

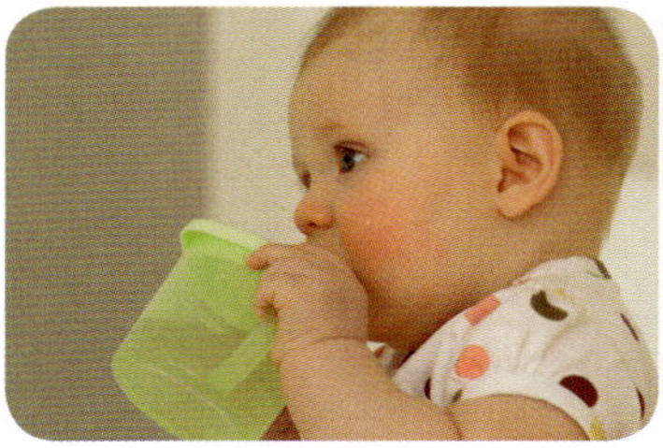

Viel Flüssigkeit Achten Sie darauf, dass Ihr Kind viel trinkt, damit es gut abhusten kann. Babys, die noch gestillt werden, sollten öfters angelegt werden.

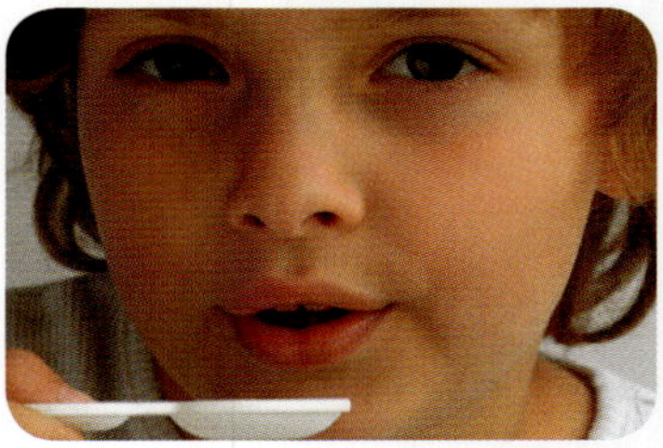

Schmerzmittel Paracetamolzäpfchen oder Ibuprofensaft helfen bei Gliederschmerzen, die häufig mit einer Grippe einhergehen, und senken das Fieber.

Pseudokrupp

Ein bellender Husten ist typisch für diese Virusinfektion von Kehlkopf und Luftröhre. Häufig erkranken Kinder zwischen 6 Monaten und 3 Jahren.

WAS SIND DIE URSACHEN?

Die häufigsten Erreger sind Parainfluenzaviren. Die Übertragung erfolgt durch Einatmen von Tröpfchen aus der Atemluft erkrankter Personen oder durch Berühren einer infizierten Oberfläche mit der Hand, mit der das Kind dann an den Mund fasst.

SOLL ICH EINEN ARZT AUFSUCHEN?

Wenn Ihr Kind einen bellenden Husten hat, sollten Sie zum Arzt gehen. Versuchen Sie nicht, ihm selbst in den Hals zu schauen! Dies kann zur Verkrampfung der Luftwege führen und die Atembeschwerden verschlimmern. Bei starken Pseudokrupp-Anfällen werden Notfallzäpfchen mit entzündungshemmender Wirkung verabreicht. In schweren Fällen ist eine Verlegung ins Krankenhaus nötig, wo Ihr Kind Sauerstoff erhält oder beatmet wird. Bei schwerem Pseudokrupp (siehe rechts) müssen Sie immer sofort den Notarzt rufen.

KANN MAN VORBEUGEN?

Sie können Ihr Kind eigentlich nicht vor Pseudokrupp schützen. Um jedoch zu verhindern, dass es andere ansteckt, sollte es in ein Papiertaschentuch schnäuzen, das Taschentuch danach wegwerfen und sich die Hände waschen.

WIE GEHT ES WEITER?

Die meisten Kinder erholen sich innerhalb weniger Tage, der Husten kann noch mehrere Wochen fortbestehen. Betroffene Kinder erkranken meist mehrmals an Pseudokrupp.

Mögliche Symptome

Pseudokrupp beginnt eventuell mit Fieber und laufender Nase. Wenige Tage später zeigen sich die folgenden Symptome:

- Bellender Husten, der sich nachts meist verschlimmert.
- Kratzendes Atemgeräusch beim Einatmen (Stridor), das sich verschlimmert, wenn das Kind aufgeregt ist.
- Raue Stimme.

Bei schwerem Verlauf:

- Atembeschwerden: zusammengezogene Rippenmuskeln, aufgeblähte Nasenflügel bei jedem Atemzug.
- Blaue Lippen oder Fingerspitzen.
- Hohes Fieber.
- Sabbern und Schluckbeschwerden.
- Erschöpfung und Benommenheit aufgrund der Atembeschwerden.

Was kann ich tun?

Pseudokrupp verschlimmert sich, wenn Ihr Kind Angst hat und weint. Bei einem Anfall nehmen Sie es in den Arm und beruhigen Sie es. Gehen Sie mit ihm ans geöffnete Fenster, damit es feuchte Luft bekommt. Hatte Ihr Kind schon einmal Pseudokrupp, sollten Sie immer Notfallzäpfchen zu Hause haben.

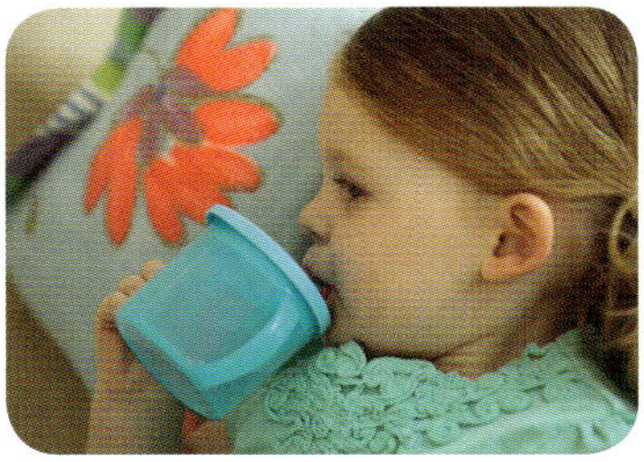

Viel Flüssigkeit Lassen Sie Ihr Kind viel trinken, damit der Hals nicht trocken wird. Flüssigkeit beruhigt zudem den vom Husten gereizten Hals.

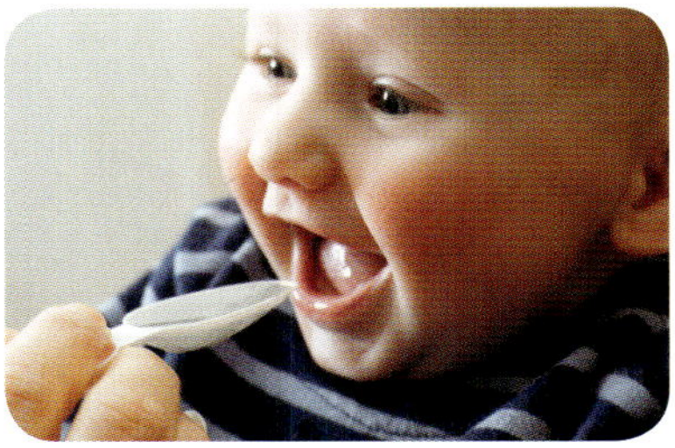

Medikamente Gegen das Fieber können Sie Paracetamolzäpfchen oder Ibuprofensaft geben. Bei einem starken Anfall führen Sie ein Notfallzäpfchen ein.

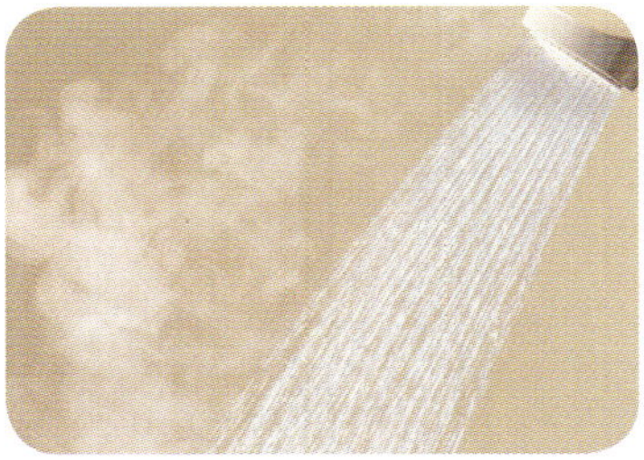

Feuchte Luft Im Bad Wasser laufen lassen und den Raum mit Dampf füllen. Ihr Kind soll die feuchte Luft einatmen. Im Zimmer Wasserschüsseln aufstellen.

Bronchitis

Bei einer Entzündung der Bronchien (von der Luftröhre abgehende Atemwege) bildet sich dort vermehrt Schleim, was Husten auslöst. Zudem verengen sich die Bronchien. Atemprobleme sind die Folge.

WAS SIND DIE URSACHEN?

Bronchitis wird meist durch eine Virusinfektion verursacht, die bei einer Entzündung der oberen Luftwege, z. B. einer Erkältung oder Grippe, auf die Bronchien übergreift. Auch ein bakterieller Infekt oder eine Reizung der Bronchien nach Einatmen bestimmter Substanzen, wie Zigarettenrauch, können eine Bronchitis hervorrufen.

SOLL ICH EINEN ARZT AUFSUCHEN?

Wenn Ihr Kind isst, trinkt und sich normal verhält, besteht keine Notwendigkeit, zum Arzt zu gehen. Sind die Symptome jedoch sehr ausgeprägt und halten länger als ein paar Tage an, sollten Sie einen Arzt aufsuchen. Wenn Ihr Kind plötzlich sehr schnell oder nur mit Mühe atmet oder seine Fingerspitzen oder Lippen blau werden, müssen Sie sofort den Notarzt rufen.
Der Arzt untersucht Ihr Kind, um eine ernste Infektion, z. B. eine Lungenentzündung oder Bronchiolitis, auszuschließen. Bei Verdacht auf einen bakteriellen Infekt verschreibt er ein Antibiotikum. Die meisten Fälle von Bronchitis sind, wie bereits erwähnt, viral bedingt und sprechen auf Antibiotika nicht an. Eventuell gibt er ein Bronchospasmolytikum zur Erweiterung der Luftwege. Dieses wird mit einem Inhalator verabreicht.

KANN MAN VORBEUGEN?

Um eine Ansteckung anderer zu vermeiden, sollte Ihr Kind in ein Papiertaschentuch niesen oder husten, das Taschentuch in den Abfall werfen und sich anschließend gründlich die Hände waschen. Studien belegen, dass Kinder, deren Eltern rauchen, ein erhöhtes Risiko tragen, an Bronchitis zu erkranken. Versuchen Sie daher, Ihrer eigenen Gesundheit und der Ihres Kindes zuliebe, mit dem Rauchen aufzuhören.

WIE GEHT ES WEITER?

Eine Bronchitis bessert sich innerhalb weniger Tage von selbst. Der Husten kann noch einige Wochen fortbestehen, während Ihr Kind sich dann meist schon wieder viel besser fühlt.

Mögliche Symptome

Die Symptome ähneln denen einer Lungenentzündung, aber weniger ausgeprägt:

★ Fieber.

★ Husten mit weißem oder gelb-grünem Auswurf. Kleine Kinder schlucken den Schleim meist herunter.

★ Pfeifendes Atemgeräusch.

★ Schnelles Atmen oder Kurzatmigkeit.

★ Gelegentlich laufende Nase.

Was kann ich tun?

Feuchte Luft hilft gegen die Verschleimung. Viel Trinken erleichtert das Abhusten. Schleimlösende Hustensäfte erhalten Sie in der Apotheke. Lassen Sie sich vom Arzt einen pflanzlichen Saft verschreiben.

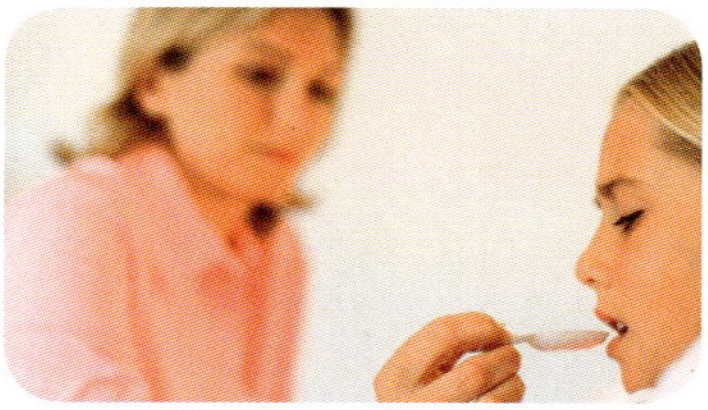

Medikamente Bei Fieber und Schmerzen helfen Paracetamol oder Ibuprofen. Geben Sie pflanzlichen Hustensaft.

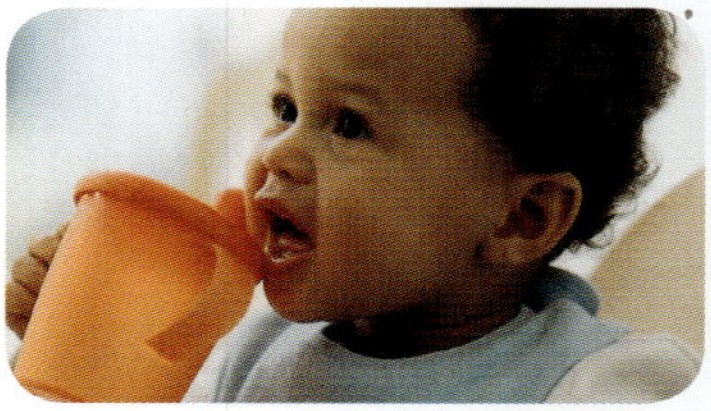

Viel Flüssigkeit Trinken beruhigt den trockenen Hals, verflüssigt den Schleim und erleichtert das Abhusten.

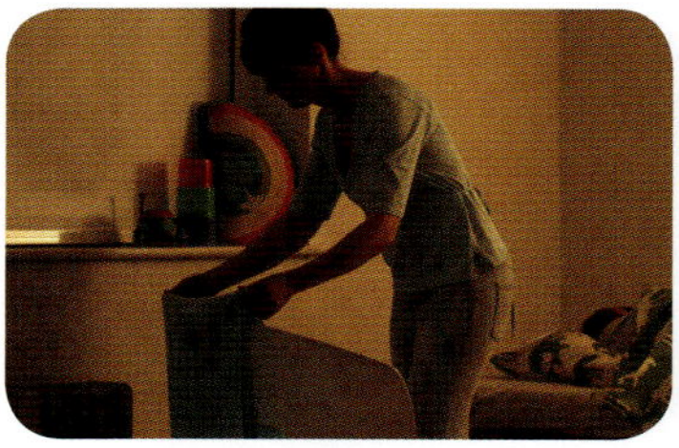

Feuchte Luft Vor dem Schlafengehen feuchte Tücher im Zimmer verteilen. Stellen Sie Schüsseln mit Wasser auf.

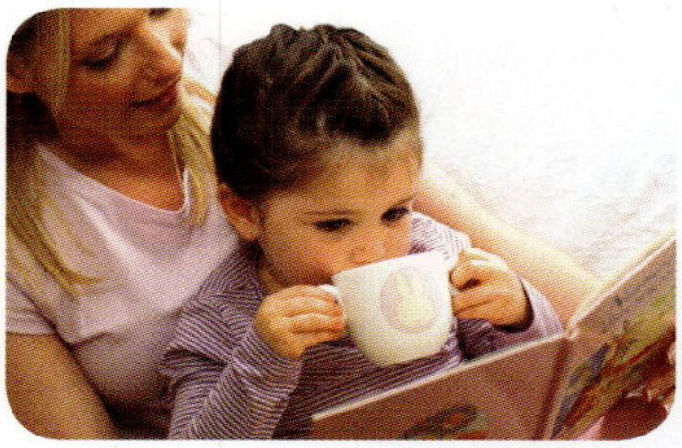

Warmer Tee Mit Honig (nicht geeignet für Kinder unter eins) oder einem Spritzer Zitronensaft beruhigt er die Atemwege.

Lungenentzündung

Die kleinen Luftsäckchen in der Lunge (Alveolen) sind entzündet und füllen sich mit Flüssigkeit. Das führt zu Husten und Atembeschwerden. Diese schwere Erkrankung muss sofort behandelt werden.

WAS SIND DIE URSACHEN?

Erreger sind verschiedene Bakterien, Viren und andere Organismen (z. B. Pilze). Häufig beginnt die Krankheit 2–3 Tage nach einer Infektion der oberen Luftwege, beispielsweise einer Erkältung oder einer Grippe. Menschen jeden Alters können erkranken, Babys und Kleinkinder sowie Kinder, die an einer anderen Lungenerkrankung, z. B. Asthma oder zystischer Fibrose, leiden, sind besonders gefährdet. Kinder, deren Eltern rauchen, erkranken häufiger.

Die Ansteckung erfolgt durch das Einatmen von Tröpfchen, die beim Husten oder Niesen erkrankter Personen in die Luft gelangen, oder durch das Berühren einer Oberfläche, auf der diese Tröpfchen gelandet sind. Die Zeit zwischen Ansteckung und ersten Symptomen hängt von der Art des Erregers ab.

SOLL ICH EINEN ARZT AUFSUCHEN?

Rufen Sie den Notarzt, wenn Ihr Kind schwer Luft bekommt (siehe rechts) oder sich seine Lippen blau verfärben. Gehen Sie mit ihm zum Arzt, wenn Sie glauben, dass es eine Lungenentzündung hat. Er hört es ab und veranlasst eventuell eine Röntgenaufnahme der Lunge. Normalerweise verschreibt er ein Antibiotikum. Die meisten Kinder können zu Hause behandelt werden. Wenn Ihr Kind Atemprobleme hat und schwer erkrankt ist, wird es stationär aufgenommen, um mit Antibiotika behandelt und beim Atmen unterstützt zu werden.

KANN MAN VORBEUGEN?

Beim Husten und Niesen sollte Ihr Kind den Mund bedecken und in ein Papiertaschentuch schnäuzen. Danach wegwerfen und die Hände waschen. Es wird eine Impfung gegen den bakteriellen Haupterreger (Pneumokokken) der Lungenentzündung empfohlen.

Mögliche Symptome

- ★ Fieber.
- ★ Husten, evtl. mit schleimigem Auswurf (von kleinen Kindern oft verschluckt).
- ★ Schnelles, geräuschvolles Atmen.
- ★ Appetitlosigkeit.
- ★ Unwohlsein.
- ★ Atembeschwerden: zusammengezogene Rippenmuskeln, aufgeblähte Nasenflügel bei jedem Atemzug.
- ★ Erbrechen.
- ★ Schmerzen in der Brust beim Husten oder tiefen Einatmen.

WIE GEHT ES WEITER?

Die meisten Kinder erholen sich in wenigen Wochen. Erfolgt keine Besserung, sollten Sie erneut zum Arzt gehen. Er kann feststellen, ob eine andere Erkrankung (z. B. Mukoviszidose) die Lungenentzündung verursacht.

Was kann ich tun?

Wenn Ihr Kind an einer Lungenentzündung erkrankt ist und Sie es zu Hause behandeln, achten Sie darauf, dass es die Antibiotika entsprechend der ärztlichen Verordnung bis zum Ende einnimmt.

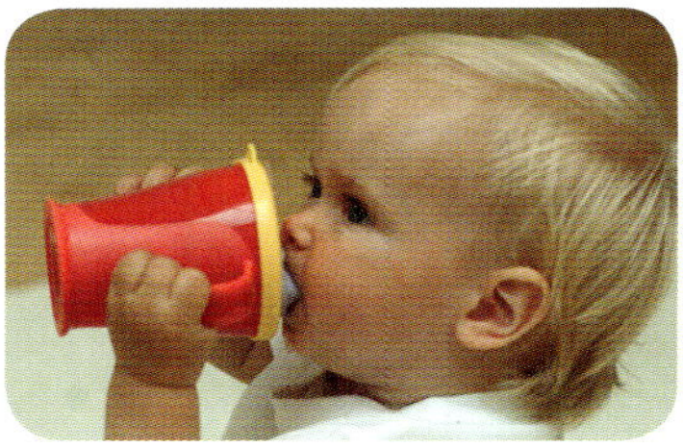

Viel Flüssigkeit Geben Sie viel zu trinken, damit Ihr Kind den Schleim besser abhustet. Ein Stillkind öfters anlegen.

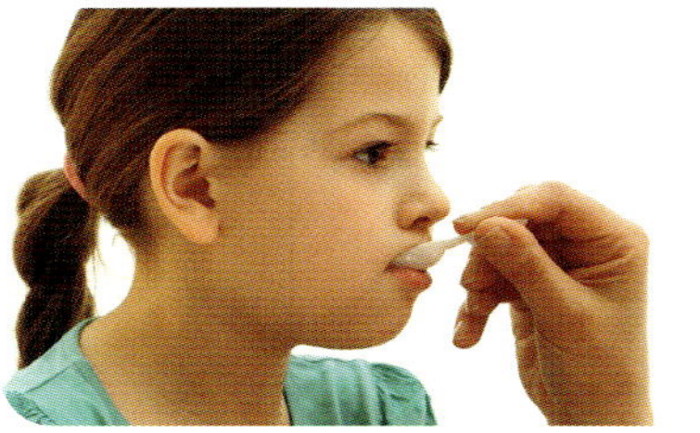

Schmerzmittel Paracetamolzäpfchen oder Ibuprofensaft senken das Fieber und lindern die Beschwerden Ihres Kindes.

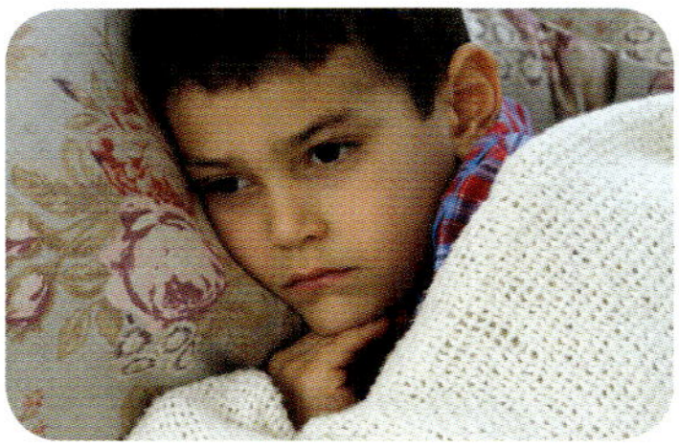

Ausruhen Ihr Kind braucht jetzt viel Schlaf. Ein Kopfkissen erhöht den Oberkörper und erleichtert so das Atmen.

Bronchiolitis

Diese meist mild verlaufende Entzündung der Bronchiolen (kleinste Verzweigungen der Bronchien) ist bei Babys und Kleinkindern häufig. Die Bronchiolen schwellen an, es kommt zu Atmenbeschwerden.

WAS SIND DIE URSACHEN?

Erreger ist meist das humane respiratorische Synzytial-Virus (RSV). Es kursiert besonders häufig in den Wintermonaten.

Fast jedes dritte Kind erkrankt im ersten Lebensjahr, meist im Alter von 6–9 Monaten. Babys mit chronischer Herz- oder Lungenkrankheit (z. B. angeborener Herzfehler oder chronisch-obstruktive Lungenerkrankung nach Frühgeburt) sind anfälliger.

Die Erreger werden durch Einatmen von Tröpfchen, die beim Husten und Niesen einer erkrankten Person in die Luft gelangen, übertragen oder durch Berühren einer Oberfläche, auf der die Tröpfchen gelandet sind.

SOLL ICH EINEN ARZT AUFSUCHEN?

Die Bronchiolitis verläuft meist mild und heilt nach einiger Zeit von selbst aus.

Gehen Sie zum Arzt, wenn Ihr Kind schlecht trinkt oder Sie sich Sorgen machen. Wenn es schwer Luft bekommt (siehe rechts), erschöpft wirkt, schwer aufzuwecken ist oder Finger oder Lippen blau werden, sollten Sie den Notarzt rufen oder Ihr Kind ins Krankenhaus bringen.

Etwa 3 von 100 Kindern mit Bronchiolitis werden zur Unterstützung von Atmung oder Nahrungsaufnahme (per Sonde) im Krankenhaus behandelt.

KANN MAN VORBEUGEN?

Um ein Ausbreiten der Krankheit zu vermeiden, sollte Ihr Kind beim Niesen oder Husten Nase und Mund mit einem Papiertaschentuch bedecken, es dann wegwerfen und sich die Hände waschen. Auch benutztes Spielzeug sollte gereinigt werden.

Mögliche Symptome

- ★ Fieber.
- ★ Verstopfte oder laufende Nase.
- ★ Husten.
- ★ Geräuschvolles oder schnelles Atmen.
- ★ Probleme beim Trinken oder Trinkverweigerung.
- ★ Atembeschwerden: zusammengezogene Rippenmuskeln, aufgeblähte Nasenflügel bei jedem Atemzug.

WIE GEHT ES WEITER?

Die Symptome verschlimmern sich in den ersten drei Tagen und klingen dann allmählich wieder ab. Insgesamt bestehen die Beschwerden für etwa zwei Wochen, manchmal auch länger. Sehr selten kommt es vor, dass Kinder einige Jahre lang immer wieder husten oder unter pfeifenden Atemgeräuschen leiden. Das fällt dann besonders auf oder verstärkt sich, wenn eine harmlose Erkältung hinzukommt.

Was kann ich tun?

Die meisten Kinder mit Bronchiolitis können zu Hause versorgt werden. Achten Sie gut auf Ihr Kind und gehen Sie erneut zum Arzt, wenn sich die Symptome verschlimmern (siehe auch oben).

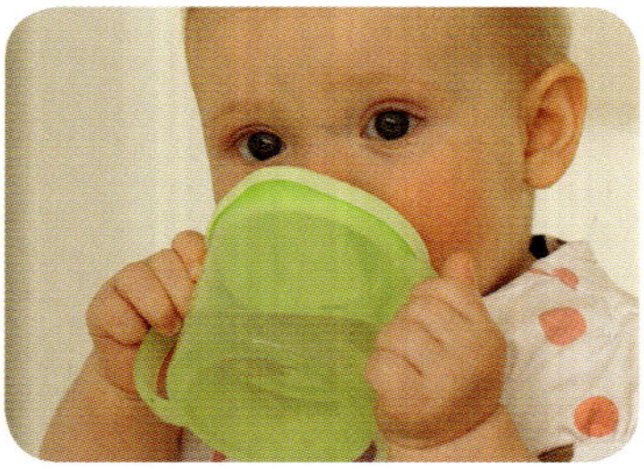

Viel Flüssigkeit Geben Sie Ihrem Baby neben dem Stillen Wasser zu trinken, um das Abhusten zu erleichtern.

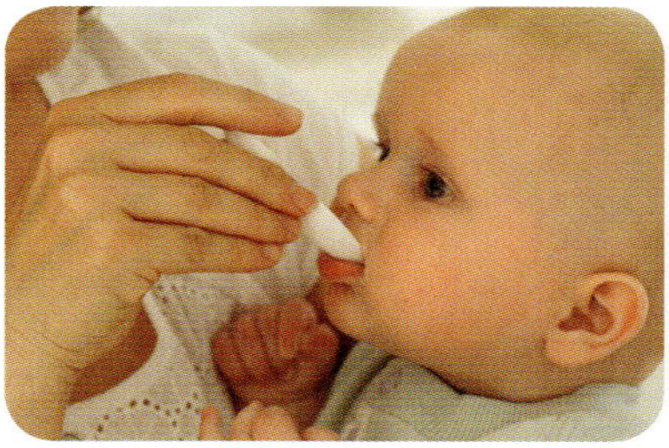

Schmerzmittel Paracetamolzäpfchen oder Ibuprofensaft lindern die Schmerzen beim Atmen und senken das Fieber.

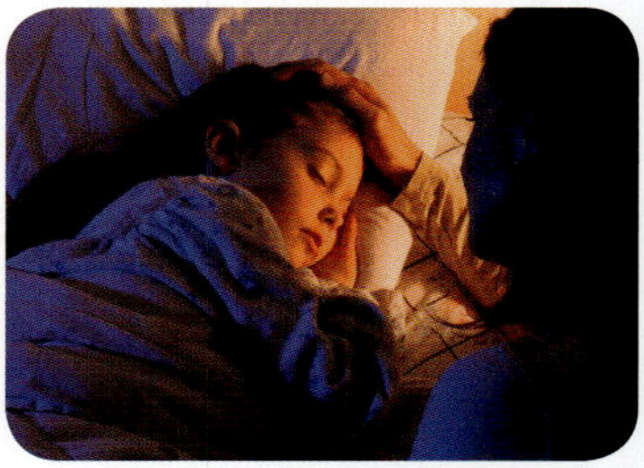

Beobachten Sehen Sie nachts mehrmals nach Ihrem Kind. Überprüfen Sie, ob sich die Symptome verschlechtern.

Erkrankungen des Verdauungssystems

Das Verdauungssystem besteht aus dem Verdauungstrakt (Mund, Rachen, Speiseröhre, Magen, Dünndarm, Dickdarm und After) sowie aus Leber, Gallenblase und Bauchspeicheldrüse. Die Nahrung wird während der Passage durch den Verdauungstrakt zerkleinert und aufgespalten. So gelangen die Nährstoffe ins Blut, die Abfallprodukte werden als Kot ausgeschieden. Leber, Gallenblase und Bauchspeicheldrüse haben viele Funktionen. Sie unterstützen z. B. die Verdauung, indem sie Verdauungssäfte zur Aufspaltung der Nahrung absondern.

Dieses Kapitel beginnt mit Zahn- und Mundbeschwerden. Dann werden Reaktionen auf Nahrungsmittel und Infektionen des Verdauungstrakts behandelt. Im Anschluss geht es um Bauchschmerzen verschiedener Ursache. Auch zwei häufige Probleme mit dem Stuhlgang werden beschrieben: Verstopfung und chronisch unspezifische Durchfälle.

Karies

Bei Karies kommt es zu einer Zerstörung des Zahnschmelzes. Unbehandelt erreicht sie die Nerven im Zentrum des Zahns und verursacht Zahnschmerzen. Karies lässt sich durch sorgfältige Zahnpflege und gesunde Ernährung vermeiden.

EXTRATIPP

Fluoride stärken den Zahnschmelz. Kinder ab einem Jahr sollten Zahnpasta mit 500 ppm, ab sechs mit 1000–1500 ppm Fluorid verwenden.

WAS SIND DIE URSACHEN?

Im Mund lebende Bakterien zersetzen die Nahrung und Säure entsteht. Nahrungsreste, Bakterien und Säure heften als Plaque an den Zähnen. Diese zerstört den Zahnschmelz, wenn die Zähne nicht geputzt werden.

SOLL ICH EINEN ARZT AUFSUCHEN?

Ihr Kind sollte alle sechs Monate zum Zahnarzt, um Probleme frühzeitig zu erkennen. Bei Zahnschmerzen vereinbaren Sie sofort einen Termin. Nehmen Sie Ihr Baby mit, bevor es Zähne hat. Bei der Untersuchung schaut ihm der Zahnarzt in den Mund. So kann es sich schon jetzt an die Untersuchung gewöhnen.

KANN MAN VORBEUGEN?

Karies lässt sich durch sorgfältiges Zähneputzen verhindern. Gehen Sie zweimal im Jahr mit Ihrem Kind zum Zahnarzt. Sorgen Sie für eine gesunde Ernährung. Zuckerhaltiges Essen (Kuchen, Schokolade) und süße Getränke (auch zuckerfreie und Fruchtsaft) gehören selten auf den Speiseplan. Geben Sie Saft in der Tasse, nicht in der Flasche.

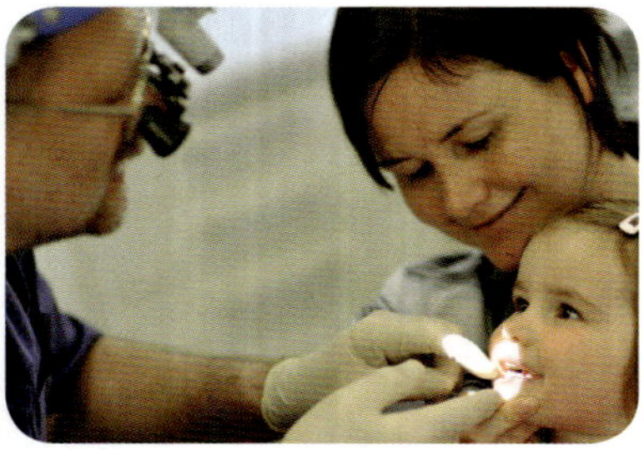

Zahnarzt Sobald die ersten Zähnchen erschienen sind, sollten Sie mit Ihrem Kind regelmäßig zum Zahnarzt gehen.

Was kann ich tun?

Schon die ersten Zähnchen sollten zweimal täglich geputzt werden. Zahnpasta mit Fluorid oder Fluoridtabletten verwenden, aber nicht beides zusammen. Zuviel Fluorid verursacht Flecken an den Zähnen.

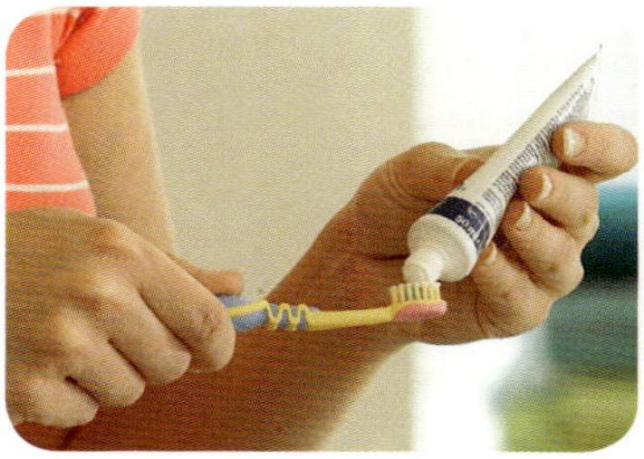

Zahnbürste Verwenden Sie eine mit kleinem Kopf und weichen Borsten. Für Kinder unter zwei reicht ein Klecks, für ältere eine erbsengroße Menge Zahnpasta.

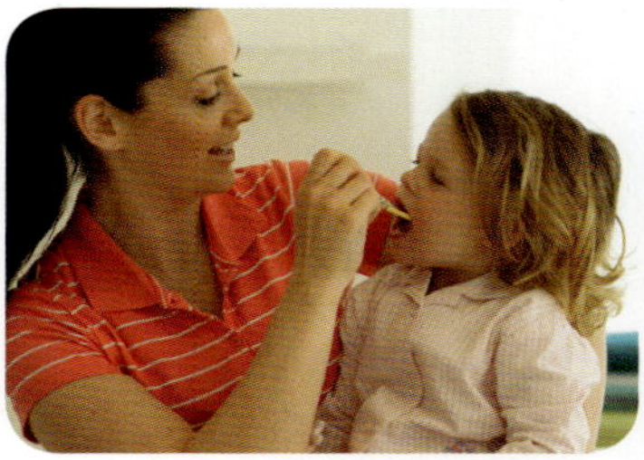

Putztechnik Bürsten Sie zuerst die Kauflächen, dann Außen- und Innenflächen kreisförmig. Kinder bis sieben brauchen beim Putzen Unterstützung.

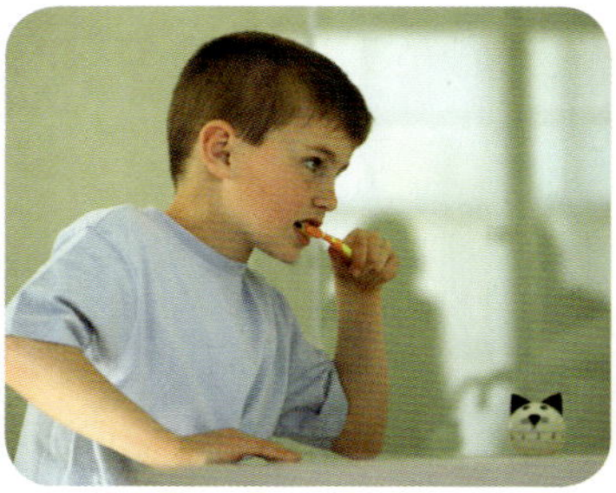

Alleine putzen Ein größeres Kind kann schon eigenverantwortlich Zähne putzen. Eine Sand- oder Zeituhr hilft ihm, wirklich zwei Minuten lang durchzuhalten.

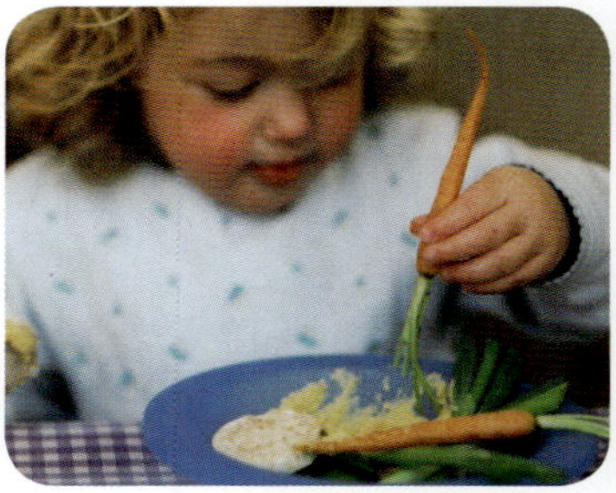

Wenig Zucker Verzichten Sie möglichst auf zuckerhaltige Snacks und Getränke (auch Saft). Lassen Sie Ihr Kind etwas Gesundes essen, z. B. rohe Gemüsesticks.

Zahnfleischentzündung

Entzündetes Zahnfleisch deutet auf eine beginnende Zahnfleischerkrankung (Gingivitis) hin. Mit guter Zahnpflege kann man es beheben, unbehandelt führt es zur schwerwiegenden Zahnfleischerkrankung.

WAS SIND DIE URSACHEN?

Plaques (klebrige Mischung aus Nahrungsresten, Bakterien und Säure), die nicht regelmäßig durch Zähneputzen entfernt werden, sammeln sich zwischen den Zähnen an. Sie werden hart und bilden Zahnstein, der das Zahnfleisch reizt. Das gereizte Zahnfleisch und die Bakterien in der Plaque verursachen eine Gingivitis. Manche Menschen sind dafür besonders anfällig.

WIE WIRD BEHANDELT?

In den meisten Fällen heilt die Gingivitis ab, wenn Zähne und Zahnfleisch gesund gehalten werden. Sorgen Sie dafür, dass Ihr Kind sich regelmäßig und gründlich die Zähne putzt (siehe Karies auf der gegenüberliegenden Seite). Auch regelmäßige Kontrollen beim Zahnarzt sind wichtig. Durch diese Maßnahmen kann eine Zahnfleischentzündung gar nicht erst entstehen.

Mögliche Symptome

- ★ Rotes, geschwollenes, schmerzhaftes Zahnfleisch (gesundes ist rosa).
- ★ Schnell blutendes Zahnfleisch, besonders beim Zähneputzen.

SOLL ICH EINEN ARZT AUFSUCHEN?

Wenn sich die Zahnfleischentzündung Ihres Kindes nicht bessert, gehen Sie zum Zahnarzt. Die Gingivitis sollte nicht fortschreiten, da das zu einer ernsten Erkrankung, zur Parodontitis, führen kann. Diese zerstört das Gewebe, das den Zahn hält. Ein Zahnverlust kann die Folge sein.

Zahnabszess

Wird Karies nicht behandelt, kann sich ein Abszess am Zahn bilden. Dabei wird der Zahn bakteriell entzündet, es sammelt sich Eiter an der Zahnwurzel. Ihr Kind sollte sofort vom Zahnarzt behandelt werden.

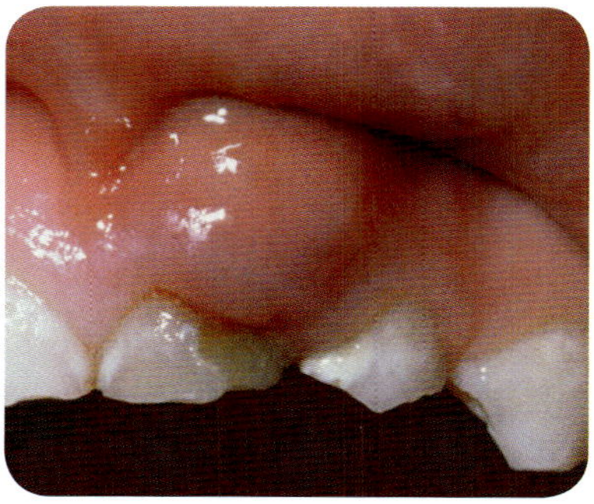

Zahnabszess Die rote Schwellung am Zahnhals ist mit Eiter gefüllt. Grund ist eine bakterielle Infektion, die sich vom kariösen Zahninneren ausgebreitet hat.

WAS SIND DIE URSACHEN?

Karies zerstört den Zahnschmelz. Im Mund lebende Bakterien können das Gewebe im Zahninneren (Pulpa) infizieren und sich weiter im Knochen ausbreiten, der die Zahnwurzel umgibt.

SOLL ICH EINEN ARZT AUFSUCHEN?

Wenn Sie denken, dass Ihr Kind einen Zahnabszess hat, sollten Sie sofort zum Zahnarzt gehen. Er lässt den Eiter aus dem Abszess ab, indem er in den Zahn bohrt. Die infizierte Pulpa wird entfernt und das Loch in der Zahnmitte erhält eine Füllung (Wurzelkanalbehandlung). Ein Milchzahn mit Abszess muss möglicherweise gezogen werden. Zur Behandlung der Entzündung werden eventuell Antibiotika verschrieben. Mit Paracetamolzäpfchen oder Ibuprofensaft können Sie die Schmerzen lindern.

Mögliche Symptome

- ★ Heftiger, pochender Schmerz im Zahn, der sich von der Schläfe bis zum Ohr ausbreitet.
- ★ Rote Schwellung an der Zahnbasis.
- ★ Fieber.
- ★ Schwierigkeiten beim Öffnen des Mundes oder Herunterschlucken.
- ★ Schmerzen bei Heißem und/oder Kaltem oder Druck (z. B. beim Kauen).
- ★ Bei Ausbreitung der Infektion kann das Gesicht anschwellen.

KANN MAN VORBEUGEN?

Zahnabszesse lassen sich durch gründliche Mundhygiene (siehe Karies links) vermeiden.

Aphthen

Aphthen können im Mund, auf der Wangen- oder Lippenschleimhaut und auf der Zunge auftreten.

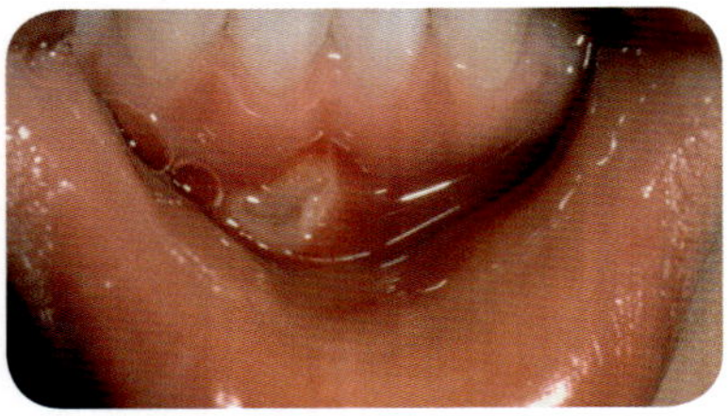

Aphthe Abgebildet ist hier eine Aphthe am Zahnfleischgrund. Sie hat ein leicht hohles, weiß-gräuliches Zentrum.

WAS SIND DIE URSACHEN?

Aphthen sind Geschwüre im Mund und sehr häufig. Warum sie entstehen, ist nicht bekannt. Sie können in Verbindung mit Infektionskrankheiten, z. B. der Hand-Fuß-Mund-Krankheit (s. S. 109), auftreten oder auch nach einer kleinen Verletzung, z. B. durch die Zahnbürste. Manchmal bilden sie sich, wenn ein kleines Kind zum ersten Mal Herpes hat.

Einige Kinder leiden wiederholt an Aphthen. Eventuell kann eine andere Grundkrankheit die Ursache sein.

Mögliche Symptome

- ★ Einzelne oder Gruppe von Aphthen, ähnlich einer offenen Wunde, in der Mitte grau belegt.
- ★ Sehr schmerzhaft. Ihr Kind wird möglicherweise nichts essen wollen.

SOLL ICH EINEN ARZT AUFSUCHEN?

Hat Ihr Kind viele und große Aphthen, die es am Essen und Trinken hindern oder die länger als eine Woche bestehen bzw. wiederholt auftreten, sollten Sie zum Arzt gehen. Er kann ein schmerzlinderndes Gel verschreiben.

Was kann ich tun?

Die meisten Aphthen verheilen innerhalb einer Woche von selbst. Geben Sie Ihrem Kind so lange keine sauren Nahrungsmittel oder Getränke wie Fruchtsaft und keine salzigen, sauren und scharfen Speisen, da sie die Mundschleimhaut reizen. Andere Maßnahmen zur Linderung finden Sie hier:

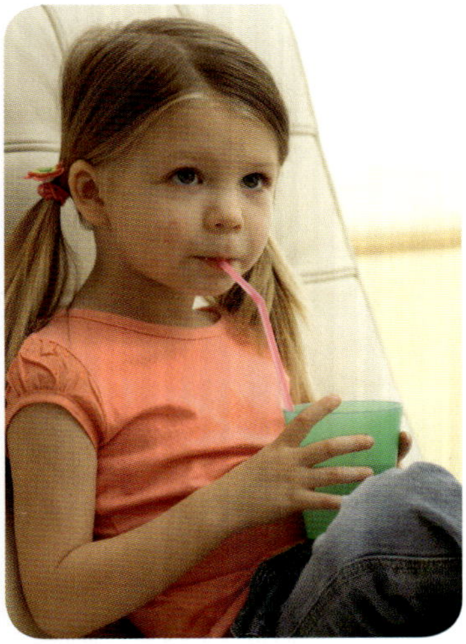

Strohhalm Die Flüssigkeit fließt über den Strohhalm an der Aphthe vorbei. Das Trinken ist dann weniger schmerzhaft.

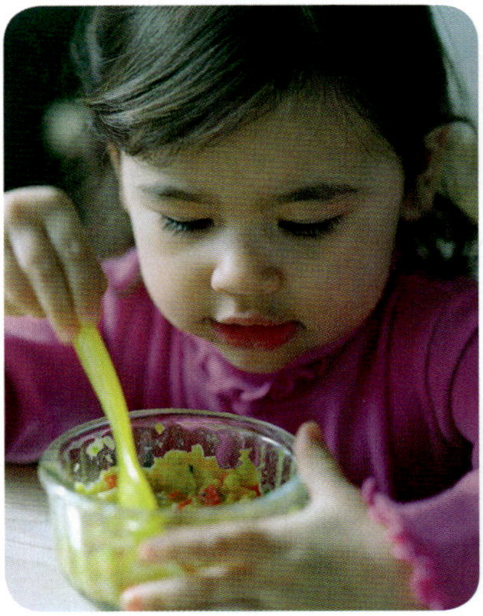

Weiche Speisen Kartoffelpüree oder Brei sind bei Aphthen leichter zu essen. Geben Sie zuckerfreies Milchspeiseeis, es kühlt sehr gut.

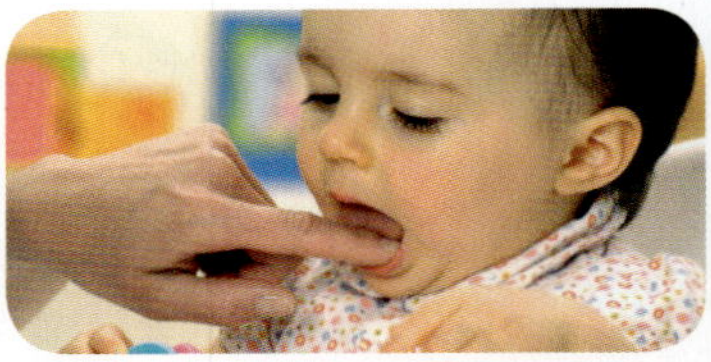

Betäubungsgel Der Arzt verschreibt ein schmerzbetäubendes Gel. Es enthält oft auch entzündungshemmende Kamille.

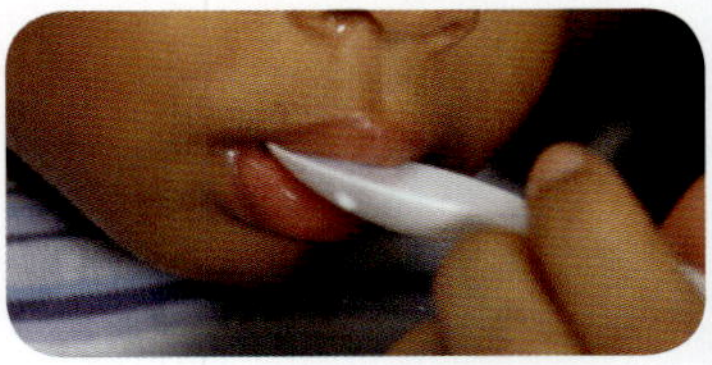

Schmerzmittel Geben Sie Ihrem Kind nur bei sehr starken Schmerzen Paracetamolzäpfchen oder Ibuprofensaft.

Nahrungsmittelintoleranz

Kinder mit einer Nahrungsmittelintoleranz können bestimmte Nahrungsmittel nicht verdauen und entwickeln nach deren Verzehr unangenehme Symptome. Es handelt sich nicht um eine Nahrungsmittelallergie, da das körpereigene Immunsystem nicht beteiligt ist.

Mögliche Symptome

- Übelkeit.
- Bauchschmerzen und/oder Blähungen.
- Durchfall. Leicht veränderter Stuhl ist kein Zeichen für Nahrungsmittelintoleranz.

WAS SIND DIE URSACHEN?

Bei einer Nahrungsmittelintoleranz fehlt dem Körper ein Enzym, das er zum Aufspalten bestimmter Nährstoffe braucht. Eine bei Babys und Kindern sehr häufige Form ist die Laktoseintoleranz. Gesunde Babys haben genug Laktase, ein Enzym zur Verdauung von Laktose (Milchzucker, in allen Milchprodukten). Manchmal ist jedoch der Laktasespiegel zu niedrig oder er fällt mit zunehmendem Alter. So können nach dem Verzehr von Milchprodukten Symptome einer Unverträglichkeit auftreten. Bei Kindern kommt es bisweilen nach einem Magen-Darm-Infekt zur vorübergehenden Laktoseintoleranz. Auch Kinder mit Zöliakie vertragen oft keinen Milchzucker. Die Laktoseintoleranz findet sich häufiger bei Menschen aus Asien, Afrika und dem Mittelmeerraum.

Die Symptome hängen von der verzehrten Menge ab. Ein Kind mit Nahrungsmittelintoleranz kann also eine kleine Menge von etwas essen, ohne Beschwerden zu entwickeln. Der Verzehr größerer Mengen kann aber zu Problemen führen.

SOLL ICH EINEN ARZT AUFSUCHEN?

Gehen Sie mit Ihrem Kind zuerst zum Arzt, bevor Sie bestimmte Nahrungsmittelgruppen weglassen, denn Kinder brauchen eine ausgewogene Ernährung. Die Symptome einer Nahrungsmittelintoleranz sind oft unspezifisch und können auch andere Ursachen haben.

Eine Nahrungsmittelintoleranz lässt sich meist schwer mit einem Test diagnostizieren. Für die Laktoseintoleranz gibt es jedoch ein Testverfahren. Der Arzt empfiehlt, bestimmte Nahrungsmittel wegzulassen, um zu sehen, ob sich die Symptome bessern, bevor er sie wieder einführt. Behandelt wird, indem auslösende Nahrungsmittel gemieden werden. Ein Ernährungsberater für Kinder hilft Ihnen, gesunde Alternativen für Ihr Kind zu finden.

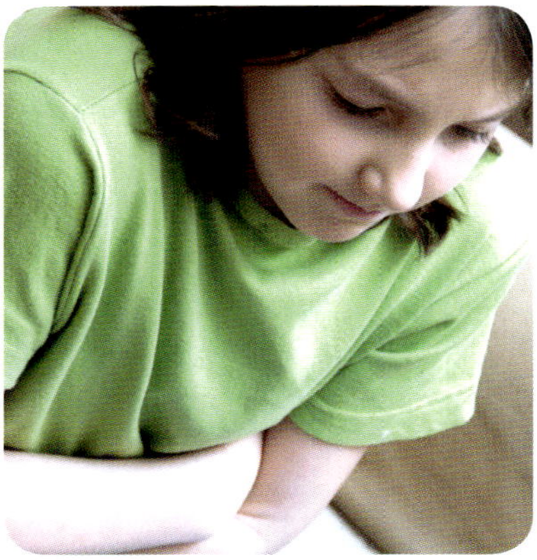

Magen-Darm-Beschwerden Bei Nahrungsmittelintoleranz treten einige Stunden bis mehrere Tage nach Verzehr des Nahrungsmittels Bauchschmerzen oder Blähungen auf.

Was kann ich tun?

Da die Symptome nicht direkt nach Verzehr des auslösenden Nahrungsmittels auftreten, lässt sich die Ursache schwer ausmachen. Ist der Auslöser bekannt, passen Sie die Ernährung entsprechend an.

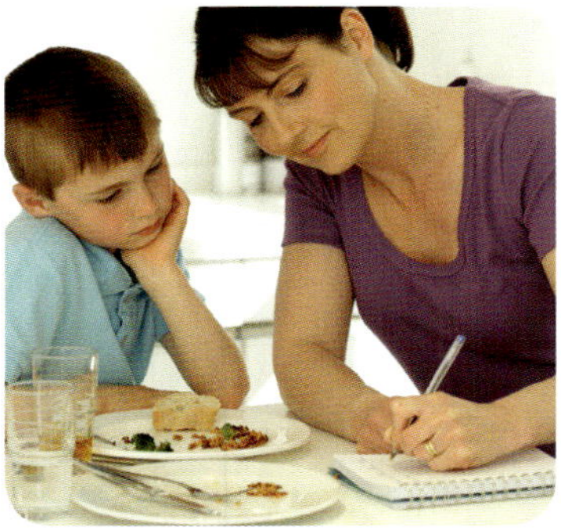

Tagebuch Schreiben Sie alles auf, was Ihr Kind isst, und ob Symptome aufgetreten sind. So finden sie das unverträgliche Nahrungsmittel heraus.

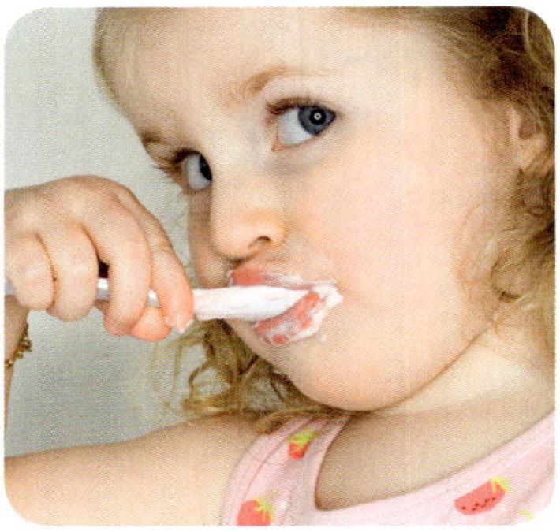

Alternativen Kinder mit Laktoseintoleranz dürfen Milch, Käse und Joghurt aus Soja essen. Für Babys gibt es laktosefreies Milchpulver.

Nahrungsmittelallergie

Bei einer Nahrungsmittelallergie treten die Symptome, im Gegensatz zur Nahrungsmittelintoleranz, unmittelbar nach Verzehr eines bestimmten Nahrungsmittels auf. In schweren Fällen kommt es zu einer lebensbedrohlichen Reaktion (anaphylaktischer Schock).

WAS SIND DIE URSACHEN?

Das Immunsystem betrachtet ein bestimmtes Nahrungsmittel versehentlich als schädlich und greift an. Dabei werden im Körper Histamine und andere chemische Substanzen freigesetzt, die zu Symptomen einer allergischen Reaktion führen. Diese tritt selbst bei winzigen Mengen des Nahrungsmittels auf.

Nahrungsmittelallergien kommen vermehrt bei Kindern mit Asthma und/oder Neurodermitis vor und bei Kindern, deren Familienmitglieder Allergien haben. Häufig sind Allergien auf Milchprodukte, Fisch, Nüsse, Eier, Tomaten und Zitrusfrüchte.

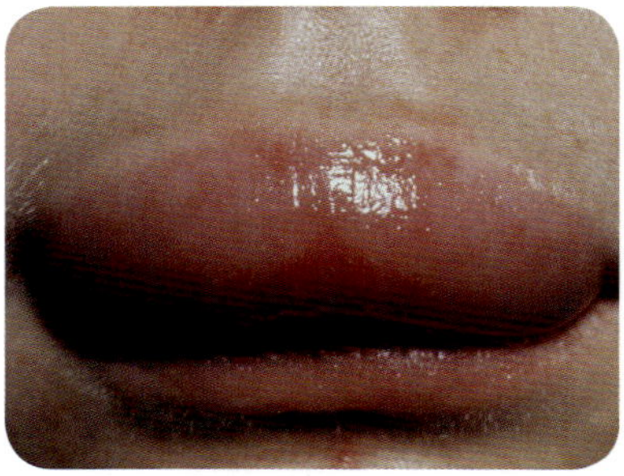

Geschwollene Lippen Bei einer allergischen Reaktion schwellen die Lippen direkt nach Verzehr eines Nahrungsmittels stark an.

SOLL ICH EINEN ARZT AUFSUCHEN?

Bei einer schweren allergischen Reaktion (siehe »Mögliche Symptome«) rufen Sie sofort den Notarzt. Wenn Sie bei Ihrem Kind eine Nahrungsmittelallergie vermuten, gehen Sie mit ihm zum Arzt. Lassen Sie ohne Rücksprache mit ihm keine Nahrungsmittel weg.

Der Arzt führt einen Allergietest durch. Beim sogenannten Pricktest werden kleine Mengen häufig vorkommender Allergene mit einer feinen Lanzette unter die Haut gebracht. Ist Ihr Kind allergisch auf eine der Substanzen, bildet sich um die Einstichstelle ein roter Ausschlag. Bei Bestätigung der Diagnose, berät man Sie. Sie lernen, wie Sie die Ernährung so umstellen, dass der Auslöser der Allergie gemieden wird und sich Ihr Kind trotzdem ausgewogen ernährt. Trägt Ihr Kind ein hohes Risiko für eine schwere allergische Reaktion, verschreibt der Arzt für den Notfall eine Spritze zur Selbstinjektion.

Bei manchen Kindern lässt die Allergie mit den Jahren nach und Sie können das auslösende Nahrungsmittel später wieder einführen.

Mögliche Symptome

Die Symptome der Nahrungsmittelallergie sind die gleichen wie bei jeder allergischen Reaktion:

- ★ Hautausschlag, z. B. Nesselsucht oder Verschlimmerung einer Neurodermitis.
- ★ Übelkeit bis hin zu Erbrechen.
- ★ Durchfall.
- ★ Blähungen.
- ★ Laufende Nase.
- ★ Rote, juckende und tränende Augen.

Schwere allergische Reaktion:

- ★ Jucken bzw. Anschwellen von Mund, Lippen, Zunge oder Hals.
- ★ Pfeifendes Atmen oder Kurzatmigkeit.
- ★ Atembeschwerden, Schwächeanfall, Benommenheit oder Bewusstlosigkeit (anaphylaktischer Schock).

Was kann ich tun?

Rufen Sie bei einer starken allergischen Reaktion (z. B. Schwellungen) den Notarzt, und verwenden Sie einen Injektor, falls er griffbereit ist (s. S. 218). So vermeiden oder lindern Sie die Symptome:

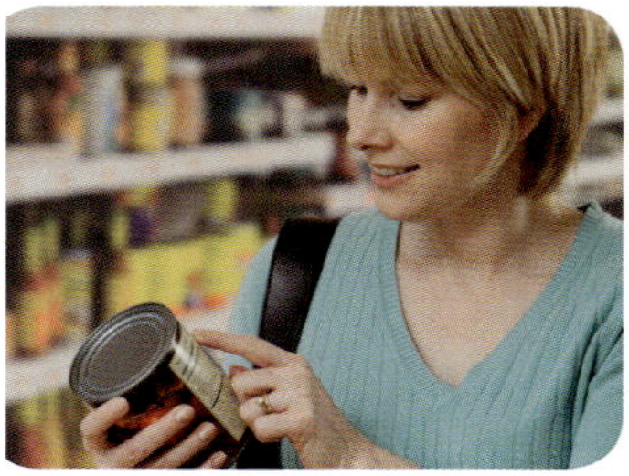

Auslöser meiden Lesen Sie auf der Verpackung eines Nahrungsmittels die Zutaten und Informationen für Allergiker, um eine allergische Reaktion zu vermeiden.

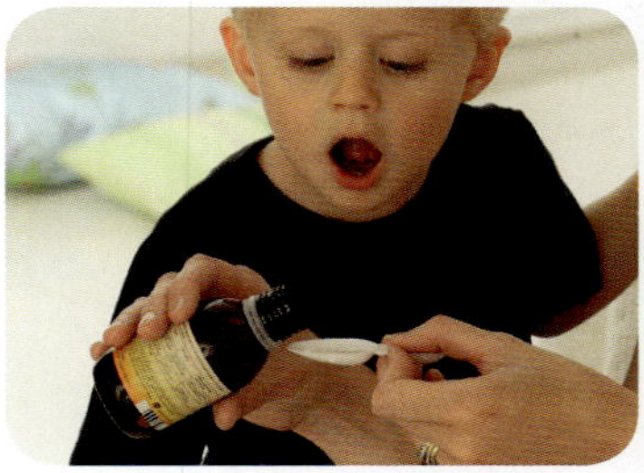

Antihistamine helfen bei leichter allergischer Reaktion (z. B. Hautausschlag). Bei verstärktem Asthma geben Sie rasch wirkende Medikamente mit dem Inhalator.

Reizdarm

Auch Kinder können unter nervösen Darmbeschwerden leiden, die sich durch Bauchschmerzen, Blähungen und andere Symptome bemerkbar machen.

WAS SIND DIE URSACHEN?

Die Ursache des Reizdarms ist nicht bekannt, die Symptome lassen sich jedoch in den Griff bekommen. Auslösende Faktoren können z. B. Stress oder Ängste sein sowie zu üppige, scharfe oder fettreiche Mahlzeiten.

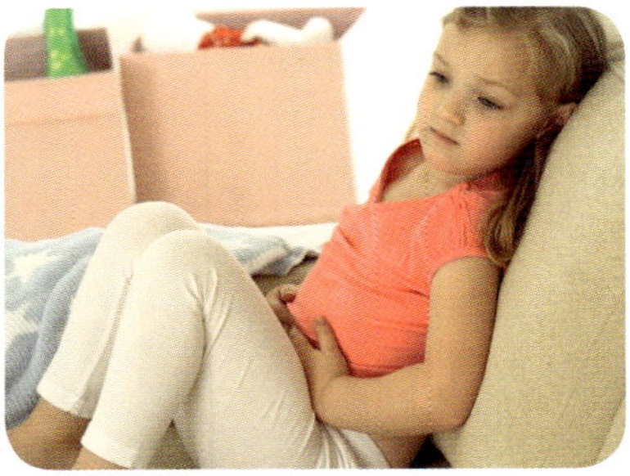

Bauchschmerzen Ein nervöser Darm führt zu Bauchschmerzen und Unwohlsein. Ein Gang zur Toilette bringt häufig Erleichterung.

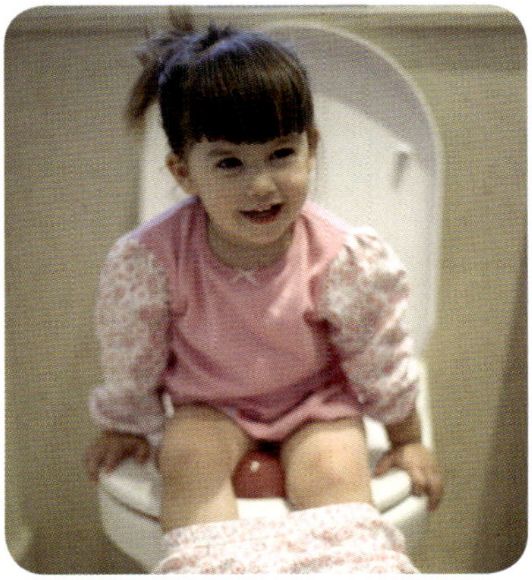

Unregelmäßiger Stuhlgang Kinder mit Reizdarm leiden häufig unter Durchfall, Verstopfung oder auch beidem.

SOLL ICH EINEN ARZT AUFSUCHEN?

Lassen Sie ohne Rücksprache mit dem Arzt keine Nahrungsmittel weg. Kinder brauchen eine ausgewogene Ernährung. Ein Arzt sollte zudem andere Erkrankungen ausschließen. Er stellt Ihnen Fragen zu den Beschwerden, untersucht Ihr Kind und veranlasst eventuell weitere Untersuchungen, z. B. eine Blutuntersuchung. Ein Ernährungsberater stellt mit Ihnen eine ausgewogene Ernährung zusammen. Zur Behandlung eines starken Reizdarms gibt es Medikamente.

Versuchen Sie, Situationen oder Nahrungsmittel zu erkennen, welche die Symptome verursachen. Oft sind es auch Situationen, die Ihrem Kind Angst machen. Unternehmen Sie etwas dagegen.

GIBT ES NATURHEILVERFAHREN?

Verdünnter Kamillentee hilft, die Beschwerden beim Reizdarm zu lindern.

WIE GEHT ES WEITER?

Die Symptome beim Reizdarm treten nicht die ganze Zeit über auf. Manchmal verschwinden sie für längere Zeit, um dann aus heiterem Himmel wieder aufzutauchen.

WICHTIG

Viele Leute glauben, der Reizdarm betreffe nur Erwachsene. Tatsächlich leiden fast 20 % aller Kinder darunter, Mädchen wie Jungen gleichermaßen.

Mögliche Symptome

- ★ Bauchschmerzen, häufig in Form von Krämpfen, die nach dem Stuhlgang nachlassen.
- ★ Blähbauch.
- ★ Häufiges Ablassen von Winden.
- ★ Durchfall und/oder Verstopfung.
- ★ Manchmal Schleim im Stuhl.

Was kann ich tun?

Notieren Sie Symptome und Nahrungsmittel. Gib es einen Auslöser (Nahrungsmittel)?

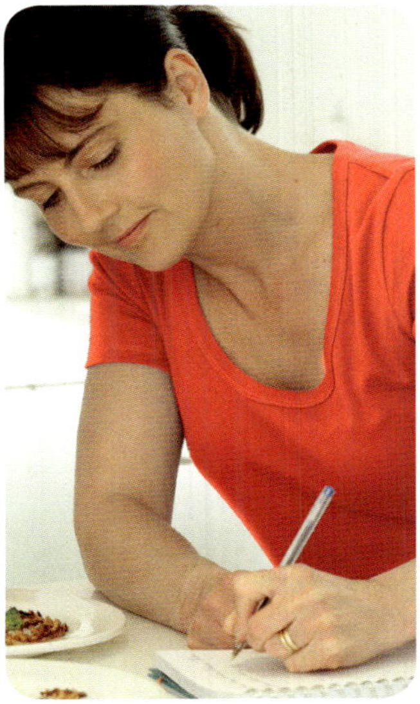

Tagebuch Schreiben Sie genau auf, was Ihr Kind den Tag über gegessen hat, und ob Beschwerden aufgetreten sind.

Zöliakie

Menschen mit Zöliakie vertragen kein Gluten, ein Klebereiweiß in Weizen, Roggen und Gerste. Der Verzehr dieser Nahrungsmittel führt zu Bauchschmerzen und Magen-Darm-Problemen. Auch ein ähnliches Protein im Hafer verursacht Beschwerden.

WAS SIND DIE URSACHEN?

Die genaue Ursache der Zöliakie ist nicht bekannt. Sie tritt jedoch familiär gehäuft auf und vermehrt bei Personen mit Diabetes Typ 1. Eine genetische Komponente wird angenommen. Es handelt sich nicht um eine Allergie, sondern um eine Autoimmunerkrankung: Der Körper greift sich dabei irrtümlich selbst an. Wenn bei einer Person mit Zöliakie das Gluten in den Verdauungstrakt gelangt, reagiert das Immunsystem und die Darmschleimhaut entzündet sich. Die Nahrung kann dann nicht mehr richtig aufgenommen werden und es kommt zu den typischen Symptomen der Krankheit.

Knapp 1 % der Bevölkerung leidet an Zöliakie. Die Krankheit betrifft alle Altersstufen. Die Symptome variieren dabei je nach Altersgruppe und auch von Mensch zu Mensch. Sie treten zum ersten Mal beim Abstillen auf, wenn das Baby über die Beikost Gluten aufnimmt.

SOLL ICH EINEN ARZT AUFSUCHEN?

Wenn Sie vermuten, dass Ihr Kind Zöliakie hat, sollten Sie mit ihm zum Arzt gehen. Die Krankheit lässt sich durch eine Blutuntersuchung diagnostizieren. Bei positivem Befund veranlasst der Kinderarzt eine Biopsie, bei

Mögliche Symptome

- ★ Blasse, übelriechende, schmierige Stühle, die schwer wegzuspülen sind.
- ★ Durchfall.
- ★ Blähbauch.
- ★ Dünne, abgemagerte Arme und Beine.
- ★ Minderwuchs oder Gedeihstörungen mit verminderter Gewichtszunahme.
- ★ Kurzatmigkeit oder Müdigkeit durch Eisenmangel: Der Körper kann die Nährstoffe, die zur Bildung der roten Blutkörperchen nötig sind, nicht aufnehmen.
- ★ Juckender, blasiger Ausschlag an Ellbogen und Knien.

Was kann ich tun?

Ihr Kind darf keine Nahrungsmittel essen, die Weizen, Roggen oder Gerste enthalten, manche Kinder vertragen auch keinen Hafer. Diese Getreidesorten sind gewöhnlich enthalten in Brot, Müsli, Nudeln, Kuchen und Keksen. Glutenfrei sind Obst, Gemüse, Fleisch, Fisch, Eier und die meisten Milchprodukte.

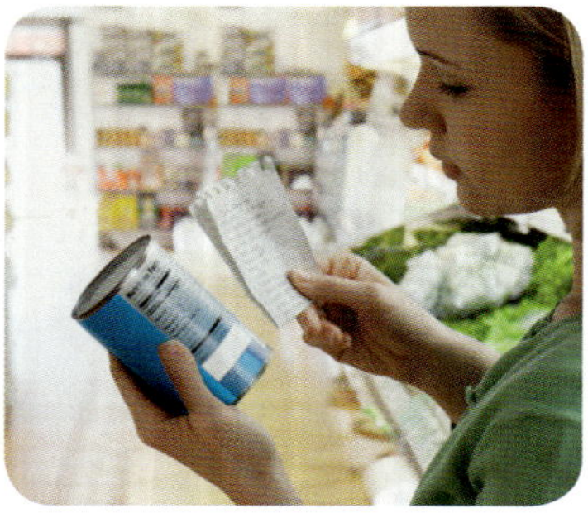

Genau hinschauen Gluten steckt auch in Dosensuppen, Fertiggerichten, Pasteten, Fertigsoßen und vielem mehr. Lesen Sie daher immer die Packungsangaben.

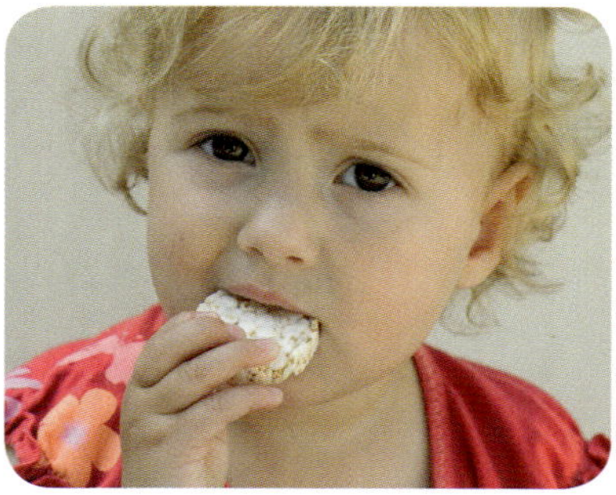

Alternativen Ihr Kind darf Reis, Mais, Kartoffeln und Soja essen. Sie können diese Zutaten auch verwenden, um glutenfreies Brot, Kuchen oder Kekse herzustellen.

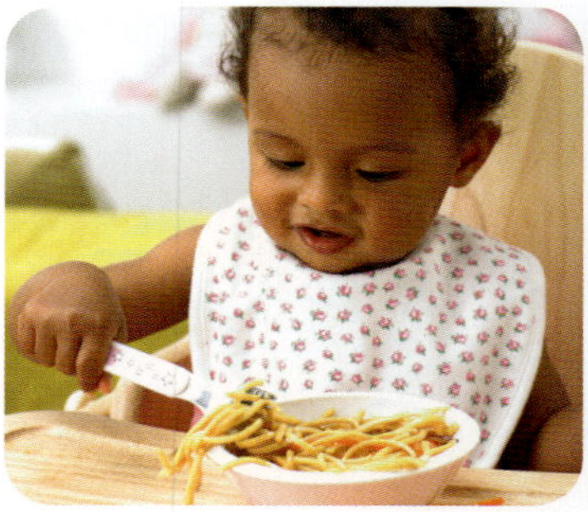

Glutenfreie Produkte Diese erhalten Sie In Reformhäusern und ausgesuchten Supermärkten. Es gibt z. B. Nudeln, Pizzaböden, Müsli, Brot und Kekse.

der Gewebeproben aus dem Darm entnommen werden. Sie werden auf für Zöliakie typische Veränderungen an der Darmwand untersucht. Ernähren Sie Ihr Kind ohne eindeutige Diagnose nicht glutenfrei. Eine Blutuntersuchung allein ist nicht aussagekräftig. Wurde bei Ihrem Kind Zöliakie festgestellt, geben weitere Blutuntersuchungen Aufschluss über einen möglichen Mangel an Eisen, Vitaminen und Mineralstoffen.

Steht die Diagnose fest, muss Gluten in der Nahrung vermieden werden. Nur dann werden die Beschwerden abklingen. Arzt oder Ernährungsberater können Ihnen mit der richtigen Ernährung behilflich sein. Eventuell werden die Einnahme von Nahrungsergänzungsmitteln sowie eine jährliche Grippeimpfung nötig.

WIE GEHT ES WEITER?

Eine glutenfreie Ernährung lässt den entzündeten Darm abheilen und die Symptome verschwinden. Diese spezielle Ernährung muss ein Leben lang beibehalten werden.

EXTRATIPP

Informieren Sie die Lehrer Ihres Kindes über die Krankheit sowie die Eltern der Freunde, wenn es dort isst oder eine Geburtstagsparty besucht.

Reisekrankheit

Viele Kinder leiden auf Reisen mit Auto, Schiff oder Flugzeug an starker Übelkeit. Das ist zwar unangenehm, hört aber auf, sobald man angekommen ist.

Mögliche Symptome

- ★ Übelkeit.
- ★ Erbrechen.
- ★ Unwohlsein.

Die Reisekrankheit wird durch widersprüchliche Informationen der Sinnesorgane (Augen und Gleichgewichtsorgan im Ohr) ans Gehirn hervorgerufen. Beispielsweise nehmen die Augen Ihres Kindes wahr, dass es sich in einem Auto fortbewegt, während das Gleichgewichtsorgan meldet, dass es still sitzt.

Es gibt wirksame Medikamente gegen Reiseübelkeit. Lassen Sie sich vom Arzt ein passendes Mittel verschreiben. Diese Medikamente enthalten Antihistamine, die das Brechzentrum im Gehirn blockieren.

Was kann ich tun?

Vor der Reise sollte Ihr Kind keine üppigen Mahlzeiten essen. Lassen Sie es im Auto vorne sitzen (der Airbag sollte ausgeschaltet sein). Sitzen Sie auf dem Schiff in der Mitte und im Flugzeug über dem Flügel.

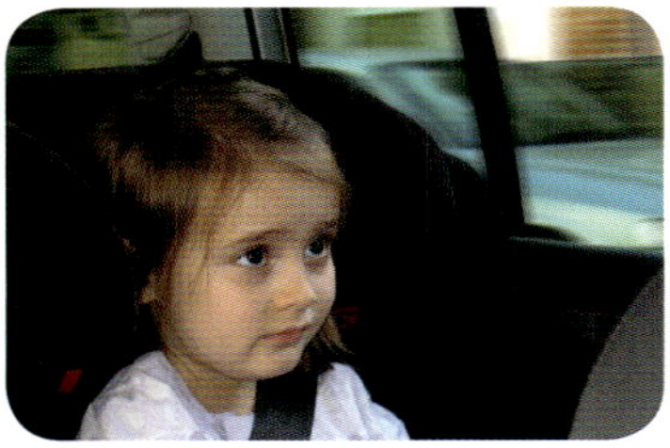

Tipps Ihr Kind sollte die Augen schließen oder geradeaus schauen. Lassen Sie frische Luft ins Auto: Fenster auf.

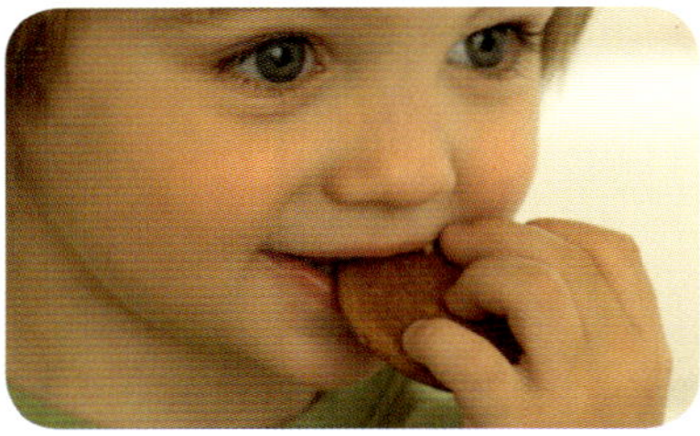

Naturheilmittel Ingwerkekse oder Pfefferminzbonbons lindern die Übelkeit. Auch Akupressurbänder haben sich bewährt.

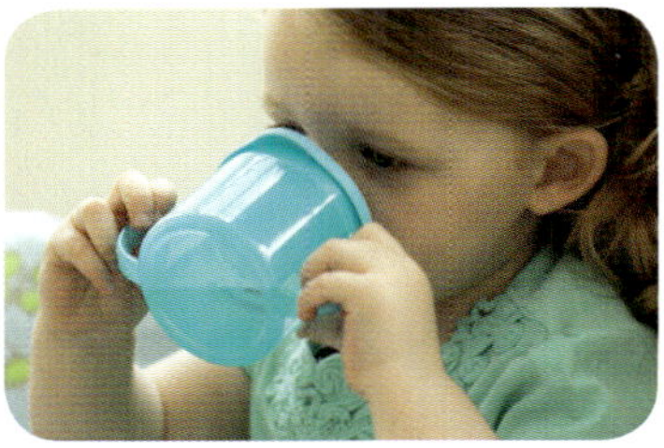

Viel Flüssigkeit Falls Ihr Kind sich erbricht, lassen Sie es öfter kleine Mengen trinken, damit es nicht austrocknet.

Hepatitis

Es handelt es sich um eine durch Viren verursachte Infektion der Leber. Die Krankheit kann von unterschiedlichen Virenstämmen hervorgerufen werden.

WAS SIND DIE URSACHEN?
Erreger ist meist das Hepatitis-A-Virus. Die Ansteckung erfolgt durch Aufnahme von Speisen oder Getränken, die mit infizierten Fäkalien verunreinigt sind, meist in Ländern mit mangelhaften hygienischen Bedingungen. Für Reisen in diese Länder wird eine Impfung empfohlen.

Hepatitis B kommt seltener vor. Babys können bei der Geburt daran erkranken, wenn ihre Mutter mit dem Virus infiziert ist. Dies ist selten, da Frauen in der Schwangerschaft auf Hepatitis B getestet und zudem die meisten Babys im Rahmen der Sechsfachimpfung gegen Hepatitis B geimpft werden.

SOLL ICH EINEN ARZT AUFSUCHEN?
Ein Kind mit Hepatitis muss sofort zum Arzt. Es gibt keine spezifische Therapie für Hepatitis A, bei schwerem Krankheitsverlauf ist eine stationäre Behandlung erforderlich. Wenn Ihr Kind zu Hause gepflegt wird, braucht es viel Ruhe und sollte ausreichend trinken.

Mögliche Symptome

★ Fieber.

★ Übelkeit und Erbrechen.

★ Gelbsucht (gelbliche Verfärbung von Haut und Augenweiß).

★ Dunkler Urin und blasser Stuhl.

WIE GEHT ES WEITER?
Kinder mit Hepatitis A erholen sich meist innerhalb von 2–3 Wochen vollständig und sind danach gegen die Krankheit immun. Kinder, die an Hepatitis B erkrankt sind, können ihr Leben lang Überträger der Krankheit und damit ansteckend bleiben.

Magen-Darm-Infekt

Ein Magen-Darm-Infekt (Gastroenteritis) kommt bei Kindern sehr häufig vor. Die Krankheit wird meist von einem Virus (häufig Rotavirus) hervorgerufen, auch eine bakterielle Infektion ist möglich. Die meisten Kinder erholen sich nach wenigen Tagen.

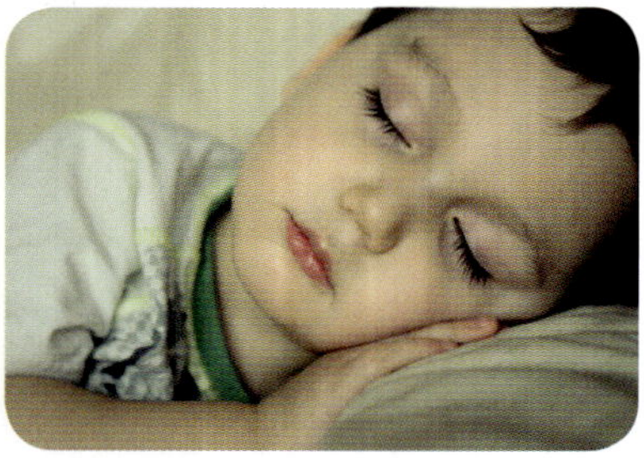

Erschöpfung Ein Magen-Darm-Infekt ist anstrengend. Geben Sie Ihrem Kind viel zu trinken, um eine Austrocknung zu verhindern.

WAS SIND DIE URSACHEN?
Viren werden übertragen, wenn man einer Person die Hand gibt, die sich nach dem Toilettengang nicht gründlich die Hände gewaschen hat, oder einen Gegenstand anfasst, der von einem Erkrankten berührt wurde. Manche Viren verbreiten sich, indem man winzige Tröpfchen einatmet, die in die Luft gelangen, wenn erkrankte Personen niesen oder husten. Ein bakterieller Magen-Darm-Infekt wird durch den Verzehr verunreinigter Speisen und Getränke übertragen.

Gestillte Babys sind weniger anfällig für den Magen-Darm-Infekt als Flaschenkinder.

Mögliche Symptome

★ Fieber.

★ Bauchschmerzen oder -krämpfe.

★ Übelkeit und Erbrechen.

★ Durchfall.

Anzeichen einer Austrocknung:

★ Dunkler, konzentrierter Urin in kleinen Mengen oder gar kein Urin.

★ Erschöpfung.

★ Trockene Lippen und Mund.

★ Bei Babys eingesunkene Fontanelle (die sanfte Kuhle auf dem Kopf).

★ Tiefliegende Augen.

★ Geringer Tränenfluss beim Weinen.

★ Bei starker Austrocknung: kalte Hände und Füße, Benommenheit.

SOLL ICH EINEN ARZT AUFSUCHEN?

Wenn Ihr Kind jünger als 6 Monate ist, auch kleine Mengen Flüssigkeit nicht bei sich halten kann oder Zeichen einer Austrocknung zeigt, gehen Sie zum Arzt. Tun Sie das auch bei Blut im Stuhl oder im Erbrochenen, bei starken Schmerzen oder wenn die Symptome sich verschlechtern bzw. nicht besser werden. In diesen Fällen werden Stuhlproben im Labor untersucht. Möglicherweise benötigt Ihr Kind eine intravenöse Flüssigkeitsgabe, um ein Austrocknen zu verhindern.

GIBT ES KOMPLIKATIONEN?

Bei manchen Kindern kommt es nach einem Magen-Darm-Infekt vorübergehend zu einer Laktoseintoleranz (s. *Nahrungsmittelintoleranz*, S. 163), da die Darmschleimhaut durch die Infektion geschädigt ist. Erste Anzeichen, wie Durchfall, Blähungen oder Bauchschmerzen, zeigen sich meist, wenn Ihr Kind nach einem Magen-Darm-Infekt wieder Milchprodukte zu sich nimmt. Lassen Sie diese für ein paar Tage weg, bis sich der Darm erholt hat.

In seltenen Fällen entwickelt sich ein hämolytisches urämisches Syndrom. Erreger ist das Bakterium E. coli, das meist über nicht durchgebratenes Fleisch übertragen wird. Symptome sind blutiger Durchfall, eine Anämie (Blutarmut) bis hin zum Nierenversagen. Eine Behandlung im Krankenhaus ist notwendig, die meisten Kinder genesen jedoch vollständig.

WIE GEHT ES WEITER?

Bei den meisten Kindern klingt der Magen-Darm-Infekt nach wenigen Tagen ab.

EXTRATIPP

Eine Elektrolytlösung aus der Apotheke ersetzt die Salze, die dem Körper durch Erbrechen und Durchfall entzogen wurden, und bietet sich als Alternative zu Wasser an.

Was kann ich tun?

Am wichtigsten ist es, ein Austrocknen zu verhindern. Ihr Kind sollte 48 Stunden nach Auftreten der letzten Symptome weder Kindergarten noch Schule besuchen und keinen Kontakt zu anderen Kindern haben.

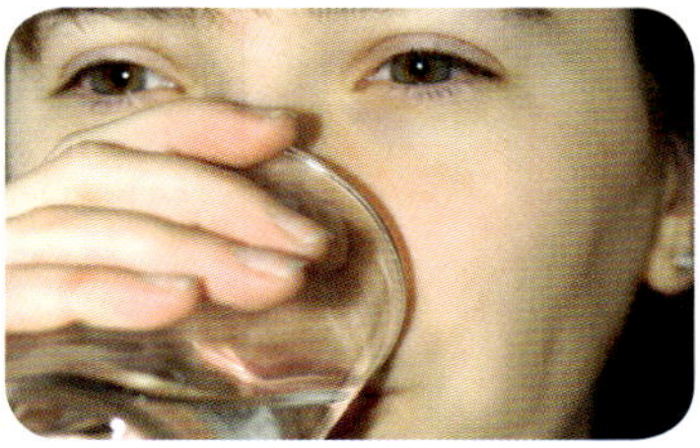

Viel Flüssigkeit Kann Ihr Kind nichts bei sich halten, geben Sie ihm alle zehn Minuten sehr kleine Mengen.

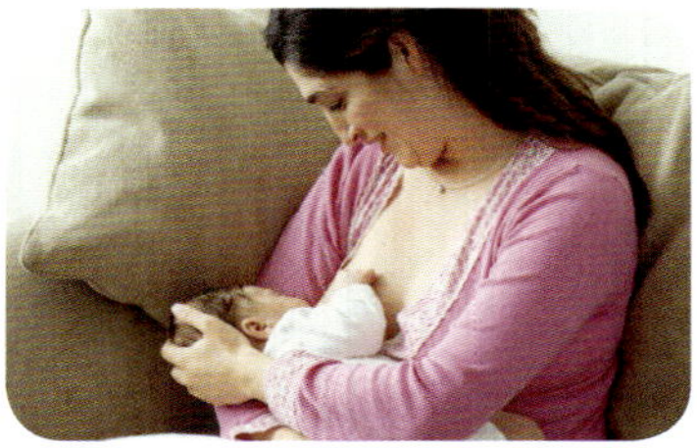

Stillen Legen Sie Ihr Baby möglichst häufig an, damit es regelmäßig kleine Mengen Milch erhält.

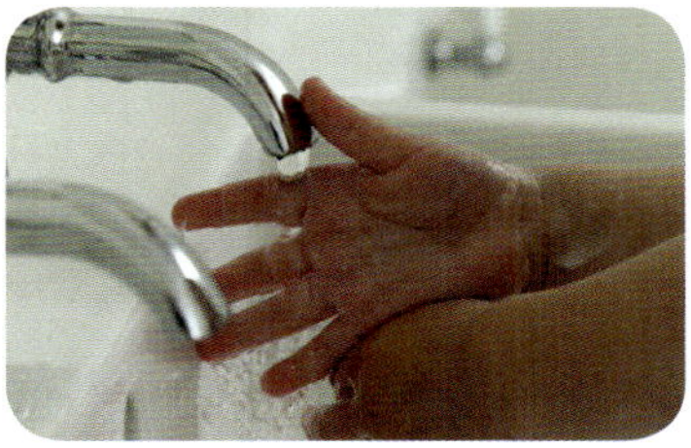

Hygiene Waschen Sie nach der Toilette, dem Kontakt mit Tieren und vor dem Essen Ihre Hände und die Ihres Kindes.

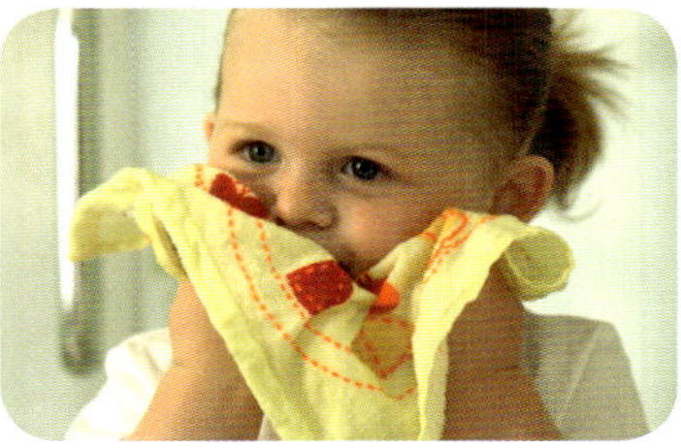

Eigenes Handtuch Jeder in der Familie hat sein Handtuch, Glas und Besteck. Ein krankes Kind sollte nicht in die Küche.

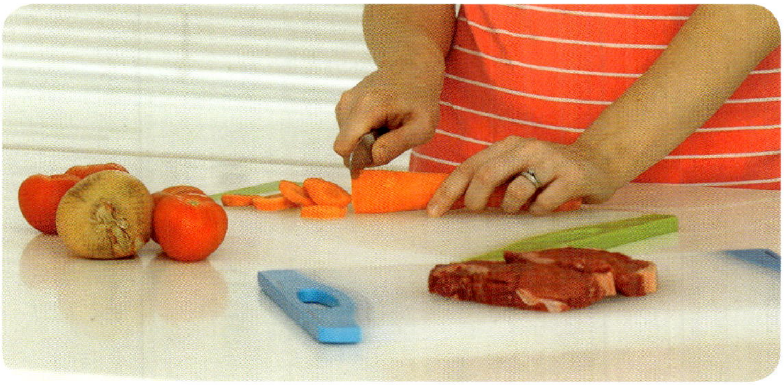

Küchenhygiene Sorgen Sie für hygienische Verhältnisse in der Küche. Verwenden Sie unterschiedliche Schneidebretter für rohe und sofort essbare Nahrungsmittel.

Giardiasis

Dieser Magen-Darm-Infekt kommt vorwiegend in Ländern mit mangelnder Hygiene vor und äußert sich als Durchfall. In den Industrienationen betrifft er vor allem kleine Kinder.

WAS SIND DIE URSACHEN?
Erreger ist der Parasit Giardia lamblia, der auch lange außerhalb des Körpers überleben kann. Er verbreitet sich über Personen, die sich nach dem Toilettengang nicht gründlich die Hände waschen und dann andere Menschen berühren, Speisen zubereiten oder servieren. Auch beim Trinken von kontaminiertem Wasser kann man sich infizieren. Viele infizierte Kindern haben keine Symptome. Wenn doch, treten sie 1–2 Wochen nach der Infektion auf.

SOLL ICH EINEN ARZT AUFSUCHEN?
Wenn Sie bei Ihrem Kind eine Giardiasis vermuten, gehen Sie zum Arzt. Er nimmt Stuhlproben, die auf Parasiten untersucht werden. Eventuell sind mehrere Stuhlproben nötig, da die Giardia-Zysten nicht bei jeder Darmentleerung ausgeschieden werden.

WIE WIRD BEHANDELT?
Ihr Kind bekommt das Antibiotikum Metronidazol. Möglicherweise werden auch die Familienmitglieder mitbehandelt. Stellen Sie sicher, dass Ihr Kind genügend trinkt, um einer Austrocknung vorzubeugen.

KANN MAN VORBEUGEN?
Handtuch, Besteck und Gläser nicht teilen, um die Übertragung der Krankheit zu vermeiden. Ihr Kind sollte keine Speisen zubereiten oder servieren. Zeigen Sie ihm, wie es nach der Toilette die Hände richtig wäscht.

Mögliche Symptome

- Fieber.
- Übelkeit.
- Bauchschmerzen.
- Wässriger Durchfall.
- Aufstoßen.

Ihr Kind darf erst 48 Stunden nach dem letzten Durchfall wieder in Kindergarten oder Schule. Die Krankheit ist meldepflichtig.

Trinken Sie auf Reisen in Länder, in denen Giardiasis vorkommt, nur gekauftes Wasser aus Flaschen (kein Leitungswasser). Obst und Gemüse vor dem Verzehr immer schälen und auf Eiswürfel in Getränken verzichten. Gründliches Händewaschen ist ebenfalls wichtig.

WIE GEHT ES WEITER?
Wird mit dem richtigen Antibiotikum behandelt, erholen sich die meisten Kinder rasch.

Madenwürmer

Eine Darminfektion mit Madenwürmern kommt bei Kindern häufig vor. Diese winzigen (nur wenige Millimeter langen) Würmer legen ihre Eier im Bereich des Afters ab, was zu starkem Juckreiz führt.

WAS SIND DIE URSACHEN?
Madenwürmer gelangen durch Verschlucken von Wurmeiern in den Körper. Das passiert z. B., wenn Ihr Kind die Hand einer Person berührt, die mit Eiern behaftet ist und dann die eigene Hand in den Mund nimmt. Auch über infizierte Nahrung kommen die Eier in den Darm. Dort schlüpfen daraus Würmer mit einer Lebenszeit von 5–6 Wochen. Die weiblichen Würmer legen ihre Eier dann im Bereich des Afters ab, wo sie starken Juckreiz verursachen. Das Kind kratzt sich (häufig nachts), wodurch die Eier unter die Fingernägel und auf die Hände gelangen. Wenn das Kind diese in den Mund nimmt, verschluckt es erneut Eier, der Kreislauf beginnt von vorne. Wenn Ihr Kind jemanden berührt, kann dieser ebenso infiziert werden. Die Eier überleben bis zu zwei Wochen außerhalb des Körpers, z. B. auf Bettwäsche, Kleidung oder Spielsachen. Madenwürmer werden auch durch den gemeinsamen Gebrauch von Besteck, Gläsern oder Zahnbürsten übertragen.

Mögliche Symptome

- Juckender After, insbesondere nachts.
- Juckende Scheide.
- Gestörter Schlaf durch den Juckreiz.

WIE KANN ICH MADENWÜRMER FESTSTELLEN?
Wenn der Po Ihres Kindes stark juckt, könnten Madenwürmer die Ursache sein.

Im Stuhl werden Sie bei genauem Hinschauen vielleicht kleine, madenähnliche Würmer entdecken. Suchen Sie nachts am After Ihres Kindes nach Würmern. Ziehen Sie dazu die Pobacken auseinander und schauen Sie mit einer Taschenlampe, ob Sie Würmer aus dem Po kriechen sehen. Wenn ja, ist das kein Grund zur Besorgnis. Ihr Arzt verschreibt Ihnen ein Medikament dagegen.

SOLL ICH EINEN ARZT AUFSUCHEN?

Wenn Sie Würmer sehen oder Ihr Kind entsprechende Symptome zeigt, sollten Sie mit Ihm zum Arzt gehen. Er nimmt einen Abstrich vom After und lässt diesen im Labor auf Wurmeier untersuchen. Alternativ können Sie morgens, nachdem Ihr Kind aufgewacht und bevor es zur Toilette gegangen ist oder sich gewaschen hat, einen Klebestreifen an seinen After drücken. Der Klebestreifen wird dann im Labor untersucht.

WIE WIRD BEHANDELT?

Der Arzt verschreibt ein Mittel zur Entwurmung. Welches Medikament eingesetzt wird, hängt vom Alter Ihres Kindes ab. Meist werden auch die anderen Familienmitglieder behandelt. Die Therapie wirkt nur gegen die ausgewachsenen Würmer, nicht gegen die Larven des Wurms. Daher wird die Behandlung nach zwei Wochen wiederholt.

Da die Eier bis zu zwei Wochen außerhalb des Körpers weiterleben können, muss das Medikament mit Hygienemaßnahmen (siehe unten) kombiniert werden, durch welche die Eier beseitigt werden. Die Behandlung wird gewöhnlich nach sechs Wochen wiederholt, denn eine erneute Infektion kommt trotz aller Maßnahmen häufig vor.

Was kann ich tun?

Um die Madenwürmer loszuwerden und eine erneute Infektion zu vermeiden, müssen Sie die medikamentöse Behandlung mit Hygienemaßnahmen kombinieren. Ihr Kind sollte nachts eine Unterhose tragen und gleich nach dem Aufstehen seinen Po und dann die Hände waschen.

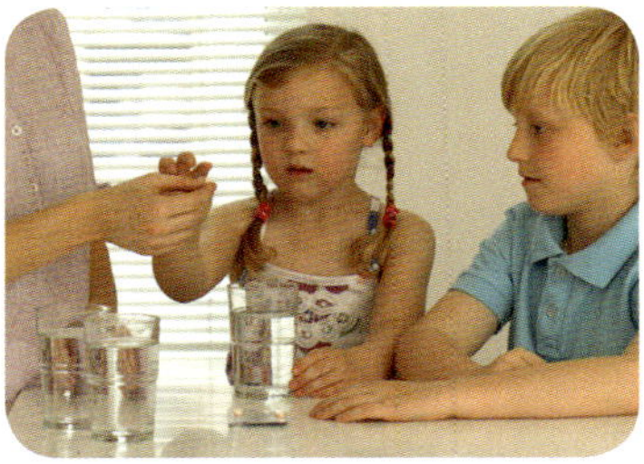

Medikamente Alle Familienmitglieder werden, nach Rücksprache mit dem Arzt, behandelt, Sie aber nicht, wenn Sie stillen oder schwanger sind.

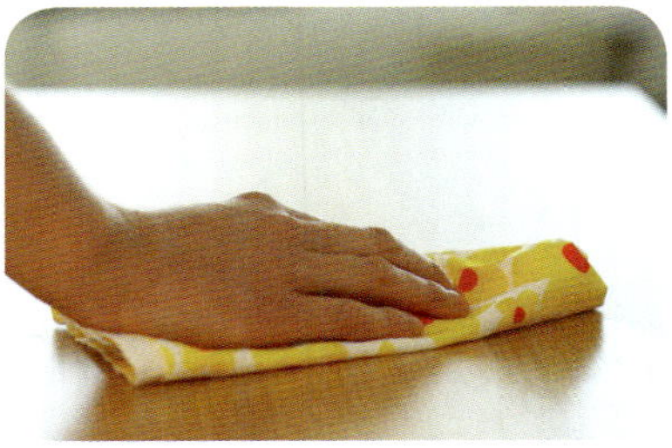

Kein Staub Putzen Sie Haus und Badezimmer gründlich. Wischen Sie das Haus oder die Wohnung feucht. Ein trockenes Tuch wirbelt den Staub und die Wurmeier nur herum.

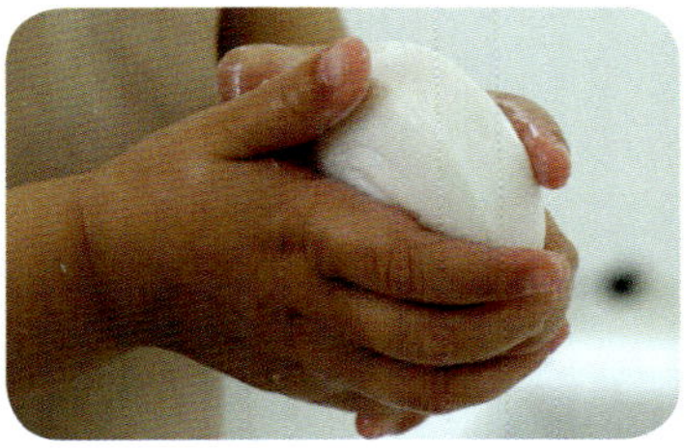

Gründliches Händewaschen Nach der Toilette händewaschen und unter den Fingernägeln schrubben! Nach dem Wickeln sollten auch Sie Hände waschen.

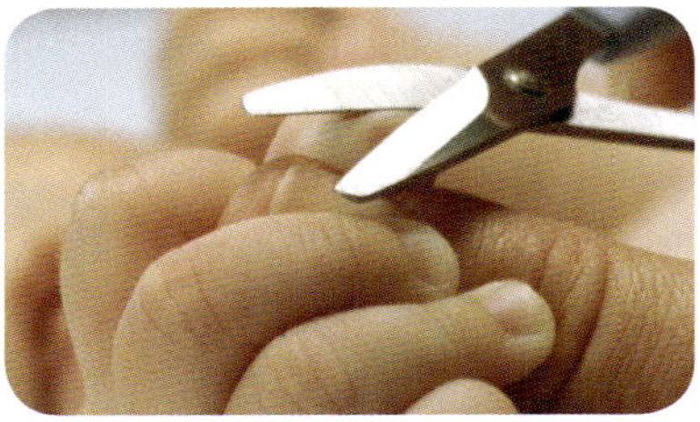

Kurze Fingernägel Schneiden Sie die Nägel kurz, damit Ihr Kind sich nicht kratzt und keine Eier darunter gelangen. Es sollte nicht an den Nägeln kauen oder am Daumen lutschen.

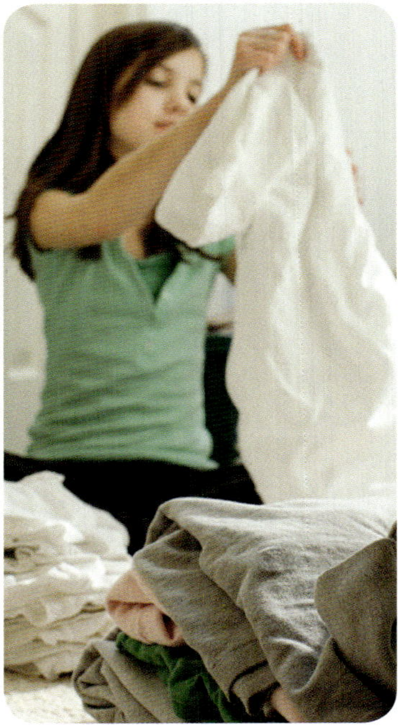

Saubere Wäsche Waschen Sie Bettzeug, Nachtwäsche und Handtücher. Ihr Kind kann Ihnen helfen, seine Spielsachen zu waschen, um die Eier zu beseitigen.

Blinddarmentzündung

Der Wurmfortsatz (Appendix) ist ein kleines, fingerförmiges Organ, das am Dickdarm hängt. Entzündet er sich (Appendizitis), muss er sofort entfernt werden. Eine Appendizitis kann jederzeit auftreten, bei Kindern unter zwei Jahren jedoch eher selten.

Mögliche Symptome

- Plötzliche schnell zunehmende Bauchschmerzen, beginnend in der Umgebung des Bauchnabels, breiten sich später in die untere, rechte Bauchregion aus.
- Mäßiges Fieber.
- Übelkeit oder Erbrechen.
- Appetitlosigkeit.

Ein Durchbruch bei unbehandelter Appendizitis führt zu folgenden Symptomen:

- Schmerzen im ganzen Unterleib.
- Hohes Fieber (bis 40 °C).

WAS SIND DIE URSACHEN?

Die Ursache für eine Appendizitis ist meist nicht bekannt, sie kann jedoch auftreten, wenn die Öffnung des Wurmfortsatzes zum Dickdarm verstopft ist, z. B. durch verhärteten Stuhl. Bakterien können sich dann vermehren und eine Infektion verursachen.

Geschwollene Lymphknoten

Die Symptome bei geschwollenen Unterleibslymphknoten (Lymphadenitis mesenterialis/Pseudoappendizitis) ähneln denen bei Appendizitis.

Mögliche Symptome Schmerzen im mittleren Unterleib, Übelkeit, Erbrechen, Durchfall und Fieber. Die Lymphadenitis mesenterialis klingt von alleine ab. Sie sollten jedoch mit Ihrem Kind zum Arzt gehen, um eine Blindarmentzündung auszuschließen.

Behandlung Wenn sich die Symptome nicht bessern, werden Sie zu einem Chirurgen überwiesen. Ansonsten wird Ihr Arzt Ihnen raten, abzuwarten und Ihr Kind sorgfältig zu beobachten. Die Lymphadenitis mesenterialis klingt innerhalb weniger Tage ohne spezielle Behandlung von selbst ab. Bei Schmerzen können Sie Paracetamol oder Ibuprofen geben.

GIBT ES KOMPLIKATIONEN?

Wird die Blinddarmentzündung nicht umgehend behandelt, besteht die Gefahr eines Durchbruchs in den Bauchraum. Das kann zu einer lebensbedrohlichen Entzündung des Bauchfells (Peritonitis) führen.

SOLL ICH EINEN ARZT AUFSUCHEN?

Klagt Ihr Kind über ständige und zunehmend starke Bauchschmerzen, sollten Sie sofort zum Arzt gehen. Geben Sie Ihrem Kind nichts zu essen oder zu trinken, bevor Sie beim Arzt waren. Hat Ihr Kind schon über sechs Stunden starke Bauchschmerzen oder zeigt es Anzeichen einer Peritonitis (hohes Fieber), sofort den Notarzt rufen.

Fieber und Bauchschmerzen können auch andere Ursachen haben, z. B. eine Harnwegsentzündung oder geschwollene Lymphknoten im Unterleib (siehe Kasten links). Um die Diagnose zu bestätigen und andere Ursachen auszuschließen, wird Ihr Kind sorgfältig untersucht.

Zuerst tastet der Arzt den Unterleib nach Schmerzen und Berührungsempfindlichkeit ab. Blut und Urin werden im Labor auf mögliche Infektionen getestet. Hält der Arzt ein Zuwarten für zu riskant oder konnte er die Diagnose ohne weitere Tests bestätigen, wird Ihr Kind zur operativen Entfernung des Appendix umgehend ins Krankenhaus überwiesen.

Die Operation erfolgt heute meist laparoskopisch. Hierbei wird durch einen kleinen Schnitt eine Minikamera in den Bauchraum geschoben. Über weitere Schnitte werden dann kleine Instrumente eingeführt und der Wurmfortsatz entfernt. Bisweilen muss eine konventionelle Operation erfolgen, die einen etwas größeren Schnitt erfordert.

WIE GEHT ES WEITER?

Nach 2–3 Tagen darf Ihr Kind das Krankenhaus verlassen, bei Komplikationen etwas später. Nach einer Woche darf es wieder in Kindergarten oder Schule gehen. Die Operation hat keine langfristigen Auswirkungen.

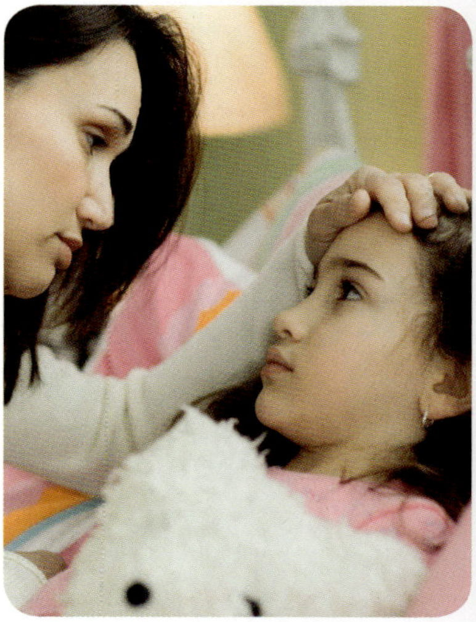

Viel Trost Ein Kind mit Bauchschmerzen und Verdacht auf Blinddarmentzündung muss vom Arzt untersucht werden. Beruhigen und trösten Sie es, bis der Arzt kommt.

Abdominale Migräne

Kinder zwischen fünf und neun Jahren leiden manchmal an einer Art Migräne, die sich nicht in Form von Kopfschmerzen, sondern als Bauchschmerzen äußert.

WAS SIND DIE URSACHEN?
Die Ursache der abdominalen Migräne ist unbekannt. Man nimmt eine genetische Komponente an, da oft weitere Familienmitglieder an Migräne leiden. Bisweilen gibt es spezifische Auslöser, wie Nahrungsmittel, Sport oder Stress. Die Symptome sind ähnlich stark wie Migränekopfschmerzen, d.h. sie sind belastender als normales Bauchweh.

SOLL ICH EINEN ARZT AUFSUCHEN?
Sie sollten mit Ihrem Kind zum Arzt gehen, um andere Ursachen der Bauchschmerzen auszuschließen. Es gibt Medikamente, meist genügen aber Selbsthilfemaßnahmen (siehe unten), um die Schmerzen in den Griff zu bekommen. Hat Ihr Kind regelmäßige oder sehr starke Bauchschmerzen, die es von seinen gewohnten Aktivitäten, z. B. Schulbesuch, Hobby, abhalten, kann der Arzt ein Medikament verschreiben, um Attacken zu verhindern oder zu kontrollieren.

Mögliche Symptome

- ★ Bauchschmerzattacken in der Bauchmitte oder im ganzen Bauchraum, die eine Stunde bis drei Tage andauern.
- ★ Übelkeit und Erbrechen.
- ★ Blasse oder gerötete Haut.
- ★ Wunsch zu sitzen und in einem abgedunkelten Raum zu schlafen.

Was kann ich tun?

Die Migräne Ihres Kindes lässt sich am besten behandeln, indem es die Auslöser meidet. Führen Sie ein Tagebuch über Nahrungsmittel und Symptome und finden Sie die Auslöser heraus.

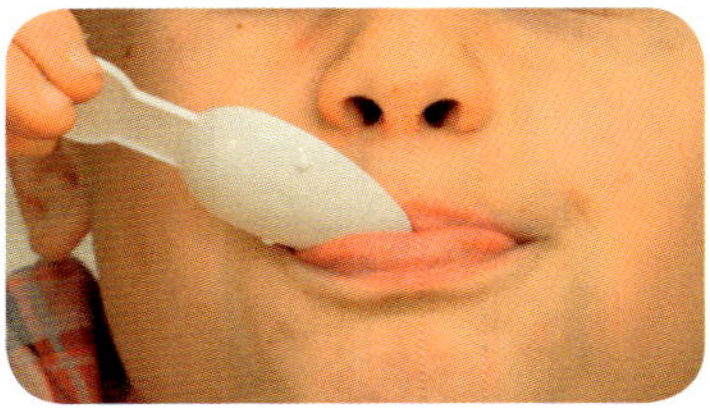

Schmerzmittel Paracetamolzäpfchen oder Ibuprofensaft lindern die Schmerzen bei abdominaler Migräne.

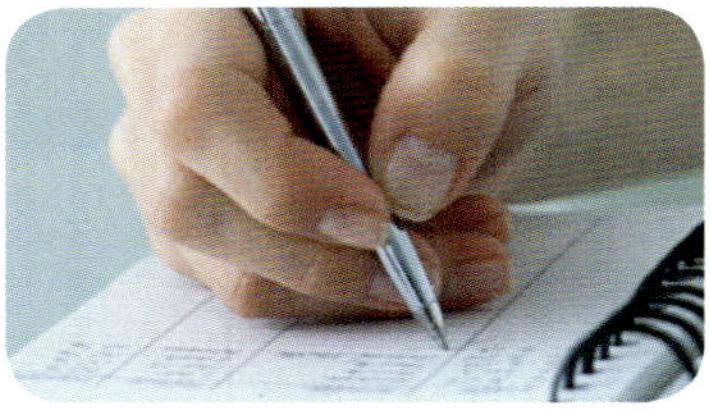

Tagebuch Notieren Sie täglich Nahrungsmittel, Aktivitäten und Symptome, um die Auslöser zu erkennen.

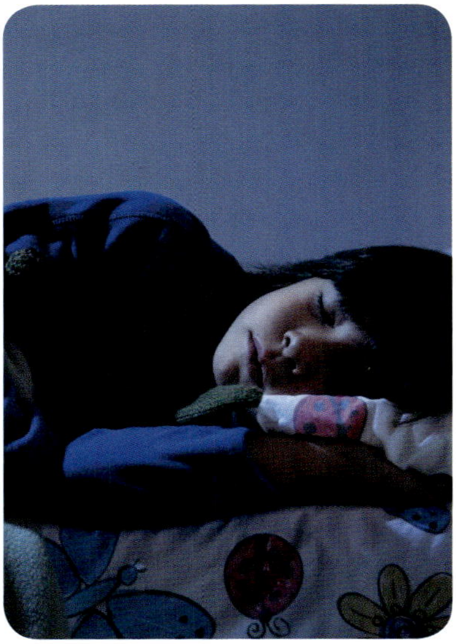

Dunkelheit Während eines Anfalls kann Ihr Kind in einem dunklem Raum schlafen. Danach geht es ihm meist besser.

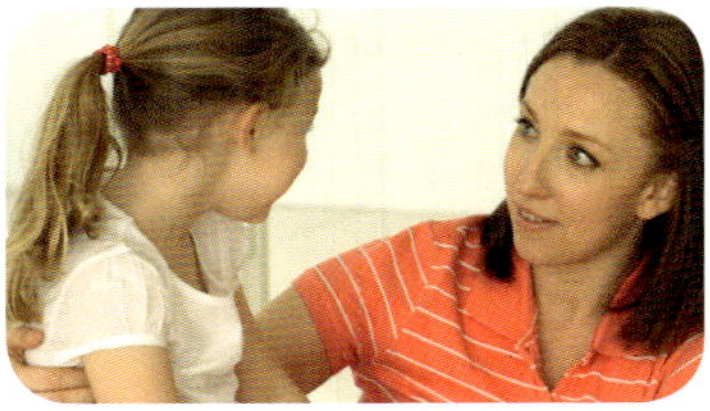

Stressabbau Reden Sie mit Ihrem Kind und den Lehrern über mögliche Probleme, um einer Migräne vorzubeugen.

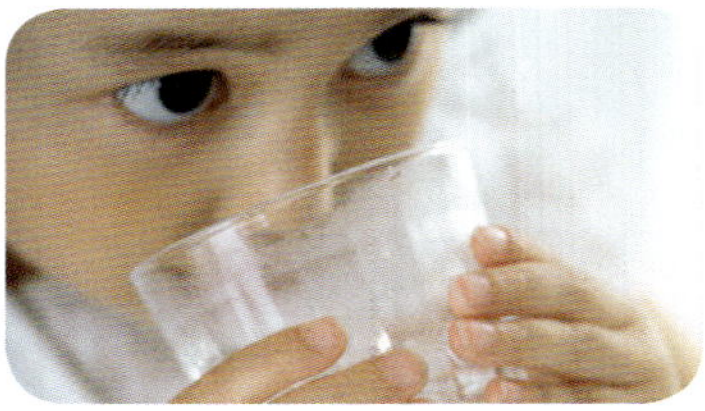

Viel Flüssigkeit Genug trinken und regelmäßige, gesunde Mahlzeiten helfen, die Anfälle zu verhindern.

Wiederholter Bauchschmerz

Viele Kinder haben ab und zu Bauchschmerzen (z. B. bei Magen-Darm-Infekt), 10 % leiden aber unter ständig wiederkehrenden Bauchschmerzattacken.

SOLL ICH EINEN ARZT AUFSUCHEN?
Gehen Sie mit Ihrem Kind zum Arzt, um mögliche Ursachen auszuschließen oder zu behandeln. Meist findet sich keine Ursache und der Arzt wird Sie beruhigen und Ihnen bestätigen, dass mit Ihrem Kind zumindest organisch alles in Ordnung ist.

WAS KANN ICH TUN?
Führen Sie Tagebuch über Symptome und Schmerzen. Notieren Sie, wann Ihr Kind Schmerzen hat, was sich an diesem Tag ereignet und was es gegessen hat. Lässt sich ein wiederkehrendes Muster erkennen? Bei Schmerzen legen Sie Ihrem Kind eine Wärmflasche auf den Bauch und geben Sie ihm warmen Tee. Bei sehr starken Schmerzen helfen Paracetamol oder Ibuprofen.

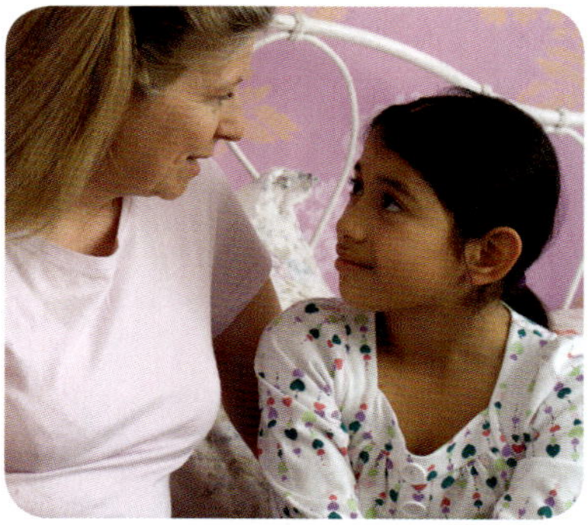

Probleme besprechen Stress oder Ängste können auch zu Bauchschmerzen führen. Sprechen Sie mit Ihrem Kind oder den Lehrern, um herauszufinden, ob es Sorgen hat.

Mögliche Symptome

- ★ Diffuse Bauchschmerzen, die kommen und gehen.
- ★ Innerhalb von drei Monaten mindestens dreimal Bauchschmerzen.
- ★ Starker Schmerz, der die normalen Aktivitäten beeinträchtigt.

EXTRATIPP
Auch wenn sich keine Ursache finden lässt, dürfen Sie nicht vergessen, dass die Schmerzen, die Ihr Kind empfindet, wirklich da sind und ernst genommen werden sollten.

Verstopfung

Manche Kinder haben zweimal am Tag Stuhlgang, andere nur zweimal pro Woche. Beides ist normal. Ein Kind hat dann Verstopfung, wenn es deutlich seltener als üblich Stuhlgang hat, der Stuhl hart und trocken ist und nur mit Mühe abgeht.

WAS SIND DIE URSACHEN?
Verstopfung kann viele Ursachen haben, z. B. eine ballaststoffarme Ernährung, eine zu geringe Flüssigkeitszufuhr oder das Einhalten des Stuhldrangs. Manche Kinder gehen in der Schule oder im Kindergarten nicht gerne auf die Toilette. Andere Kinder, die schon einmal Verstopfung und Schmerzen beim Stuhlgang hatten, versuchen den nächsten Stuhlgang zu unterdrücken, um sich den Gang zur Toilette zu ersparen. Sie verkrampfen die Muskeln am After, statt sie zu entspannen. Dadurch sammelt sich immer mehr Stuhl an und wird hart, sodass der nächste Stuhlgang wieder schwierig und schmerzhaft wird. Ein Teufelskreis beginnt.

Mögliche Symptome

- ★ Trockener, harter Stuhl in Form von Kügelchen oder Kötteln.
- ★ Anstrengung beim Stuhlgang.
- ★ Bauchschmerzen.
- ★ Schmerzen beim Stuhlgang.
- ★ Vermeidung des Toilettengangs.
- ★ Durchfall bei sehr starker Verstopfung: Der noch weiche Stuhl im oberen Teil des Dickdarms fließt dann um den harten Stuhl herum.

SOLL ICH EINEN ARZT AUFSUCHEN?
Meist hält die Verstopfung nur wenige Tage an und verschwindet von selbst oder mithilfe der beschriebenen Maßnahmen. Gehen Sie zum Arzt, wenn es nicht besser wird oder Sie sich Sorgen machen.

Der Arzt verschreibt bei starker, lang bestehender Verstopfung einen Einlauf, um den Enddarm zu entleeren und die Schmerzen Ihres Kindes zu beseitigen. Anschließend können natürliche Stuhlweichmacher gegeben werden (z.B. Laktulose). Gemeinsam besprechen Sie, wie man den Teufelskreis aus Stuhlgang – Angst – Verstopfung durchbrechen kann. Dabei wird auf eine ballaststoffreiche, gesunde Ernährung umgestellt.

Eine weitere Methode ist das Stuhltraining. Hier lernen Kinder, welche Muskeln sie beim Stuhlgang ent- und welche sie anspannen müssen. Ob diese Methode wirkt, ist nicht sicher erwiesen, sie kann jedoch in Verbindung mit anderen Maßnahmen hilfreich sein.

KANN MAN VORBEUGEN?
Eine Verstopfung kann mit denselben Maßnahmen vermieden werden, mit denen sie auch behandelt wird: ballaststoffreiche Ernährung, viel Wasser trinken, ausreichend Bewegung und regelmäßige Toilettengänge zur Stuhlentleerung.

Was kann ich tun?

Verstopfung sollte schnell behandelt werden, um den Kreislauf aus schmerzhaftem Stuhlgang und Verweigerung des Toilettengangs zu durchbrechen. Eine ballaststoffreiche Ernährung und viel Wasser sind sehr wichtig. Ihr Kind kann auf der Toilette sein Lieblingsbuch lesen, damit es sich entspannt.

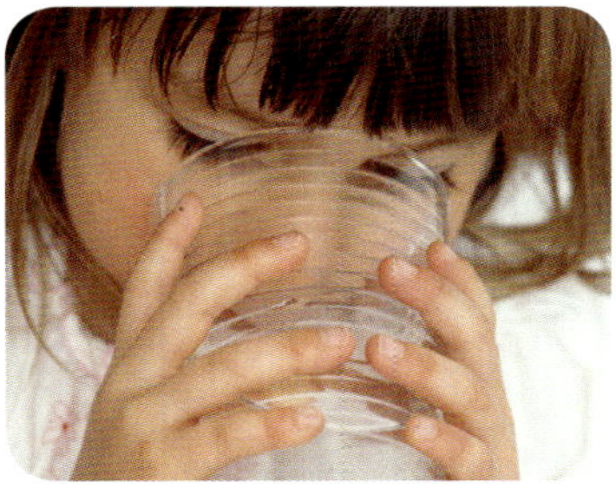

Wasser Ihr Kind sollte täglich möglichst viel Wasser trinken, um eine Verstopfung zu vermeiden oder zu beheben.

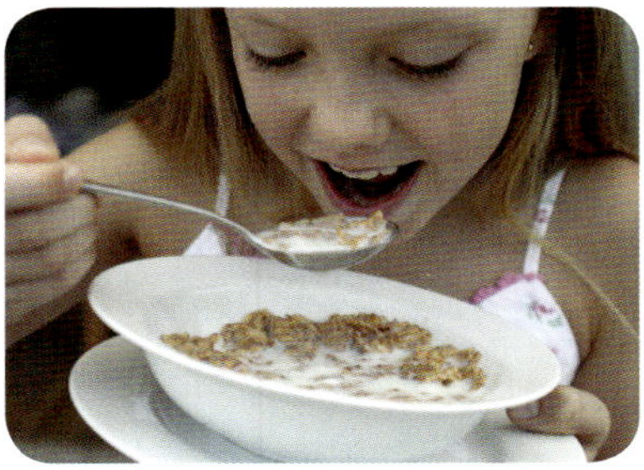

Ballaststoffreiche Nahrung Geben Sie Vollkornmüsli, -brot, -nudeln sowie viel frisches Obst und Gemüse (vorzugsweise roh).

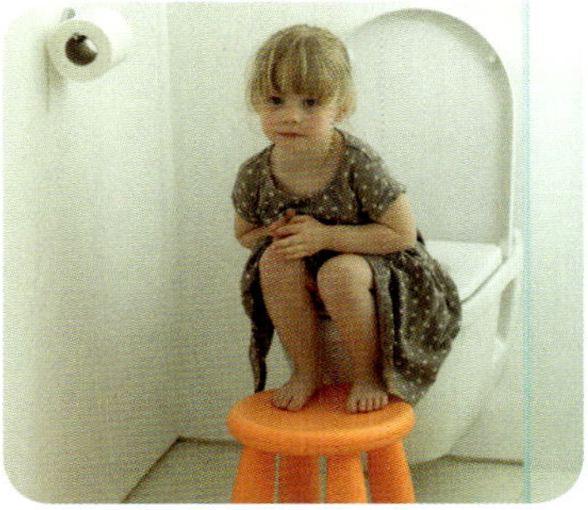

Toilettengang Ihr Kind sollte regelmäßig auf die Toilette. Mit einer Fußstütze kann es entspannter sitzen, der Anuskanal wird gestreckt und der Stuhl geht leichter ab.

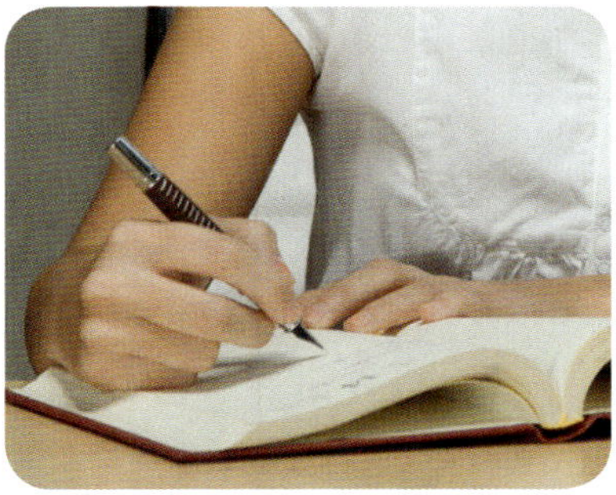

Tagebuch Notieren Sie täglich, was Ihr Kind isst, wann es zur Toilette geht, Sport treibt oder etwas trinkt. Belohnen Sie es, wenn es etwas gegen seine Verstopfung tut.

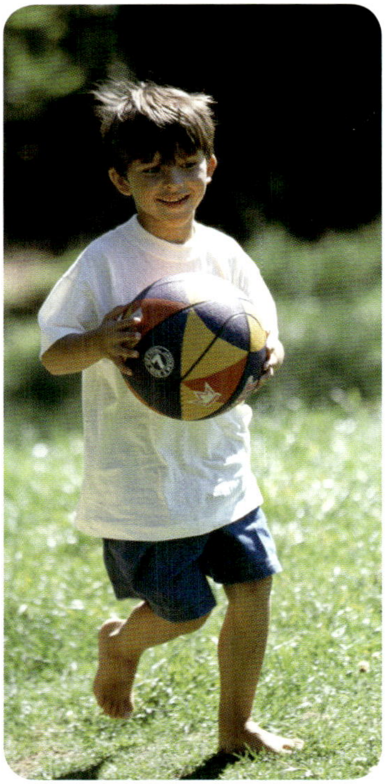

Viel Bewegung Ihr Kind sollte sich ausreichend körperlich betätigen und Sport treiben. Bewegung hält den Darm auf Trab und kurbelt die Verdauung an.

Chronisch unspezifische Durchfälle

Leidet ein Kind, im Alter zwischen 1–5, unter wiederkehrenden Durchfällen, kann es sich um chronisch unspezifische Durchfälle handeln.

WAS SIND DIE URSACHEN?

Die Ursache ist bisher nicht bekannt. Die Nahrung kann trotzdem gut verwertet werden. Der Körper Ihres Kindes wird also auch bei chronisch unspezifischen Durchfällen alle notwendigen Nährstoffe bekommen.

SOLL ICH EINEN ARZT AUFSUCHEN?

Gehen Sie zum Arzt, um andere Ursachen des Durchfalls auszuschließen. Bei chronisch unspezifischen Durchfällen geht es den Kindern sonst gut: sie haben kein Fieber, essen, trinken, sind aktiv und gedeihen normal.

Mögliche Symptome

★ Lockere oder wenig geformte Stühle, eventuell sehr geruchsintensiv.

★ Sichtbare Stückchen der Nahrung (Mais, Möhrenstückchen) im Stuhl.

Was kann ich tun?

Meist ist keine Behandlung nötig, die Symptome bessern sich mit der Zeit. Ein Tagebuch kann helfen, die auslösenden Nahrungsmittel zu finden.

Lassen Sie kein Nahrungsmittel weg, ohne den Arzt zu fragen. Kinder brauchen eine ausgewogene Ernährung. Probieren Sie diese Maßnahmen aus:

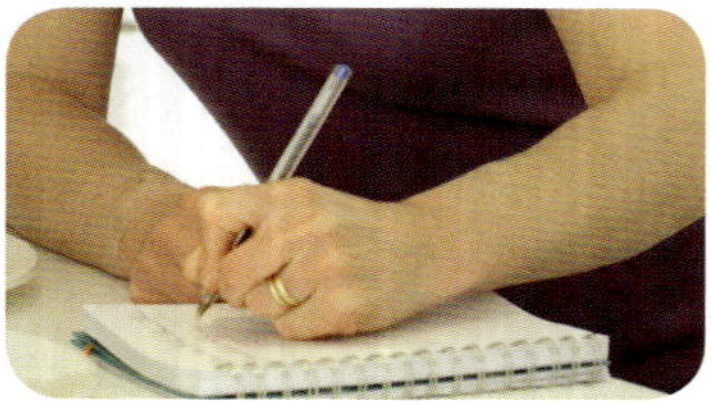

Tagebuch Notieren Sie, was Ihr Kind isst, ob und wann es Durchfall hat. Vielleicht kann man ein bestimmtes Nahrungsmittel als Auslöser erkennen?

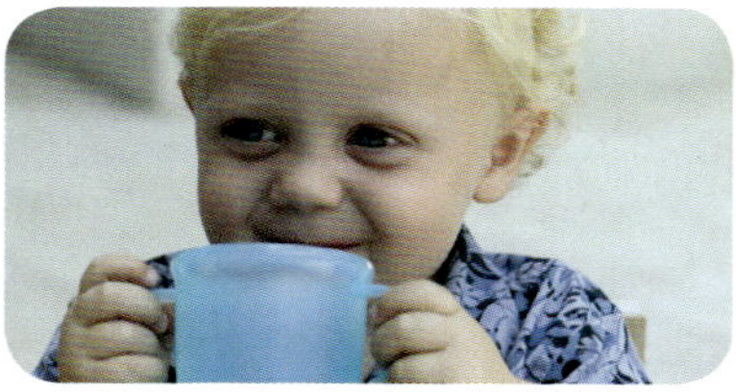

Viel Flüssigkeit Geben Sie Wasser zu trinken, keinen Fruchtsaft und keine Limonade. Sie enthalten Zucker und ziehen Wasser in den Stuhl, was zu Durchfall führen kann.

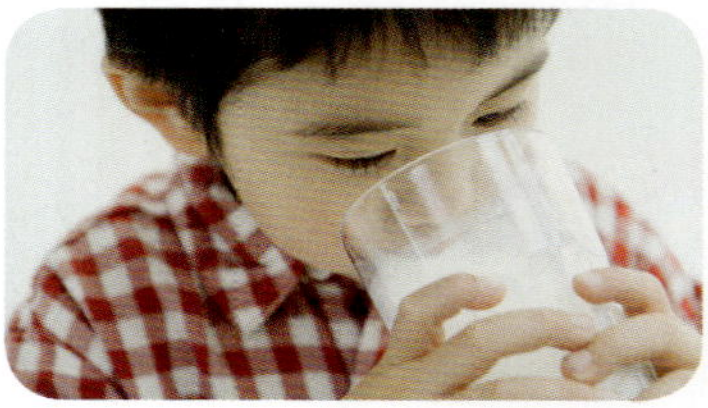

Nichts Fettarmes Fettarme Ernährung kann zu Durchfall führen. Geben Sie Vollmilch, Vollmilchjoghurt und Käse mit normalem Fettgehalt.

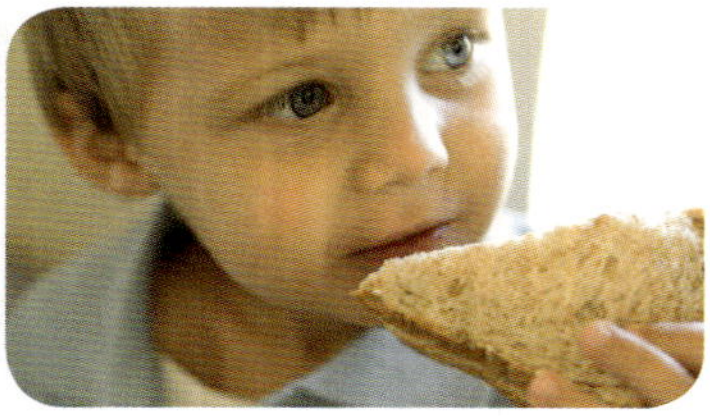

Ballaststoffreiche Nahrung Geben Sie Ihrem Kind mehr Ballaststoffe (z. B. in Vollkornbrot). Sie binden das Wasser im Stuhl und er wird fester.

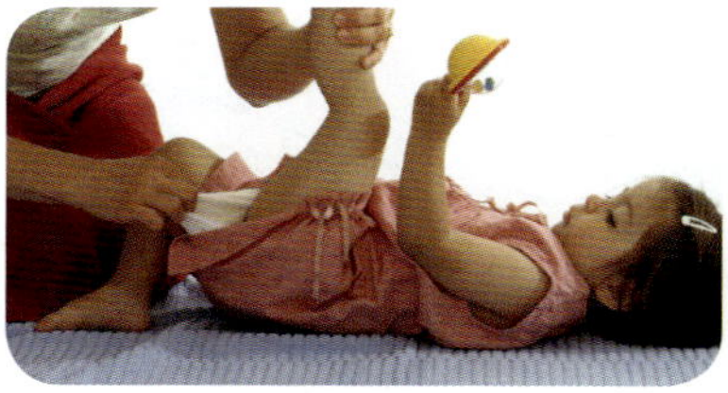

Wickeln Wechseln Sie häufig die Windeln und säubern Sie sorgfältig den Po Ihres Kindes, damit es nicht zu einer Windeldermatitis kommt.

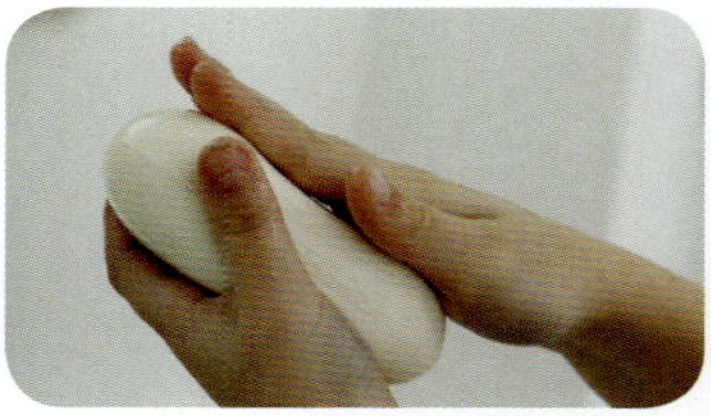

Gründliches Händewaschen Zeigen Sie Ihrem Kind, wie es den Po richtig abwischt und danach die Hände wäscht, um eine Infektion zu vermeiden.

Erkrankungen der Harnwege und Geschlechtsorgane

Die Niere filtert Abfallprodukte aus dem Blut, die dann als Urin über die Harnwege ausgeschieden werden. Von der Niere fließt der Urin durch den Harnleiter in die Blase, bevor er den Körper über die Harnröhre verlässt. Diese endet bei Männern im Penis und bei Frauen in der Scheide.

In diesem Kapitel werden zwei wichtige Harnwegserkrankungen bei Kindern behandelt: der Harnwegsinfekt und das Einnässen (tagsüber und/oder nachts). Zudem werden verschiedene Erkrankungen der Geschlechtsorgane beschrieben. Bei Jungen können Hoden und Penis betroffen sein, bei Mädchen kann es zu einer Entzündung der äußeren Genitale oder der Scheide kommen.

Harnwegsinfekt

Eine Infektion der Harnwege wird von Bakterien verursacht. Mädchen sind häufiger betroffen, da ihre Harnröhre, durch die der Urin den Körper verlässt, kürzer ist als bei Jungen. Die Bakterien können so leichter in die Blase aufsteigen.

Urinprobe entnehmen

Eventuell bittet Sie der Arzt, zur Untersuchung eine Urinprobe Ihres Kindes mitzubringen. Je nach Alter des Kindes gibt es unterschiedliche Methoden, diese zu entnehmen:

★ **Kinder, die auf die Toilette gehen** Bitten Sie Ihr Kind, Wasser zu lassen. Kurz nach Beginn soll es einen Becher unter den Strahl halten, um den Mittelstrahlurin aufzufangen, ohne dass der Becher dabei Ihr Kind berührt.

★ **Kinder, die aufs Töpfchen gehen** Lassen Sie Ihr Kind in ein mit heißem Wasser ausgespültes Töpfchen urinieren. Den Urin dann in den Becher umfüllen.

★ **Wickelkinder** Lassen Sie Ihr Kind ohne Windel herumlaufen und halten Sie schnell den Becher bereit, wenn es Wasser lässt. Funktioniert das nicht, gibt es spezielle Plastikbeutelchen, die um die Genitalregion geklebt werden können. Bei dieser Methode besteht allerdings die Gefahr, dass der Urin durch Bakterien auf der Haut kontaminiert wird.

WELCHE FORMEN GIBT ES?

Bei Kindern handelt es sich meist um eine Infektion der Blase und/oder Harnröhre. Die Entzündung kann auch in die oberen Harnwege aufsteigen und die Niere befallen. Dieser Infekt ist dann ernsthafter, da die Niere dabei vernarben kann. Sie kommt bei Kindern jedoch relativ selten vor.

WAS SIND DIE URSACHEN?

Der aktuelle Auslöser eines Harnwegsinfekts ist nicht immer klar. Gerade bei einem Mädchen gelangen Bakterien schnell vom After über die Scheide in die Harnröhre, wenn es nach dem Stuhlgang den Po nicht von vorne nach hinten wischt, sondern von hinten nach vorne. Kinder, die unter Verstopfung leiden, sind anfälliger für einen Harnwegsinfekt, da der gefüllte Mastdarm Druck auf die Blase ausübt, die sich dann nicht richtig entleert. Bakterien können sich im verbleibenden Urin leicht vermehren. Auch bei Kindern, die den Urin anhalten,

Mögliche Symptome

Allgemeines Unwohlsein bei jüngeren Kindern (unter zwei oder drei Jahren):

★ Fieber.

★ Erbrechen.

★ Appetitlosigkeit.

★ Gedeihstörung.

Bei älteren Kindern obige Symptome sowie:

★ Häufiges Wasserlassen.

★ Brennendes oder stechendes Gefühl beim Wasserlassen.

★ Blut im Urin (bei kleinen Kindern in der Windel sichtbar).

★ Unterleibs- oder Rückenschmerzen.

★ Übel riechender Urin.

Was kann ich tun?

Viel Trinken hilft, die Bakterien aus den Harnwegen zu spülen, und ersetzt die Flüssigkeit, die bei Erbrechen und Durchfall verloren geht.

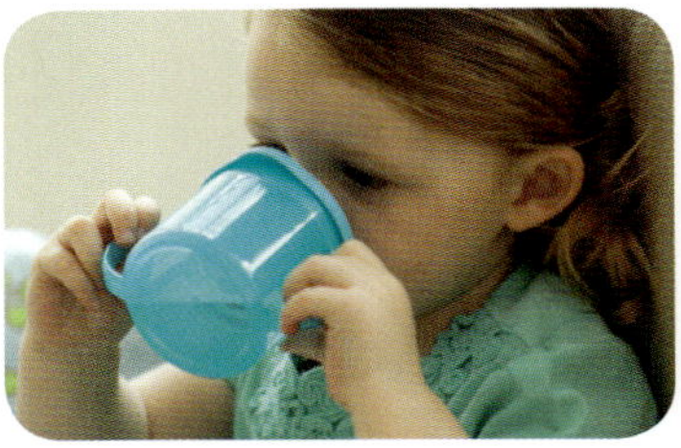

Viel Flüssigkeit Ihr Kind sollte viel trinken, um schneller zu genesen und ein Austrocknen zu verhindern.

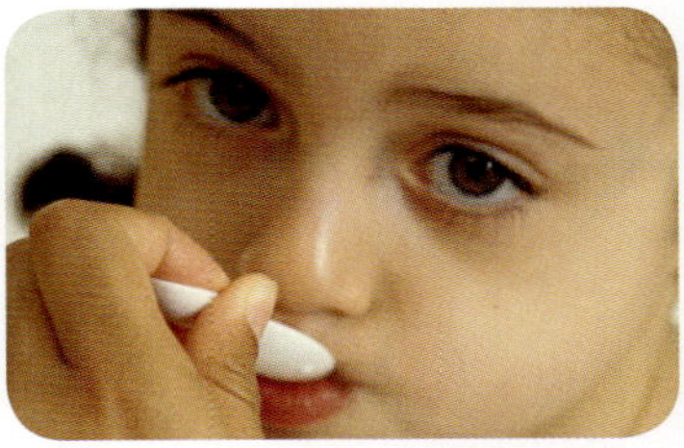

Schmerzmittel Geben Sie Ihrem Kind bei Fieber und Schmerzen Paracetamolzäpfchen oder Ibuprofensaft.

obwohl sie eigentlich zur Toilette müssten, entzünden sich die Harnwege häufiger.

Zudem erhöht ein vesikorenaler Reflux das Risiko eines Harnwegsinfekts. Bei dieser Erkrankung fließt der Urin wegen einer fehlerhaften Klappe zwischen Harnleiter und Niere aus dem Harnleiter in die Niere zurück.

SOLL ICH EINEN ARZT AUFSUCHEN?

Bei Anzeichen einer Entzündung der Harnwege sollte Ihr Kind vom Arzt untersucht werden. Die Behandlung hängt vom Alter ab.

Bei einem Baby unter sechs Monaten mit Symptomen eines Harnwegsinfekts erfolgt eine sofortige Urinuntersuchung im Krankenhaus. Bestätigt sich die Diagnose, wird dort direkt mit einer intravenösen Antibiotikatherapie begonnen.

Bei Kindern über sechs Monaten untersucht der Arzt den Urin in der Praxis selbst. Entweder nimmt er gleich dort eine Urinprobe oder Sie werden gebeten, eine Urinprobe von zu Hause mitzubringen (siehe Kasten linke Seite). Der Arzt taucht ein Teststäbchen in die Probe. Bei Anzeichen einer Infektion schickt er den Urin eventuell zur Feststellung des Erregers zusätzlich in ein Labor. Bei schwächeren Symptomen wartet er dann meist erst die Ergebnisse ab, bevor er mit einer medikamentösen Behandlung beginnt. Geht es Ihrem Kind jedoch sehr schlecht, wird er sofort Antibiotika geben. Sobald die Ergebnisse vorliegen, kann er dann, wenn nötig, ein anderes Antibiotikum einsetzen, das gezielt gegen den Erreger wirkt.

Je nach Alter des Kindes, Art des Erregers und Häufigkeit der Infektionen wird Ihr Kind weitere Untersuchungen durchlaufen, z. B. einen Ultraschall oder andere bildgebende Verfahren, entweder noch während der Infektion oder danach. Die meisten Kinder erholen sich nach einer Harnwegsinfektion schnell, manche leiden jedoch wiederholt darunter.

KANN MAN VORBEUGEN?

Zeigen Sie Ihrer Tochter, wie sie nach dem Toilettengang von vorne nach hinten wischt. Kleinen Mädchen fällt das oft noch schwer. Jungen sollten die Region um die

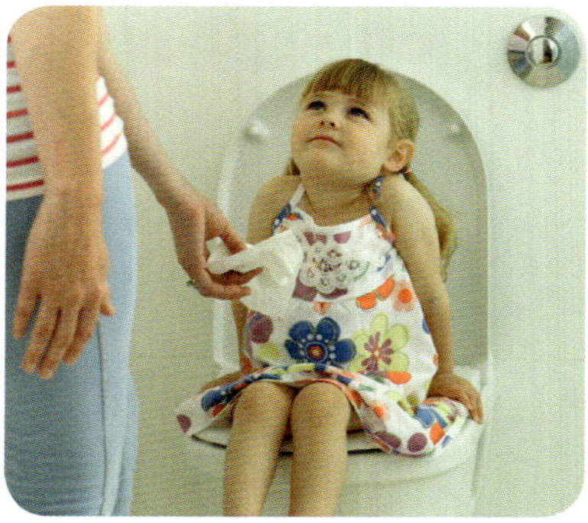

Von vorne nach hinten wischen Zeigen Sie Ihrem Kind diese Technik, damit keine Bakterien vom After in die Scheide kommen.

Vorhaut gut waschen. Die Vorhaut dürfen sie dabei nicht zurückziehen. Leidet Ihr Kind häufig unter Verstopfung, gehen sie zum Arzt. Gerade dann sollte Ihr Kind viel trinken. Achten Sie darauf, dass es regelmäßig zur Toilette geht und den Urin nicht anhält.

Eichelentzündung

Eine Entzündung des Peniskopfes bzw. der Eichel (Balanitis) ist in jedem Alter möglich. Gleichzeitig kann die Vorhaut entzündet sein.

WAS SIND DIE URSACHEN?

Ursache ist entweder eine Hauterkrankung, z. B. Neurodermitis oder Psoriasis, oder eine Infektion durch Pilze (Candida) oder Bakterien. Auch eine Reaktion auf eine Reizung, z. B. durch starke Seifen, ist möglich. Meist sind kleinere Jungen betroffen, bei denen die Vorhaut noch nicht zurückgezogen werden kann, sowie Jungen mit einer Vorhautverengung (s. S. 181). Hier sammeln sich Schweiß und Urin unter der Vorhaut an und können die Haut reizen und zur Entzündung führen.

WAS KANN ICH TUN?

Waschen Sie die Genitalien Ihres Sohnes täglich mit Wasser, nicht mit Seife, und trocknen Sie den Penis gut ab. Ihr Kind sollte Wäsche aus Baumwolle tragen. Bei Eichelentzündung helfen Kamillenbäder. Verdünnen Sie Kamillenkonzentrat im angenehm warmen Badewasser.

SOLL ICH EINEN ARZT AUFSUCHEN?

Helfen die Selbsthilfemaßnahmen nicht, gehen Sie mit Ihrem Sohn zum Arzt. Ist die Entzündung leicht, empfiehlt er zunächst

Mögliche Symptome

- Geschwollene, rote, wunde Eichel.
- Juckreiz.
- Ausschlag.
- Sekret.
- Strenger Geruch.

Bäder mit antiseptischen Zusätzen und das Auftragen einer Heilsalbe. Bei einer Infektion verschreibt er eine Salbe gegen Pilze oder eine Antibiotikasalbe. Bei Hauterkrankung oder Allergie hilft eine entzündungshemmende Salbe, eventuell kombiniert mit Antibiotika- oder Pilzsalbe. Bei ständigen Eichelentzündungen und Vorhautverengung (s. S. 181) ist eine Beschneidung möglich.

Einnässen

Kinder lernen, die Blase zu kontrollieren, und sind erst tagsüber, dann nachts trocken. Wenn sie mit 4 Jahren tagsüber nicht trocken sind und mit über 7 Jahren noch das Bett nässen, sollten Sie den Arzt befragen.

WAS SIND DIE URSACHEN?

Eine überaktive Blase kann zum Einnässen am Tage führen. Kleine Urinmengen werden abgelassen, bevor die Blase vollständig gefüllt ist. Kinder, die den Urin anhalten, weil sie z. B. in der Schule nicht zur Toilette gehen wollen, neigen auch eher dazu, tagsüber einzunässen.

Bettnässen findet sich häufig bei Kindern mit sehr tiefem Schlaf. Dabei ist der Teil des Gehirns, der ihm signalisiert, aufzuwachen und zur Toilette zu gehen, noch nicht vollständig entwickelt. Auch wenn der Körper noch nicht genug antidiuretisches Hormon produziert, das die Urinproduktion in der Nacht drosselt, ist ein nächtliches Einnässen möglich. Bettnässen kommt häufiger bei Kindern vor, deren Eltern ebenfalls das Bett genässt haben.

Ein Kind, das wieder einnässt, nachdem es bereits trocken war, kann unter Stress, Angst oder einer Krankheit leiden.

SOLL ICH EINEN ARZT AUFSUCHEN?

Gehen Sie zum Arzt, wenn Ihr Kind

- ★ Nach dem 4. Geburtstag regelmäßig tagsüber einnässt.
- ★ Mindestens 6 Monate trocken war und wieder angefangen hat einzunässen.
- ★ Trotz Selbsthilfemaßnahmen nach dem 7. Geburtstag mehr als zweimal wöchentlich das Bett nässt.

Der Arzt untersucht Ihr Kind und behandelt eventuelle Probleme, z. B. eine Infektion. Findet sich keine körperliche Ursache, empfiehlt er die unten gezeigten Selbsthilfemaßnahmen. Helfen diese nicht, kann er für die Nacht eine Klingelhose verschreiben. Dieses Gerät schlägt Alarm, wenn es mit Urin in Berührung kommt. Das Kind wacht auf und kann zur Toilette gehen. Mit der Zeit bemerkt es auch ohne Alarm, dass die Blase voll ist. Kurzfristig, z. B. während eines Schulausflugs, kann man Hormontabletten geben, die nachts die Urinproduktion drosseln.

WIE GEHT ES WEITER?

Bettnässen kommt bei Kindern häufig vor, bei Erwachsenen selten. Es wächst sich also meistens aus.

Was kann ich tun?

Es gibt verschiedene Selbsthilfemaßnahmen. Wichtig ist, dass Sie mit Ihrem Kind nicht schimpfen, wütend werden oder es bestrafen, da es dadurch unter Druck gerät und verstärkt einnässt. Loben Sie es, wenn es trocken bleibt. Die Toilette muss leicht zugänglich sein (z. B. Toilettensitz).

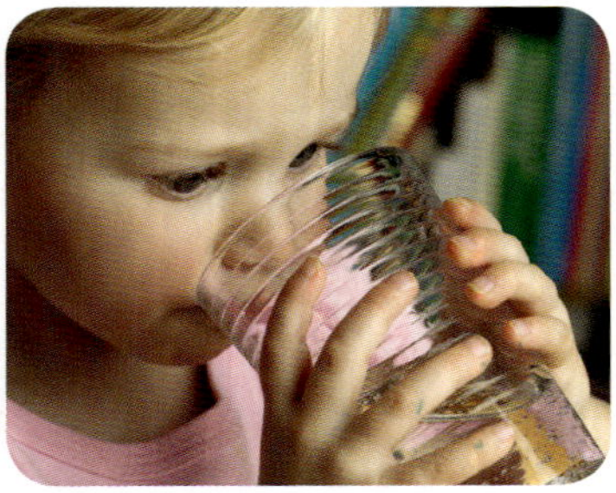

Ausreichende Trinkmenge Ihr Kind sollte tagsüber genug trinken, jedoch keine koffeinhaltigen Getränke (Tee, Kaffee, Cola oder Kakao). Diese regen die Urinproduktion zu stark an und Ihr Kind könnte nachts einnässen.

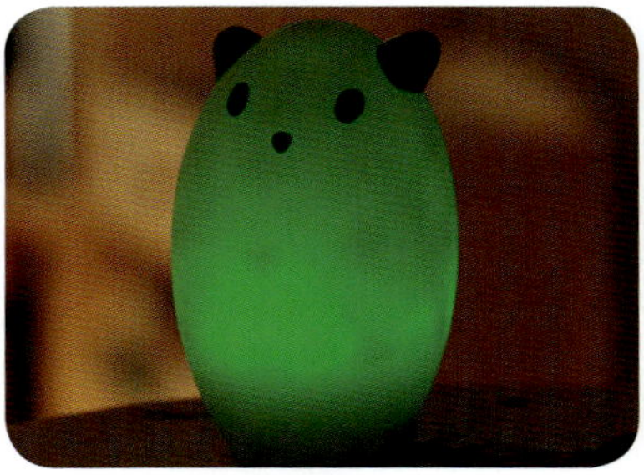

Zugang zur Toilette Ihr Kind sollte leicht aus dem Bett und zur Toilette gelangen. Bringen Sie z. B. neben dem Bett und der Toilette ein Nachtlicht an. In einem Stockbett sollte Ihr Kind unten schlafen. Ein Toilettenaufsatz erleichtert das Sitzen.

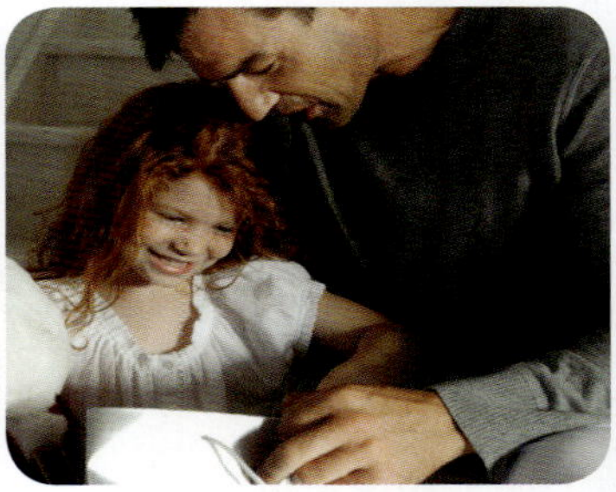

Lob und Belohnung Beides ist für Kinder sehr wichtig. Geben Sie ihm einen Anreiz zur Blasenkontrolle. Sie könnten ihm z. B. ein kleines Geschenk versprechen, wenn es nachts trocken bleiben kann.

Vorhaut-Probleme

Die Vorhaut bedeckt den nicht erigierten Penis. Viele Eltern machen sich über manche Auffälligkeiten oder Erkrankungen der Vorhaut Sorgen.

WICHTIG
Schieben Sie niemals gewaltsam die Vorhaut Ihres Sohnes zurück. Das Gewebe könnte verletzt werden, was zu Blutungen und Vernarbungen führen kann.

WELCHE FORMEN GIBT ES?

Eltern sorgen sich häufig, weil sie die Vorhaut ihres kleinen Sohnes nicht zurückziehen können. Das ist jedoch völlig normal und bedarf keiner Therapie. Es gibt dagegen Auffälligkeiten, die behandelt werden müssen, z. B. eine Vorhautverengung (Phimose) oder eine Vorhaut, die nach dem Zurückziehen stecken bleibt (Paraphimose).

★ **Nicht zurückziehbare Vorhaut** Bei den meisten neugeborenen Jungen ist die Vorhaut an der Eichel befestigt und kann nicht zurückgezogen werden. Mit zunehmendem Alter löst sie sich von der Eichel. Im Alter von 6 Monaten lässt sich bei drei Viertel die Vorhaut noch nicht zurückziehen. Mit 1 Jahr sind es 50 %, im Alter von 4 Jahren noch 10 %. In der Pubertät hat lediglich 1 % der Jungen eine Vorhaut, die nicht zurückgezogen werden kann. Diese bläht sich dann beim Wasserlassen leicht auf. Versuchen Sie nicht, die Vorhaut zurückzuschieben, da dies zu Verletzungen führen könnte. Gegen das Smegma, die weißlich-gelbe Substanz aus Urin und abgestorbenen Hautzellen unter der Vorhaut, müssen Sie nichts tun. Lässt sich die Vorhaut auf Dauer nicht zurückschieben, und hat sich die Eichel entzündet, verschreibt der Arzt eine entzündungshemmende Salbe. Ansonsten ist keine Behandlung nötig, da sich die Vorhaut bis zur Pubertät löst.

★ **Phimose** Ursache der Vorhautverengung können Vernarbungen infolge wiederholter Infektionen der Eichel oder Verletzungen durch gewaltsames Zurückziehen der Vorhaut sein. Bei der Phimose bläht sich die Vorhaut beim Wasserlassen auf. Durch das angesammelte Smegma steigt das Infektionsrisiko. Behandelt wird zunächst mit entzündungshemmender Salbe. Eventuell ist eine Beschneidung notwendig.

★ **Paraphimose** Wenn die zu enge Vorhaut zurückgezogen wurde und stecken bleibt, schwillt die Eichel an. Die Vorhaut kann nun nicht mehr zurückgeschoben werden. Das ist schmerzhaft und muss sofort behandelt werden. Unter Narkose wird die Vorhaut wieder in die normale Position gebracht.

Hodenhochstand

Die Hoden bilden sich, schon im Mutterleib, im Unterleib der Jungen und wandern vor der Geburt in den Hodensack. Geschieht das nicht, spricht man vom Hodenhochstand.

WIE WIRD ER FESTGESTELLT?

Ein Hodenhochstand verursacht keine Schmerzen, die Hoden sind jedoch im Hodensack nicht tastbar. Bei den Vorsorgeuntersuchungen in den ersten Lebensjahren überprüft der Arzt den Sitz der Hoden. Kann er einen Hoden nicht im Hodensack tasten, überprüft er, ob er ihn in der Leiste oder im Unterleib spüren kann. Wenn es kalt ist oder der Arzt kalte Hände hat, wurde der Hoden vielleicht einfach nur aus dem Hodensack hochgezogen. Babys und Jungen besitzen diesen Reflex. Bei einer erneuten, späteren Untersuchung wird das kontrolliert. Bei vielen Jungen steigen die Hoden noch in den ersten 6 Lebensmonaten ab. Ist einer oder sind beide Hoden nicht zu tasten und ist Ihr Sohn älter als 6 Monate, wird mit der Behandlung begonnen.

WIE WIRD BEHANDELT?

Zunächst wird Ihr Sohn mit Hormonen behandelt, die als Nasenspray und/oder zum Einnehmen verabreicht werden. Ist die Therapie erfolglos und Ihr Sohn fast ein Jahr alt, wird der Hoden operativ in den Hodensack befördert. Dies ist notwendig, da der Hodenhochstand sonst zu Unfruchtbarkeit führen kann und ein erhöhtes Hodenkrebsrisiko besteht.

Wasserbruch

Manche neugeborenen Jungen haben bei Geburt einen Wasserbruch. Hierbei handelt es sich um eine Ansammlung von Flüssigkeit im Hodensack.

Mögliche Symptome

- ★ Schwellung im Hodensack, wie bei einem flüssigkeitsgefüllten Ballon.
- ★ Gewöhnlich schmerzlos.

WAS SIND DIE URSACHEN?
Im Mutterleib bilden sich die Hoden aus und wandern über Kanäle in den Hodensack. Diese Kanäle schließen sich normalerweise nach Absteigen der Hoden. Funktioniert das nicht, sammelt sich Flüssigkeit an, die zu einem Wasserbruch führt. Meist ist nur eine Seite betroffen. Ein Wasserbruch kann in Verbindung mit einem Leistenbruch auftreten.

SOLL ICH EINEN ARZT AUFSUCHEN?
Meist bessert sich ein Wasserbruch mit der Zeit und erfordert keine Behandlung. Ist er bis zum Alter von einem Jahr nicht verschwunden oder sehr groß und bereitet er Beschwerden, kann er operativ entfernt werden. Ein Wasserbruch hat keine langfristigen Auswirkungen und beeinträchtigt die Fruchtbarkeit nicht.

Entzündung der Scheide

Eine Entzündung der äußeren Genitale (Vulva) und der Scheide (Vagina) kommt bei Mädchen häufig vor und heißt Vulvovaginitis.

Mögliche Symptome

- ★ Wunde und juckende Scheide.
- ★ Schmerzen beim Wasserlassen.
- ★ Ausfluss aus der Scheide.

Was kann ich tun?

Ziehen Sie Ihrem Kind keine engen Trikots oder einschneidende Strumpfhosen an.

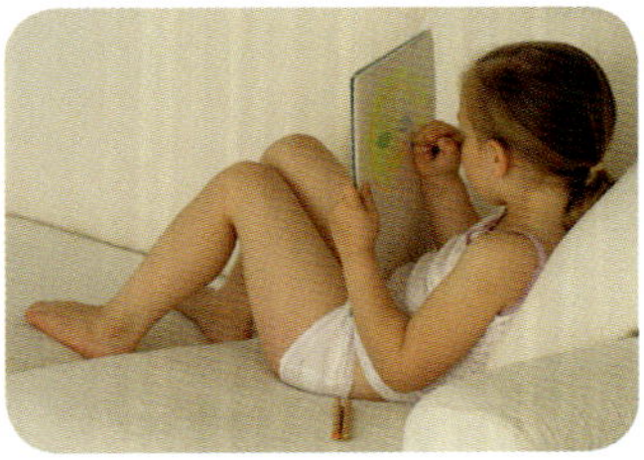

Luft daran lassen Ihre Tochter sollte lockere Baumwollunterwäsche tragen und nachts ohne Unterhose schlafen.

WAS SIND DIE URSACHEN?
Eine Entzündung von Vulva und Vagina wird häufig durch Bakterien verursacht. Kleine Kinder wischen den Po nicht von vorne nach hinten, sondern von hinten nach vorne. Da bei jungen Mädchen der After dicht neben Vulva und Vagina liegt, gelangen dabei Bakterien aus dem Stuhl leichter in die Scheidenregion. Vor der Pubertät haben junge Mädchen wenig Östrogen, ihre Schamlippen sind noch klein und es fehlt die schützende Behaarung, was das Risiko eines Infekts vergrößert. Bisweilen steckt ein Mädchen etwas in seine Scheide und es kommt ebenfalls zu einer Entzündung. Eine Vulvovaginitis kann auch durch Seifen oder Schaumbäder verursacht werden oder einen hartnäckigen Madenwurmbefall.

WIE WIRD BEHANDELT?
Die Entzündung bessert sich häufig, wenn Ihre Tochter sich mit Wasser oder Seifenersatz wäscht und lockere Kleidung trägt (siehe links). Kein Schaumbad nehmen! Bei anhaltenden Beschwerden gehen Sie mit Ihrer Tochter zum Arzt. Er verschreibt eine antibiotische Salbe. Richtiges Abwischen nach dem Toilettengang beachten!

EXTRATIPP
Um einer Reizung und Infektion der äußeren Genitale und der Vagina vorzubeugen, sollte Ihre Tochter diesen Bereich nach dem Baden mit klarem Wasser nachspülen.

Erkrankungen des Nervensystems und Stoffwechsels, Hormonstörungen

Unser Nervensystem besteht aus Gehirn, Rückenmark und Nerven, die sich durch den ganzen Körper ziehen. Störungen dieses Systems können lebensgefährlich sein. Es ist daher wichtig, entscheidende Symptome rechtzeitig zu erkennen. Kopfschmerzen sind meist von kurzer Dauer und treten oft bei Muskelverspannungen auf. Sie können aber auch auf eine ernsthafte Erkrankung hinweisen, z. B. eine Hirnhautentzündung.

Hormone kontrollieren als chemische Botenstoffe eine Vielzahl von Körperfunktionen. Wird zu viel oder zu wenig Hormon produziert oder reagieren die Zellen nicht auf das Hormon, wirkt sich das auf den ganzen Körper aus. Bei Diabetes mellitus z. B. ist entweder die Bildung des Hormons Insulin in der Bauchspeicheldrüse gestört oder der Körper ist resistent dagegen. Die Zellen können die zur Energieproduktion benötigte Glukose nicht aufnehmen.

Kopfschmerzen

Kopfschmerzen bei Kindern sind oft harmlos und meist kein Anlass zur Sorge. Sie sollten jedoch wissen, welche Symptome auf eine ernsthafte Erkrankung hinweisen.

WAS SIND DIE URSACHEN?
Eine Infektion, z. B. eine Erkältung, wird oft von Kopfschmerzen begleitet, die sich von alleine bessern. Bei wiederholten Kopfschmerzen ohne Infektion handelt es sich eventuell um Migräne (siehe rechts) oder Spannungskopfschmerzen. Selten weisen Kopfschmerzen auf eine ernste Erkrankung hin (z. B. Hirnhautentzündung, Hirntumor, erhöhter Hirndruck nach Kopfverletzung).

Spannungskopfschmerzen können verschiedene Ursachen haben, z. B. Stress, eine schlechte Haltung, die zu Verspannungen der Nacken- und Kopfmuskeln führt, Lärm, Müdigkeit, Koffein (aus Kakaogetränken, Cola), bestimmte Nahrungsmittel, Hunger oder Flüssigkeitsmangel. Auch eine Fehlsichtigkeit (Kurzsichtigkeit, Astigmatismus) kann ursächlich sein.

SOLL ICH EINEN ARZT AUFSUCHEN?
Bei Symptomen einer ernsten Erkrankung (siehe rechts), sollten Sie sofort den Arzt informieren. Bei regelmäßigen Kopfschmerzen ist eine ärztliche Untersuchung notwendig, um andere Erkrankungen auszuschließen. Lassen Sie einen Sehtest machen.

WIE GEHT ES WEITER?
Wenn man die Auslöser der Spannungskopfschmerzen vermeidet, kann man sie gut in den Griff bekommen. Kopfschmerzen infolge einer unentdeckten Fehlsichtigkeit verschwinden, sobald diese behandelt wird.

Mögliche Symptome

Spannungskopfschmerzen:

- ★ Druck- oder Engegefühl, meist auf beiden Seiten des Kopfes.
- ★ Im Gegensatz zur Migräne keine Übelkeit, kein Erbrechen, keine Zunahme der Schmerzen bei körperlicher Aktivität.

Symptome bei ernster Erkrankung:

- ★ Kopfschmerzen wecken das Kind auf oder sind morgens stärker.
- ★ Sie nehmen zu bei Rückenlage, bei Anspannung (z. B. beim Stuhlgang), bei Husten oder Niesen.
- ★ Fieber, Nackensteifigkeit, Ausschlag.
- ★ Doppelsehen.
- ★ Persönlichkeitsveränderungen, Verwirrtheit.
- ★ Kind schwer aufweckbar.
- ★ Anhaltendes Erbrechen.

Was kann ich tun?

Kopfschmerzen lassen sich meist mit Schmerzmitteln behandeln. Führen Sie bei regelmäßigen Kopfschmerzen ein Tagebuch über Nahrungsmittel, Aktivitäten und Symptome.

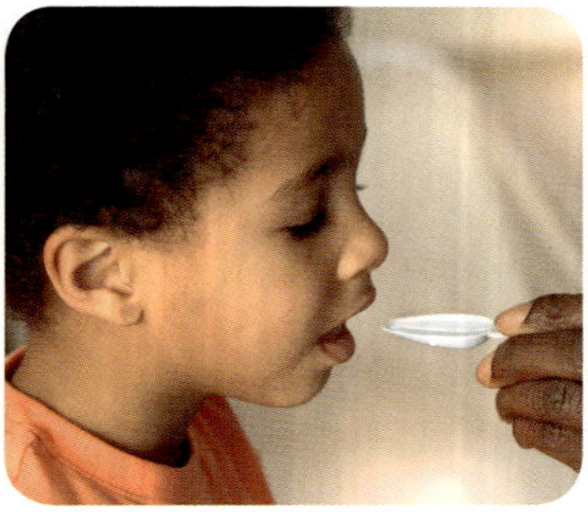

Schmerzmittel Geben Sie Ihrem Kind gegen die Kopfschmerzen Paracetamolzäpfchen oder Ibuprofensaft.

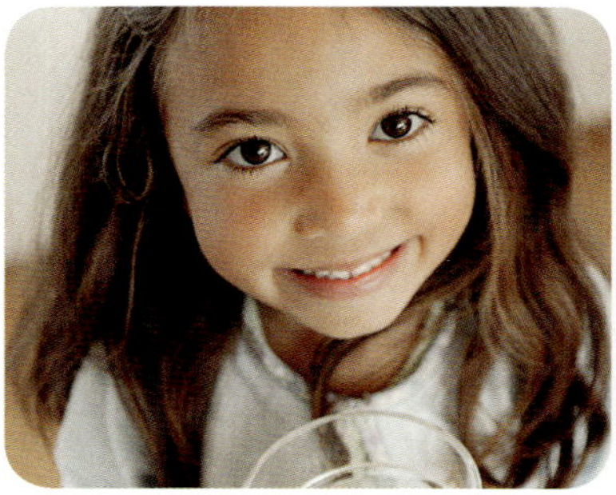

Viel Flüssigkeit Ausreichendes Trinken und regelmäßige Mahlzeiten verhindern Spannungskopfschmerzen.

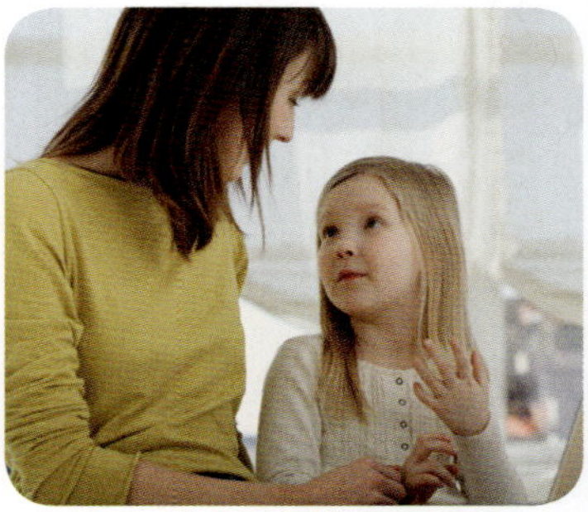

Probleme besprechen Fragen Sie Ihr Kind, ob es Sorgen oder Stress hat. Vielleicht können Sie ihm helfen.

Migräne

Unter anfallsartigen Kopfschmerzen (Migräne) leiden fast 10% aller Kinder. Das Leben wird dadurch stark beeinträchtigt, z. B. weil das betroffene Kind häufig die Schule versäumt.

Die Ursachen der Migräne sind nicht bekannt. Auslöser können Nahrungsmittel (z. B. Schokolade oder Käse), Nahrungszusätze, Sport, Stress, starke Gerüche und Müdigkeit sein. Migräneanfälle dauern 30 Minuten bis 48 Stunden. Schmerzmittel können helfen. Nicht jedes wirkt gleich gut. Lassen Sie sich das passende vom Arzt verschreiben. Auch gegen Übelkeit und Erbrechen bei Migräne gibt es Medikamente. Bei sehr häufiger und starker Migräne, die Ihr Kind in seinen Aktivitäten (Schule, Hobbys, Freunde treffen) stark einschränkt, kann der Arzt Medikamente verschreiben, die einen Anfall verhindern. Bei etwa 50% der Kinder verschwindet die Migräne bis zur Pubertät.

Mögliche Symptome

- ★ Warnsignale (Aura) vor dem Anfall, z. B. Zickzacklinien-Sehen oder Kribbeln.
- ★ Starker Kopfschmerz, meist pulsierend und einseitig.
- ★ Stechende starke Schmerzen halten das Kind von seinen normalen Aktivitäten ab.
- ★ Übelkeit und/oder Erbrechen.
- ★ Empfindlichkeit gegenüber Licht und/oder Lärm.

Was kann ich tun?

Migräneanfälle werden durch Meiden der Auslöser seltener. Ermuntern Sie Ihr Kind, sich bei den ersten Anzeichen eines Migräneanfalls hinzulegen und auszuruhen.

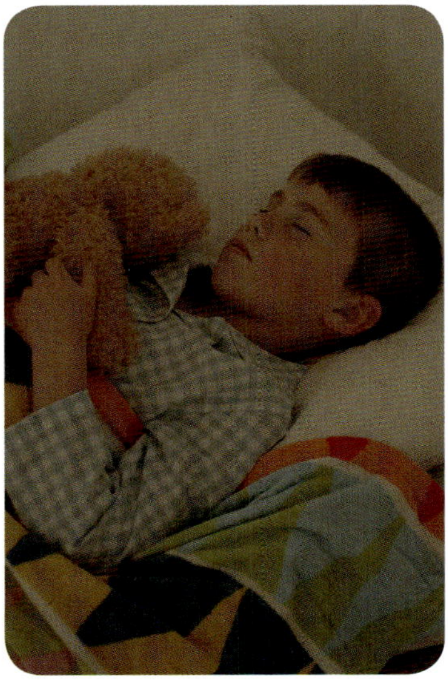

Zimmer abdunkeln Bei einem Migräneanfall sollte Ihr Kind in einem dunklen, ruhigen Raum liegen und schlafen.

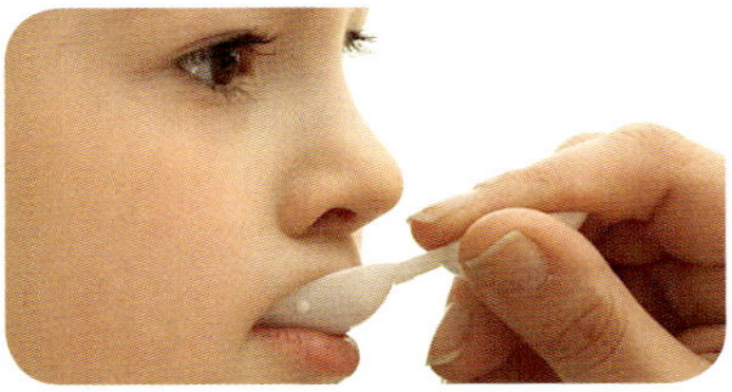

Schmerzmittel Paracetamolzäpfchen, Ibuprofensaft oder andere spezielle Medikamente helfen gegen die Schmerzen.

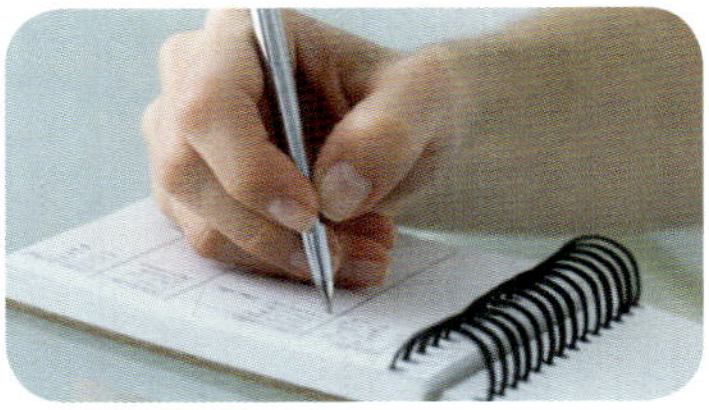

Tagebuch führen Notieren Sie Nahrungsmittel, Aktivitäten und Symptome, um mögliche Auslöser zu erkennen.

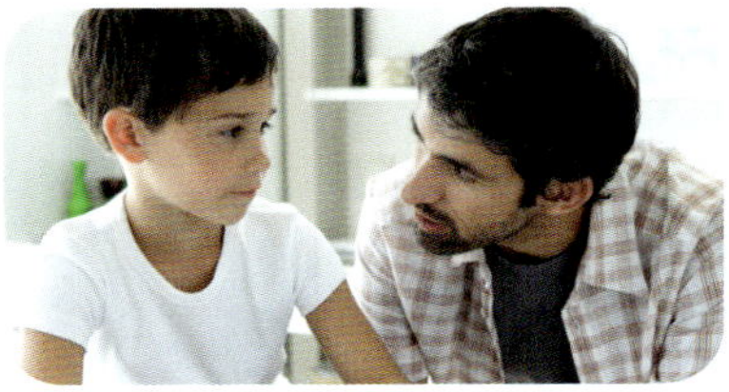

Probleme besprechen Sprechen Sie mit Ihrem Kind und den Lehrern über Sorgen. Das baut Stress ab und verhindert Migräne.

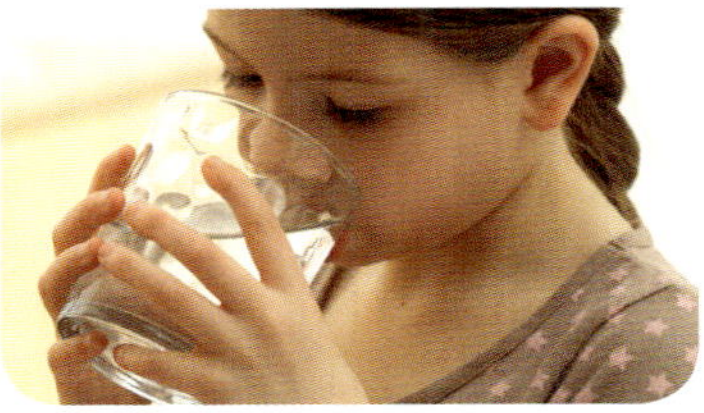

Viel Flüssigkeit Trinken und regelmäßige, gesunde Mahlzeiten beugen dem Migräneanfall vor.

Kopfverletzung

Kinder sind meist furchtlos und immer in Bewegung. Sie fallen häufig hin oder stoßen sich den Kopf. Die Verletzungen sind größtenteils harmlos, achten Sie jedoch auf Beschwerden, die auf eine ernste Kopfverletzung hinweisen.

WAS SIND DIE URSACHEN?

Es gibt viele Situationen, in denen sich Kinder Kopfverletzungen zuziehen können: z. B. wenn sie aus dem Bett oder vom Wickeltisch fallen, auf der Treppe stürzen oder auf dem Spielplatz spielen.

SOLL ICH EINEN ARZT AUFSUCHEN?

Das Gehirn wird vom knöchernen Schädel gut geschützt, sodass die meisten Verletzungen harmlos sind und keiner Behandlung bedürfen. Fragen Sie jedoch den Arzt, wenn Sie sich Sorgen machen. Eine schwere Kopfverletzung kann zur Hirnblutung und in Folge zur Hirnschädigung führen. Rufen Sie bei Anzeichen einer ernsten Verletzung (siehe rechts) den Notarzt. Im Krankenhaus wird der Kopf durch Computertomografie (CT) untersucht. Die Behandlung richtet sich nach der Art der Verletzung.

Was kann ich tun?

Bei starker Kopfverletzung den Notarzt rufen (siehe rechts). Bei leichter Verletzung ist Ausruhen wichtig. Beobachten Sie in den nächsten 48 Stunden, ob sich die Symptome verschlechtern.

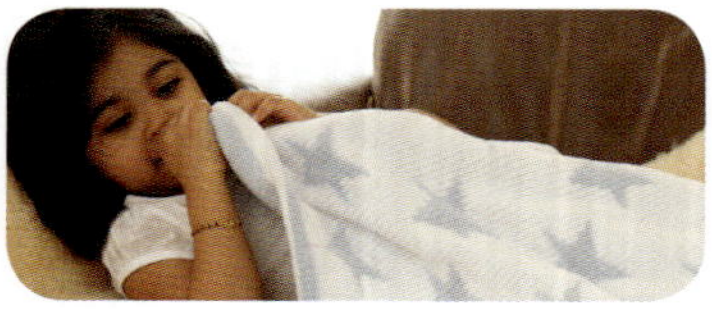

Ausruhen Durch das Weinen und die Aufregung ist Ihr Kind sicher erschöpft.

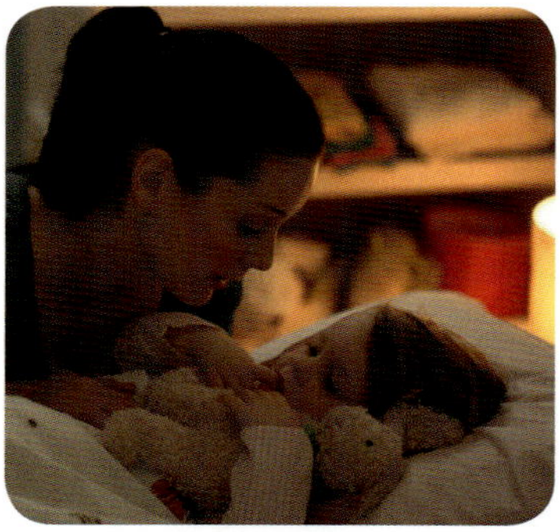

Beobachten Wecken Sie Ihr Kind etwa eine Stunde nach dem Einschlafen und danach in regelmäßigen Abständen. Rufen Sie den Notarzt, wenn es extrem benommen wirkt und nur sehr schwer zu wecken ist oder andere Beschwerden (siehe rechts) auftreten.

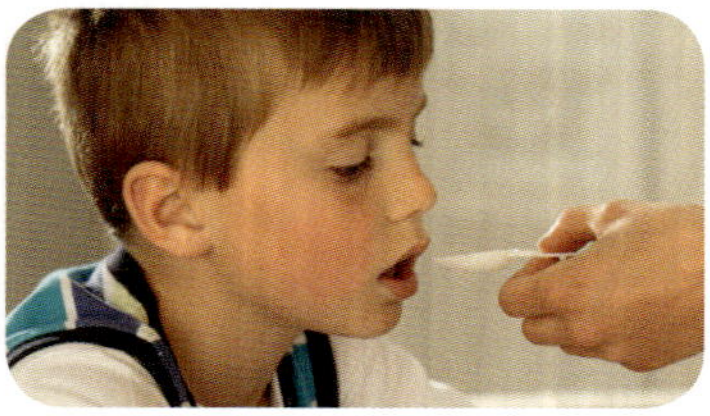

Schmerzmittel Bei starken Schmerzen helfen Paracetamol oder Ibuprofen.

Mögliche Symptome

Leichte Kopfverletzung:

- ★ Blauer Fleck am Kopf.
- ★ Berührungsempfindliche Beule am Kopf.
- ★ Übelkeit.
- ★ Leichte Kopfschmerzen.
- ★ Leichter Schwindel.

Warnzeichen einer potenziell gefährlichen Kopfverletzung:

- ★ Zwei- oder mehrmaliges Erbrechen.
- ★ Starke oder länger als sechs Stunden andauernde Kopfschmerzen.
- ★ Kurze oder länger andauernde Bewusstlosigkeit. Ein Kind, das unmittelbar nach der Verletzung schreit, war nicht bewusstlos.
- ★ Abnorme Benommenheit oder Schläfrigkeit noch Stunden nach der Verletzung.
- ★ Starkes Schwindelgefühl.
- ★ Ungleich geweitete Pupillen.
- ★ Blutige oder gelbliche Flüssigkeit aus Nase oder Ohren.
- ★ Verwirrtheit oder Gedächtnisprobleme.
- ★ Verschwommene Sicht, Doppelbilder.
- ★ Verwaschene Sprache.
- ★ Gestörtes Hörvermögen.
- ★ Krampfanfall.

KANN MAN VORBEUGEN?

Viele Kopfverletzungen ereignen sich beim täglichen Spiel. Die folgenden Sicherheitsmaßnahmen helfen Ihnen, diese zu vermeiden: Ihr Kind sollte beim Radfahren immer einen passenden Helm tragen. Machen Sie Ihr Zuhause kindersicher, z. B. durch Treppengitter an Kopf- und Fußende einer Treppe. Sicherheitsverschlüsse an den Fenstern verhindern, dass Kinder hinausklettern. Ihr Kind sollte nur auf altersgerechten Schaukeln und Rutschen spielen.

Fieberkrampf

Manche Kinder bekommen bei hohem Fieber einen Fieberkrampf. Dieser tritt meist in den ersten Tagen einer Erkrankung auf. Fieberkrämpfe sind am häufigsten im Alter von 6 Monaten bis 6 Jahren.

WAS SIND DIE URSACHEN?

Die Ursachen sind nicht genau bekannt. Entscheidend scheint nicht die Höhe des Fiebers, sondern die Geschwindigkeit des Temperaturanstiegs zu sein. Je schneller das Fieber steigt, desto eher tritt ein Fieberkrampf auf. Zudem sind Fieberkrämpfe familiär gehäuft. Wenn also Sie oder Ihr Partner als Kind an Fieberkrämpfen litten, ist die Wahrscheinlichkeit groß, dass auch Ihr Kind sie einmal bekommt. Es handelt sich dabei nicht um einen epileptischen Anfall. Das ist nämlich ein Krampfanfall ohne Fieber. Ein Fieberkrampf bedeutet auch nicht, dass Ihr Kind später an Epilepsie erkranken wird.

Ein Fieberkrampf dauert längstens 15 Minuten und tritt während einer Infektion nur einmal auf. Dauert er länger als 15 Minuten und wiederholt sich während der Erkrankung, kann er auf eine ernsthafte Erkrankung hinweisen.

SOLL ICH EINEN ARZT AUFSUCHEN?

Wenn der Fieberkrampf kürzer als fünf Minuten dauert und sich Ihr Kind kurz danach wieder vollständig erholt, muss der Krampf selbst nicht behandelt werden, eventuell jedoch die Infektion, die das Fieber verursacht. Holen Sie daher ärztlichen Rat ein.

Rufen Sie den Notarzt, wenn Ihr Kind zum ersten Mal einen Fieberkrampf hat, der Krampfanfall länger als fünf Minuten dauert oder Sie denken, dass Ihr Kind sich nach dem Anfall nicht normalisiert.

Wenn der Fieberkrampf im Krankenhaus andauert, kann er mit Medikamenten gestoppt werden. Bei Kindern, die zum ersten Mal einen Fieberkrampf hatten, wird ein Kinderarzt den Eltern erklären, was es damit auf sich hat und wie sie damit umgehen sollen. Eventuell erhalten sie Medikamente für zu Hause, falls ein zukünftiger Krampf länger als fünf Minuten dauert. Bei diesen lang dauernden Krämpfen wird nach der Ursache der Erkrankung gesucht, z. B. durch Blut- und Urintests oder ein Elektroenzephalogramm (EEG), in dem die Hirnaktivität dokumentiert wird. Die Behandlung richtet sich nach der gefundenen Ursache.

WIE GEHT ES WEITER?

Etwa ein Drittel der Kinder mit Fieberkrampf wird bei einem weiteren Infekt erneut einen Fieberkrampf haben. Dies ist noch wahrscheinlicher, wenn Ihr Kind beim ersten Anfall jünger als 18 Monate war, der Fieberkrampf lang dauerte oder Fieberkrämpfe oder Epilepsie familiär gehäuft vorkommen. Nur etwa 10 % der Kinder mit Fieberkrampf werden später drei oder mehr Fieberkrämpfe bekommen. Die Krämpfe fügen dem Kind keinen ernsthaften Schaden zu und das Risiko für langfristige Komplikationen ist gering. Nur sehr wenige Kinder mit Krämpfen bei Fieber erkranken später an Epilepsie.

Mögliche Symptome

- ★ Körper wird steif.
- ★ Bewusstlosigkeit.
- ★ Zucken von Armen und Beinen.
- ★ Abgang von Urin und/oder Stuhl.
- ★ Schaum vor dem Mund.
- ★ Zungenbeißen.
- ★ Erschöpfung nach dem Anfall. Das Kind schläft für etwa eine Stunde.

Was kann ich tun?

Während eines Fieberkrampfes sollten Sie Ihr Kind nicht festhalten. Stecken Sie nichts in seinen Mund. Reiben Sie es mit lauwarmem Wasser ab, um das Fieber zu senken oder schon vorbeugend einen raschen Temperaturanstieg zu vermeiden.

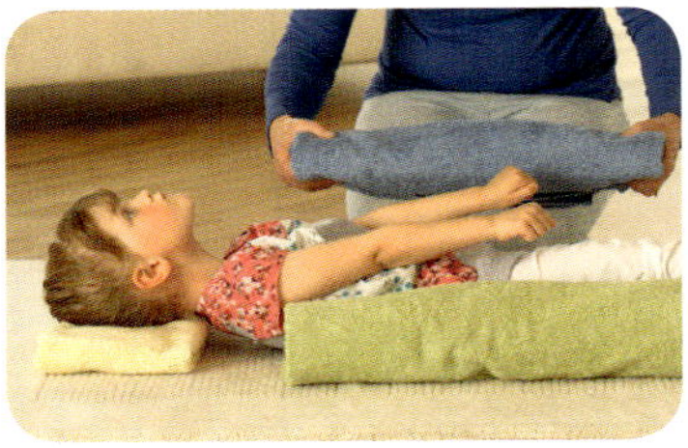

1 **Beim Kind bleiben** Zum Schutz vor Verletzungen die Umgebung frei räumen. Am besten liegt es auf dem Boden, gestützt durch Kissen.

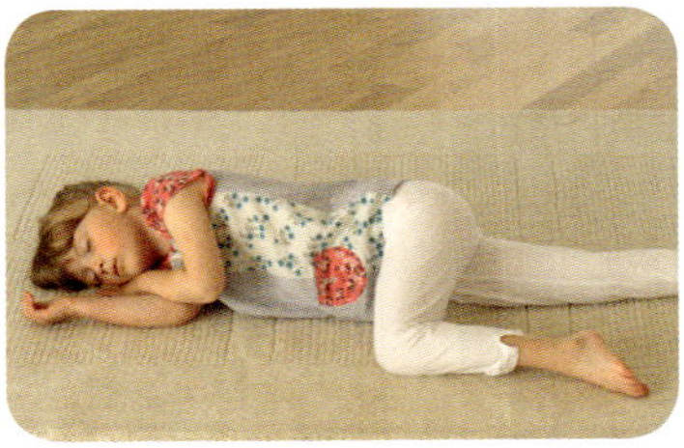

2 **Nach dem Fieberkrampf** Bringen Sie Ihr Kind in die stabile Seitenlage (s. S. 212), damit es bei Bewusstlosigkeit nicht erstickt.

Diabetes mellitus

Bei Diabetes mellitus (Typ 1) ist der Blutzuckerspiegel aufgrund einer Autoimmunerkrankung erhöht. Kinder haben meist Typ-1-Diabetes, doch zunehmend auch Typ 2, der mit Übergewicht zusammenhängt.

Mögliche Symptome

- ★ Starker Durst.
- ★ Häufiges Wasserlassen.
- ★ Müdigkeit.
- ★ Gewichtsabnahme (trotz gutem Appetit).

WAS SIND DIE URSACHEN?

Nach dem Essen steigt der Blutzuckerspiegel im Blut sprunghaft an. Die Zuckermoleküle (Glukose) werden dann über das Blut zu den Körperzellen transportiert und mithilfe des in der Bauchspeicheldrüse produzierten Hormons Insulin verwertet und gespeichert. Bei Diabetes Typ 1 sind die Zellen in der Bauchspeicheldrüse durch eine Autoimmunreaktion zerstört und stellen kein Insulin mehr her. Beim Typ-2-Diabetes produziert die Bauchspeicheldrüse zwar Insulin, doch entweder nicht genug oder der Körper spricht nicht mehr darauf an. Die Folgen sind bei beiden Arten gleich: Ohne Insulin kann die Glukose nicht abgebaut werden, der Blutzuckerspiegel bleibt hoch. Der Körper scheidet den Zucker durch vermehrte Unrinproduktion aus. Ein betroffenes Kind wird also sehr durstig. Die Ursache des Typ-1-Diabetes ist nicht bekannt. Wahrscheinlich ist eine genetische Veranlagung, aber auch andere Faktoren, z. B. Virusinfektionen, können eine Rolle spielen. Diabetes Typ 2 hängt von Lebensgewohnheiten ab, z. B. von schlechter Ernährung und Bewegungsmangel, was beides zu Übergewicht führt.

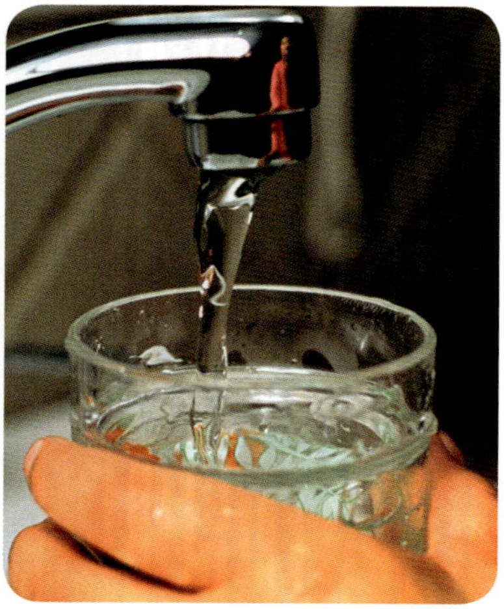

Durst Ein häufiges Symptom bei Diabetes ist starker Durst. Ihr Kind möchte ständig trinken.

SOLL ICH EINEN ARZT AUFSUCHEN?

Gehen Sie bei Verdacht auf Diabetes mit Ihrem Kind zum Arzt, um den Blutzuckerspiegel bestimmen zu lassen. Steht die Diagnose fest, wird Ihr Kind einige Tage im Krankenhaus verbringen und Ihnen werden Krankheit und Behandlung erklärt. In den meisten Krankenhäusern gibt es ein Team von Spezialisten für Diabetes bei Kindern sowie speziell ausgebildete Krankenschwestern und Ernährungsberater, häufig auch Kinderpsychologen. Die Diagnose Diabetes hat große Auswirkungen auf das Leben des Kindes und das der ganzen Familie.

WIE WIRD BEHANDELT?

Bei Typ-1-Diabetes wird regelmäßig Insulin gespritzt, um den Blutzuckerspiegel konstant zu halten.

Es gibt unterschiedliche Insulinarten: kurz wirkendes Insulin wird häufig verabreicht (z. B. drei- oder viermal pro Tag), lang wirkendes einmal am Tag. Die erforderliche Insulinmenge hängt von mehreren Faktoren ab: Ernährung, Krankheiten (z. B. Erkältung), sportliche Betätigung. Ist der Blutzuckerspiegel zu hoch, fühlt sich Ihr Kind schlecht. Ist er zu niedrig, wird es wackelig auf den Beinen, schwitzt und ihm wird schwindelig. Unbehandelt kann dieser Zustand lebensbedrohlich sein. Ein hoher Blutzuckerspiegel wird mit Insulin behandelt, ein niedriger mit Glukosezufuhr, z. B. Verzehr eines Müslieriegels oder Medikamenteneinnahme.

Die Therapie bei Typ-2-Diabetes erfolgt durch gesunde Ernährung, regelmäßige Bewegung und eventuell durch Medikamenteneinnahme.

WIE GEHT ES WEITER?

Typ-1-Diabetes besteht ein Leben lang und muss mit Insulin behandelt werden. Typ-2-Diabetes kann sich bei Gewichtsabnahme verbessern. Eine gute Blutzuckereinstellung vermeidet langfristige Komplikationen an Organen, wie Nieren, Augen und Nervensystem.

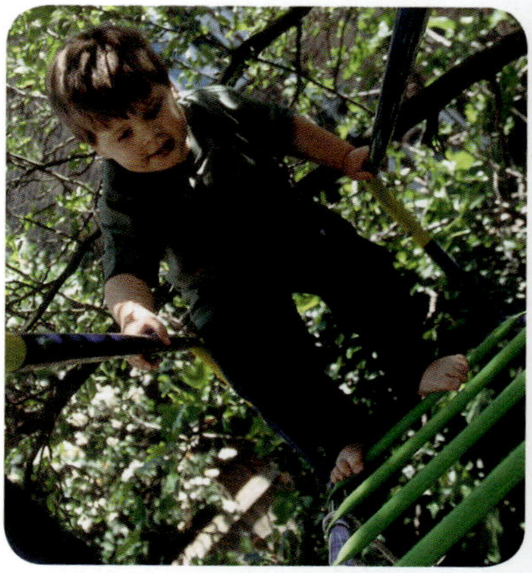

Viel Bewegung Mit gesunder Ernährung und Sport hält Ihr Kind sein Gewicht und das Risiko für Diabetes wird verringert.

Was kann ich tun?

Hat Ihr Kind Diabetes, müssen Sie oder Ihr Kind (je nach Alter) mehrmals am Tag mit einem Blutzuckermessgerät den Blutzuckerspiegel bestimmen. Informieren Sie Kindergarten oder Schule, wenn Ihr Kind während des Tages Insulinspritzen benötigt oder zwischendurch etwas Kleines essen muss. Jeder, der auch auf Ihr Kind aufpasst, sollte Bescheid wissen. Dazu gehören z. B. auch Großeltern, Babysitter und weitere Aufsichtspersonen.

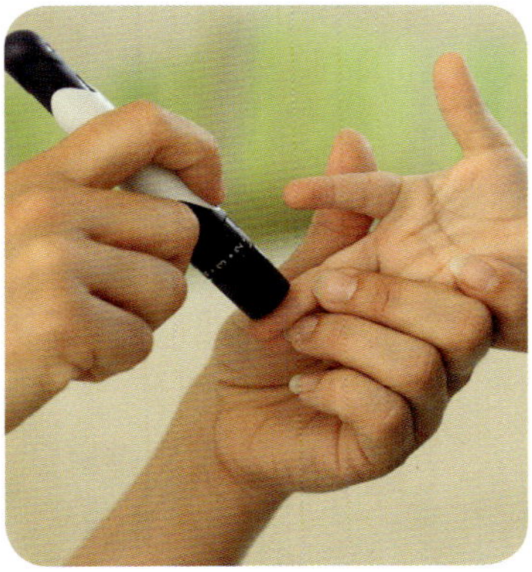

1 **Blutprobe entnehmen** Stechen Sie in die Fingerkuppe und drücken Sie danach vorsichtig den Finger, bis ein Tropfen Blut erscheint.

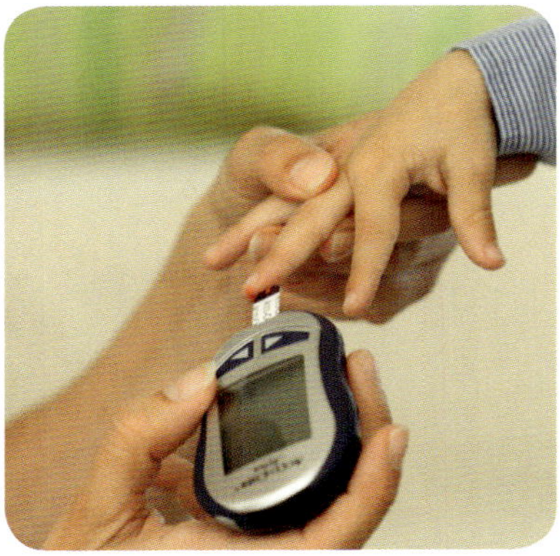

2 **Richtig messen** Legen Sie den Teststreifen ins Gerät. Mit dem Finger das Blut auf den Streifen geben. Im Display erscheint der Blutzuckerspiegel.

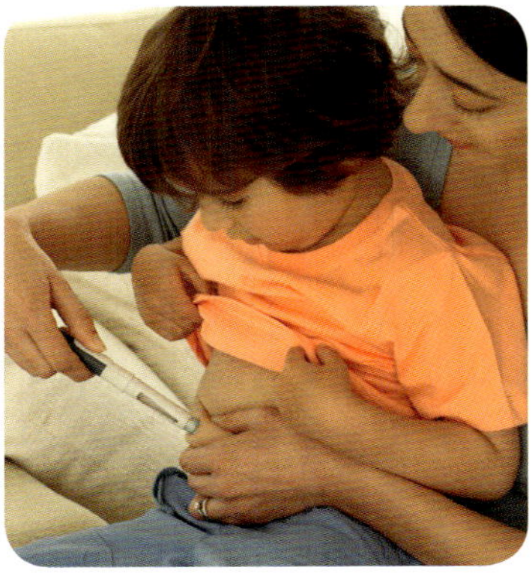

3 **Insulin spritzen** Spritzen Sie mit dem Insulinpen in die Bauchfalte. Die Dosis hängt vom gemessenen Blutzuckerwert ab.

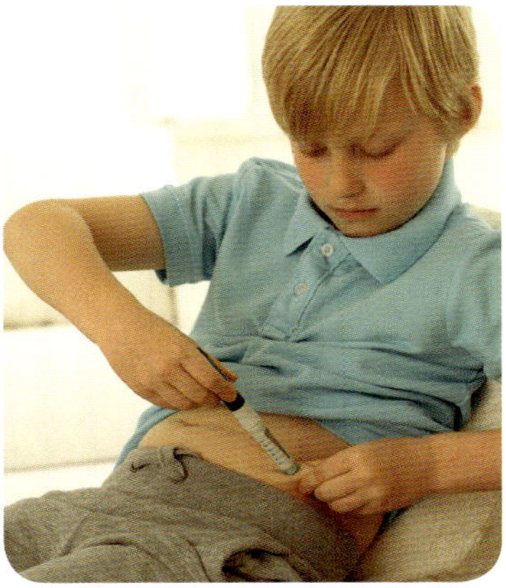

Selbst spritzen Ein älteres Kind kann unter Aufsicht den Blutzuckerspiegel bestimmen und Insulin selbst in die Bauchfalte spritzen.

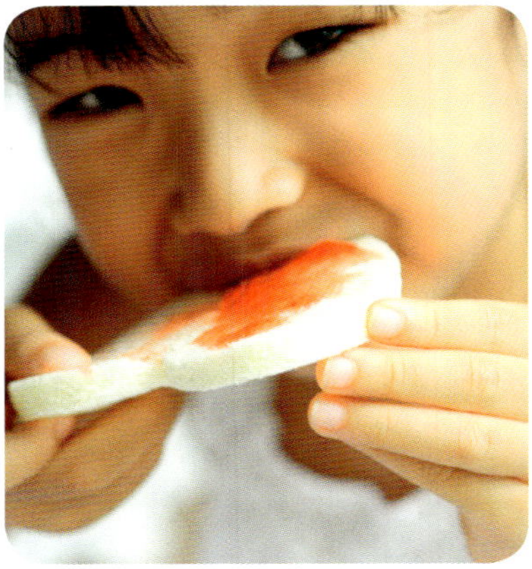

Glukose bei Unterzucker Bei ersten Anzeichen einer Unterzuckerung, z. B. Schwitzen, Zittern oder Schwindel, muss Ihr Kind sofort etwas Süßes essen.

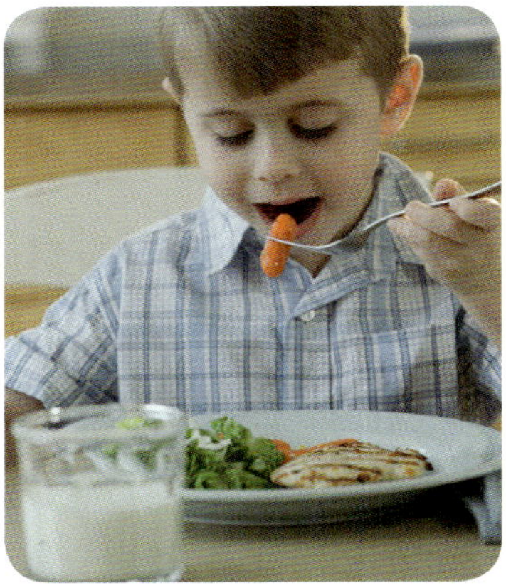

Gesunde Ernährung Bei Diabetes ist eine ausgewogene Ernährung aus Kohlenhydraten, Fett, Eiweiß und viel Obst, Gemüse und Flüssigkeit sehr wichtig.

Kleinwuchs

Ein Kind ist kleinwüchsig, wenn es unter Berücksichtigung von Alter, Geschlecht und ethnischer Herkunft kleiner ist als der Durchschnitt. Kleinwuchs ist keine Krankheit.

EXTRATIPP

Um zu berechnen, wie groß Ihr Kind werden könnte, addieren Sie die Größe beider Eltern, zählen bei Jungen 13 cm hinzu und ziehen bei Mädchen 13 cm ab. Teilen Sie die Summe durch 2.

WAS SIND DIE URSACHEN?

In den Entwicklungsländern ist Mangelernährung die Hauptursache für Kleinwuchs. In den Industrieländern kommt Kleinwuchs meist familiär gehäuft vor, d. h. das Kind kleiner Eltern wird wahrscheinlich ebenfalls kleiner als der Durchschnitt. Betroffene Kinder entwickeln sich normal und kommen zur normalen Zeit in die Pubertät. Kleinwuchs kann auch durch eine chronische Erkrankung, z. B. eine entzündliche Darmerkrankung, einen Mangel an Wachstumshormonen oder genetische Veranlagung, z. B. bei Down-Syndrom, verursacht sein. Manche Kinder sind zuerst klein, wachsen aber schnell während der Pubertät.

SOLL ICH EINEN ARZT AUFSUCHEN?

Wenn Sie sich Sorgen um die Größe Ihres Kindes machen, sollten Sie zum Arzt gehen. Er wird Größe und Gewicht über einen längeren Zeitraum kontrollieren. Bluttests und Röntgenaufnahmen geben Aufschluss über das Knochenalter und eine mögliche Ursache des Kleinwuchses. Die Behandlung richtet sich nach der Ursache.

WAS KANN ICH TUN?

Kleinwuchs kann das Selbstwertgefühl schmälern und zu Hänseleien führen. Sprechen Sie mit Ihrem Kind über mögliche Probleme.

Vorzeitige Pubertät

In der Pubertät verändern sich Körper und Psyche. Der junge Mensch wird geschlechtsreif. Bei der vorzeitigen Pubertät (Pubertas praecox) finden diese Veränderungen extrem früh statt.

Mögliche Symptome

- Frühzeitige Schambehaarung.
- Haarwuchs unter den Achseln.
- Wachstumsschub.
- Körpergeruch oder Akne.
- Bei Jungen wachsen Hoden und Penis.
- Bei Mädchen Entwicklung der Brüste.

WAS SIND DIE URSACHEN?

Hormone, die im Gehirn gebildet werden, stimulieren bei Mädchen die Eierstöcke und bei Jungen die Hoden, damit sie Östrogen bzw. Testosteron produzieren. Diese Hormone wiederum verursachen in der Pubertät die körperlichen Veränderungen, z. B. das Wachstum von Scham- und Achselhaaren.

Bei Mädchen beginnt die Pubertät etwa mit 10–11 Jahren mit dem Wachstum der Brust. Jungen kommen im Alter von 12–13 Jahren in die Pubertät und ihre Hoden wachsen. Diese Altersangaben sind Durchschnittswerte. Bei Kindern aus anderen Kulturkreisen kann die Pubertät zu einem anderen Zeitpunkt einsetzen: Mädchen mit afro-karibischem Hintergrund kommen z. B. früher in die Pubertät als hellhäutige. Der Auslöser der Pubertas praecox ist meist unbekannt, kann jedoch eine Hormonstörung sein. Auch bei einem stark übergewichtigen Kind setzt die Pubertät häufig früher ein.

SOLL ICH EINEN ARZT AUFSUCHEN?

Ist Ihre Tochter jünger als 8 bzw. Ihr Sohn jünger als 9 Jahre und hat Anzeichen einer beginnenden Pubertät, sollten Sie mit ihm zum Arzt gehen. Er nimmt Blut ab und lässt es auf bestimmte Hormone untersuchen. Bei einigen Mädchen wachsen die Brüste und bei anderen Kindern Schamhaare ohne sonstige Anzeichen einer vorzeitigen Pubertät. Eine Behandlung ist dann nicht nötig. Bei bekannter Ursache der Pubertas praecox kann diese therapiert werden. Ansonsten wird sie meist nur behandelt, wenn sie später zu Problemen führen könnte, z. B. bei zusätzlicher Kleinwüchsigkeit. In diesem Fall werden die verursachenden Hormone blockiert.

Verhaltensauffälligkeiten und -störungen, Entwicklungsstörungen

Zu Erkrankungen in diesem Kapitel gehören harmlose Verhaltensauffälligkeiten (z. B. Schlafstörungen), nervöse Angewohnheiten (z. B. Nägelkauen) sowie weit verbreitete Ängste (z. B. Trennungsangst). Diese können alle meist gut mit Selbsthilfemaßnahmen behandelt werden, bei vielen Kindern verschwinden sie mit dem Älterwerden. Ein weiteres Problem ist die verzögerte Sprachentwicklung. Eltern sollten wissen, wann ein Besuch beim Arzt nötig ist. Stottern z. B. kann Teil des normalen Spracherwerbs sein. Ein lang bestehendes Stottern sollte aber behandelt werden.

Kindern mit Dyspraxie (Probleme bei der Koordination von Bewegungen) und Lese-Rechtschreib-Störung kann therapeutisch geholfen werden. Die letzten beiden Erkrankungen (ADHS und Autismus-Spektrum-Störungen) wirken sich stärker auf Entwicklung und Verhalten aus. Es gibt eine Reihe von Therapien und Medikamenten, die Sie und Ihr Kind bei diesen Störungen unterstützen.

Schlafstörungen

Kinder unter 6 Jahren leiden häufig an Schlafstörungen, aber auch ältere Kinder können betroffen sein. Sehr selten wird die Störung zum Problem, da sie meist nur zeitlich begrenzt auftritt.

WELCHE FORMEN GIBT ES?

Es gibt zwei sehr häufige Formen der Schlafstörung bei kleinen Kindern, unter der auch die Eltern am meisten leiden: Entweder das Kind will nicht einschlafen oder es wacht nachts bzw. frühmorgens auf. Ältere Kinder leiden bisweilen unter Albträumen, Nachtschreck oder Schlafwandeln.

★ **Schlafmangel** Junge Eltern sind darauf vorbereitet, dass ihr Baby nachts regelmäßig aufwacht. Sie hoffen jedoch, dass es schnell zu einem regelmäßigen Schlafrhythmus findet. Das dauert aber häufig länger als erwartet. Im Alter von zwei Jahren sollten die meisten Kinder einen zuverlässigen Schlafrhythmus entwickelt haben. Zeigt ein älteres Kind folgende Symptome, könnte es an einer Schlafstörung leiden:

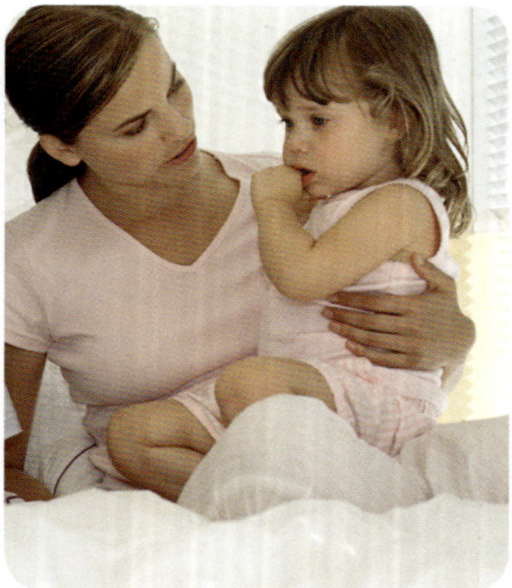

Angst Nach einem Alptraum wacht Ihr Kind verstört auf. Lassen Sie es, wenn es möchte, darüber berichten und versichern Sie ihm, dass alles in Ordnung ist.

- ★ Es braucht zum Einschlafen länger als 30 Minuten.
- ★ Es besteht darauf, nur in Anwesenheit der Eltern oder im Bett der Eltern zu schlafen.
- ★ Es wacht nachts drei- bis viermal auf.
- ★ Es bleibt nach dem nächtlichen Aufwachen länger als 20 Minuten wach.
- ★ Es schläft schlecht ein oder durch und hat vor dem Schlafengehen häufig Wutanfälle.

Wenn Ihr Kind normalerweise nachts durchschläft, aber beim Zahnen oder bei Krankheit nachts aufwacht, hat es keine Schlafstörung.

Es gibt einige Maßnahmen, durch die Sie Ihrem Kind zu einem besseren Schlafrhythmus verhelfen können (siehe Kasten rechts). Bei anhaltenden Problemen sollten Sie den Arzt um Rat fragen, der Sie an einen Spezialisten oder eine Schlafklinik überweisen kann.

★ **Albträume** Kinder haben bisweilen Albträume: unheimliche, lebhafte Träume, aus denen sie verstört aufwachen. Dann brauchen sie Trost und Zuwendung. Albträume müssen normalerweise nicht behandelt werden, könnten jedoch auf Ängste oder Stress hindeuten. Finden Sie heraus, ob sich Ihr Kind über irgendetwas Sorgen macht.

★ **Nachtschreck** Dabei schreckt das Kind nachts, etwa eine Stunde nach dem Einschlafen, schreiend auf. Die Augen sind zwar geöffnet, es schläft jedoch, selbst wenn es dabei sitzt oder steht. Das Kind scheint seine Eltern oder Betreuer nicht zu erkennen und lässt sich nicht trösten. Wenn es geweckt wird, ist es oft verwirrt.

Nachtschreckattacken können beunruhigend sein. Sie können aber nichts dagegen tun, außer bei Ihrem Kind zu sein. Sie

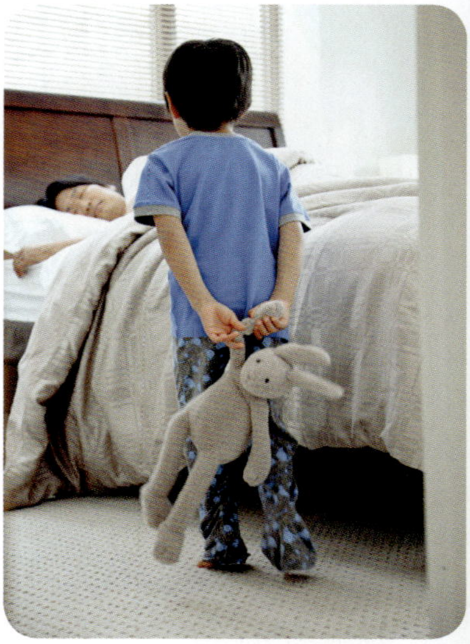

Frühaufsteher Viele Kinder wachen morgens früh auf und wollen nicht mehr im Bett bleiben, sondern mit Ihnen spielen.

müssen Ihr Kind nicht wecken. Nach etwa 20 Minuten lässt der Nachtschreck nach und Ihr Kind schläft wieder normal ein. Am Morgen danach wird es sich nicht daran erinnern. Meist sind Kinder zwischen vier und zwölf Jahren betroffen.

★ **Schlafwandeln** Ein Kind, das schlafwandelt, verlässt ohne aufzuwachen das Bett, geht herum oder verrichtet Tätigkeiten, zieht sich z. B. an oder geht zur Toilette. Obwohl seine Augen offen sind, ist es nicht wach. Schlafwandeln kann in jedem Alter vorkommen, jedoch häufiger, wenn ein Kind müde, gestresst oder besorgt ist.

Mit zunehmendem Alter lässt das Schlafwandeln nach. Sie sollten dafür sorgen, dass Ihrem Kind beim Schlafwandeln nichts passieren kann. Schließen Sie Fenster und Türen und sichern Sie die Treppen mit Treppengittern. Wenn Ihr Kind schlafwandelt, sollten Sie es nicht wecken, sondern behutsam zurück ins Bett führen.

Was kann ich tun?

Einem Kind, das abends nicht einschlafen will oder nachts aufwacht, hilft man am besten mit einem regelmäßigen Einschlafritual (z. B. Gute-Nacht-Lied oder Vorlesen). Auch Einschlaf- bzw. Entspannungstechniken können das Einschlafen erleichtern. Fragen Sie dazu Ihren Arzt um Rat.

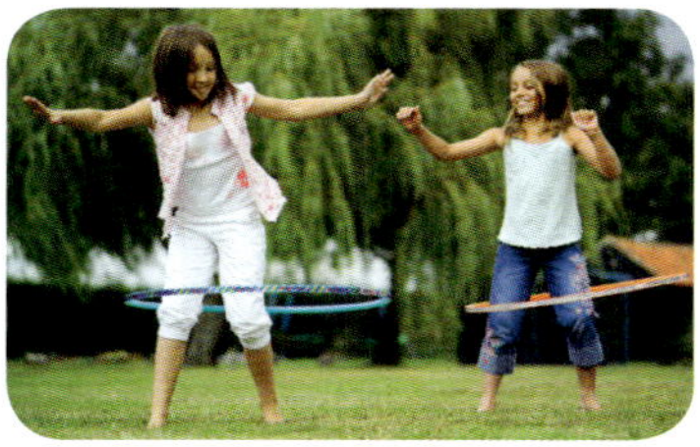

Viel Bewegung Sorgen Sie tagsüber für ausreichend körperliche Betätigung, wenn möglich an der frischen Luft. So wird Ihr Kind abends schneller müde.

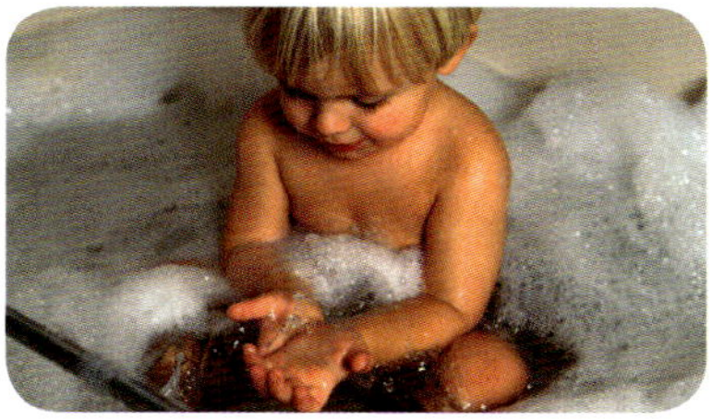

Beruhigungsbad Ein warmes Bad vor dem Schlafengehen wirkt entspannend. Ihr Kind kann anschließend leichter und schneller einschlafen.

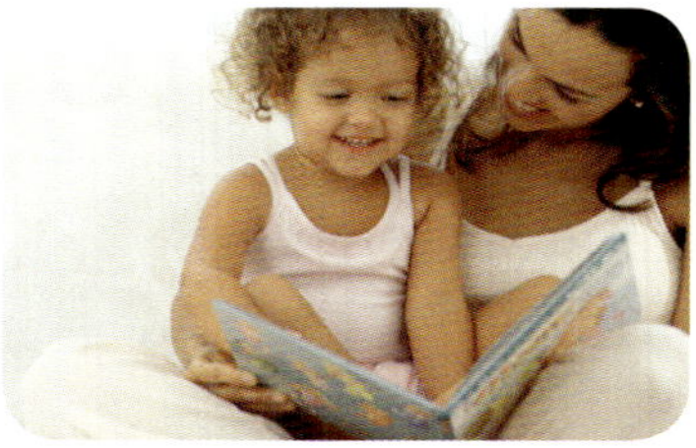

Gute-Nacht-Geschichte Erzählen oder lesen Sie Ihrem Kind vor dem Schlafengehen eine Gute-Nacht-Geschichte vor und toben Sie nicht mehr mit ihm.

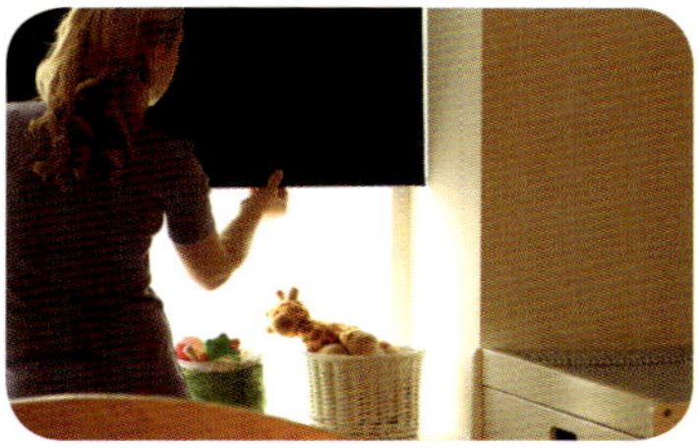

Abdunkeln Wenn Ihr Kind sehr früh aufwacht, dunkeln Sie das Zimmer mit Rolläden oder Vorhängen ab, damit es nicht von der Sonne geweckt wird.

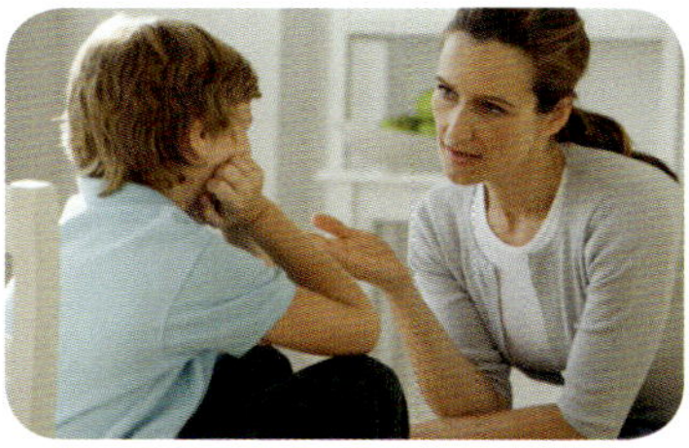

Probleme besprechen Ein Kind, das unter Schlafstörungen leidet, hat vielleicht Sorgen oder Ängste. Finden Sie im Gespräch heraus, was es belastet, und reden Sie mit den Lehrern.

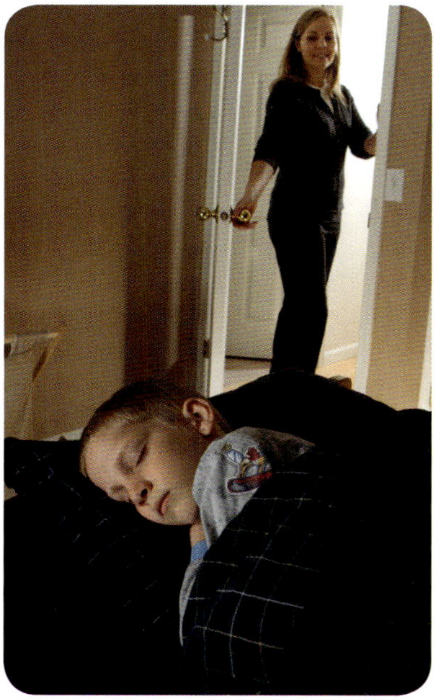

Langsam entfernen Manche Kinder können nur im Beisein der Eltern einschlafen. Bleiben Sie am ersten Tag wie gewohnt im Zimmer. Entfernen Sie sich dann jede Nacht ein Stück weiter, während Ihr Kind einschläft.

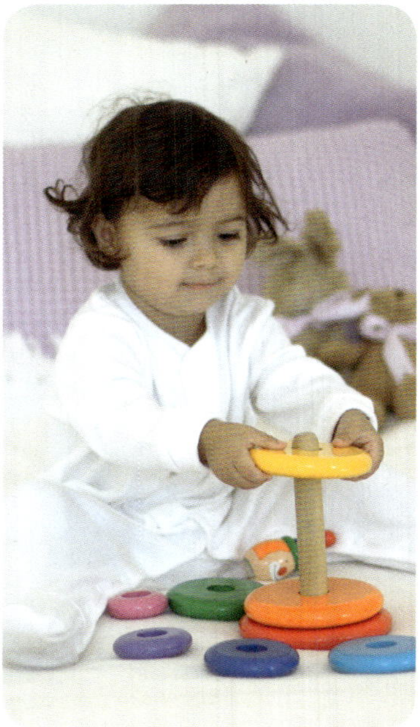

Spielsachen Legen Sie Ihrem Kind ein paar Spielsachen ins Bett, falls es immer sehr früh aufwacht. Achten Sie dabei darauf, dass sie sicher sind. So ist es morgens ausreichend beschäftigt.

Verhaltensprobleme

Übersprungshandlungen dienen Kindern häufig dazu, Stress oder Langeweile abzubauen. Sie treten aber auch bei Wut und Enttäuschung auf. Meist schaden sie nicht und wachsen sich aus.

WELCHE FORMEN GIBT ES?

Es gibt viele nervöse Verhaltensgewohnheiten. Einige davon werden hier vorgestellt.

★ **Kopfschlagen** Es kommt häufig bei Kindern zwischen 6 Monaten und 4 Jahren vor: Das Kind schlägt wiederholt mit dem Kopf auf die Matratze des Bettchens oder an eine Wand. Fast 20 % aller Kinder tun dies irgendwann einmal. Obwohl es schrecklich anzusehen ist, fügen sich Babys und Kinder dadurch keinen Schaden zu. Wenn es wehtut, hören sie auf. Man nimmt an, dass sich Kinder mit dieser Gewohnheit entspannen und beruhigen, da es häufig vor dem Einschlafen geschieht oder bei Schmerzen, z. B. beim Zahnen. Das Kopfschlagen kann in Verbindung mit anderen Entwicklungsstörungen auftreten. Es ist aber nicht behandlungsbedürftig, solange es das einzige Symptom bleibt und das Kind den Rest des Tages zufrieden ist, einen gesunden Eindruck macht und sich normal entwickelt. Ein Ritual vor dem Einschlafen kann hilfreich sein. Keine Sorge, Ihr Kind wird aus dem Kopfschlagen herauswachsen.

★ **Atemanhalten** Etwa 3 von 100 Kindern halten anfallsweise den Atem an, häufig nach dem Schreien. Das Kind läuft rot oder blau an und kann für einen kurzen Moment sogar das Bewusstsein verlieren. Die Ursache dieser Anfälle ist nicht bekannt. Auslöser können Wut oder Schmerzen sein, z. B. beim Hinfallen oder wenn sich das Kind erschreckt. Die Neigung zum Atemanhalten kommt familiär gehäuft vor. Versuchen Sie, ruhig zu bleiben, wenn Ihr Kind anfallsartig den Atem anhält. Es wird von alleine wieder Luft holen. Vielleicht gelingt es Ihnen, herauszufinden, wann eine Attacke bevorsteht, und Sie können sie dann schon von vornherein verhindern. Ist Ihr Kind enttäuscht, können Sie versuchen, es abzulenken und auf andere Gedanken zu bringen.

Meist lassen die Attacken von selbst nach. Wenn sie jedoch häufiger werden und das Kind während der Bewusstlosigkeit zittert, sollten Sie mit ihm zum Arzt gehen.

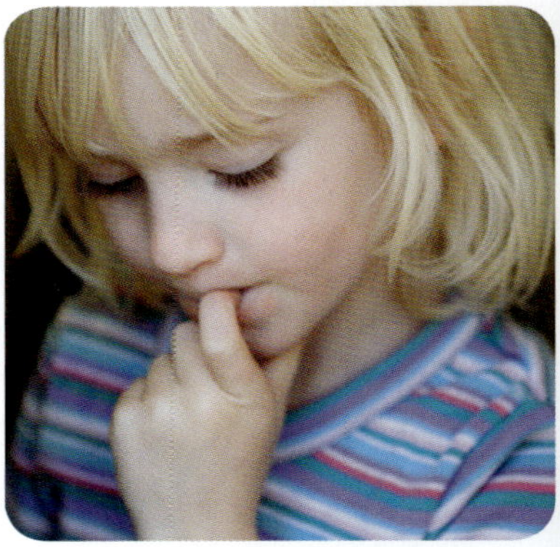

Nägelkauen Ein Kind kaut z. B. an den Nägeln, um Stress abzubauen. Die Angewohnheit lässt sich nur schwer abgewöhnen.

★ **Haareausreißen** Betroffene Kinder ziehen und reißen an den Haaren, zumeist auf dem Kopf. In schweren Fällen zupfen sie aber auch Wimpern und Augenbrauen aus.

Beginnt das Kind, die Haare auszureißen, bevor es fünf Jahre alt ist, besteht das Problem meist nur für wenige Monate. Eventuelle kahle Stellen wachsen rasch wieder nach. Man vermutet, dass Kinder ihre Haare ausreißen, um Stress abzubauen. Das Phänomen tritt oft in belastenden Situationen, z. B. bei Schulbeginn, auf. Tadeln Sie Ihr Kind nicht dafür, sondern schauen Sie darüber hinweg und sorgen Sie für Entspannung, z. B. mit einem regelmäßigen Einschlafritual. Haareausreißen kann auch im Zusammenhang mit Daumenlutschen auftreten. Wird dieses unterbunden, stoppt meist auch das Haareausreißen. Bei sehr starken oder längerfristigen Symptomen sollten Sie den Arzt aufsuchen.

Was kann ich tun?

Ein Kind, das mit dem Kopf schlägt, schadet sich normalerweise nicht. Wenn Sie jedoch besorgt sind, polstern Sie das Kinderbettchen aus.

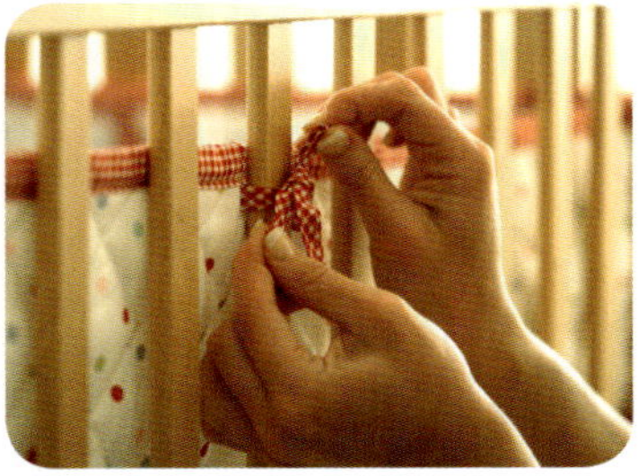

Weiches Nestchen Befestigen Sie eine weiche Bettumrandung am Bettchen. Achten Sie darauf, dass man sich darin nicht verheddert. Überprüfen Sie zudem regelmäßig die Schrauben und Befestigungen am Bettchen, um sicherzugehen, dass sich durch die Beanspruchung nichts gelockert hat. Beschädigte Bettchen bergen ein hohes Verletzungsrisiko.

★ **Nägelkauen** Manche Kinder und Erwachsene kauen an den Nägeln, um Stress oder Langeweile abzubauen. Durch das Abkauen von Nägeln und Nagelhaut werden die Finger wund und anfällig für Entzündungen. Tadeln Sie Ihr Kind nicht, wenn es an den Nägeln kaut, aber loben Sie es, wenn es dies nicht tut. Finden Sie heraus, was das Nägelkauen auslöst. Kaut es z. B. nur, wenn es besorgt ist? Wenn ja, finden Sie Wege, mit denen Ihr Kind Stress und Sorgen abbauen kann, ohne Nägel zu kauen. Manche Kinder bemerken nicht einmal mehr, dass sie Nägel kauen. Ein bitter schmeckender Nagellack kann sie daran erinnern. Bei einer Entzündung an den Fingern sollten Sie mit Ihrem Kind zum Arzt gehen.

★ **Daumenlutschen** Viele Babys und Kleinkinder lutschen zur Beruhigung am Daumen oder an den anderen Fingern. Das schadet nicht, solange das Kind damit aufhört, wenn es etwa 3 Jahre alt ist. Lutscht es danach weiter, können vorstehende Zähne die Folge sein. Sind die Milchzähne bereits ausgefallen und Ihr Kind lutscht immer noch Daumen, ermuntern Sie es mit einem Belohnungssystem zum Aufhören. Kleben Sie für jeden Tag ohne Daumenlutschen gemeinsam ein Sternchen in ein Heft und belohnen Sie Ihr Kind bei einer bestimmten Anzahl an Sternchen mit einem kleinen Geschenk. Manche Kinder lutschen am Daumen, ohne es zu merken. In diesem Fall kleben Sie ein Pflaster darauf.

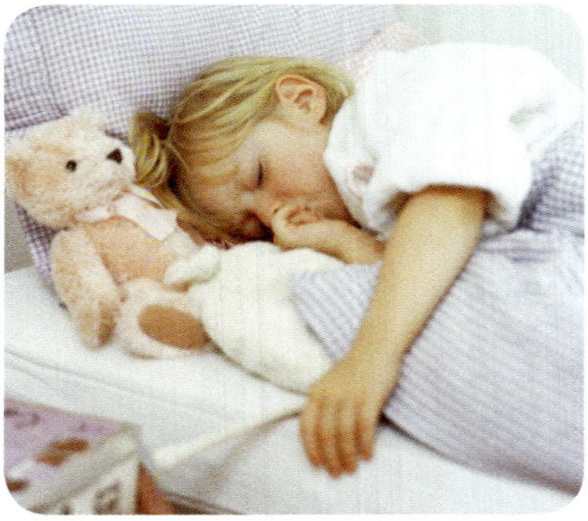

Daumenlutschen Kleine Kinder lutschen oft am Daumen, um sich vor dem Einschlafen zu beruhigen.

Ängste

Kindliche Ängste sind in einem gewissen Ausmaß normal und können sogar ein Schutz sein. Problematisch wird es, wenn sie den Alltag beeinflussen, z. B. wenn Schulsorgen zur Schulverweigerung führen.

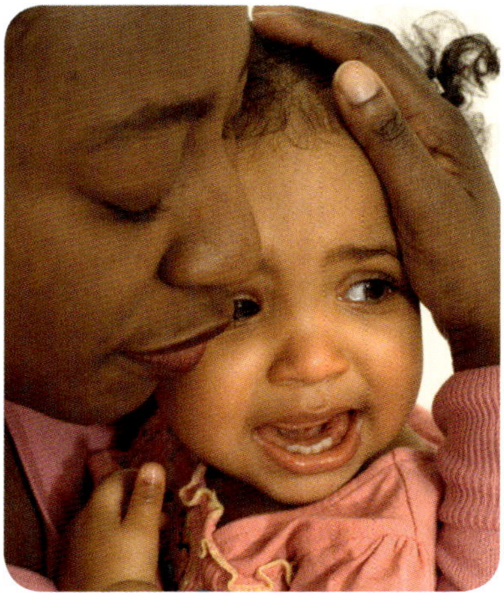

Ängstliches Kind Trösten Sie Ihr Kind, und reden Sie ihm gut zu, wenn es sich vor etwas fürchtet.

WAS SIND DIE URSACHEN?

Babys und Kleinkinder leiden häufig unter Trennungsangst und weinen, wenn Eltern oder Betreuer weggehen. Sie fürchten, sie könnten nicht zurückkommen. Weitere Ängste bei Kindern sind die Angst vor Dunkelheit, Donner oder bestimmten anderen Situationen. Bei den meisten Kindern verschwinden diese mit zunehmendem Alter.

WAS KANN ICH TUN?

Viele Kinder leiden unter Trennungsangst, sobald Ihre Eltern zur Arbeit gehen und sie sich im Kindergarten verabschieden müssen. Versichern Sie Ihrem Kind glaubhaft, dass Sie zurückkommen, verabschieden Sie sich und gehen Sie. Meist weinen die Kinder nicht länger als ein paar Minuten. Halten Sie das Versprechen dann unbedingt ein.

Ignorieren bzw. verharmlosen Sie niemals die Gefühle Ihres Kindes. Nehmen Sie seine Ängste ernst und helfen Sie ihm, damit umzugehen. Ihr Kind sollte die Dinge, die ihm Angst bereiten, jedoch nicht meiden, da seine Angst dadurch verstärkt werden könnte. Wenn es z. B. Angst vor Katzen hat, können Sie ihm den Umgang mit Tieren ermöglichen. Ein Kind, das noch nicht bereit ist, mit der gefürchteten Situation umzugehen, sollte jedoch nicht gedrängt werden.

Mögliche Symptome

- ★ Anhänglichkeit.
- ★ Einschlafschwierigkeiten.
- ★ Bauchschmerzen.
- ★ Krankheitsgefühl.
- ★ Schweißausbrüche.
- ★ Schnelles Atmen oder schneller Puls.
- ★ Ursache der Angst wird gemieden.

WIE GEHT ES WEITER?

Bei den meisten Kindern legt sich die Angst mit der Zeit. Wenn sie jedoch den Alltag beeinträchtigt oder wenn Sie sich um Ihr Kind sorgen, sollten Sie zum Arzt gehen.

Sprachentwicklungsprobleme

Ein Kind mit verzögerter Sprachentwicklung kann Wörter nicht aussprechen oder die Sprache nicht verstehen bzw. verarbeiten. Die Sprachentwicklung verläuft bei jedem Kind anders. Doch bestimmte Meilensteine sollten in jedem Alter erreicht werden.

WAS SIND DIE URSACHEN?

Ursache kann eine körperliche Störung in Mund oder Gaumen sein oder auch eine Schwerhörigkeit (z. B. bei einem Paukenerguss). Die Sprachentwicklung kann sich außerdem verzögern, wenn die Eltern zu wenig mit ihrem Kind sprechen bzw. es zweisprachig erziehen. Ein betroffenes Kind, das zudem nicht ohne Worte kommunizieren kann, also Ihnen nichts zeigen oder mit den Händen »erklären« kann, leidet eventuell an Autismus.

SOLL ICH EINEN ARZT AUFSUCHEN?

Die rechts aufgeführten Symptome sind mögliche Anzeichen einer verzögerten Sprachentwicklung. Wenn Sie sich Sorgen über Sprechen oder Sprache Ihres Kindes machen, sollten Sie auf jeden Fall mit ihm zum Arzt gehen. Er führt einen Hörtest durch und schickt Ihr Kind eventuell zu einem Logopäden. Der Sprachtherapeut untersucht dann, was Ihr Kind sagen und verstehen kann, bevor eine Therapie begonnen wird.

Mögliche Symptome

★ Mit 1 Jahr: verständigt sich noch nicht durch Gesten (z. B. Kopfschütteln, Winken), brabbelt nicht, versteht einfache Anweisungen nicht.

★ Mit 2 Jahren: ahmt keine Handlungen oder Wörter nach, zeigt auf Nachfrage nicht auf Bilder in einem Buch, bildet keine Zwei-Wort-Sätze (»Papa weg«), kennt weniger als 20 Wörter.

★ Mit 3 Jahren: wird von anderen nicht mindestens zu 50 % verstanden. Spricht nicht in kurzen Sätzen, folgt Anweisungen nicht.

★ Mit 4 Jahren: ist noch nicht zu fast 100 % verständlich.

★ Mit 5 Jahren: stottert noch häufig beim Aussprechen eines Lautes.

Was kann ich tun?

Sprechen Sie mit Ihrem Kind, soviel es geht. Reden Sie dabei stets deutlich und verwenden Sie zusätzliche Gesten. Auch gemeinsames Singen und Reimen macht Spaß und unterstützt das Lernen der Sprache. Lesen Sie Ihrem Kind regelmäßig vor, um Sprache und Wortschatz zu fördern.

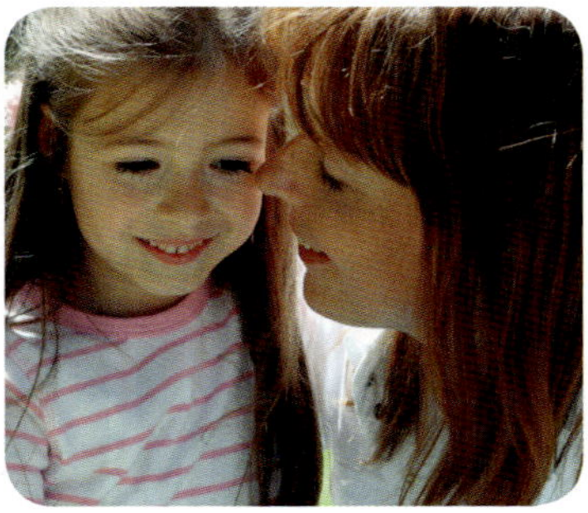

Richtig aussprechen Wenn Ihr Kind ein Wort falsch ausspricht, z. B. »Wawa« statt »Wasser« sagt, sprechen Sie das Wort richtig aus und sagen: »Wasser«. Antworten Sie ihm dann: »Ja, Mama holt Wasser.«

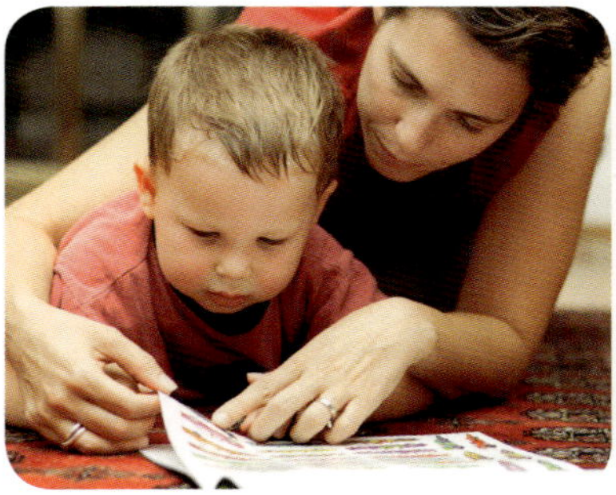

Wörter mit Bildern verknüpfen Fördern Sie die Sprachentwicklung: Schauen Sie gemeinsam ein Buch an, zeigen Sie auf die Bilder und fragen Sie Ihr Kind, was es sieht. Oder Sie lassen es frei erzählen, was es sieht.

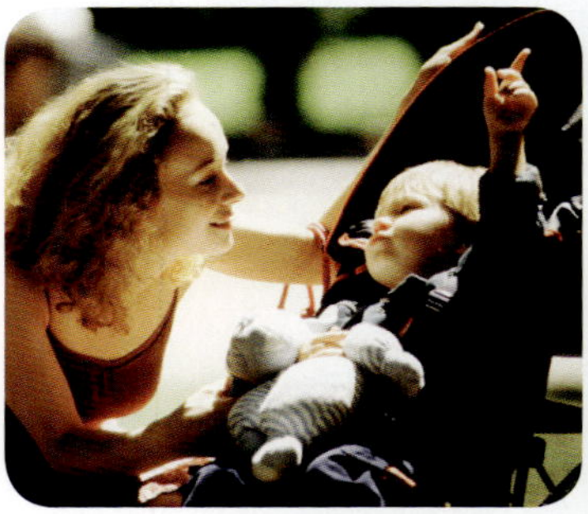

Beim richtigen Namen nennen Helfen Sie Ihrem Kind, Wörter zu erkennen. Fragen Sie es beim Spaziergang, was es sieht. Zeigen Sie gezielt auf Objekte und fragen Sie Ihr Kind, was das ist.

Stottern

Eine Unterbrechung des Redeflusses wird »Stottern« oder »Stolpern« genannt. Viele Kinder stottern während der normalen Sprachentwicklung. Stottern sie jedoch über das Alter von 5 Jahren hinaus, benötigen sie eventuell eine Sprachtherapie.

WAS SIND DIE URSACHEN?
Viele Kinder im Alter von 2–5 Jahren stolpern beim Sprechen über Wörter, die sie noch nicht aussprechen können. Mit 5–6 Jahren gelingt es ihnen dann meist, flüssig zu sprechen Die Ursache des Stotterns ist nicht bekannt, es kommt jedoch familiär gehäuft vor.

SOLL ICH EINEN ARZT AUFSUCHEN?
Wenn Ihr Kind im Alter von 5–6 Jahren noch immer stottert, oder das Stottern bereits in jüngerem Alter mit Tics einhergeht, sollten Sie zum Arzt gehen. Er kann Ihr Kind an einen Logopäden überweisen.

WAS KANN ICH TUN?
Wenn Ihr Kind stottert, sprechen Sie langsam mit ihm. Geben Sie ihm Zeit zu antworten und unterbrechen Sie es nicht. Fordern Sie es nicht auf, langsamer zu sprechen, und versuchen Sie nicht, vorwegzunehmen, was es sagen will.

Nehmen Sie beim Sprechen Blickkontakt auf. Zeigen Sie Ihrem Kind nicht, dass das Stottern Sie beunruhigt. Es könnte sonst verunsichert sein und die Symptome könnten sich verschlimmern. Denken Sie daran, Ihr Kind zu loben, wenn es flüssig spricht. Seien Sie ein Sprachvorbild: Sprechen Sie langsam und deutlich mit guter Betonung.

Mögliche Symptome

- ★ Wiederholungen: entweder von Lauten, Konsonanten, Vokalen oder Wörtern, z. B. »Ich w, w, w, w, w, weiß nicht.«, »Ich ich ich ich ich kann nicht.«.
- ★ Blockaden: Sprechpausen, in denen das Kind schweigt. Es scheint Mühe zu haben, das richtige Wort zu finden und dann korrekt auszusprechen, z. B. »Das b...in ich«.
- ★ Wörter oder Teile von Wörtern werden gedehnt, z. B. »Kaaaaaaaaaaaaaaann ich kommen?«.

Tics

Tics sind unwillkürliche, wiederholte Muskelzuckungen. Sie sind bei Kindern meist vorübergehender Natur und dauern nur wenige Monate.

WELCHE FORMEN GIBT ES?
Man unterscheidet zwischen motorischen Tics, die eine unwillkürliche Bewegung verursachen, und vokalen Tics, die ein spontanes Geräusch erzeugen. Zu den motorischen Tics gehören Blinzeln, ruckartige Kopfbewegungen, Schulterzucken und Grimassieren. Vokale Tics sind z. B. Hüsteln, Grunzen, Schniefen und Räuspern.

Etwa 10 % aller Kinder im Alter von 6–9 Jahren weisen zeitweise einen Tic auf. Bei Müdigkeit oder Stress sind die Tics oft ausgeprägter. Chronische Tics, die länger als ein Jahr dauern, sind eher selten. Eine belastende Tic-Störung ist das Tourette-Syndrom, das von zahlreichen motorischen und vokalen Tics gekennzeichnet ist und in seltenen Fällen von unkontrolliertem Fluchen.

SOLL ICH EINEN ARZT AUFSUCHEN?
Leidet Ihr Kind an einem Tic, der wiederholt auftritt, sich verschlimmert, häufiger wird oder sich verändert, gehen Sie zum Arzt. Tics werden mit psychotherapeutischen Methoden behandelt, in sehr seltenen schweren Fällen auch medikamentös.

WAS KANN ICH TUN?
Ein Kind, das einen Tic hat, schämt sich vielleicht, hat ein geringes Selbstwertgefühl oder wird in der Schule gehänselt. Versuchen Sie, mit ihm über seine Gefühle zu reden.

Bitten Sie Ihr Kind nicht, den Tic zu unterlassen, denn es hat keine Kontrolle darüber. Wenn Sie seine Aufmerksamkeit darauf lenken, gerät es vielleicht unter Druck und der Tic wird schlimmer. Versichern Sie Ihrem Kind, dass es absolut in Ordnung ist, einen Tic zu haben, und dass er mit der Zeit verschwinden wird.

WIE GEHT ES WEITER?
Die meisten Tics gehen von selbst zurück. Bei 50 % der Kinder mit Tourette-Syndrom nehmen die Symptome während und nach der Pubertät merklich ab, aber nicht völlig.

Dyspraxie

Bei dieser Lernstörung haben Kinder Schwierigkeiten, ihre Bewegungen zu koordinieren. Kinder mit Dyspraxie werden häufig als ungelenk bezeichnet.

Die Ursache der Dyspraxie ist nicht bekannt. Man vermutet, dass die Nervenverbindung zwischen Muskeln und Gehirn eine Rolle spielt. Kinder mit Dyspraxie sind normal intelligent. Die Krankheit verläuft unterschiedlich schwer und betrifft etwa 1 von 30 Kindern, überwiegend Jungen. Dyspraxie kann zusammen mit Dyslexie auftreten.

Wenn Sie bei Ihrem Kind eine Dyspraxie vermuten, gehen Sie zum Arzt. Er untersucht es und empfiehlt eine geeignete Therapie, z. B. Krankengymnastik, Ergotherapie oder Logopädie. Die Ergotherapie hilft Ihrem Kind beim Verrichten alltäglicher Dinge (z. B. Anziehen), die Sprachtherapie beim Sprechen und Verständigen.

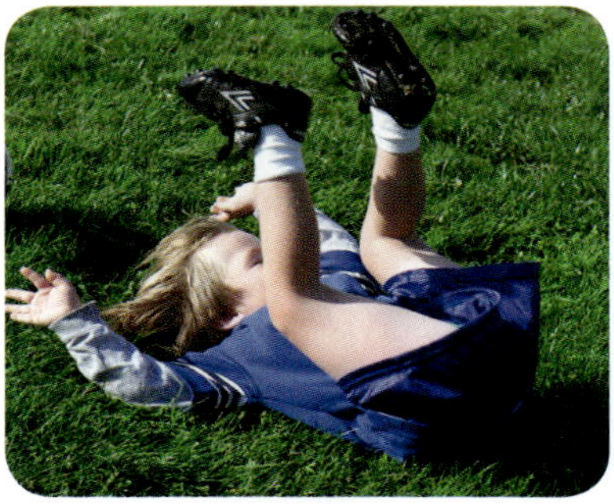

»Tolpatschigkeit« Kinder mit Dyspraxie fallen oft hin, stoßen sich häufig und gelten daher als ungeschickt.

Mögliche Symptome

Kleinkinder:

★ Laufen, krabbeln und sprechen später als Gleichaltrige.

★ Schwer verständliche Sprache.

Schulkinder:

★ Schwierigkeiten bei Bewegung und Koordination, z. B. Probleme, einen Ball zu schießen oder sich anzuziehen.

★ Probleme mit der Feinmotorik, z. B. Zeichnen, Schuhe binden.

★ Konzentrationsprobleme.

★ Neue Fähigkeiten schwer erlernbar.

★ Zappelig, schaukeln ständig mit Armen oder Beinen.

Einkoten

Ein Kind, das sein großes Geschäft nicht in die Toilette verrichtet, kotet ein. Bei Babys und Kleinkindern ist das normal, im Alter von 4 Jahren gehen die meisten Kinder auf die Toilette oder das Töpfchen.

WAS SIND DIE URSACHEN?

Kinder mit Verstopfung koten oft ein, wenn der noch weiche Stuhl im oberen Teil des Dickdarms um den harten Stuhl herumfließt. Auch wenn das Kind nicht regelmäßig zur Toilette geht oder den Stuhl einhält, z. B. wenn es in der Schule nicht zur Toilette gehen möchte und irgendwann nicht mehr länger anhalten kann, kann es zum Einkoten kommen.

Wenn Ihr Kind bereits sauber war und plötzlich beginnt, an unangebrachten Orten, z. B. am Esstisch, einzukoten, anstatt wie gewohnt zur Toilette zu gehen, oder wenn es anfängt, mit dem Kot herumzuschmieren, können emotionale Probleme vorliegen.

SOLL ICH EINEN ARZT AUFSUCHEN?

Sie sollten zum Arzt gehen, wenn Ihr Kind im Alter von vier Jahren noch einkotet oder bereits trocken war und jetzt wieder rückfällig geworden ist. Er untersucht Ihr Kind und behandelt bei Verdacht auf Verstopfung die Ursache. Zudem erklärt er Ihnen, wie Sie regelmäßige Toilettengänge einüben und so der Verstopfung vorbeugen können. Liegt eine andere Ursache vor, überweist er Sie an einen Spezialisten.

WAS KANN ICH TUN?

★ Trainieren Sie den regelmäßigen Gang zur Toilette. Ihr Kind sollte nach dem Essen und vor dem Schlafengehen fünf Minuten auf der Toilette sitzen. Loben Sie es, wenn es in die Toilette macht.

★ Suchen Sie nach der Ursache, z. B. ein Problem in der Schule, und versuchen Sie, diese Ursache zu entschärfen. Allein das Darüberreden kann bereits helfen.

★ Ernähren Sie Ihr Kind ballaststoffreich mit viel frischem Obst, Gemüse und mit genug Flüssigkeit, um den Darm in Gang zu bringen und Verstopfung vorzubeugen.

Lese-Rechtschreib-Störung

Kinder mit einer Lese-Rechtschreib-Störung haben Probleme mit dem Lesen und Schreiben, sind aber ansonsten normal intelligent.

WAS SIND DIE URSACHEN?

Wenn wir ein Wort aussprechen, hören wir das ganze Wort und nicht die Laute, aus denen es besteht. Beim Lesen müssen wir die einzelnen Buchstaben eines Wortes in Laute »übersetzen«, beim Schreiben die Laute in Buchstaben. Man vermutet, dass Kinder mit Lese-Rechtschreib-Störung Laute anders wahrnehmen und verarbeiten. Diese Lernschwäche ist äußerst häufig und betrifft etwa eins von zwölf Schulkindern. Sie tritt familiär gehäuft und vermehrt bei Jungen auf. Manchmal wird sie von einer Dyspraxie (siehe links) begleitet.

SOLL ICH EINEN ARZT AUFSUCHEN?

Wenn Sie vermuten, dass Ihr Kind an Lese-Rechtschreib-Störung leidet, sollten Sie mit den Lehrern und Ihrem Arzt sprechen. Je früher die Behandlung einsetzt, desto besser. Der Arzt muss zuerst andere Ursachen ausschließen, die zu Problemen beim Lesen und Schreiben führen. Wenn Ihr Kind z. B. schlecht hört, kann es die Laute in einem Wort nicht verstehen. Eventuell wird Ihr Kind zur weiteren Beurteilung an einen Lernpsychologen überwiesen.

WIE WIRD BEHANDELT?

Die Kinder nehmen an speziellen Trainingsprogrammen teil. Hier erlernen sie verschiedene Techniken, um die Laute in Wörtern zu verarbeiten und so leichter lesen und schreiben zu können.

WIE GEHT ES WEITER?

Unter Behandlung erreichen die meisten Kinder stabile Lese- und Schreibfähigkeiten.

Mögliche Symptome

Kleinkinder und Vorschulkinder:

- ★ sprechen später als normal.
- ★ verdrehen Wörter im Satz.
- ★ zeigen wenig Interesse an Klatsch- oder Rhythmusspielen.

Schulkinder:

- ★ erlernen schwer die Namen der Buchstaben und deren Laute.
- ★ haben Schwierigkeiten, Buchstaben oder Wörter von der Tafel abzuschreiben.
- ★ haben Probleme beim Buchstabieren (gleiches Wort wird auf unterschiedliche Arten buchstabiert).
- ★ verstehen den Aufbau eines Wortes schwer, reimen ungern.
- ★ lesen langsam.
- ★ haben ein geringes Selbstwertgefühl und Verhaltensprobleme.

Was kann ich tun?

Helfen Sie Ihrem Kind, seine Lesefähigkeit zu verbessern. Lesen sie viel vor und lesen Sie mit ihm gemeinsam. Manches werden Sie häufig wiederholen müssen, bis es Ihr Kind gelernt hat. Geben Sie ihm emotionale Unterstützung, wenn es frustriert ist oder sich schämt.

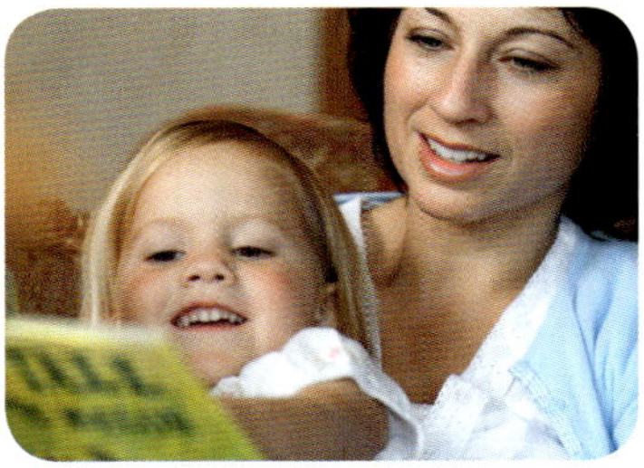

Hilfe beim Lesen Lesen Sie gemeinsam immer zu einer bestimmten Zeit. Danach über das Gelesene sprechen!

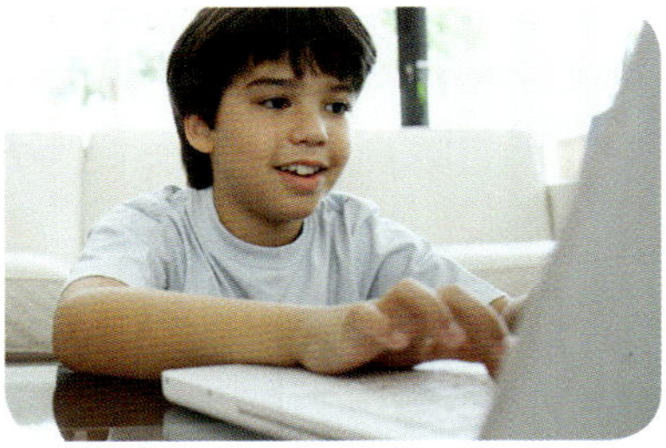

Computer verwenden Ältere Kinder benutzen gerne einen Computer. Vielen fällt damit auch das Schreiben leichter.

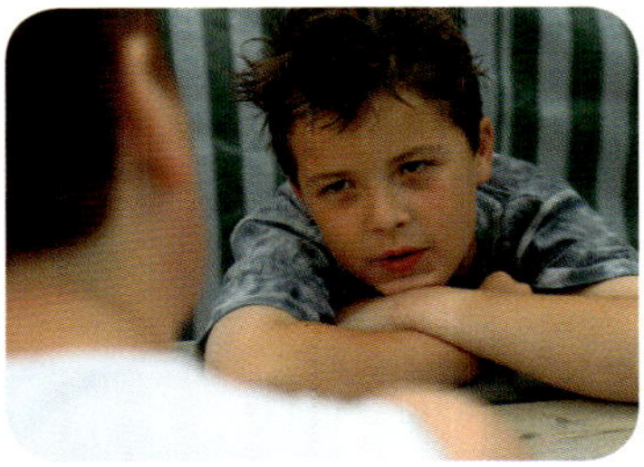

Probleme besprechen Ihr Kind findet die Schule vielleicht sehr anstrengend. Sprechen Sie mit ihm über seine Gefühle.

ADHS

Kinder mit ADHS (Aufmerksamkeitsdefizit-Hyperaktivitätsstörung) lassen sich leicht ablenken und sind häufig hyperaktiv und impulsiv. Die Krankheit kann sich auf die schulische und persönliche Entwicklung schädlich auswirken.

WAS SIND DIE URSACHEN?

Die genaue Ursache ist nicht bekannt. Verschiedene Faktoren begünstigen die Störung, z. B. eine genetische Veranlagung, Alkohol und Zigarettenkonsum der Mutter während der Schwangerschaft sowie Hirnverletzungen. Die Krankheit tritt bei etwa 1–2 % aller Kinder auf, wobei Jungen viermal häufiger betroffen sind als Mädchen.

SOLL ICH EINEN ARZT AUFSUCHEN?

Kinder haben viel Energie und zeigen alle irgendwann einmal einzelne Symptome von ADHS. Wenn jedoch alle Symptome zugleich auftreten und sie sich auf die Schule und das Sozialleben auswirken, sollten Sie zum Arzt gehen. Er überweist Ihr Kind an einen Kinderpsychologen. Bei bestätigter Diagnose von ADHS wird dieser mit Ihnen die unterschiedlichen Therapiemöglichkeiten besprechen.

Reden Sie unbedingt auch mit den Erziehern oder Lehrern, da Ihr Kind Anspruch auf Untersuchung durch einen Schulpsychologen und auf Unterstützung im Unterricht hat.

EXTRATIPP

Ein Kind mit ADHS kostet viel Kraft. Nehmen Sie regelmäßig eine Auszeit, wenn Sie nicht mehr weiter können, und tanken Sie Kraft für Ihr Kind.

WIE WIRD BEHANDELT

Behandelt wird mit einer Kombination aus Psychotherapie und Medikamenten.

★ **Psychotherapie** Es gibt unterschiedliche Formen, angefangen mit der traditionellen Gesprächstherapie bis zur Verhaltenstherapie, bei der Sie und Ihr Kind Methoden erlernen, das Verhalten des Kindes zu kontrollieren. Auch einfache Methoden, z. B. eine Belohnung für gutes Verhalten, können wirksam sein.

★ **Medikamente** Sie verbessern die Konzentration und reduzieren die Impulsivität für kurze Zeit. Für die Schule ist das sinn-

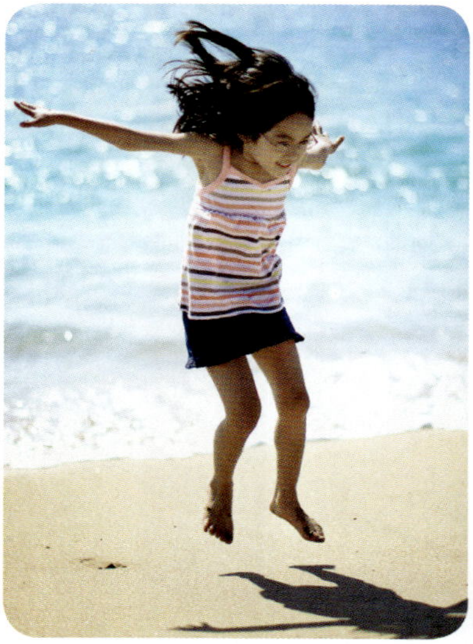

Energiebündel Viele Kinder mit ADHS sind hyperaktiv, voller Energie und ständig in Bewegung, und zwar viel mehr als ein normal aktives Kind.

Mögliche Symptome

Die Symptome können in jedem Alter auftreten, zeigen sich aber meist um die Zeit des Schuleintritts. Die Spannbreite der Symptome ist sehr groß, sie werden in drei größere Gruppen eingeteilt:

Aufmerksamkeitsdefizit: Das Kind

★ hört nicht zu und ist unfolgsam.

★ ist leicht ablenkbar und kann sich schlecht konzentrieren.

★ bringt Arbeiten nicht zu Ende und beginnt ständig etwas Neues.

★ verliert Dinge.

★ vergisst Dinge oder Aufgaben.

★ macht viele Flüchtigkeitsfehler, z. B. bei den Schulaufgaben.

Hyperaktivität: Das Kind

★ zappelt ständig herum.

★ spricht viel und hat keine Freude an ruhigen Aktivitäten.

★ kann nicht still sitzen und sich konzentrieren, läuft ständig herum und ist in Bewegung, auch wenn es still sitzen soll, z. B. beim gemeinsamen Essen.

Impulsivität: Das Kind

★ kann nicht warten, bis es dran ist.

★ unterbricht andere.

★ hält sich nicht an Regeln.

★ handelt, ohne an die Konsequenzen zu denken, und hat daher nur ein begrenztes Gefühl für Gefahren.

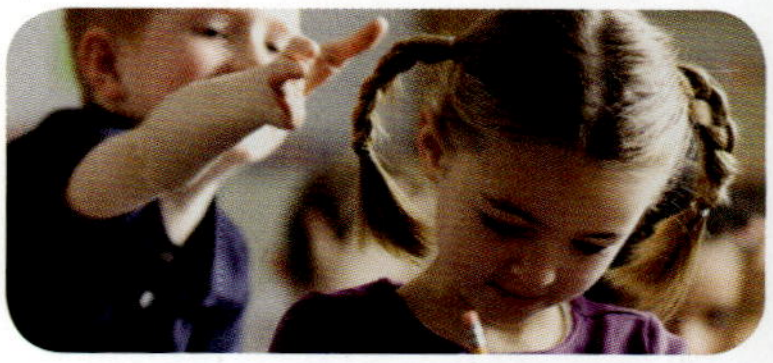

Impulsivität Kinder mit ADHS handeln, ohne nachzudenken. Dadurch verärgern sie oft andere Kinder.

voll, damit Ihr Kind lernen kann. Probieren Sie medikamentenfreie Phasen aus, z. B. während der Ferien. Beurteilen Sie, wie sich die Symptome mit der Zeit verändern.

★ **Ernährung** Manche Eltern berichten, dass das Verhalten Ihres Kindes sich nach einer Ernährungsumstellung verändert. Dies wurde bisher nicht wissenschaftlich belegt. Sprechen Sie also vor einer Ernährungsumstellung unbedingt mit Ihrem Arzt.

★ **Alternative Therapieformen** Manche Eltern empfehlen alternative Therapien (z. B. nur Ergotherapie, Homöopathie). Wissenschaftlich wurden bisher keine langfristigen Effekte mit diesen Behandlungsformen nachgewiesen.

WIE GEHT ES WEITER?

Für ADHS gibt es keine Heilung und es lässt sich nicht verhindern. Mit einer Kombinationstherapie kann man die Symptome meist in den Griff bekommen. Fast 50 % der ADHS-Kinder haben auch als Erwachsene Probleme. Viele passen sich aber an die Störung an und führen ein produktives Leben.

Was kann ich tun?

Die Behandlung besteht aus einer Kombination aus Psychotherapie und Medikamentengabe. In der Therapie werden Techniken zur Veränderung des Verhaltens geübt, z. B. mithilfe eines Belohnungssystems oder Sport. Sie lernen, Ihren Erziehungsstil an die Störung Ihres Kindes anzupassen.

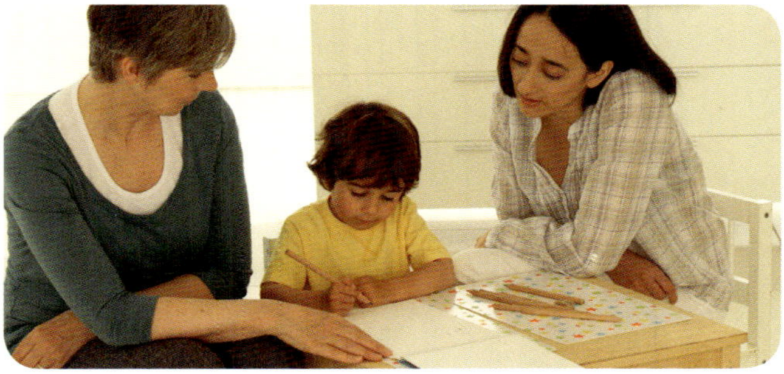

Unterstützung durch Therapie Zur Förderung der Konzentration wird Ihr Kind aufgefordert, etwas zu malen und darüber zu sprechen oder eine Aufgabe zu erledigen, z. B. ein Puzzle zusammenzusetzen. Eltern lernen in einem Training, wie sie optimal mit ihrem ADHS-Kind umgehen.

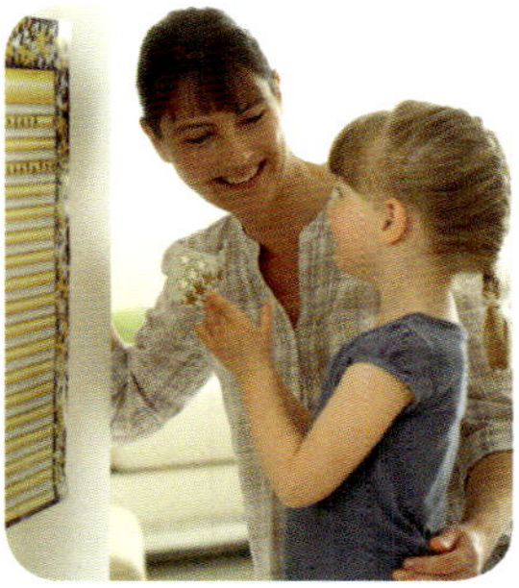

Belohnungssystem Damit lässt sich gutes Verhalten fördern. Basteln Sie gemeinsam eine Punktekarte.

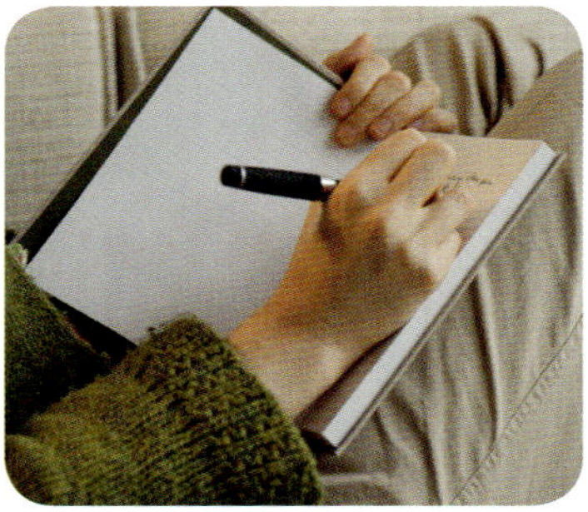

Tagebuch Führen Sie regelmäßig Buch über Nahrungsmittel und Symptome. Vielleicht findet sich ein Auslöser für die Symptome Ihres Kindes.

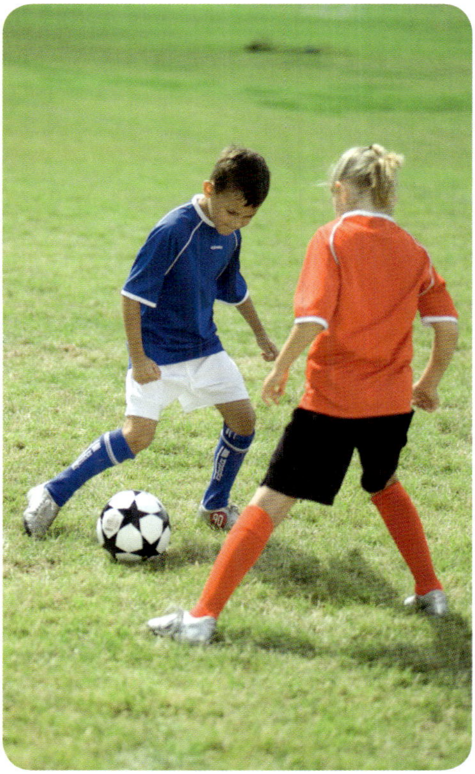

Viel Bewegung Körperliche Betätigung in einer Sportart mit festen Regeln hilft Kindern mit ADHS hervorragend, um überschüssige Energie zu bündeln und passend einzusetzen.

Autismus-Spektrum-Störungen

Autismus-Spektrum-Störungen (ASS) sind tiefgreifende Entwicklungsstörungen, die Kommunikation und Interaktion eines Kindes beeinträchtigen. Der Begriff »Spektrum« bedeutet, dass der Schweregrad der Symptome sehr unterschiedlich ausfallen kann.

Mögliche Symptome

- ★ Verzögerte/keine Sprachentwicklung.
- ★ Seltsam monotone Sprache.
- ★ Wenig Augenkontakt.
- ★ Kind spielt lieber allein.
- ★ Lässt sich nicht gern in den Arm nehmen, auch nicht, wenn es sich wehtut.
- ★ Kann Gefühle anderer nicht gut verstehen.
- ★ Kann eigene Gefühle nicht beherrschen, hat schnell Wutausbrüche.
- ★ Monotones Spiel mit immer gleichen Spielsachen.
- ★ Nur begrenzt Fantasiespiele möglich.
- ★ Sich wiederholende Bewegungen, z. B. klappern.
- ★ Empfindlichkeit bei Berührung, Geräuschen.

WELCHE FORMEN GIBT ES?

Zu den Autismus-Spektrum-Störungen gehören unter anderem das Asperger-Syndrom und der Autismus. Das Asperger-Syndrom verläuft relativ mild. Die Kinder sind normal oder überdurchschnittlich intelligent und verfügen häufig über gute sprachliche Fähigkeiten. Sie haben jedoch Probleme mit dem sozialen Miteinander. Autistische Kinder können nur schwer mit anderen Menschen kommunizieren und umgehen, häufig haben sie auch Lernschwierigkeiten.

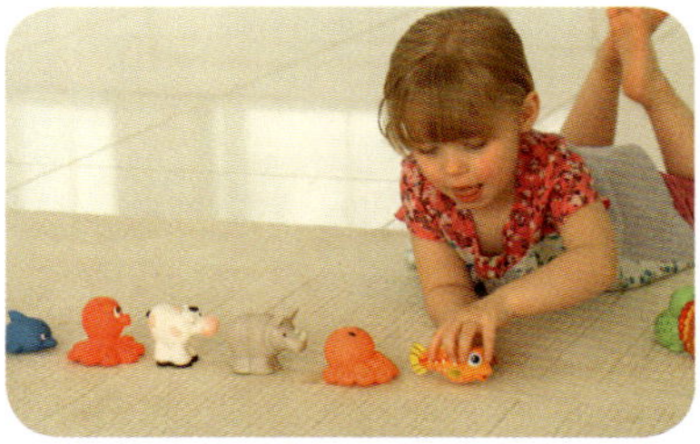

Wiederholungen Viele Kinder reihen Tiere in einer Reihe auf. Wenn sich dies extrem oft wiederholt, könnte eine Störung vorliegen.

WAS SIND DIE URSACHEN?

Die Ursachen der verschiedenen tiefgreifenden Entwicklungsstörungen sind nicht bekannt. Die Masern-Mumps-Röteln-Impfung (MMR) hat nichts damit zu tun. Etwa 1 % aller Kinder leidet an einer Autismus-Spektrum-Störung, wobei Jungen häufiger betroffen sind als Mädchen.

SOLL ICH EINEN ARZT AUFSUCHEN?

Wenn Sie vermuten, dass Ihr Kind an einer Autismus-Spektrum-Störung leidet, sollten Sie zum Arzt gehen. Er kann Sie an einen Kinderpsychologen überweisen.

Durch die Behandlung werden Kommunikationsfähigkeit, soziale Kompetenz und andere Fähigkeiten, z. B. Fantasiespiele, verbessert. Die Eltern werden stark mit einbezogen. Die Therapie ermöglicht den Kindern den Umgang mit nicht erkrankten Kindern. Das Kind lernt, Routine zu entwickeln, soll jedoch auch immer wieder unbekannten Situationen ausgesetzt werden, um neue Fähigkeiten zu entwickeln. Je nach Schweregrad der Störung wird es in der Schule zusätzliche Unterstützung erhalten oder eine Förderschule besuchen. Kleinere Klassen sind vorteilhaft. Spezifische Symptome (z. B. Aggression, Unruhe) können medikamentös behandelt werden.

Es gibt ergänzende Möglichkeiten zur Therapie von Autismus (z. B. Ernährungsumstellung), fragen Sie jedoch zuerst Ihren Arzt. Sie sollten die Ernährung Ihres Kindes nicht ohne ärztlichen Rat umstellen oder einzelne Nahrungsmittel weglassen.

WIE GEHT ES WEITER?

Menschen mit Asperger-Syndrom sind in der Lage, ein unabhängiges Leben zu führen. Der Zustand autistischer Kinder bessert sich meist mit Behandlung. Viele können als Erwachsene selbstständig leben, bleiben jedoch auf Unterstützung angewiesen.

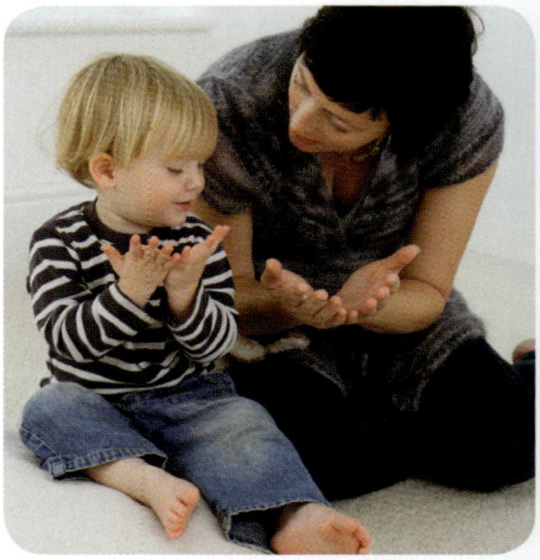

Kommunikation ermöglichen Setzen Sie Zeichensprache ein, z. B. Makaton. Hier verwenden Mutter und Kind das Zeichen für »Buch«.

Glossar: Weitere Erkrankungen

In diesem Kapitel werden weitere seltene und teils schwere Erkrankungen von Kindern dargestellt. Einige sind angeboren, andere bilden sich erst später aus. Die meisten müssen ärztlich behandelt werden.

Angeborene Herzfehler

Fehlerhafte Strukturen des Herzens entstehen bereits vor der Geburt. Es gibt zahlreiche Arten, betroffen ist etwa 1 von 140 Kindern. Die häufigste Fehlbildung ist ein Loch in der Wand (Septum) der beiden unteren Kammern (Ventrikel) des Herzens (Ventrikelseptumdefekt). Bei einer anderen Fehlbildung schließt sich das Blutgefäß Ductus arteriosus nicht nach der Geburt.

Die Symptome bei angeborenen Herzfehlern sind unterschiedlich und hängen von der Art des Herzfehlers ab. Sie können sich als blaue Lippen (Zyanose), Herzgeräusche sowie Schwierigkeiten beim Atmen und bei der Nahrungsaufnahme manifestieren. Das Herz Ihres Babys wird bereits in der Schwangerschaft bei den großen Ultraschalluntersuchungen untersucht und nach der Geburt in den Vorsorgeuntersuchungen abgehört. Behandlung und Prognose hängen von der Art des Herzfehlers ab. Ein kleiner Ventrikelseptumdefekt kann ohne Behandlung von selbst verheilen, andere Herzfehler erfordern eine Operation.

Darmverschluss

Bei dieser Blockade des Darms kann der Darminhalt, meist verdaute Nahrung oder Stuhl, nicht passieren. Ursachen können ein Geburtsfehler, eine verdrehte Darmschlinge, eine Hernie (Schwachstelle in der Bauchwand) oder eine Darminvagination (Einstülpung eines Darmabschnitts in einen anderen Abschnitt) sein. Darmverschluss führt zu Blähungen, Verstopfung, Schmerzen und Erbrechen und muss notfallmäßig im Krankenhaus behandelt werden. Je nach Ursache kann eine Operation erforderlich werden.

Down-Syndrom

Diese Erbkrankheit betrifft etwa 1 von 600 Kindern, Mädchen wie Jungen gleichermaßen. Ursache des Down-Syndroms ist eine fehlerhafte Teilung von Chromosom 21. Es ist dreimal, statt wie sonst, zweimal vorhanden. Das Risiko, ein Baby mit Down-Syndrom zu bekommen, steigt mit dem Alter der Mutter.

Kinder mit Down-Syndrom haben charakteristische Gesichtszüge: schräg gestellte Augen, flaches Gesicht, flacher Hinterkopf, schmaler Mund mit vorstehender Zunge und flacher Nasenrücken. Die körperliche, geistige und soziale Entwicklung von Betroffenen verläuft langsamer als bei anderen Kindern, der Schweregrad der Lernschwierigkeiten ist jedoch unterschiedlich. Das Down-Syndrom kann mit weiteren Erkrankungen einhergehen, z. B. Herzfehlern, Seh- und Hörstörungen oder einer Schilddrüsenunterfunktion. Das Risiko, an Leukämie und Alzheimer zu erkranken, ist erhöht.

Eine Frau kann schon während der Schwangerschaft erfahren, wie hoch die Wahrscheinlichkeit ist, dass sie ein Kind mit Down-Syndrom bekommt. Dafür wird in der zwölften Woche eine Ultraschalluntersuchung gemacht und, wenn die Frau das möchte, ihr Blut untersucht. Zudem kann das Down-Syndrom direkt nachgewiesen werden: Der Schwangeren wird Fruchtwasser entnommen (Amniozentese) und die darin befindlichen kindlichen Zellen werden getestet. Diese Untersuchung wird schwangeren Frauen ab 35 empfohlen. Down-Syndrom-Kinder werden mit verschiedenen Therapien, z. B. Logopädie, gefördert.

Eisenmangelanämie

Diese Form der Anämie kommt bei Kindern am häufigsten vor. »Anämie« bezeichnet einen Mangel an Hämoglobin. Der Blutfarbstoff ist Teil der roten Blutkörperchen und transportiert Sauerstoff aus der Lunge in die Körperzellen. Ein wichtiger Bestandteil von Hämoglobin ist Eisen. Bei Eisenmangel kann sich nicht genug Hämoglobin bilden und die Körperzellen bekommen von den roten Blutkörperchen nicht genügend Sauerstoff. Ursache der Eisenmangelanämie kann eine eisenarme Ernährung sein. Sie kommt häufig bei Frühgeborenen vor, die noch keinen ausreichenden Eisenspeicher haben, da die Milchnahrung der ersten Monate nur wenig Eisen enthält. Auch ältere Kinder, die zu wenig Eisen zu sich nehmen, können betroffen sein.

Die Symptome der Anämie sind unterschiedlich stark und umfassen Müdigkeit, blasse Haut und Kurzatmigkeit bei Anstrengung. Wenn Sie vermuten, dass Ihr Kind an Anämie leidet, sollten Sie mit ihm zum Arzt gehen. Durch eine Blutuntersuchung kann er den Verdacht bestätigen und die Ursache feststellen. Bei einer Eisenmangelanämie verschreibt er Eisenpräparate. Auch Frühgeborene erhalten Eisen, um eine Anämie zu verhindern. Ihr Kind sollte möglichst viel grünes Blattgemüse, Eiweiß und angereicherte Frühstücksflocken essen. Mit zunehmendem Alter wird die Nahrung von Kindern vielfältiger, sodass es seltener zu einer Anämie kommt.

Enzephalitis

Diese seltene Gehirnentzündung tritt meist nach einer Virusinfektion auf. Erreger sind Viren (z. B. Herpes-simplex-Virus, Masern-, Röteln- und Windpockenviren). In leichten Fällen äußert sich die Krankheit mit Fieber und Kopfschmerzen und ähnelt damit einem leichten grippalen Infekt. Die Symptome klingen ohne Behandlung ab und fallen manchmal gar nicht auf. In schweren Fällen kommt es zu einem steifen Nacken, Erbrechen, starken Kopfschmerzen, Verwirrtheit, Krampfanfällen bis hin zu Benommenheit und Koma.

Bei sofortiger, stationärer Behandlung mit antiviralen Medikamenten, z. B. Aciclovir, bestehen gute Chancen, dass Ihr Kind vollständig gesundet. Als Komplikation ist eine Hirnschädigung möglich, die zu Lernschwierigkeiten, Epilepsie oder einer Persönlichkeitsveränderung führen kann. Eine Impfung gegen MMR verhindert eine durch das Masernvirus ausgelöste Enzephalitis.

Epilepsie

Bei Kindern mit Epilepsie ist die elektrische Aktivität des Gehirns gestört. Es kommt zu Krampfanfällen oder Bewusstseinsstörungen. Die Ursache ist häufig nicht bekannt. Epilepsie kann z. B. nach einer Hirnschädigung infolge von Infektion oder Verletzung auftreten. Es gibt unterschiedliche Arten der Epilepsie. Bei einer sehr häufigen Form geht den Anfällen ein ungewöhnliches bzw. gereiztes Verhalten voraus, danach fällt das Kind bewusstlos zu Boden. Während des Anfalls kommt es zu Zuckungen des Körpers, vermehrtem Speichelfluss oder Inkontinenz. Im Anschluss daran ist das Kind verwirrt oder benommen. Halten Sie Ihr Kind während des Anfalls nicht fest und versuchen Sie keinesfalls, ihm etwas in den Mund zu stecken. Sorgen Sie dafür, dass es sich nicht verletzen kann, und entfernen Sie alles, was ihm im Weg ist. Bringen Sie es in die stabile Seitenlage (s. S. 212), bis es wieder zu Bewusstsein kommt. Eine andere Form der Epilepsie äußert sich in Absencen, in denen das Kind sein Tun unterbricht und mehrere Sekunden in die Luft starrt, ohne sich seiner Umgebung bewusst zu sein. Epilepsie kann mit Medikamenten gut kontrolliert werden. Die meisten betroffenen Kinder haben keine weiteren gesundheitlichen Probleme, besuchen normale Schulen und treiben Sport.

Fragiles-X-Syndrom

Diese genetische Veränderung auf dem X-Chromosom führt zu Lernschwierigkeiten bei Kindern. Durch den Defekt wird ein Protein, das zur Hirnentwicklung nötig ist, gar nicht oder in unzureichender Menge hergestellt. Jungen sind meist stärker betroffen als Mädchen, da sie nur ein X-Chromosom besitzen. Bei Mädchen kann das zweite, nicht defekte X-Chromosom für das entsprechende Protein kodieren.

Zu den Symptomen gehören Entwicklungsverzögerung, Lernschwierigkeiten und Verhaltensauffälligkeiten, wie Hyperaktivität. Hinzu kommen oft charakteristische Gesichtzüge, z. B. lange Ohren, ein großer Kiefer sowie bei Jungen große Hoden in der Pubertät. Eine spezifische Behandlung ist nicht möglich, Logopädie und Ergotherapie sind jedoch hilfreich. In der Schule ist eine Unterstützung erforderlich. Bei Verhaltensproblemen können Medikamente eingesetzt werden.

Gelenkentzündung

Eine Gelenkentzündung (auch septische Arthritis genannt) wird durch eine Infektion verursacht, die z. B. aus einer infizierten Wunde über das Blut weitergetragen wird oder von infiziertem Gewebe in der Umgebung (z. B. einer Knochenentzündung in der Nähe des Gelenks) ausgeht. Sie kann jederzeit auftreten, häufig jedoch bei Kindern unter drei. Meist ist das Hüftgelenk betroffen.

In dem entzündeten Gelenk sammelt sich Flüssigkeit, es schmerzt und fühlt sich heiß und geschwollen an. Ihr Kind vermeidet jede Bewegung. Manchmal tritt Fieber auf. Bei Verdacht auf Gelenkentzündung sollte Ihr Kind umgehend im Krankenhaus behandelt werden. Es erhält Antibiotika und die Flüssigkeit wird aus dem Gelenk abgeleitet. Krankengymnastische Behandlung hält das Gelenk beweglich. Wird die Gelenkentzündung schnell therapiert, erholen sich die Kinder meist vollständig.

Glomerulonephritis

Die Niere besteht aus sehr vielen mikroskopisch kleinen Nierenkörperchen, den Glomeruli. Durch sie wird das Blut gefiltert und der Wasserhaushalt im Körper kontrolliert. Bei der Glomerulonephritis sind diese Filtereinheiten entzündet. Die Niere kann nicht richtig arbeiten und Abfallprodukte, wie Salz und Wasser, sammeln sich im Körper an. Die Ursache der Glomerulonephritis ist häufig nicht bekannt. Manchmal tritt sie Wochen nach einer Hals- oder Hautentzündung auf und wird durch einen bestimmten Streptokokken-Erreger verursacht. Diese Form der Glomerulonephritis ist heute jedoch selten, da sie schon im Vorfeld durch den Einsatz von Antibiotika bei Halsentzündungen verhindert wird.

Zu den möglichen Symptomen gehören Blut im Urin, Müdigkeit, Erbrechen, Schluckauf, Schwellungen (durch Wasseransammlung im Gewebe), Bluthochdruck oder Krampfanfälle. Die Behandlung richtet sich nach der Ursache und besteht aus einer Einschränkung der Flüssigkeitszufuhr, Diuretika (zum Ausschwemmen des Wassers), salz- und eiweißarmer Ernährung, Kortison und anderen Medikamenten. Glomerulonephritis kann von kurzer Dauer und reversibel sein. Sie kann aber auch zu chronischem Nierenversagen führen, das mit Dialyse oder Nierentransplantation behandelt wird.

Hämophilie

Es handelt sich um eine erblich bedingte Störung der Blutgerinnung. Dabei gibt es verschiedene Formen, bei denen unterschiedliche Blutgerinnungsfaktoren entweder teilweise oder ganz fehlen. Der Schweregrad der Symptome ist unterschiedlich und hängt davon ab, wie ausgeprägt der Mangel ist. Mögliche Symptome sind eine Neigung zu Blutergüssen, lange Blutungsdauer nach leichten Verletzungen sowie Einblutungen in Gelenke oder Gehirn. Die Symptome der Krankheit sind behandelbar. Ihr Kind erhält Spritzen mit dem fehlenden Blutgerinnungsfaktor. Abhängig vom Schweregrad werden die Spritzen nur nach einer Verletzung gegeben oder regelmäßig, um krankhafte Blutungen zu vermeiden.

Hodentorsion

Die Hoden werden im Hodensack von einem Bändchen, dem Samenstrang, gehalten. Bei der Hodentorsion ist dieses Bändchen verdreht, die Blutzufuhr zu den Hoden wird abgeschnitten und es kommt zu Schmerzen. Die Hodentorsion kann in jedem Alter auftreten, kommt jedoch bei Kleinkindern sowie in der Pubertät häufiger vor, oft nach einer Verletzung des Hodens.

Eine Hodentorsion macht sich durch starke Schmerzen in den Hoden bemerkbar, die höher im Hodensack zu liegen scheinen. Dieser kann auch anschwellen. Übelkeit und Erbrechen können hinzukommen. Wenn Sie bei Ihrem Sohn eine Hodentorsion vermuten, müssen Sie sofort den Notarzt rufen, da eine unmittelbare Behandlung (innerhalb weniger Stunden) erforderlich ist, um die Hoden zu retten. Durch eine Operation wird die Verdrehung aufgehoben. Bei sofortiger Behandlung können die Hoden normal funktionstüchtig bleiben.

Hüftdysplasie

Bei dieser angeborenen Fehlstellung der Hüfte ist das Hüftgelenk nicht vollständig ausgebildet, sodass der Hüftkopf nicht genau in die Gelenkspfanne passt. Das führt zur Instabilität. Die Hüftdysplasie tritt bei etwa 1 von 1 000 Babys auf. Sie ist häufiger bei Erstgeborenen, Mädchen, Babys in Beckenendlage und wenn andere Familienmitglieder erkrankt sind. Meist ist die linke Hüfte betroffen.

Die Hüftdysplasie wird oft im Rahmen der Neugeborenenuntersuchung oder der darauf folgenden Untersuchungen entdeckt. Wenn nicht, fällt sie auf, sobald Ihr Kind laufen lernt und humpelt. Die Behandlung hängt vom Zeitpunkt ab, zu dem die Erkrankung festgestellt wurde. Babys unter 6 Monaten tragen für einige Monate eine Spreizhose, um die Hüfte in der richtigen Position zu halten. Bisweilen genügt es, das Baby breit zu wickeln. Wird die Hüftdysplasie erst später entdeckt, kann eine Operation nötig sein.

Hüftschnupfen

Diese Krankheit betrifft meist Kinder im Grundschulalter, Jungen doppelt so häufig wie Mädchen. Es kommt zu einer Entzündung des Hüftgelenks, mit Schmerzen in Hüfte, Leiste, Knie oder Oberschenkel. Auch die Bewegung der Hüfte ist eingeschränkt und verursacht Probleme beim Gehen und Stehen. Der Hüftschnupfen tritt häufig nach einer Virusinfektion oder Verletzung auf, der Auslöser ist jedoch oft nicht bekannt oder kann nicht mehr gefunden werden. Die Behandlung besteht aus möglichst viel Bettruhe, entweder zu Hause oder im Krankenhaus, wo das Bein ruhig gestellt werden kann. Die Symptome klingen nach 1–2 Wochen ab, Komplikationen gibt es keine.

Hypospadie

Diese Erbkrankheit betrifft circa 1 von 300 Jungen. Bei der Hypospadie liegt die Öffnung der Harnröhre, durch die der Urin abfließt, nicht, wie sonst, an der Spitze des Penis, sondern versetzt auf der Unterseite. Meist befindet sich die Öffnung auf der Eichel, kann jedoch auch am Schaft liegen. Die Vorhaut mündet an der Rückseite des Penis. Daher ist der Penis ist bei einer Erektion leicht gekrümmt. Jungen mit Hypospadie sollten nicht beschnitten werden. Mithilfe der Vorhaut kann die Öffnung der Harnröhre an die Spitze des Penis gelegt, und der Penis begradigt werden. Ein operativer Eingriff sollte im ersten oder zweiten Lebensjahr erfolgen.

Juvenile idiopathische Arthritis

Eine Arthritis ist eine schmerzhafte Entzündung der Gelenke. Die juvenile idiopathische Arhtritis ist ein Oberbegriff für verschiedene Arten von chronischen Gelenkentzündundungen bei Kindern. Betroffen sind circa 1–2 von 10 000 Kindern. Bei der häufigsten Form, der Oligoarthritis, sind vier oder weniger Gelenke befallen, bei anderen Formen mehr. Bei einigen Varianten kommen weitere Symptome, wie Fieber, hinzu.

Zur Behandlung der Schmerzen und Schwellungen werden entzündungshemmende Medikamente und Schmerzmittel eingesetzt, in manchen Fällen auch Medikamente, die den Krankheitsverlauf aufhalten. Das betroffene Kind erhält zudem Krankengymnastik, damit die Gelenke beweglich und stark bleiben, sowie Physiotherapie. Die Eltern und ihr Kind werden zudem psychosozial betreut, um einen optimalen Umgang mit der chronischen Krankheit zu erlernen.

Die Prognose hängt von der Art der Erkrankung ab. Nach 15 Jahren haben acht von zehn Kindern mit oligoartikulärer Arthritis die Krankheit überstanden. Andere Formen können ein Leben lang bestehen. Mit Behandlung lassen sich die Symptome jedoch beherrschen, sodass die meisten Kinder ein relativ normales Leben führen.

Kawasaki-Syndrom

Die seltene Krankheit unbekannter Ursache betrifft meist Kinder unter fünf, häufig erkranken Babys zwischen neun und zwölf Monaten, Asiaten tragen ein höheres Risiko. Das Kawasaki-Syndrom verursacht hohes Fieber für mehr als fünf Tage, das nicht auf Medikamente anspricht, sowie weitere Symptome, z. B. Bindehautentzündung, fleckiger roter Ausschlag, geschwollene Halslymphknoten, Rachen und Zunge gerötet, trockene Lippen sowie geschwollene bzw. schuppende Haut an Händen und Füßen.

Ein Kind mit Kawasaki-Syndrom wird im Krankenhaus mit Aspirin und intravenösen Immunglobulinen behandelt, um Komplikationen an Blutgefäßen und Herz zu verhindern. Bei schneller Behandlung (innerhalb von zehn Tagen nach Auftreten der Symptome) erholen sich die Kinder meist vollständig.

Klumpfuß

Etwa 1 von 1 000 Babys wird mit einem Klumpfuß geboren, einer Fehlstellung von Fuß und Knöchel, entweder an einem oder beiden Füßen. Jungen sind häufiger betroffen als Mädchen. Es gibt zwei Arten: Bei der einen Variante ist der Knöchel verdreht, der Fuß ist einwärts gerichtet und zeigt nach unten. Wenn beide Füße betroffen sind, berühren sich die Fußsohlen. Bei der zweiten Art ist der Fuß nach außen und oben gedreht. Neugeborene werden routinemäßig auf Klumpfuß untersucht. Die Therapie richtet sich nach dem Schweregrad. Leichte Fälle lassen sich durch Übungen behandeln, in schweren Fällen wird der Fuß durch Gipsverbände in die richtige Position gebracht. Auch eine Operation ist möglich. Meist kann ein Klumpfuß durch Gipsverbände oder Chirurgie erfolgreich korrigiert werden.

Knochenentzündung

Eine Infektion kann sich von einer Stelle, z. B. Insektenstich oder Wunde, ausbreiten und auf den Knochen übergehen. Alle Altersgruppen können daran erkranken, häufig sind aber Kinder zwischen 3 und 14 Jahren betroffen. Meist infizieren sich die langen Knochen der Arme oder Beine. Eine Knocheninfektion verursacht Fieber und starke Schmerzen mit Berührungsempfindlichkeit im betroffenen Körperteil. Das Kind vermeidet jede Bewegung von Arm bzw. Bein. Die Haut über dem infizierten Knochen kann geschwollen und rot sein und sich heiß anfühlen.

Eine Knochenentzündung muss im Krankenhaus behandelt werden. Das Kind erhält

Antibiotika, bisweilen wird der infizierte Teil des Knochens chirurgisch entfernt. Wenn Ihr Kind seine Gliedmaße längere Zeit nicht bewegt hat, braucht es eine Physiotherapie, um wieder zur normalen Bewegung zurückzufinden. Bei sofortiger Behandlung erholen sich die Kinder meist gut.

Leukämie

Die Leukämie ist eine Form von Krebs. Dabei werden im Knochenmark vermehrt nicht funktionsfähige weiße Blutkörperchen gebildet. Sie können ihre eigentliche Aufgabe, den Körper vor Infektionen zu schützen, nicht erfüllen. Zudem stören sie das Gleichgewicht zwischen den anderen Formen der Blutzellen. Daher gibt es weniger rote Blutkörperchen und Blutplättchen, die der Blutgerinnung dienen.

Die häufigste Form der Leukämie bei Kindern ist die akute lymphoblastische Leukämie. Ihre Ursache ist unbekannt. Man vermutet jedoch, dass genetische und Umweltfaktoren eine Rolle spielen. Meist tritt sie bei Kindern zwischen 1 und 4 Jahren auf, häufiger bei Jungen. Zu den Symptomen zählen Müdigkeit und Kurzatmigkeit aufgrund der Anämie (Hämoglobinmangel), Neigung zu Blutergüssen und geschwollene Lymphknoten. Anfangs ähneln die Symptome einer Virusinfektion, bessern sich jedoch nicht. Die Behandlung erfolgt durch Chemotherapie, von zehn Kindern werden acht geheilt.

Lippen-Kiefer-Gaumen-Spalte

Dieser Geburtsfehler tritt bei etwa 1 von 600 Babys auf. Eine Lippenspalte ist eine Spalte in der Oberlippe, die unterschiedlich ausgeprägt sein kann: von einer kleinen Kerbe bis hin zur tiefen Spalte von der Lippe bis zur Nase. Bei der Gaumenspalte liegt eine Trennung im Gaumen vor. Lippen-Kiefer-Gaumen-Spalten können getrennt oder zusammen und auch in Verbindung mit anderen Geburtsfehlern auftreten. Betroffen sind eine oder beide Seiten.

Die genaue Ursache ist unbekannt, die Spalte tritt jedoch familiär gehäuft auf. Bei Müttern, die in der Schwangerschaft geraucht oder Alkohol getrunken und die keine Folsäure eingenommen haben, ist das Risiko höher. Je nach Ausprägung verursacht eine Lippenspalte wenig Probleme bis hin zu Zahnproblemen und Schwierigkeiten beim Füttern und Sprechen. Die Anfälligkeit für Ohreninfektionen ist erhöht.

Neugeborene werden bei den Vorsorgeuntersuchungen auf Lippen-Kiefer-Gaumen-Spalte untersucht. Die Behandlung erfolgt in einem Spaltzentrum durch ein interdisziplinäres Team, bestehend aus Chirurg, Kieferchirurg, HNO-Arzt, Logopäde sowie Still- und Ernährungsberater. Die Prognose hängt vom Schweregrad der Spalte ab. Eine kleine Lippenspalte verheilt nach der Operation meist narbenlos und die Kinder haben keine Probleme mehr.

Morbus Perthes

Diese Krankheit führt zu einer Verminderung der Blutzufuhr im Hüftkopfgewebe, wodurch der Knochen weich wird und seine Form verliert. Wenn sich die Blutzufuhr normalisiert, wird der Knochen wieder härter, bleibt jedoch deformiert. Morbus Perthes kommt selten vor und betrifft Kinder zwischen 4 und 8 Jahren, vorwiegend Jungen. Zu den Symptomen gehören Hinken oder Schmerzen in der Hüfte, Leiste oder den Knien. Die Behandlung ist abhängig vom Schweregrad und beinhaltet Bettruhe, Gipsverband bzw. Schienen oder eine Operation.

Mukoviszidose

Die Mukoviszidose (oder zystische Fibrose) ist die häufigste erbliche Stoffwechselerkrankung in Deutschland, Österreich und der Schweiz. Sie wird durch ein defektes Gen verursacht, das die Wasser- und Salzmenge in den Zellen kontrolliert. Wenn nicht genug Wasser in die Zellen gelangt, werden die Körpersekrete zu dickem Schleim, der die Luftwege und andere Kanäle blockiert. Das Gen ist rezessiv, d.h. beide Eltern müssen Träger des Gens sein, um die Krankheit zu vererben. Die Träger wissen aber oft nichts davon, da sie keine Symptome haben.

Die Mukoviszidose betrifft mehrere Organe, wie Lunge und Bauchspeicheldrüse, und führt zu häufigen Lungeninfekten, vermindertem Wachstum und Ernährungsproblemen. Sie ist unheilbar, die Symptome können jedoch durch Antibiotika, Physiotherapie und andere Medikamente behandelt werden. Gesunde Ernährung und Bewegung sind ebenso hilfreich. Wissenschaftler beschäftigen sich mit der Erforschung des Gendefekts, der die Krankheit verursacht.

Muskeldystrophie

Die Muskeldystrophie ist von einer fortschreitenden Muskelschwäche gekennzeichnet. Es gibt verschiedene Formen. Die häufigste und schwerwiegendste Form ist der Typ Duchenne, eine Erbkrankheit, die ausschließlich Jungen betrifft.

Bei der Muskeldystrophie Duchenne werden zuerst die Beinmuskeln immer schwächer. Betroffene Kinder lernen später laufen, können nicht aus dem Liegen aufstehen und ziehen sich mit den Armen an etwas hoch. Eine Behandlung gibt es nicht, mit Physiotherapie lässt sich die Mobilität Ihres Kindes möglichst lange erhalten. Die Muskelschwäche breitet sich auf immer mehr Muskeln aus. Mit 10 oder 11 Jahren sind die betroffenen Kinder meist auf einen Rollstuhl angewiesen. Die Lebenserwartung beträgt nicht mehr als 20–30 Jahre.

Nephrotisches Syndrom

Die Niere filtert Abfallprodukte aus dem Blut und scheidet sie mit dem Urin aus, während Blutzellen und Eiweiß im Körper verbleiben. Beim nephrotischen Syndrom wird die Niere durchlässiger und das Blut verliert mindestens 25-mal mehr Eiweiß als üblich. Durch den niedrigen Eiweißgehalt dringt Wasser in andere Gewebe ein, was zu Schwellungen (Ödemen) führt.

Das nephrotische Syndrom ist eine seltene Erkrankung, die in jedem Alter auftreten kann. Bei Kindern kommt es häufig im Alter von 2–5 Jahren vor, mehr Jungen als Mädchen erkranken. Zu den Symptomen gehören Schwellungen, gewöhnlich um die Augen, Gewichtszunahme (durch die Einlagerung von Wasser), Müdigkeit, wenig und manchmal schaumiger Urin. Die Diagnose erfolgt durch Bestimmung des Eiweißgehalts im Urin über einen Zeitraum von 24 Stunden.

Beim nephrotischen Syndrom wird Ihr Kind im Krankenhaus mit entzündungshemmenden Medikamenten behandelt. Die Flüssigkeitszufuhr wird eingeschränkt und in schweren Fällen erhält es Diuretika in niedriger Dosis. Diese regen die Niere zur Urinproduktion und zum Ausscheiden der übermäßigen Flüssigkeit an. Bei Kindern, die sofort behandelt werden, führt das nephrotische Syndrom meist nicht zu langfristigen Nierenschäden.

Phenylketonurie

Phenylalanin ist eine Aminosäure, die in vielen eiweißhaltigen Nahrungsmitteln enthalten ist. Normalerweise wird sie durch ein Enzym gespalten und vom Körper verwertet. Die Phenylketonurie ist eine seltene Erbkrankheit, bei der die Menge des Enzyms so niedrig ist, dass das Phenylalanin nicht gespalten und im Körper angereichert wird. Dies führt zur Hirnschädigung und daher zu geistiger Behinderung.

Die Phenylketonurie kann behandelt werden, wenn sie rechtzeitig erkannt wird, bevor das Gehirn geschädigt ist. Babys werden im Rahmen des Neugeborenenscreenings wenige Tage nach der Geburt auf Phenylketonurie getestet. Die Behandlung besteht aus einer phenylalaninarmen Ernährung. Ihr Kind darf keine eiweißreiche Nahrung zu sich nehmen, eine lebenslange Ernährung mit künstlichem Eiweiß wird empfohlen.

Purpura Schönlein-Henoch

Bei dieser schubweise verlaufenden Erkrankung produziert das Immunsystem vermehrt Antikörper IgA, die sich in den Blutgefäßen ablagern, was zu Entzündungen führt. Sie kommt bei Jungen häufiger vor und tritt meist nach einer Infektion der oberen Luftwege auf.

Die Symptome betreffen den ganzen Körper. Es kommt zu folgenden Beschwerden: violetter Ausschlag, meist an Gesäß oder Unterschenkeln, der auf Druck nicht verschwindet, schmerzhaft geschwollene Gelenke sowie Bauchschmerzen. Es gibt keine spezifische Behandlung. Nach sechs Wochen klingen die Symptome ab. Entzündungshemmende Mittel werden nur bei starken Komplikationen (z.B. Darmblutung) gegeben. Wenn Ihr Kind an Purpura Schönlein-Henoch erkrankt war, wird die Nierenfunktion kontrolliert, da die Krankheit eine Glomerulonephritis hervorrufen kann (siehe links).

Pylorusstenose

Bei dieser Krankheit ist der Ausgang des Magens in den Darm so verengt, dass nicht genug Nahrung passieren kann und es zu starkem Erbrechen kommt. Etwa 1 von 500 Babys unter zwei Monaten ist betroffen, Jungen häufiger als Mädchen. Zu den Symptomen gehören schwallartiges Erbrechen, ständiger Hunger und Gewichtsverlust. Durch das Erbrechen kann es zur Austrocknung kommen. Die Stenose wird mittels Ultraschall diagnostiziert und operativ behandelt.

Schilddrüsenunterfunktion

Die Schilddrüse befindet sich am Hals und produziert Hormone, die den Grundumsatz des Körpers sowie die körperliche und geistige Entwicklung Ihres Kindes steuern. Bei einer Unterfunktion der Schilddrüse werden zu wenig Hormone produziert. Die Krankheit besteht entweder von Geburt an oder tritt erst zu einem späteren Zeitpunkt auf. Bei allen Babys wird die Schilddrüsenfunktion wenige Tage nach Geburt getestet, sodass eine Behandlung möglich ist, bevor sich Symptome ausbilden. Mögliche Beschwerden sind Energielosigkeit, langsames Wachstum sowie Lernschwierigkeiten. Steht die Diagnose fest, erhält Ihr Kind Thyroxin. Es ist eines der Hormone, die bei einer Unterfunktion nicht ausreichend von der Schilddrüse gebildet werden. Normalerweise muss es ein Leben lang genommen werden.

Sichelzellanämie

Bei dieser erblichen Anämie sind die roten Blutkörperchen sichelähnlich geformt und werden schneller als üblich zerstört. Dies führt dazu, dass weniger Hämoglobin im Blut enthalten ist, um den Sauerstoff zu transportieren. Zudem können die sichelförmigen Zellen enge Blutgefäße verstopfen. Sichelzellanämie wird durch ein defektes Gen verursacht und kommt in Afrika und Vorderasien häufiger vor. Erbt ein Kind zwei defekte Gene, erkrankt es an Sichelzellanämie. Trägt es nur ein defektes Gen in sich, entwickelt es keine Symptome, ist aber Träger der Krankheit und vererbt sie an seine Kinder weiter, wenn der Partner ebenfalls Träger ist.

Die Symptome bei Kindern mit Sichelzellanämie ähneln denen anderer Anämien, z. B. Müdigkeit und Kurzatmigkeit bei Anstrengung. Hinzu kommen jedoch Episoden von Gelbsucht (Haut und Augenweiß sind gelblich) sowie Sichelzellkrisen, wenn die sichelförmigen Zellen Blutgefäße verstopfen. Dies führt zu Schmerzen in Knochen und Unterleib. Durch die Behandlung soll ein schwerer Krankheitsverlauf (z. B. Austrocknung) vermieden werden. Dabei werden Vitaminpräparate, Schmerzmittel bei Krisen sowie prophylaktisch Antibiotika gegen Infektionen gegeben.

Ullrich-Turner-Syndrom

Das Ullrich-Turner-Syndrom betrifft etwa 1 von 2500 Mädchen. Die genetische Mutation zeichnet sich durch ein fehlendes X-Chromosom aus (Mädchen haben gewöhnlich zwei X-Chromosomen).

Mädchen mit Ullrich-Turner-Syndrom sind kleinwüchsig. Der Eierstock entwickelt sich nicht, die Brüste wachsen nicht, sie bekommen keine Periode und sind unfruchtbar. Bei manchen Mädchen wird die Diagnose erst gestellt, wenn die körperlichen Veränderungen der Pubertät und die Regel ausbleiben. Weitere Symptome sind weit auseinander stehende Brustwarzen sowie ein dicker Hals. Zudem kann es zu Problemen an Niere, Knochen, Ohr, Herz und Schilddrüse kommen. Die Intelligenz ist gewöhnlich nicht beeinträchtigt.

Es gibt keine spezifische Behandlung für das Ullrich-Turner-Syndrom, betroffene Mädchen werden jedoch regelmäßig auf Komplikationen untersucht. Kleinwuchs kann mit Wachstumshormonen behandelt werden, zur Stimulation der sexuellen Entwicklung und der Periode werden Östrogene und Progesteron gegeben.

Wilms-Tumor

Diese seltene Form von Nierenkrebs kommt gewöhnlich bei Kindern unter 4 Jahren vor. Meist ist nur eine Niere betroffen. Der Unterleib schwillt schmerzhaft an und im Urin findet sich Blut. Der Harn ist daher rot oder rosa gefärbt. Die Diagnose wird durch Ultraschall oder Computertomografie (CT) gestellt. Die Behandlung beinhaltet Operation, Chemotherapie und Bestrahlung. Die meisten Kinder werden geheilt.

Zerebralparese

Eine Hirnschädigung während der Schwangerschaft oder der Geburt oder kurz danach verursacht lebenslange Probleme mit der Muskelkontrolle. Es kommt zu Störungen von Bewegungsablauf, Haltung, Sprache sowie von Hör- und Sehvermögen. Betroffen ist etwa 1 von 400 Kindern.

Die Symptome sind unterschiedlich und hängen davon ab, welcher Teil des Gehirns geschädigt wurde. Manchmal erscheinen sie erst Monate später. Meist bestehen Problemen beim Laufen und Schwierigkeiten mit Koordination und Gleichgewicht. Bisweilen geht die Zerebralparese mit anderen Erkrankungen einher, z. B. Epilepsie.

Kinder mit Zerebralparese sind meist normal intelligent. Die Beschwerden lassen sich mit Physiotherapie, Ergotherapie und Logopädie behandeln.

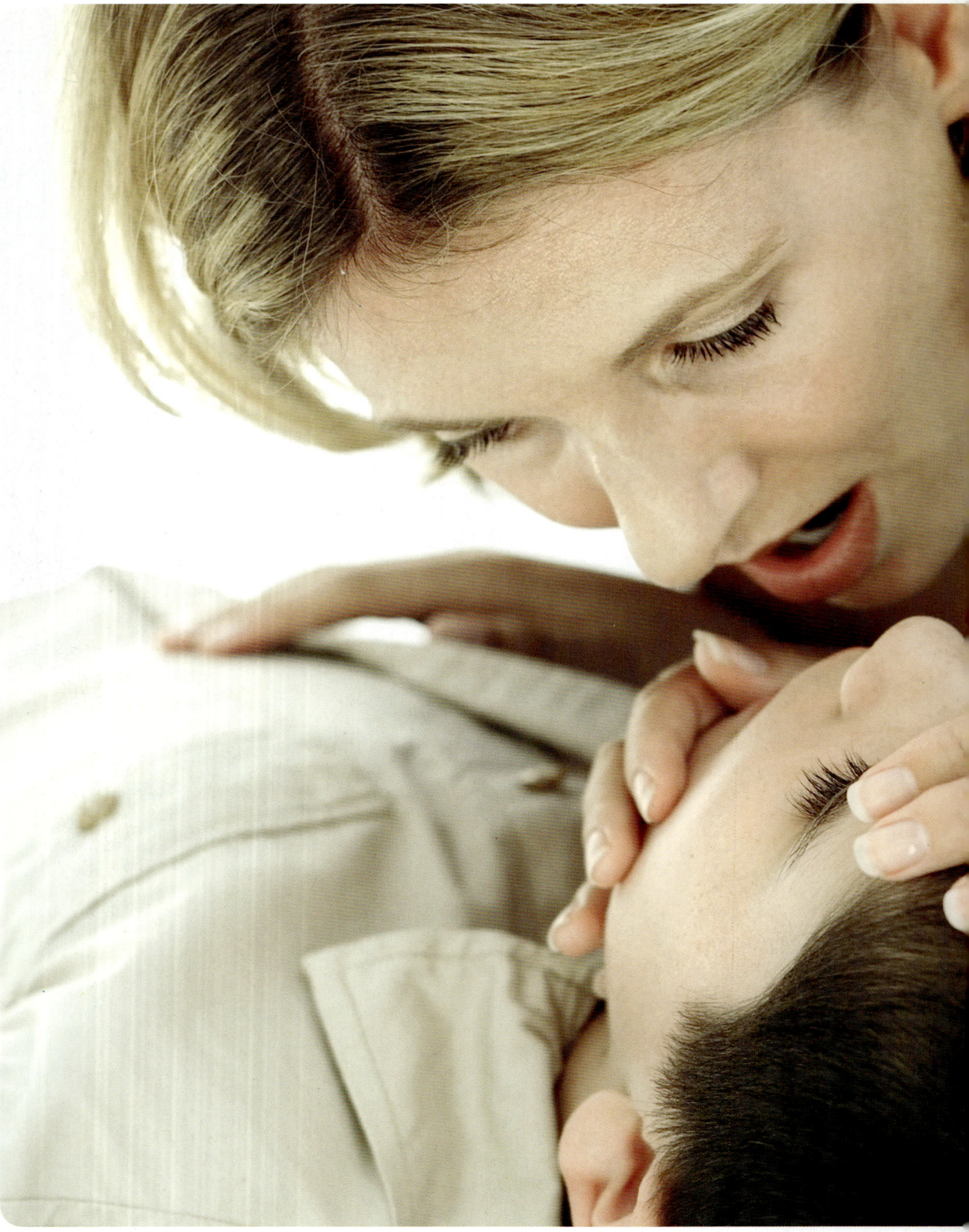

Erste Hilfe

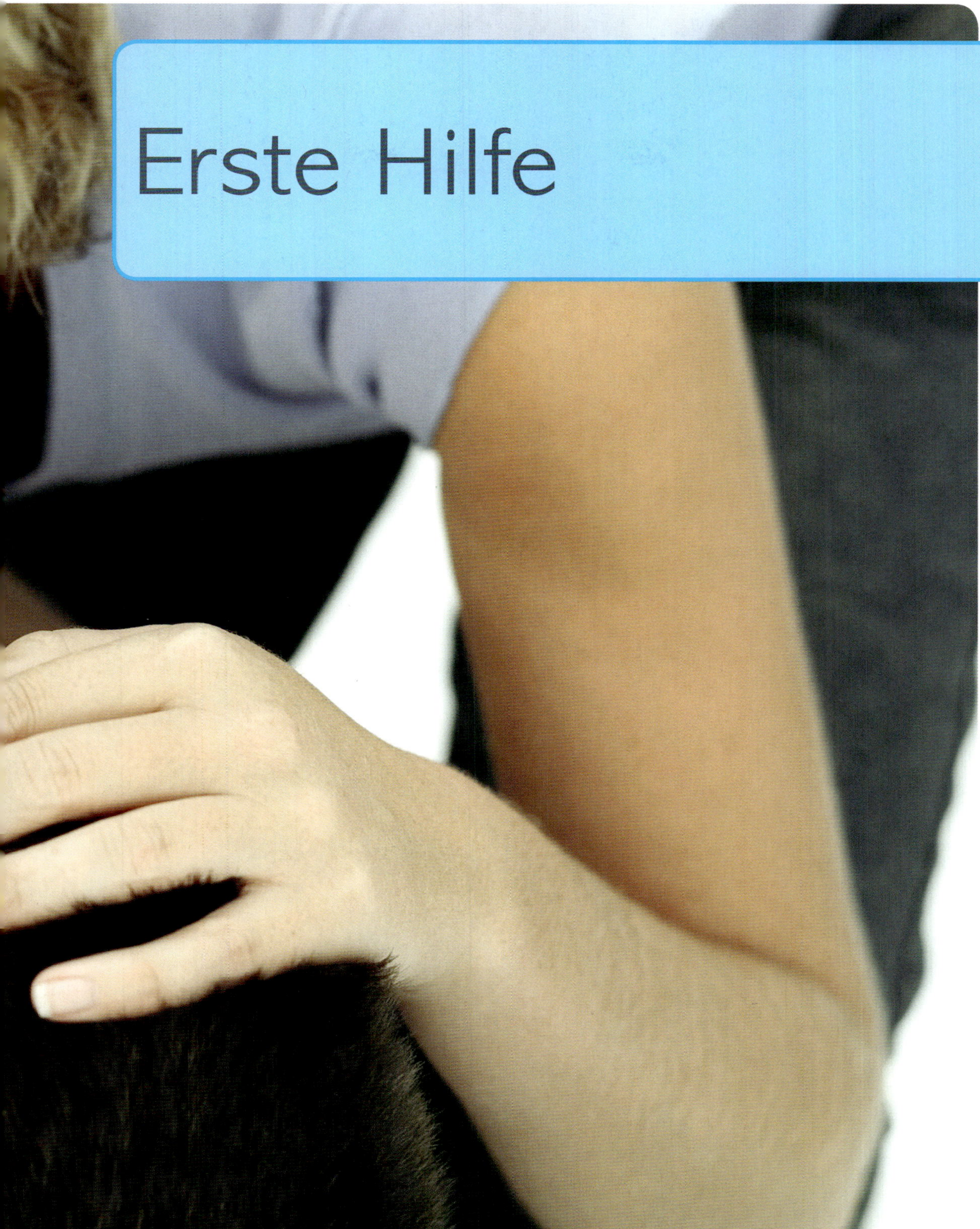

Bewusstloses Baby

Ist Ihr Baby bewusstlos, müssen Sie sofort handeln, da die Gefahr eines Atem- und Herzstillstandes besteht. Öffnen Sie die Atemwege, kontrollieren Sie die Atmung und beginnen Sie, wenn nötig, mit der kardio-pulmonalen Reanimation (KPR).

Was tun im Notfall?

★ **Ansprechbarkeit** Reagiert es nicht auf Berührung oder Rufen, ist es bewusstlos.

★ **Hilfe holen** Bitten Sie jemanden, den Notarzt zu rufen. Sind Sie alleine: eine Minute KPR machen, dann Hilfe holen.

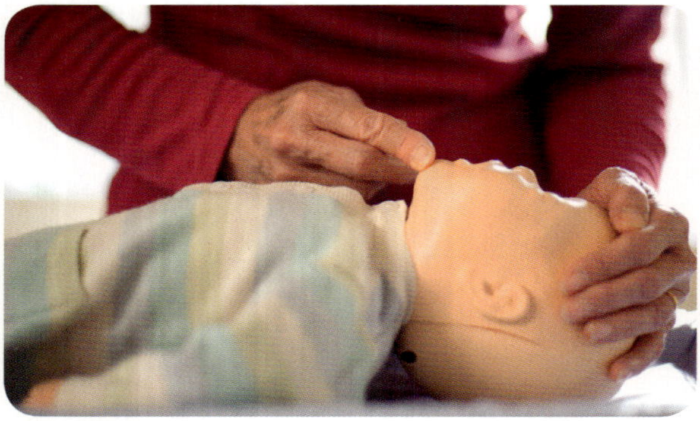

1 **Atemwege öffnen** Liegt ein bewusstloses Baby auf dem Rücken, besteht die Gefahr, dass die Zunge nach hinten fällt und die Luftwege versperrt. Legen Sie es auf eine feste Unterlage. Halten Sie seine Stirn mit der Hand. Heben Sie mit einem Finger sein Kinn an. Beugen Sie seinen Kopf leicht zurück.

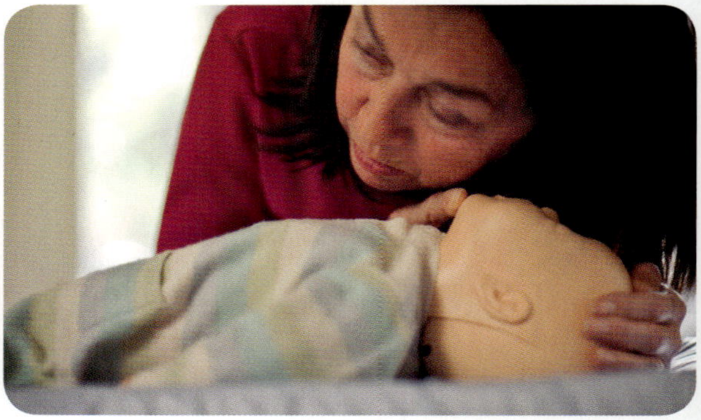

2 **Atmung zehn Sekunden kontrollieren** Beugen Sie Ihr Ohr über den Mund des Babys. Hören Sie auf Atemgeräusche und spüren Sie den Atem auf Ihrer Wange. Beobachten Sie, ob sich der Brustkorb bewegt. Atmet Ihr Baby, befolgen Sie die Anweisung unten. Atmet es nicht, gehen Sie zu Punkt 3.

Stabile Seitenlage für ein Baby, das atmet

Ein bewusstloses, aber atmendes Baby legen Sie in die stabile Seitenlage, bis Hilfe kommt. Verwenden Sie eine warme Unterlage, z. B. eine Decke. Legen Sie Ihr Baby auf den Bauch. Der Kopf muss zur Seite zeigen und darf nicht überstreckt sein. Der Mund sollte geöffnet sein. Überwachen Sie die Atmung, bis der Notarzt eintrifft.

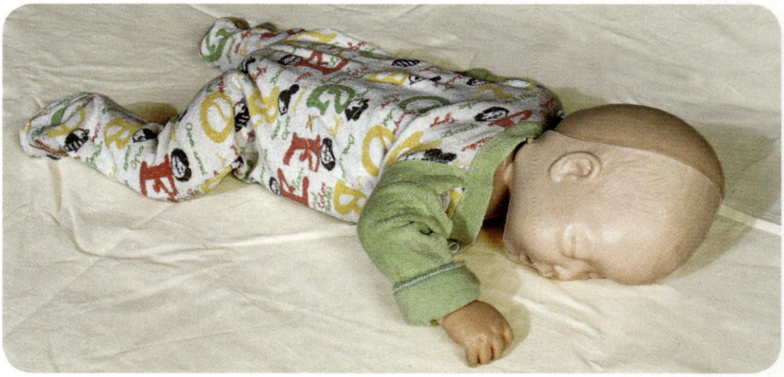

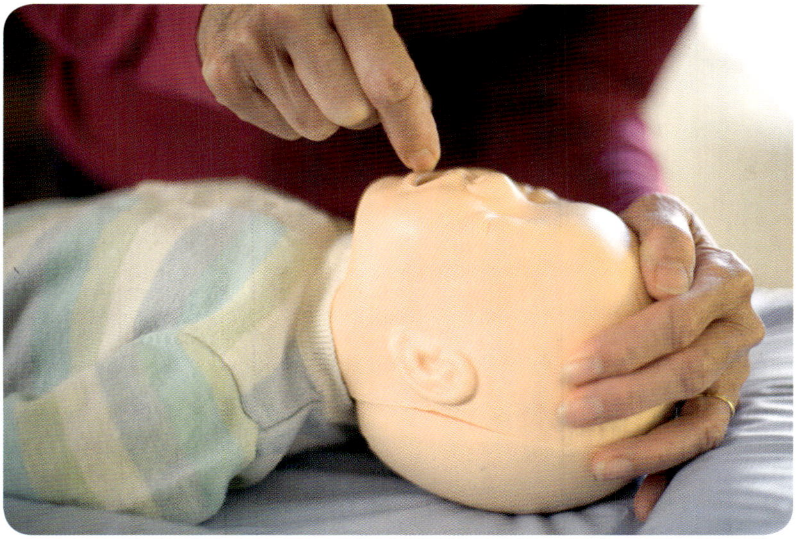

3 **Atemwege freimachen** Atmet Ihr Baby nicht, öffnen Sie die Atemwege: Prüfen Sie, ob etwas im Mund Ihres Babys steckt und Nase oder Mund blockiert. Wenn ja, entfernen Sie den Fremdkörper. Stecken Sie den Finger nur in den Mund, wenn Sie wirklich etwas sehen.

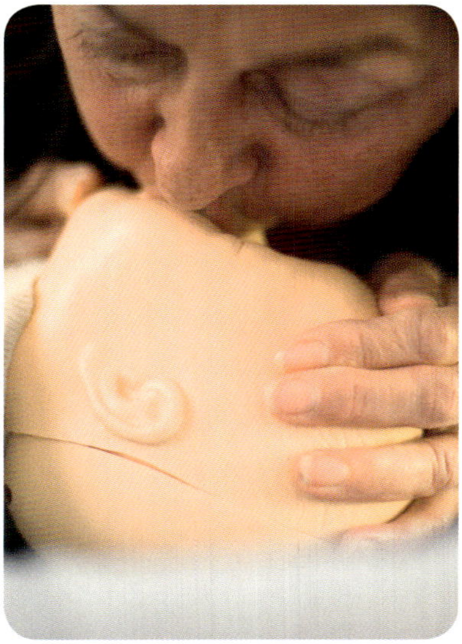

4 **Fünf Atemspenden** Umfassen Sie Mund und Nase des Babys mit Ihren Lippen. Pusten Sie einen Mund voll Luft in seine Lunge. Fünfmal wiederholen.

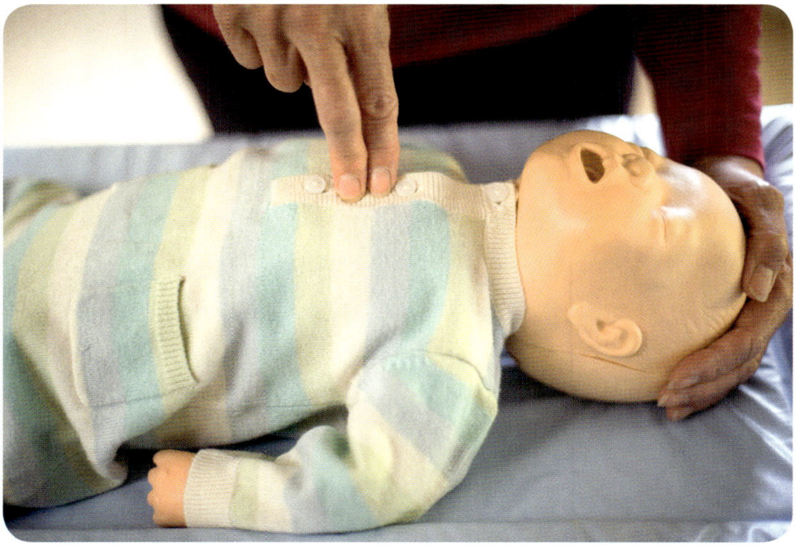

5 **30 Herzdruckmassagen** Fehlt die Atmung weiterhin, legen Sie zwei Finger auf das untere Drittel des Brustbeins. Drücken Sie das Brustbein etwa 2 cm tief in Richtung Wirbelsäule. Wiederholen Sie die Druckmassage insgesamt 30-mal in relativ kurzer Folge. Schließen Sie dann zwei Atemspenden an.

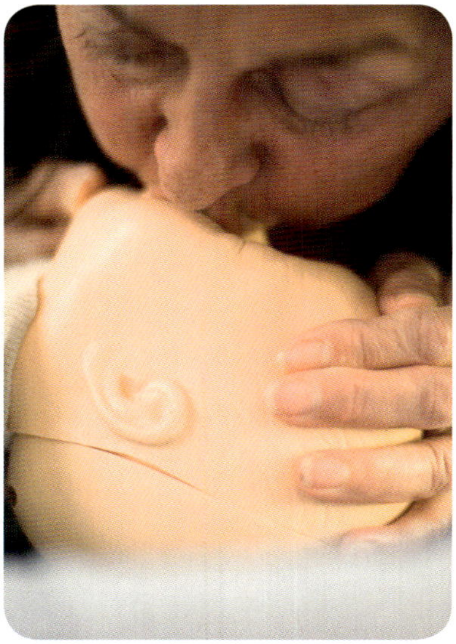

6 **2 Atemspenden und 30 Druckmassagen** Wiederholen Sie den Zyklus aus 2 Atemspenden und 30 Herzdruckmassagen, bis Hilfe eintrifft oder Ihr Baby zu atmen beginnt.

Bewusstloses Kind

Ist Ihr Kind (älter als 12 Monate) bewusstlos, handeln Sie sofort. Seine Zunge könnte zurückfallen und die Atmung blockieren. Fehlt die Atmung, beginnen Sie mit der kardio-pulmonalen Reanimation (KPR), siehe rechts.

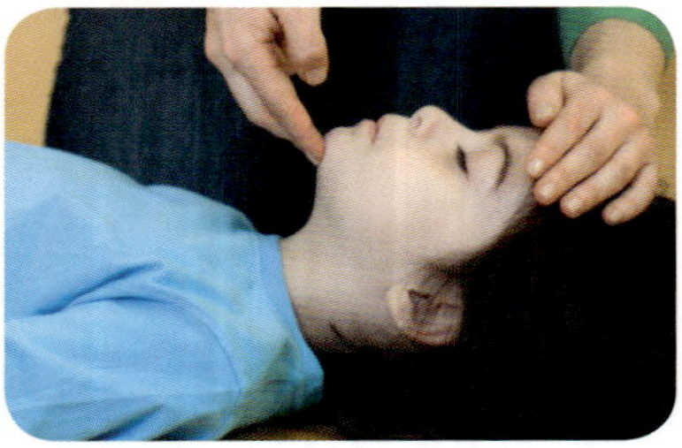

1 **Atemwege öffnen** Legen Sie eine Hand auf die Stirn. Heben Sie das Kinn mit der Handkante oder zwei Fingern an und überstrecken Sie den Kopf.

2 **Atmung zehn Sekunden kontrollieren** Beugen Sie Ihr Ohr über den Mund des Kindes und beobachten Sie, ob der Brustkorb sich bewegt. Hören Sie nach Atemgeräuschen und versuchen Sie, seinen Atem im Gesicht zu spüren.

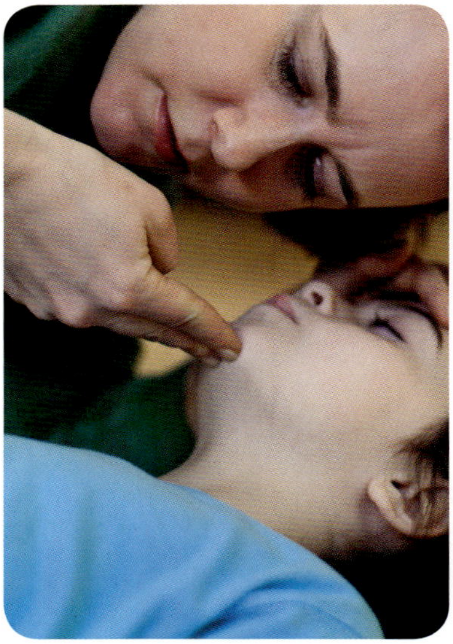

Was tun im Notfall?

- ★ **Ansprechbarkeit** Klopfen Sie auf die Schulter und rufen Sie Ihr Kind. Schütteln Sie es nicht. Reagiert es nicht, ist es bewusstlos.
- ★ **Hilfe holen** Bitten Sie jemanden, den Notarzt zu rufen. Bleiben Sie beim Kind.
- ★ **Sind Sie alleine:** eine Minute lang KPR durchführen, dann Notarzt rufen.

Stabile Seitenlage für ein Kind, das atmet

Atmet Ihr Kind, legen Sie es auf den Rücken und winkeln den Ihnen zugewandeten Arm nach oben an. Die andere Hand mit der Oberfläche an die Ihnen zugewandte Wange legen. Das weiter entfernte Bein anwinkeln. Das Kind in die Seitenlage ziehen. Den Kopf nach hinten überstrecken. In dieser Lage fällt die Zunge nicht zurück und blockiert die Atmung nicht.

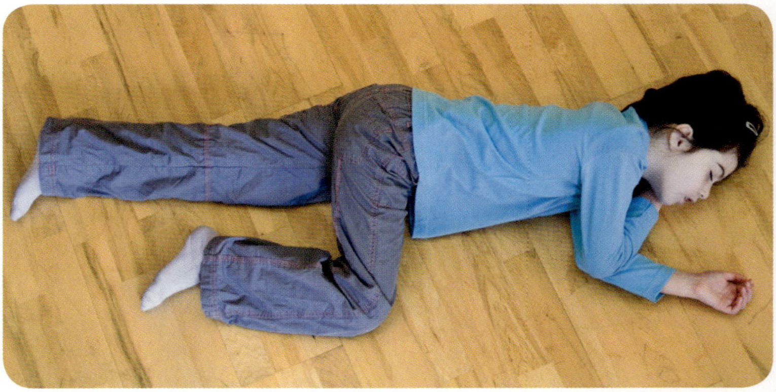

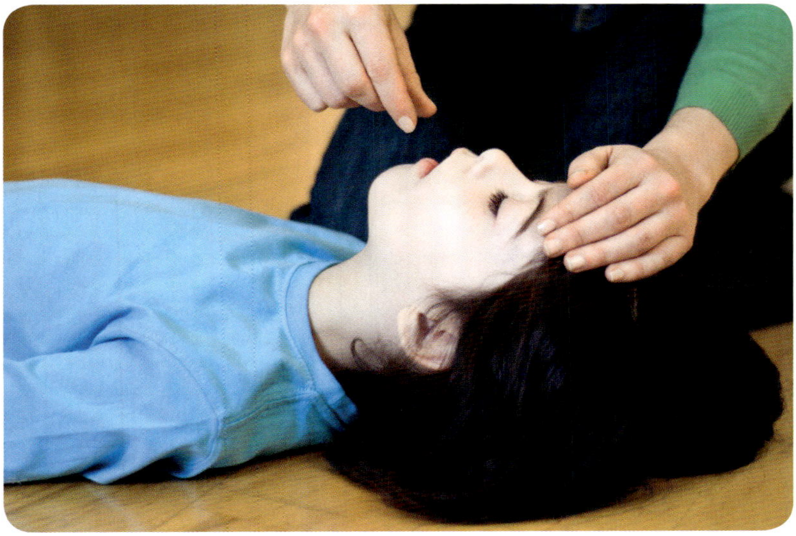

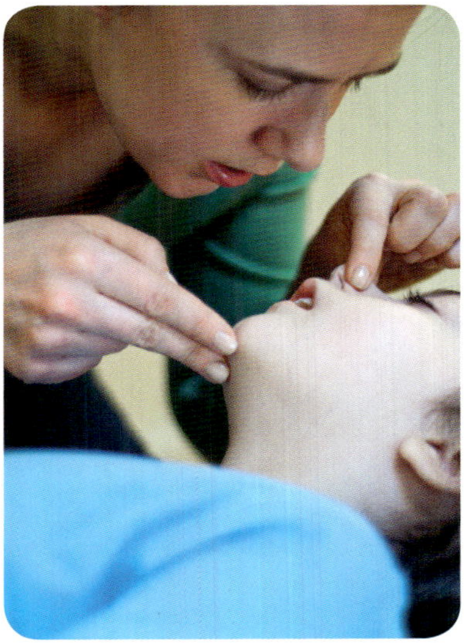

3 **Atemwege freimachen** Atmet Ihr Kind nicht, machen Sie die Atemwege frei: Beugen Sie den Kopf nach hinten und heben Sie das Kinn an. Prüfen Sie, ob etwas in Nase oder Mund steckt. Wenn ja, entfernen Sie den Fremdkörper. Stecken Sie den Finger nur in den Mund, wenn Sie wirklich etwas sehen.

4 **Fünf Atemspenden** Verschließen Sie die Nase mit Ihren Fingern. Umschließen Sie den Mund mit Ihren Lippen. Pusten Sie Luft in die Lunge. Beobachten Sie, ob sich die Brust hebt. Den Vorgang fünfmal wiederholen. Setzt die Atmung ein, legen Sie Ihr Kind in die stabile Seitenlage. Sonst weiter zu Schritt 5.

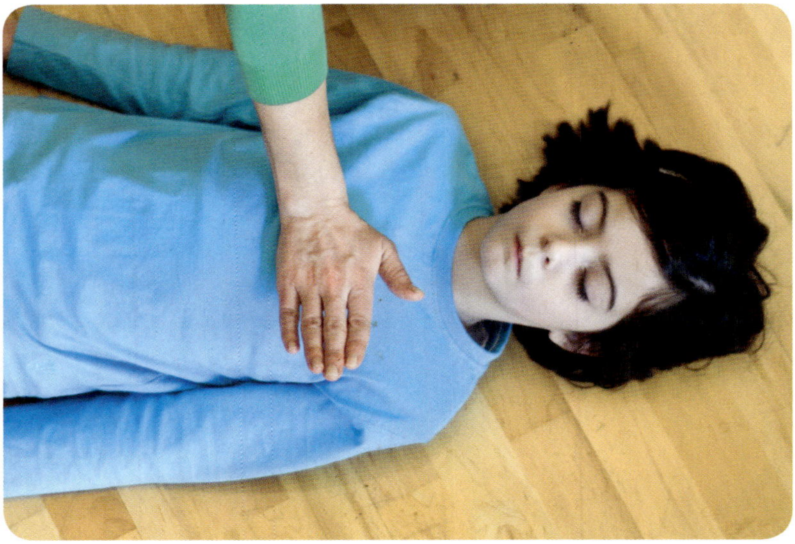

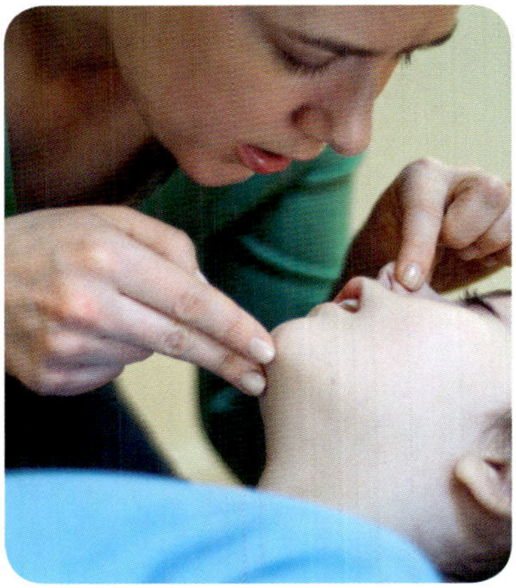

5 **30 Herzdruckmassagen** Fehlt die Atmung weiterhin, legen Sie den Ballen Ihrer Hand auf das untere Drittel des Brustbeins Ihres Kindes. Spreizen Sie die Finger leicht ab. Drücken Sie mit dem Handballen das Brustbein etwa 3 cm tief senkrecht nach unten Richtung Wirbelsäule. Wiederholen Sie den Vorgang 30-mal in relativ kurzer Folge. Schließen Sie dann zwei Atemspenden an.

6 **2 Atemspenden und 30 Druckmassagen** Wiederholen Sie den Zyklus aus 2 Atemspenden und 30 Herzdruckmassagen, bis Hilfe kommt oder Ihr Kind wieder atmet.

Erstickungsgefahr: Baby

Bei Babys ist die Gefahr, Essen zu verschlucken, besonders groß. Aus Neugier stecken sie häufig Dinge in den Mund. Fängt Ihr Baby an zu würgen, lassen Sie es husten. Wenn es keine Luft bekommt, handeln Sie wie folgt:

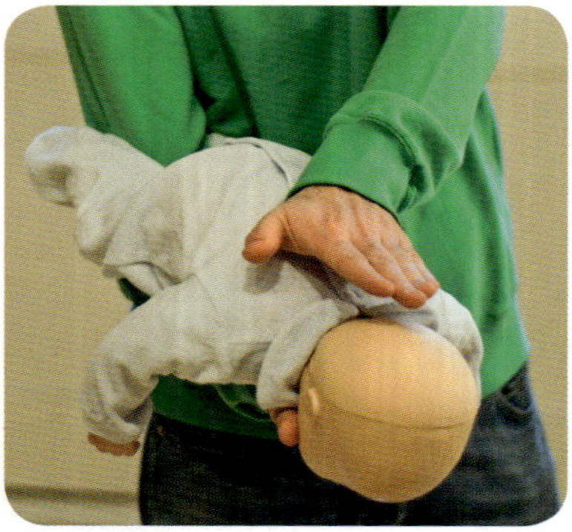

1 **Fünf Rückenschläge** Lassen Sie Ihr Baby husten, um die Blockade zu lösen. Wenn es nicht schreien, husten oder atmen kann, legen Sie es sich bäuchlings auf den Arm. Stützen Sie seinen Kopf mit der Hand. Schlagen Sie fünfmal kräftig zwischen die Schulterblätter. Drehen Sie Ihr Baby um, sodass es mit Gesicht nach oben auf Ihrem Arm liegt. Schauen Sie in den Mund. Entfernen Sie den Fremdkörper.

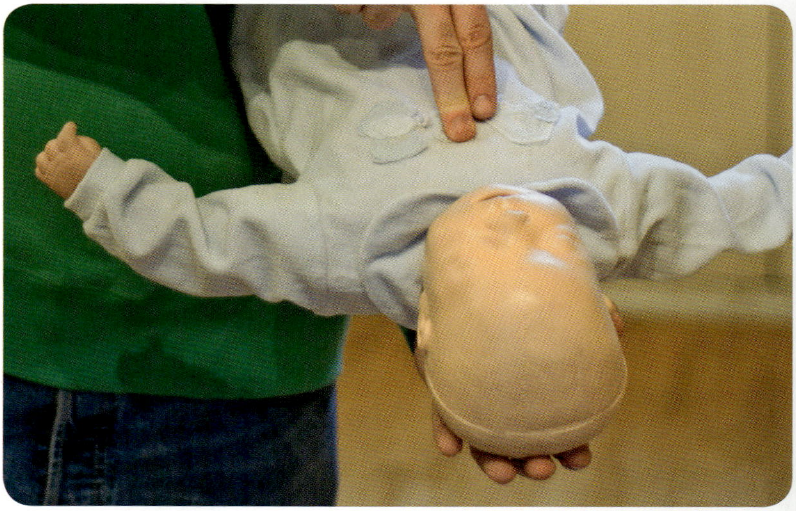

2 **Fünfmal Brustkompression** Ist die Atmung weiter blockiert, drehen Sie das Baby um, Kopf etwas tiefer als der Rest. Setzen Sie zwei Finger auf die untere Hälfte des Brustbeins. Drücken Sie fünfmal fest nach innen und oben. Kontrollieren Sie im Mundraum, ob sich der Fremdkörper gelöst hat.

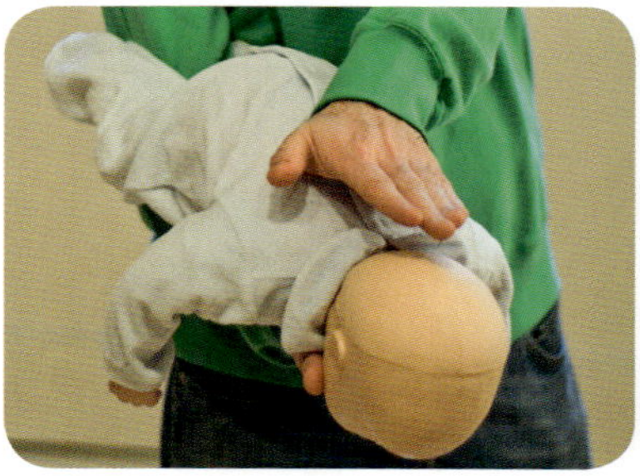

3 **Fünf Rückenschläge** Besteht die Blockade weiter, drehen Sie das Baby wieder auf den Bauch. Wiederholen Sie die fünf Rückenschläge. Umdrehen und Mundraum kontrollieren.

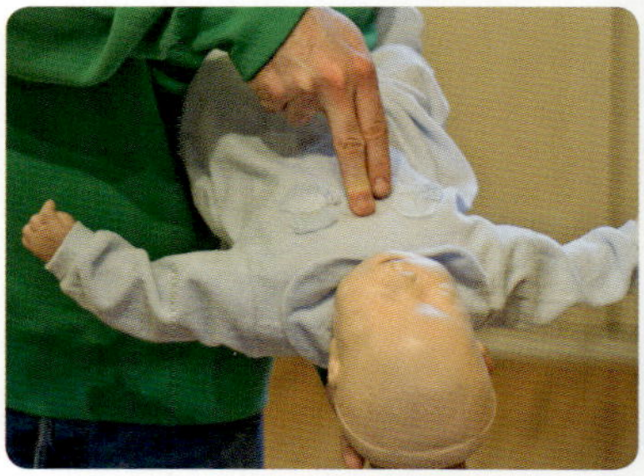

4 **Fünfmal Brustkompression und Rückenschläge** Bei weiter blockierter Atmung, wiederholen Sie Schritt 1 und 2 dreimal. Rufen Sie dann den Notarzt. Verliert es das Bewusstsein, s. S. 210–211.

WICHTIG

Kleine Gegenstände gehören nicht in Reichweite Ihres Babys. Setzen Sie es zum Essen in einen Hochstuhl und lassen Sie es niemals beim Essen oder mit Nahrung allein.

Erstickungsgefahr: Kind

Hat Ihr Kind etwas verschluckt und versucht, es auszuhusten, lassen Sie es husten. Greifen Sie nur ein, wenn es nicht husten kann. Es besteht die Gefahr, dass die Blockade nach unten in die Lunge verschoben wird.

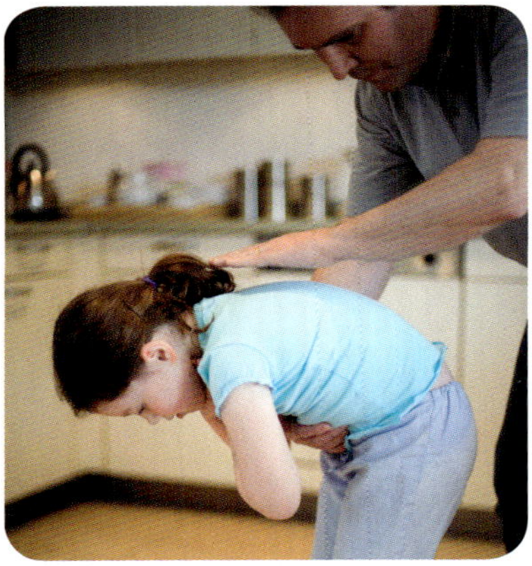

1 **Fünf Rückenschläge** Die Blockade durch Husten lösen. Spricht, hustet oder atmet Ihr Kind nicht, beugen Sie es nach vorne und legen Sie eine Hand unter seine Brust oder legen Sie es mit dem Gesicht nach unten über den Schoß. Geben Sie fünf kräftige Schläge zwischen die Schulterblätter. Nehmen Sie den gelösten Fremdkörper aus dem Mund. Finger nur in den Mund stecken, wenn Sie etwas sehen.

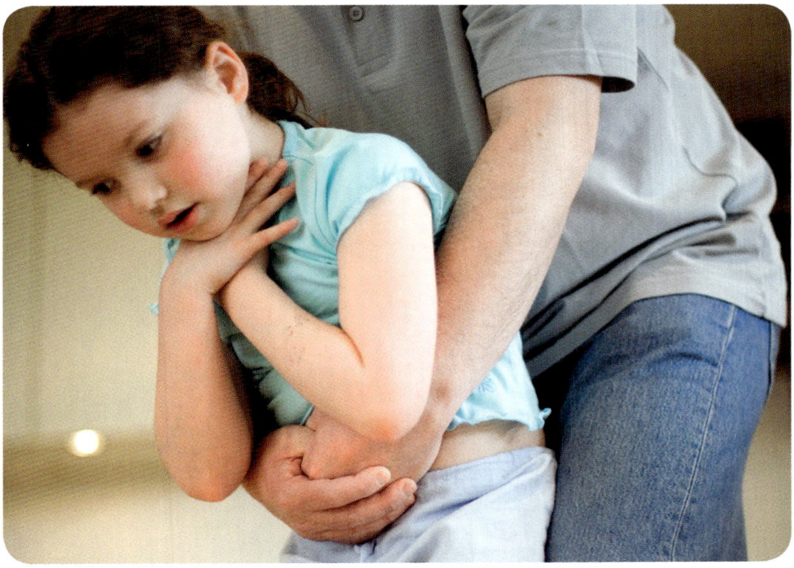

2 **Fünfmal Brustkompression** Stellen Sie sich hinter Ihr Kind. Umfassen Sie es von hinten. Legen Sie die Hand auf den Oberbauch unterhalb des Brustbeins. Legen Sie die andere Hand darüber. Drücken Sie bis zu fünfmal fest und ruckartig nach innen und oben. Kontrollieren Sie erneut den Mundraum.

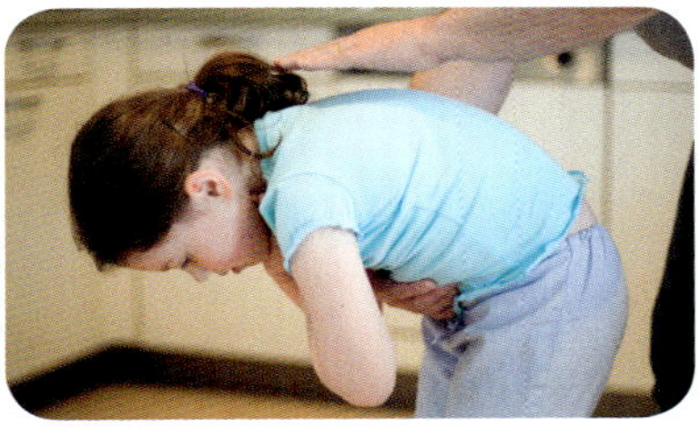

3 **Fünf Rückenschläge** Besteht die Blockade weiter, beugen Sie Ihr Kind wieder nach vorne oder legen es über Ihren Schoß. Geben Sie die fünf Rückenschläge. Mundraum kontrollieren.

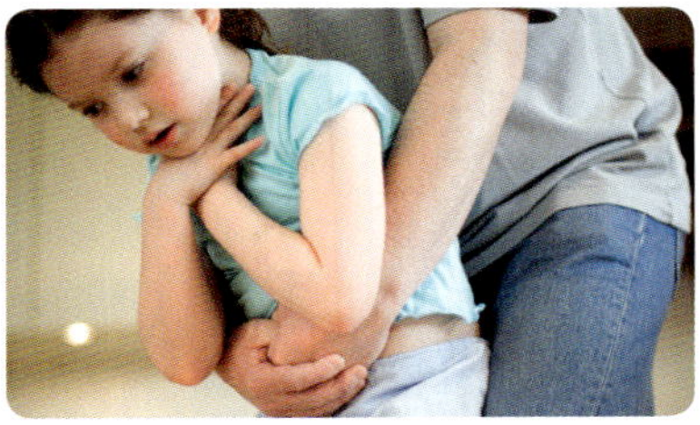

4 **Fünfmal Brustkompression und Rückenschläge** Bei weiter blockierter Atmung, wiederholen Sie Schritt 1 und 2 dreimal. Rufen Sie dann den Notarzt. Verliert es das Bewusstsein, s. S. 212–213.

WICHTIG

Ihr Kind sollte beim Essen oder Trinken immer sitzen. Lassen Sie es nur mit Spielsachen spielen, die für sein Alter empfohlen sind. Geben Sie keine Erdnüsse oder kleine Trauben.

Blutung

Die meisten Wunden sind harmlos und hören schnell auf zu bluten. Eine stärkere Blutung muss gestoppt werden, um einen lebensbedrohlichen Schock zu vermeiden. Große Wunden werden meist genäht.

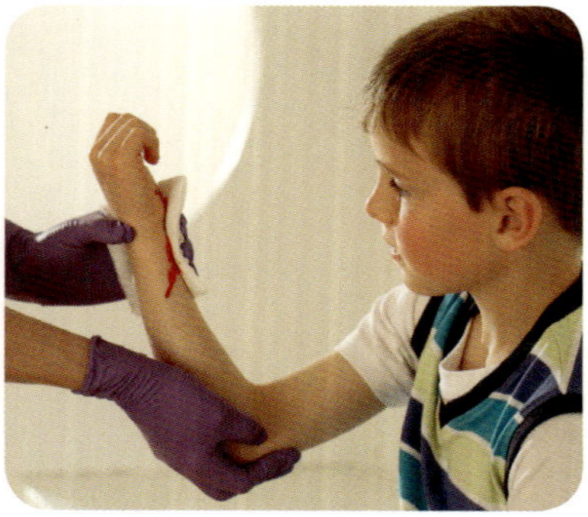

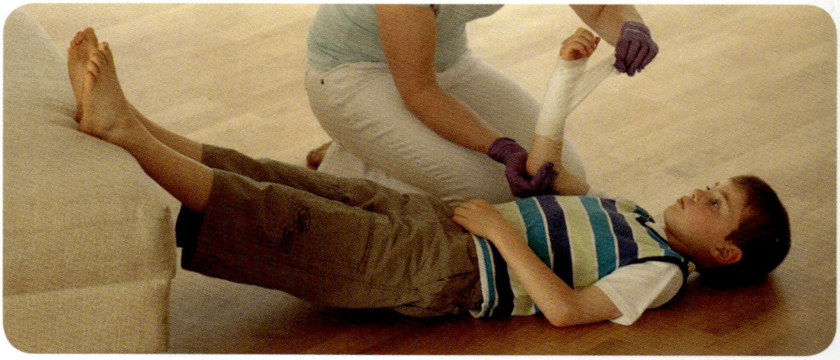

1 **Druck** Pressen Sie mit einer Kompresse fest auf die Wunde. Den verletzten Körperteil über Herzniveau halten, um den Blutfluss zu verlangsamen.

2 **Hinlegen** Beruhigen Sie Ihr Kind. Helfen Sie ihm dabei, sich hinzulegen. Lagern Sie seine Beine so hoch wie möglich, auf einen Sessel oder einen Stapel Kissen. Halten Sie dabei die Wunde fest gedrückt und über Herzniveau. Befestigen Sie dann die Kompresse mit einem Verband..

Schwere Verbrennung

Bei einer Verbrennung verliert der Körper Flüssigkeit und Krankheitserreger können eindringen. Gehen Sie bei kleinen Verbrennungen zum Arzt, bei tiefer oder großflächiger Verbrennung den Notarzt rufen. Keine Salbe oder Öl auftragen.

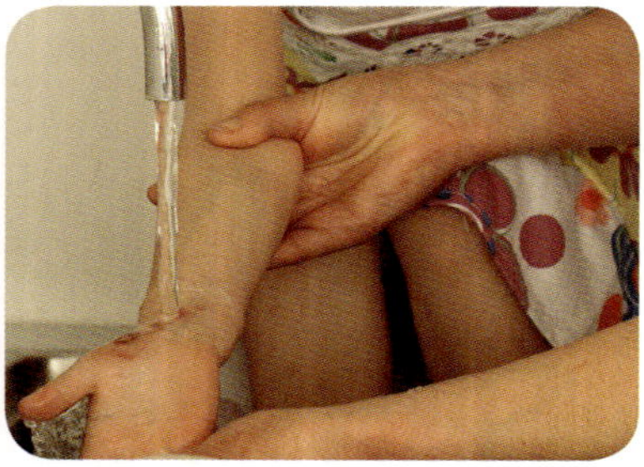

1 **Kühlen** Halten Sie die Verbrennung zehn Minuten unter fließendes, lauwarmes Wasser. Entfernen Sie die Kleidung, bevor die Haut anschwillt. Berühren Sie nichts, was an der Wunde klebt.

2 **Abdecken** Schützen Sie die Wunde mit sauberem, fusselfreiem Material, damit sie nicht austrocknet (z. B. Laken oder Gefrierbeutel). Ins Krankenhaus fahren.

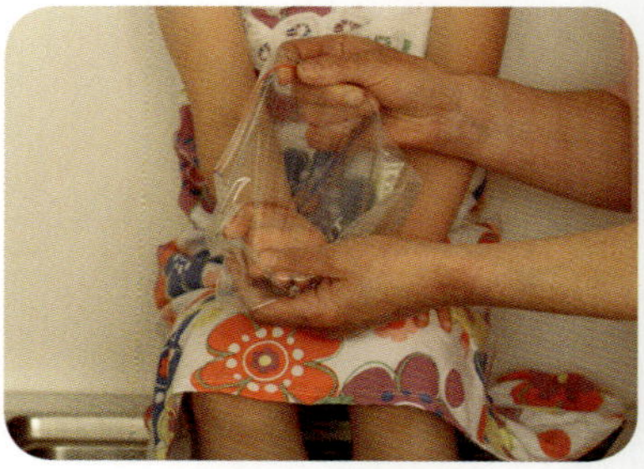

Vergiftung

Kinder können sich durch den Verzehr von Beeren, Blättern, Reinigungsmittel oder Medikamenten, die sie im Haus finden, vergiften. Suchen Sie nach Hinweisen, z.B. eine leere Schachtel oder ungewöhnlich riechender Atem.

Giftnotruf Versuchen Sie herauszufinden, was und wie viel Ihr Kind zu sich genommen hat. Rufen Sie beim Giftnotruf an (s. S. 27) oder rufen Sie den Notarzt. Bleiben Sie bei Ihrem Kind und reden Sie mit ihm. Je nachdem, was es zu sich genommen hat, wird es sich übergeben. Versuchen Sie jedoch nicht, ein Erbrechen auszulösen. Es darf nichts essen oder trinken. Wenn es das Bewusstsein verliert, s. S. 212–213.

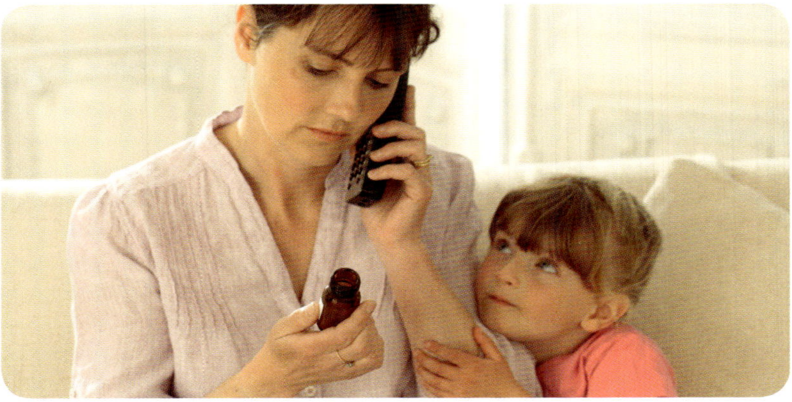

Hitzeerschöpfung

Ursache ist ein Flüssigkeitsmangel. Ihr Kind schwitzt und hat blasse, feuchtkalte Haut, klagt vielleicht über Kopfschmerzen, Schwindel, Übelkeit und hat Krämpfe.

WICHTIG

Rufen Sie den Notarzt, wenn Ihr Kind plötzlich über Kopfschmerzen klagt und seine Haut heiß und trocken ist (Hitzschlag). Reiben Sie es von oben nach unten mit kühlem Wasser ab.

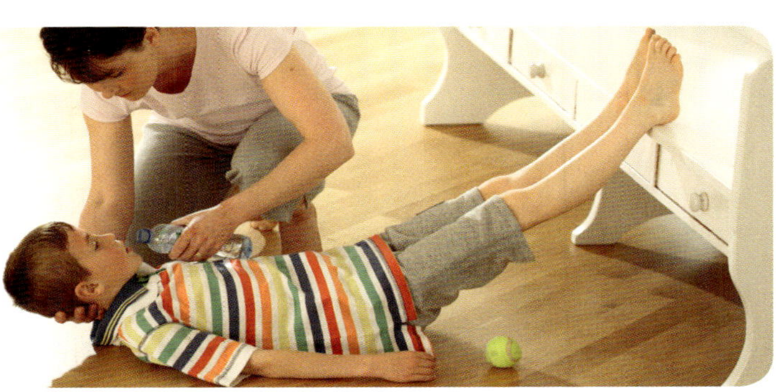

In den Schatten bringen oder an einen kühlen Ort. Legen Sie Ihr Kind hin, die Beine erhöht, um die Blutzufuhr zum Gehirn zu verbessern. Es soll viel Wasser in kleinen Schlucken trinken. Überwachen Sie es, während es sich erholt. Setzen Sie es langsam wieder hin. Den Notarzt rufen, wenn sich sein Zustand verschlechtert.

Anaphylaktischer Schock

Dies ist eine schwere, schnell verlaufende allergische Reaktion. Rufen Sie den Notarzt. Kinder mit schwerer Allergie haben eventuell einen Injektor parat.

WICHTIG

Tragen Sie die Notfallspritze immer bei sich, wenn bei Ihrem Kind das Risiko eines anaphylaktischen Schocks besteht. Zeigen Sie Lehrern und Eltern von Freunden, wie man sie verabreicht.

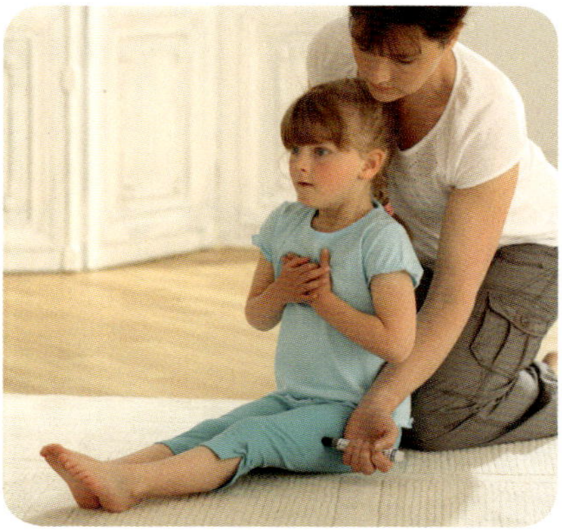

Alarmsignale

Bei folgenden Symptomen bitten Sie jemanden, den Notarzt zu rufen. Kümmern Sie sich um Ihr Kind:

★ Atemnot und schneller Puls: Das Kind beginnt plötzlich zu keuchen und nach Luft zu schnappen.

★ Fleckige Haut: rote und fleckige Haut, häufig am ganzen Körper.

★ Schwellungen: an Augen, Gesicht, Hals und Zunge.

Notfallspritze geben Setzen Sie Ihr Kind so hin, dass es gut atmen kann. Halten Sie den Injektor in der Faust. Schutzkappe entfernen und das Ende auf den Oberschenkel setzen (eventuell über die Kleidung). Fest drücken, um das Medikament zu injizieren.

Zerrung, Verstauchung

Diese Verletzungen sind zwar schmerzhaft, heilen jedoch meist schnell. Die Stelle zunächst ruhig stellen, dann langsam wieder bewegen. Jede unklare Verletzung behandeln Sie wie einen Knochenbruch, siehe rechts.

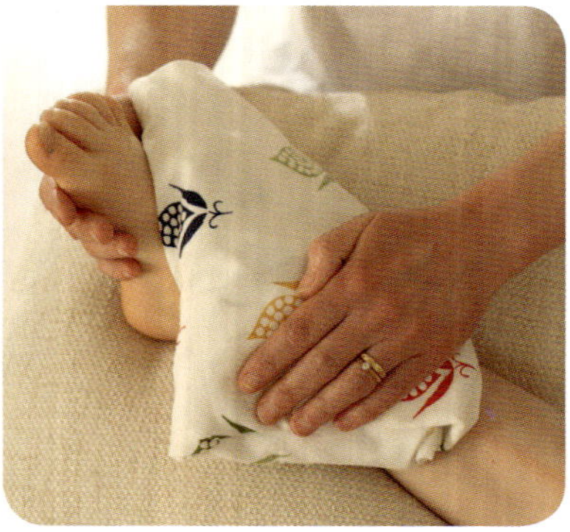

1 **Ruhigstellen** Ihr Kind hinsetzen und die Verletzung hochlagern. Kühlen Sie sie etwa zehn Minuten mit einer kalten Kompresse (z. B. Eispack oder gefrorene Erbsen im Beutel in ein Handtuch gewickelt).

2 **Stabilisieren** Polstern Sie die Verletzung zuerst mit Watte aus und bringen Sie dann einen elastischen Verband an. Beginnen Sie mit der Bandage am Gelenk unter der Verletzung, und wickeln Sie bis zum Gelenk darüber.

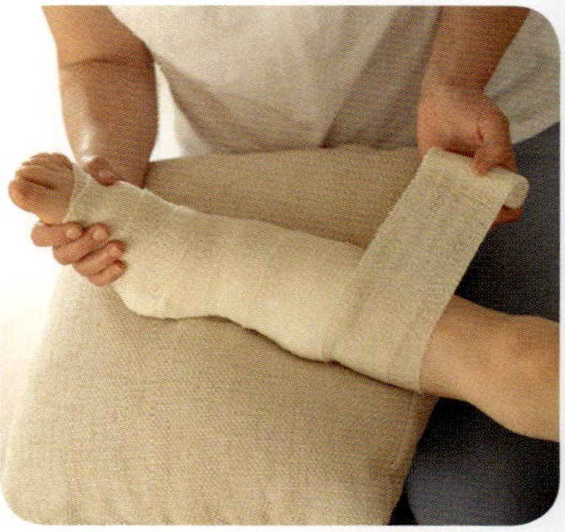

Knochenbruch

Bei Verdacht auf Knochenbruch muss geröntgt werden. Stabilisieren Sie die Knochen, damit sie sich nicht bewegen und Blutgefäße, Nerven und Muskeln nicht verletzen. Ins Krankenhaus fahren oder den Notarzt rufen.

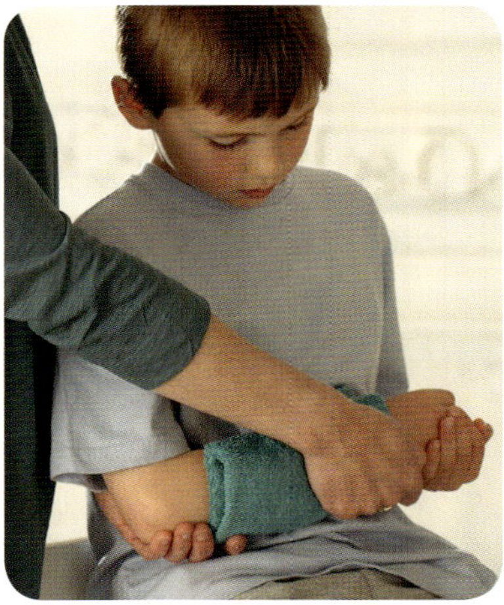

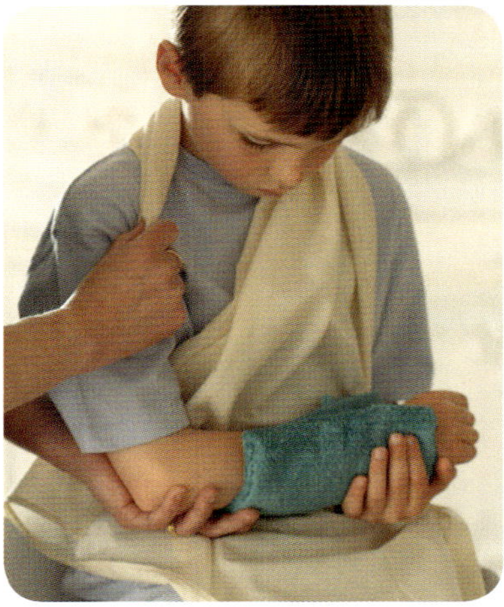

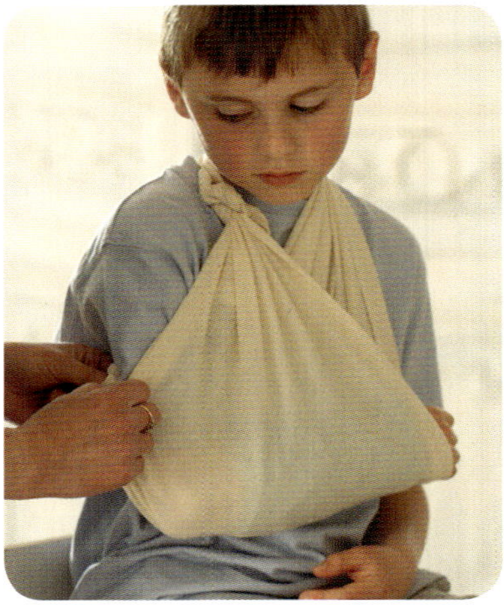

1 **Verletzung abpolstern** Beruhigen Sie Ihr Kind und setzen Sie es hin. Stützen Sie die Gelenke an beiden Seiten des Bruchs mit Ihren Händen. Mit einem kleinen Handtuch den Bruch ruhigstellen.

2 **Armschlinge anlegen** Einen Dreiecksverband zwischen Brust und Arm legen. Das lange Ende auf der gesunden Seite so um den Nacken ziehen, dass es auf den verletzten Arm zeigt.

3 **Schlinge befestigen** Die Vorderseite des Tuchs über den Arm legen und beide Enden auf der Schulter verknoten. Das Tuch am Ellbogen einschlagen. Mit dem Kind ins Krankenhaus fahren.

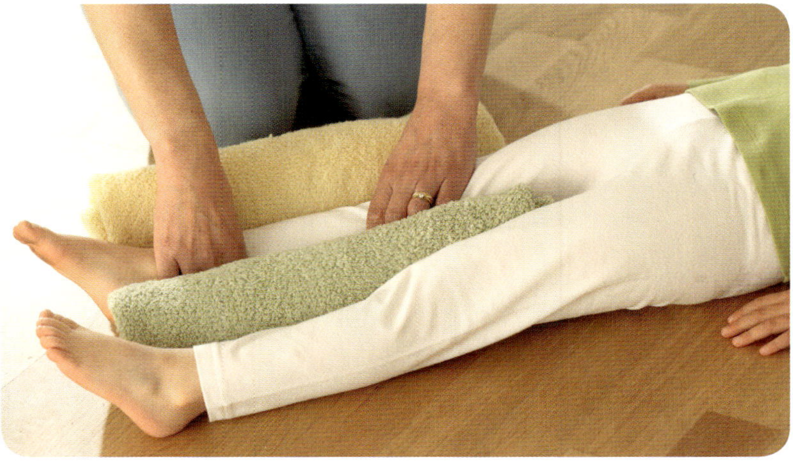

Beinbruch Gelenke ober- und unterhalb des Bruches mit den Händen stützen. Bitten Sie jemanden, beide Seiten des Beins mit einem zusammengerollten Handtuch abzupolstern. Den Notarzt rufen: Ihr Kind wird auf einer Trage ins Krankenhaus gebracht.

Nützliche Adressen

Eltern
Internetauftritt der Zeitschrift ELTERN mit umfassenden Informationen zu allen Fragen rund um Schwangerschaft, Geburt und Baby
www.eltern.de

Adipositas
www.a-g-a.de
www.bzga-kinderuebergewicht.de
www.dge.de
www.mybmi.de

ADHS
www.adhs-deutschland.de
www.adhs-schweiz.ch

Allergie und Asthma
www.ahaswiss.ch
www.allergien.com

Allgemeines
www.familienhandbuch.de

Autismus
www.aspies.de
www.autismus.ch
www.autismus.de
www.autistenhilfe.at

Diabetes
www.deutsche-diabetes-gesellschaft.de
www.diabetes-deutschland.de
www.diabetesgesellschaft.ch

Einnässen und Einkoten
www.initiative-trockene-nacht.de
www.inkontinenz-selbsthilfe.com

Erste-Hilfe-Kurs
www.drk.de
www.johanniter.de
www.malteser.de

Gesundheit
www.kinderaerzte-im-netz.de
www.kindergesundheit.de

Hirnhautentzündung und Sepsis-Info
www.sepsis-gesellschaft.de
www.sepsis-gesellschaft.eu

Impfempfehlungen, meldepflichtige Krankheiten
www.bag.admin.ch
www.bmg.gv.at
www.bzga.de
www.rki.de

Lese-Rechtschreib-Störung
www.info-legasthenie.de
www.legasthenie.at
www.legasthenie.net
www.verband-dyslexie.ch

Lernschwierigkeiten
www.hoppsala.de
www.lebenshilfe.at

Neurodermitis
www.neurodermitis.ch
www.neurodermitis.net
www.neurodermitisportal.de

Schulischer Förderungsbedarf
www.behinderung.org
www.schulspsychologie.de

Schuppenflechte
www.psoriasis-netz.de

Sprech- und Sprachstörungen
www.aphasie-club.at
www.aphasie.org
www.dbl-ev.de

Unfallverhütung
www.bfu.ch
www.grosse-schuetzen-kleine.at
www.kindersicherheit.de

Unterstützung für Familien
www.ajb.zh.ch
www.familienbeihilfe.at
www.familien-wegweiser.de

Register

Fettgedruckte Seitenzahlen beziehen sich auf den Haupteintrag für eine Krankheit, Gesundheitsstörung oder einen Notfall. *Kursiv* gedruckte Seitenzahlen verweisen auf Diagnosetafeln.

A

B

C, D

E

F

G

H

I, J

K

L

M

N

O

Dank

DANK DER AUTORIN

Ein besonderer Dank an Karen Sullivan, beratende Redakteurin, für ihre Hilfe und allen bei DK, die das Buch ermöglicht haben, insbesondere Mandy Lebentz, Andrea Bagg, Sara Kimmins, Louise Dick, Penny Warren, Glenda Fisher und Peggy Vance.

DANK DES VERLAGS

Der Verlag dankt Jemima Dunne, Angela Baynham und Viv Armstrong für die Assistenz. Jo Godfrey-Wood für seine Unterstützung bei Fotoshootings; Victoria Barnes und Roisin Donaghy für Frisuren und Make-up; Carly Churchill, der Assistentin des Fotografen, und unseren Models: Sabrina Batten und Bailey Latimer; Ember Bush; Susan Contoe und Faith Adekunle; Roisin Donaghy und Tilly Young; Tessa Evans und Sassy Devonshire; Isobel Haslock; Julie Kyle und Rebecca Johnson; Sid und China Li; Emma und Chloe McKenzie und Harry Smyth; Herna and Himini Patel; Neelima und Lucas Pearce; Misha Pellova, Daisy und Eloise Johnson-Ferguson; Emily Smith; Tanya und Charlotte Stevens; Jai und Tulsi Varsani; Nicola und Elliot Ward; Sharon, Mia und Jorja Walsh; Colin und Marcus Weekes; Oskar Graham-Taylor; Karlyn und Darcy Westwood; Natasha Garry und Solstice River Davies; Danielle Valliere und Dylan Baird; Hayley Sherwood; Shuna Frood und Joe Sutcliffe.

Der Verlag dankt den folgenden Personen und Institutionen für die Erlaubnis zum Abdruck ihrer Fotos:

(Abkürzungen: o-oben; u-unten; m-Mitte; l-links; r-rechts; go-ganz oben)

8-9 Alamy Images: MBI. **10 Mother & Baby Picture Library:** Ian Hooton (um). **15 Alamy Images:** John Powell Photographer (gol). **Getty Images:** Design Pics (gor). **16 Corbis:** JLP/Jose L. Pelaez (mr). **Getty Images:** Emely (ur). **17 Getty Images:** Tatjana Alvegard (ul). **20 Getty Images:** Peter Cade (ul). **23 Corbis:** Hannah Mason (um). **Getty Images:** Kikor (gom). **Mother & Baby Picture Library:** Paul Mitchell (ul). **24-25 Getty Images:** Jose Luis Pelaez, Inc/Blend Images. **26 Corbis:** Mina Chapman (ur). **Mother & Baby Picture Library:** Paul Mitchell (mlu). **27 Corbis:** (um). **Science Photo Library:** Samuel Ashfield (mlo). **28 Mother & Baby Picture Library:** Ian Hooton (m); Angela Spain (ml). **Photolibrary:** moodboard RF (mr). **29 Alamy Images:** Westend 61 GmbH (ul). **Corbis:** Frederic Cirou/PhotoAlto (m). **Science Photo Library:** Claire Deprez/Reporters (um); Damien Lovegrove (ml). **30 Alamy Images:** Bubbles Photolibrary (m). **Corbis:** Bloomimage (mr). **Mother & Baby Picture Library:** Ruth Jenkinson (ml). **84-85 Getty Images:** Tetra Images. **86 Alamy Images:** Bubbles Photolibrary (ur). **Mother & Baby Picture Library:** Ian Hooton (um). **Science Photo Library:** Paul Whitehill (ul). **102 Mediscan:** (ul). **103 Corbis:** Ariel Skelley/Blend Images (mr). **104 Mediscan:** (um). **Viewing Medicine:** (ul). **105 Alamy Images:** Celia Mannings (m); thislife pictures (ur). **Science Photo Library:** Paul Whitehill (ul). **106 Alamy Images:** Bubbles Photolibrary (ul). **Corbis:** Sandra Seckinger (um). **Science Photo Library:** CNRI (ml). **107 Alamy Images:** Craig Holmes Premium (um). **Corbis:** Sandra Seckinger (ur). **Viewing Medicine:** (ul). **108 Alamy Images:** Real World People (ur). **Science Photo Library:** Bluestone (um); Dr P. Marazzi (ul). **109 Getty Images:** Jupiterimages/FoodPix (um). **Science Photo Library:** Ian Boddy (ur) (ul); Dr P. Marazzi (m). **110 Science Photo Library:** Dr H.C. Robinson. **111 Alamy Images:** Scott Camazine (mr). **Corbis:** Brigitte Sporrer (um). **Science Photo Library:** CDC (ml). **112 Alamy Images:** Angela Hampton Picture Library (m). **Corbis:** Hola Images (ur). **114 Alamy Images:** Bubbles Photolibrary (um). **Science Photo Library:** John Radcliffe Hospital (ur); Dr P. Marazzi (ul). **115 Getty Images:** (ur). **Science Photo Library:** Gustoimages (m). **116 Mother & Baby Picture Library:** Ian Hooton (ul). **Science Photo Library:** Dr P. Marazzi (um). **117 Science Photo Library:** Dr P. Marazzi (ul). **118 Science Photo Library:** Dr P. Marazzi (ml). **119 Science Photo Library:** Dr P. Marazzi (ul). **120 Science Photo Library:** Dr P. Marazzi (ml). **Viewing Medicine:** (mr). **121 Viewing Medicine:** (ml). **122 Science Photo Library:** Dr P. Marazzi (mro). **123 Mediscan:** (ul). **Science Photo Library:** CNRI (m). **124 Mediscan:** (ul). **132 Corbis:** Beau Lark (mlo). **133 Alamy Images:** MBI. **134 Alamy Images:** Trinity Mirror/Mirrorpix (ur). **Science Photo Library:** Dr P. Marazzi (mlo). **135 Science Photo Library:** Dr P. Marazzi (ul). **136 Science Photo Library:** Western Ophthalmic Hospital (mr). **137 Masterfile:** (ur). **139 Getty Images:** Science Photo Library (ul). **140 Corbis:** Michele Constantini/PhotoAlto (mr). **141 Getty Images:** Monashee Frantz (um); Jupiterimages (ul). **144 Alamy Images:** Tomasz Niewęgłowski (ul). **Mediscan:** (mr). **145 Corbis:** Christine Schneider (mr); Terry Vine (m). **Mother & Baby Picture Library:** Ian Hooton (ml). **147 Alamy Images:** Real World People (m). **Science Photo Library:** Paul Whitehill (ul). **148 Corbis:** Ken Seet (ul). **Getty Images:** Jose Luis Pelaez Inc (ur). **150 Alamy Images:** Angela Hampton Picture Library (ul). **151 Corbis:** LWA-Stephen Welstead (um). **Getty Images:** Blend Images/Andersen Ross (m). **Science Photo Library:** Adam Gault (ml). **152 Mother & Baby Picture Library:** Ian Hooton (ul). **153 Getty Images:** Comstock (ul); Nicole Hill (ur). **Science Photo Library:** AJ Photo (um); Ian Boddy (m). **154 Alamy Images:** Celia Mannings (ur). **155 Getty Images:** Amana Images/Kazuo Kawai (ur). **Science Photo Library:** Tek Image (um). **156 Alamy Images:** Ian Hooton/SPL/Science Photo Library (um). **158 Corbis:** Don Hammond/Design Pics (ur). **160 Getty Images:** David Crausby. **161 Science Photo Library:** Dr P. Marazzi. **162 Science Photo Library:** Dr P. Marazzi (mlo); Lea Paterson (mru); Paul Whitehill (ur). **163 Getty Images:** Cecile Lavabre (ur). **Science Photo Library:** AJ Photo (ul). **164 Corbis:** Tetra Images (um). **Wellcome Images:** (m). **165 Mother & Baby Picture Library:** Ian Hooton (ml). **166 Getty Images:** Jose Luis Pelaez Inc (ml). **168 Getty Images:** Flickr/By ekaterina Nikitina (ul). **169 Science Photo Library:** Courtesy Of Crown Copyright FERA (gom). **171 Corbis:** Image Source (ur). **172 Corbis:** Rick Gomez (ur). **173 Alamy Images:** Steven May (mlu). **Getty Images:** AKIRA/A. collection (ur); Digital Vision/Siri Stafford (um). **175 Corbis:** Roy McMahon (m); Alexander Scott (ur). **Getty Images:** Hola Images (um). **Science Photo Library:** Paul Whitehill (ml). **176 Getty Images:** Image Source (mru). **Mother & Baby Picture Library:** Ian Hooton (ul). **178 Science Photo Library:** Paul Whitehill (ur). **180 Getty Images:** Pascal Broze (ur); Ebby May (ul). **184 Getty Images:** Comstock Images/Jupiterimages (ur). **185 Corbis:** Heide Benser (um). **188 Science Photo Library:** David R. Frazier (ul). **189 Getty Images:** Meg Takamura (um); Tetra Images (ur). **192 Getty Images:** Image Source (ul); RK Studio/Dean Sanderson (gor). **193 Corbis:** Ron Nickel/Design Pics (mu). **Getty Images:** Nancy Brown (gor); Paul Debois (gol). **194 Getty Images:** Lo Birgersson (gor). **Mediscan:** (um). **195 Corbis:** Ingrid von Hoff (gor). **Mother & Baby Picture Library:** Ian Hooton (ul). **196 Alamy Images:** Catchlight Visual Services (ul). **Corbis:** Steve Prezant (ur). **Getty Images:** Beverly Logan (um). **198 Getty Images:** Cheryl Maeder. **199 Alamy Images:** Catchlight Visual Services (ur). **Corbis:** Nossa Productions (um). **Photolibrary:** Rubberball (ul). **200 Corbis:** Nicole Hill/Rubberball (ur). **Getty Images:** Joey Celis (um). **201 Getty Images:** Riser/Meredith Heuer (um). **208-209 Getty Images:** Stockbyte. **210** Malteser Hilfsdienst (u).

Cover vorn: Jason Stang/Corbis, Cover hinten: Chris Ladd/Getty Images (m)
Alle anderen Photos © Dorling Kindersley.
Weitere Informationen unter www.dkimages.com